中國政治思想史

呂振羽著

生活·讀書·新知
三　聯　書　店

中国政治思想史

History of Chinese Political Ideas

呂振羽 著

by Lv Zhen Yu

ISHI PRESS
INTERNATIONAL

中國政治思想史

呂振羽著

*

生活·讀書·新知三聯書店出版
(北京东总布胡同10号)
北京市書刊出版業營業許可証出字第56号
北京新华印刷厂印刷　新华書店發行

*

开本 850×1168公厘 $\frac{1}{32}$ · 印張20 · 插頁5 · 字数438,000
1949年8月第1版　1955年6月第4版
1956年12月北京第6次印刷
印数 35,001—41,000　定价(7)2.38元

統一書号 2002 · 55

生活，读书，新知三联书店出版
1949年8月出版

first published in 8/1949 in Beijing by Three Union Publisher

This Printing in February, 2012
by Ishi Press in New York and Tokyo
with a new Introduction by Sam Sloan

ISBN 4-87187-215-7
978-4-87187-215-7

Ishi Press International
1664 Davidson Avenue, Suite 1B
Bronx NY 10453-7877
USA
1-917-507-7226

Printed in the United States of America

Introduction by Sam Sloan

History of Chinese Political Ideas

中国政治思想史

by Lv Zhen Yu

吕振羽 著

Introduction

by Sam Sloan

This is the standard work on the political history of China. It has been required reading for every University Freshman in China.

Thus, almost every college graduate in China has read and studied this book.

Ishi Press has launched a program where we are reprinting out of print books in Chinese. These are books that we believe are no longer readily available in China but nevertheless should be preserved. These titles are concerned primarily with Chinese traditional medicine including Chinese herbal medicine and acupuncture, Chinese massage, Chinese literature and Chinese history plus the Holy Bible translated into Chinese. These books are all entirely in Chinese. Some are in Simplified Chinese. Others are in Traditional Chinese. These are not translations except that the titles have been translated into English. Thus far, all of these books were first published before 1998 but after 1949.

This is obviously a risky project because there is no assurance that we can sell purely Mainland Chinese books in the USA. Thus, future books will depend on the sales of these books.

There are 16 Chinese language books have now been

reprinted by Ishi Press.

The last book in this series is:

Handbook of Chinese Herbal Medicine with Introduction by Chairman Mao published by Commercial Bureau of Hubei Province Revolutionary Commission

河北中药手册
河北省革命委员会商业局医药供应站
中国科学院植物研究所
卫生部中医研究院
科学出版社
一九七零年
ISBN 4871872165

Other Books in this series are:

The Holy Bible The New Testament in Chinese
新约全书
ISBN 4871872203

The Holy Bible The Old Testament in Chinese, part 1, Genesis through Chronicles
旧 约全书
ISBN 4871872009

The Science of Curing Eye Illness by Chinese Herbal Medicine by Guangdong Herbal Medicine Academy in Shanghai 8/1964
中医临床参考丛书
中医眼科学
广东中医学院 主编
上海人民出版社 1964 年 8 月 **ISBN 4871872033**

初 版 序

一

本書原係我所編中國政治思想史講義稿修改擴充而成的。在系統上和原來的講稿比較，雖沒有過多的改變，然已不僅有詳略的不同，而對於歷史上各派思想家所代表的階級立場，都有重新估定的，自不免有結構上的部分變更。

我原先並沒有打算把這部講稿整理出版，後由於許多朋友和同學的鼓勵，才提起我這種勇氣。本來，在沒有產生一部較系統而正確的中國社會通史前，無論中國政治史、軍事史、法制史、哲學史、文學史、藝術史、宗教史……各部門的研究，要那些對中國社會史（至少經濟史）沒有素養的學者去擔任，實無異"大海撈針"，難以摸索着條緒的。何況在時代悠久、文獻"浩如煙海"而又眞僞並出的情況下，更將增加研究的困難，也是無可諱言的。我是研究過中國社會史的人，無論我的見解正確與否，總算曾找出了一個粗略系統。因之，在拙著中國社會史沒有完成前，提早整理中國政治思想史出版，供從事中國史各別部門研究者的參考，在批判地繼承民族文化遺產的課程下，給中國社會思想史的發展以初步的估計，以及從歷史上來給予時代以較系統的暗示，又是我的一種不可逃避的義務。

本書包括的時代，係從階級社會的殷代奴隸所有者時代開始，貫穿着封建制的全時期——初期封建制、專制主義的封建制時期，以至近百年的半殖民地半封建這一過渡的時期。我企圖對這長時期中社會思想的各流派，從其形成、發展、死亡的過程上，以及其相互對立鬥爭——作爲各別階級的本質的對立和同一階級內部各階層的統一對立——的關係上，作系統的探究。不過關於近百年這一部分，我尊重出版者的意見，不包括在此次出版的這部分之內，擬另於短期內出版。這是我自己引爲歉仄的，諒讀者必肯原諒。(補註：按近百年部分的稿子，已於一九三七年平津淪陷時被焚。)

我的編著體裁，根據我對中國社會史研究的初步結論，首先把中國史全部過程劃分爲各個階段，各個階段又劃分爲其發展過程的各時期；從各個社會階段和時期的階級階層的構成上以及其相互關係的變化上去論究政治思想的各流派，又把每個流派中各思想家的思想，作爲其自己的一個體系去論究。所以我的原意，是在學習剩餘價值學說史的精神去編著的，結果自不免"東施效顰"。(補註：本書原和我所編中國經濟史講義是姊妹篇，所以對歷史各階段時期的社會經濟及階級構成、階級關係和其變化，在這裏沒有詳論。在沒有覓得中國經濟史講義整理出版前，暫請讀者去參考拙著中國社會史綱。)

關於中國社會思想史這一部門的研究，前此已有些斷代或全部的著作，但馬克思主義者對這方面研究的歷史還很短，有些研究者雖企圖運用馬克思主義的觀點、方法，而由於運用上的錯誤，沒能作出正確結論；資產階級學者的著作，由於其立場和方法論的關係，都未能得出較正確的結論，像梁啓超等人的作品，在當時曾有相當的進步意義，到今日却已成了落後的東西；那些由假馬克思主義觀點出發的托派漢奸作品，不獨由於其方法論的錯誤，而且由於其別有用意的卑鄙陰謀，其作品便完全是反科學的有害的東西，不當作爲學術研究來看的東西。所以到現在還沒有一部能比較令人滿意而符合時代需要的產品。然對於中國社會文化思想作一較正確的總估計，在工人階級領導的民族現實的實踐鬥爭上，在民族文化傳統之批判的繼承的要求上，又是一件不容緩的事情。這部拙著還不是以中國民族文化思想的全面考察爲範圍，而只是其中的一個部門。其是否能獲得較多的同情，比較能符合時代的要求，那只好期待於事實的反響。

二

百年來，特別是近二十餘年來，中國思想界及其對民族文化思想的估計，適應於社會諸階級階層的存在及其相互關係，有着各種不同的立場和流派。

十月革命一聲砲響，給中國送來了馬克思主義。自五四運動起，成爲中國人民民主革命一個組成部分的馬克思主義文化思想運動，便成了中國文化思想運動的主潮。中國馬克思主義者對於中國舊文化思想，自始就表現一種嚴肅的態度、正確的立場，自始就在應用歷史唯物主義的徹底科學方法去加以估計。中國馬克思主義者，不只反對過時的、死去的或行將死去的舊文化思想，而且要求批判地去繼承民族文化的優良傳統，即那些有現實意義的、有生命力的、積極的進步的東西，而加以發揚。五四運動時，李大釗的今和青春等論文，就開始表現了用歷史唯物主義的觀點去認識民族文化思想的傾向。

中國共產黨成立後，在其機關雜誌中所發表的一些歷史論文，基本上便開始表現了對民族文化正確處理的方向。在革命失敗後，中國馬克思主義者，在極困難極險惡的環境下，也努力進行了對民族文化思想的探討工作，雖只是個別的少數人在進行，成績也並不太大，然却理出一個初步系統，也可見中國馬克思主義者對民族文化何等重視！中共領袖毛澤東同志的新民主主義論等天才著作，是馬克思列寧主義和中國具體情況相結合的模範，是馬克思列寧主義在中國革命具體環境具體鬥爭中的發展，豐富了馬克思列寧主義理論寶庫，保證了中國革命的勝利。就文化革命方面說，他不僅正確地估計了民族文化，提出批判地繼承民族文化優良傳統、創造民族新文化的方針和任務，而且把它貫徹到黨、政、軍、民各方面的實際行動中，至今在抗日民主根據地，已成爲支配文化生活的新民主主義文化形態的現實東西。由此可見，只有中國馬克思主義者，才眞正重視民族文化，才能科學地認識民族文化、繼承民族文化的優良傳統。因此，深入地展開對民族文化思想之史的研究，把研究的結果提供到實踐上去，對中國馬克思主義者來說是必要的課題。

三

中國民族哲學思想的傳統，是相當豐富的。世人常是這樣說："日本民族沒有其自已的哲學，中國人却是富有哲學思想的民族。"這當然是不正確的。然中國民族在歷史的發展過程中，由於封建制所經過的時期分外久長，而產生了較高的封建主義文化，所以在封建的生產力和生產關係的矛盾形勢一再得到緩和的基礎上，作爲封建統治階級哲學的儒學和道學，都獲得一再反覆的發展與闡揚，佛學雖產生在印度，然而在中國始獲得其系統的較高的發展。可是無論何種哲學思想，雖然有由於其民族所處地理環境等關係所給予的特殊性，以及由於歷史傳襲等關係所給予的特殊性等基礎上，會給予其民族的意識形態如哲學等以特殊的色彩；但在其根源上，作爲精神產品的哲學等東西，其本質却不是民族的，而是階級的。

過去儒家對歷史上各種社會思想流派的分野，一貫地分別爲所謂儒家、道家、墨家、法家、名家、陰陽家、雜家……等所謂九流百家，此外還有後來的佛家等等；這完全把社會思想存在之根據的階級內容隱蔽了，結果自然不能說明其本質。從五四運動開始，資產階級各派學者，應用不徹底的、虛僞的科學方法來研究中國思想史，最初從事這種研究的，在中國爲胡適、梁啓超、李石岑等，在日本有渡邊秀方等。但他們對社會思想流派的區分，完全承襲着儒家。從他們的成就來看，胡適的中國哲學史大綱，在當時曾引起了一部分人的注意，然而根本沒有觸着各派哲學思想的本質；而且在"上册"出版後，便不能繼續下去，無異宣告其實驗主義方法論的徹底失敗。梁啓超在形式論理學方面的素養上，還似乎比胡適高明些；他對"先秦思想"研究的著作，在當時也起了相當的作用，但也同樣沒有觸着"諸子"思想的本質。李石岑在實驗主義的階段，對中國哲學思想並沒有研究出一個系統來；在其逝世前的數年間，便開始拋棄實驗主義，企圖用歷史唯物主義去研究中國哲學史，這是一個值得欽佩的進步。渡邊秀方的中國倫理學史等書，却不但把中國社會思想各流派的本來面目隱蔽着，而又把它庸俗化了。雖然，在半殖民地文化支配下的中國學術界，宗主國學者的意見，却容易獲得人們重視，所以像渡邊那樣無價值的著作，也公然在中國流行。一九二七年以後，中國馬克思主義文化思想工作者和進步的學者，才試圖應用歷史唯物主義來從事這一課題的系統研究。然其中有些人在其主觀上雖也想應用歷史唯物主義，客觀上却沒能完成科學研究的任務；在他們，第一、由於其對中國社會史概念的模糊，自始便沒有從社會經濟構成及其變動的基礎上，以及社會階級構成階級關係和其力量對比變化的基礎上，去論究各派思想發生的根源和其本質，第二、他們應用的方法，自始就表現經濟主義的傾向。他如陶希聖、李季、葉青之流爲着反對馬克思主義，便僞冒歷史唯物主義的招牌，來販運反歷史唯物主義的商品。所以陶希聖的中國政治思想史，不只表現概念上的極端模糊，且自始只從政治原因上去解說其所謂"政治思想"，並沒有半點"唯物辯證法"的氣味，只是半實驗主義化身的絕對唯心主義。而他正是企圖以此來麻痹青年的。李季的胡適中國哲學史大綱批判，基本上並不是什麼學術研究，而是應用假馬克思主義觀點來反對馬克思主義、來破壞革命。由假馬克思主義觀點出發的王宜昌的一些歷史論文，把中國民族文化曲說爲毫無生命力的殭屍，謂沒有外力的撞擊就不能有絲毫的進步性。這也不是什麼理論上的問題，而是他們在響應日本法西斯軍閥的對華侵略。葉青的胡適批判等，是應用假馬克思主義加假三民主義觀點寫成的，更不是什麼學術研究，而是其向日本法西斯和大地主大資產階級特務機關的陳情書；假馬克思主義，是他尋找主子的本錢，假三民主義觀點是他乞取主子錄用的荐書。所以他故意抹殺"五四"時期自由主義文化思想運動的進步性，故意曲解中國古代哲學，抬高保守的落後的封建思想，都不過是他迎合其特務機關主子的觀點之一種方式。

我在本書的基本出發點是：

哲學思想，雖能作用於社會經濟和政治，基本上却是被决定於社會經濟結構和政治形態，並與之相適應，隨着其發展變化而發展變化的。如作爲封建統治階級哲學的儒學、道學和佛學，在其各自的本質上，雖通過全封建時代都是相同的，然而隨着中國封建制度的長期過程，以及其在過程中之不斷的部分的質變，也同樣在起伏着、變化着。同時，由於其階級內部各階層間以至階層內部矛盾的存在，所以同是封建地主的哲學，而有儒學、道學和佛學的分別，在儒學、道學、佛學各自的內部又有其流派的歧異；又由於各階層相互關係的變化，有時表現儒、道、佛三者的相互對立，有時表現三者的統一，有時表現儒、道思想的統一與佛學思想的對立。這不過是一方面的例子，即足表現歷史自身的生動性，不是機械般可以把握着的。

四

本書的出版，完全由我自己覆校過。但在時間的倉卒中，或仍不免有魯魚亥豕之訛。

當我寫本書的時候，承許多學術界先進朋友給了我不少指示和幫助，尤其是吳檢齋先生給我的幫助更多。又我的弟弟持平曾從自然科學方面說明光、音、電等的運動法則（完全符合唯物辯證法的法則——雖然持平並沒有學過唯物辯證法），貢獻我作爲哲學原理的參考。又本書原稿大部分，承袁炎烈、李邦彥兩先生爲我抄寫過，我應該向他們表示謝意。

一九三七，二，二八。著者自識

一九四三，三，二一。增補

增訂版序

本書的初版稿，是一九三六年在南京匆忙中整理完成的，一九三七年由上海黎明書局出版，發行了五千册；一九三九年在重慶，曾改訂了一次，由桂林文化供應社接受出版，到現在還沒見發行。

現又就初版在文字上略加增減，並改正了我自己所發現的一些錯誤看法。但自己仍感覺太草率。我胆敢把它付印，意在貢獻給讀者作爲研究中國哲學史乃至中國社會思想史的一種參考資料；同時，抛磚引玉，我也可藉以獲取讀者的指教，以便重行删訂。

一九四三，三，二一。呂振羽自序

增訂版再版代序*

一

辯證唯物主義指明：世界是統一的、物質的整體，在自然界中、社會中存在着共同的辯證法規律；自然現象的聯系與相互制約，是自然發展的規律性；社會生活現象的聯系與相互制約也不是偶然性的，而是社會發展的規律性。體現社會發展的規律性的科學就是歷史唯物主義。

偉大導師斯大林教導說："究竟什麼是決定社會面貌，決定社會制度性質，決定社會由這一制度發展爲另一制度的主要力量呢？""這樣的力量……便是人們生存所必需的生活資料謀得方式，便是社會生活和發展所必需的食品、衣服、靴鞋、住房、燃料和生產工具等等物質資料生產方式。"（聯共（布）黨史簡明教程，蘇聯外國文書籍出版局一九五三年中文版，第一五一頁）而生產方式則是生產力和生產關係的統一的體現，生產力又是其中最積極最革命的因素，生產力的變更和發展，首先又是從生產工具的變更和發展上開始的。

---

* 這是我一九五一年四月在中共中央東北局政治理論教員講習班的講授提綱，由東北日報以論社會思想意識、我們偉大祖國的偉大文化遺產爲題，陸續在一九五一年四月十四日、十五日刊登過，又曾收集在史學研究論文集裏面，現略加節刪，以此文作爲本書增訂版再版代序。又本書這次再版，承東北人民大學歷史系、語文系的韓元符、楊振聲、單騣驎諸先生爲我全部校對了一遍，特向他們表示謝意。——著者，一九五五年五月。

社會意識形態是爲生產方式、即社會經濟基礎所決定的。馬克思敎導說："物質生活底生產方式決定着社會生活、政治生活以及一般精神生活的過程。並不是人們底意識決定人們底存在，恰巧相反，正是人們底社會存在決定人們底意識……隨着經濟基礎的變更，於是全部龐大的上層建築中也就會或遲或速地發生變革。"（轉引自聯共（布）黨史簡明教程，蘇聯外國文書籍出版局一九五三年中文版，第一六四——一六五頁）因此，在歷史上，什麼樣的生產方式，就有建築於其上面的什麼樣的上層建築：政治制度、法權、藝術、哲學、宗敎、倫理等等。因此說：自然、物質世界是第一性的，思維、意識是第二性的；在社會現象上，社會物質生活是第一性的，它的精神生活是第二性的，是社會物質生活的客觀現實的反映、存在的反映。在這個問題上，毛澤東同志在著名的哲學著作實踐論中，對馬克思列寧主義的認識論作了光輝的天才的發展。他敎導說：

> "馬克思主義者認爲人類的生產活動是最基本的實踐活動，是決定其他一切活動的東西。人的認識，主要地依賴於物質的生產活動，逐漸地了解自然的現象、自然的性質、自然的規律性、人和自然的關係；而且經過生產活動，也在各種不同程度上逐漸地認識了人和人的一定的相互關係。一切這些知識，離開生產活動是不能得到的。"
>
> "人的社會實踐，不限於生產活動一種形式，還有多種其他的形式……其中，尤以各種形式的階級鬥爭，給予人的認識發展以深刻的影響。"
>
> "通過實踐而發現眞理，又通過實踐而證實眞理和發展眞理。從感性認識而能動地發展到理性認識，又從理性認識而能動地指導革命實踐，改造主觀世界和客觀世界。實踐、認識、再

實踐、再認識，這種形式，循環往覆以至無窮，而實踐和認識之每一循環的內容，都比較地進到了高一級的程度。”（毛澤東選集，第一卷，人民出版社一九五二年第二版，第二八一、二八二、二九五頁）

從這裏，我們可以更深刻地體會到：由實踐而來的反映與認識的深刻性，“……主觀和客觀、理論和實踐、知和行的具體的歷史的統一”（同上書，第二九五頁）的規律性，直接從事生產的人們對社會歷史的偉大創造作用，革命的階級對社會歷史的偉大創造作用，現代無產階級的先進作用和領導地位。那種輕視生產勞動、輕視革命階級的作用的思想，認爲人類知識純由於天才者的發現、發明和“英雄造時勢”的唯心主義思想，是完全錯誤的、沒有根據的。歸根到底，歷史是勞動人民創造的、是勞動創造的，人類的一切知識也都是勞動創造的。

二

歷史唯物主義斷言：社會思想、意識依存於社會存在；而社會存在總是先行的，思想、意識的產生或變革常落後於社會存在。斯大林說道：“顯然，首先是外部條件發生變化，首先是物質發生變化，然後意識和其他精神現象才相應地發生變化，——觀念方面的發展落後於物質條件的發展。”（斯大林全集，第一卷，人民出版社一九五三年版，第三五二頁）他並指出科學社會主義還沒有發生時，資本主義已經存在了，工人與資本家之間的階級鬥爭已經發生了；社會主義觀念還沒有產生時，生產過程已經有了社會的性質。所以，在資本主義社會存在以前，不能產生馬克思主義，當社會進入資本主義階段，無產階級還只作爲一個“自在階級”，經過無數自發的鬥爭後，才產生馬克思主義。當資本主義進入其垂歿的帝國主義階段以及實現了一國社會主義革命勝利的時期，馬克思主義才由列寧和斯大林發展成爲帝國主義時期無產階級革命的學說、社會主義建設的學說。當中國進入半殖民地半封建社會，經過鴉片戰爭、太平天国革命運動、戊戌運動、義和團運動、辛亥革命，直至五四運動以後，我們才有了馬克思列寧主義。也正如偉大導師列寧在其經典著作共產主義運動中的"左派"幼稚病中所論述，俄國怎樣經過半世紀的辛苦閱歷，"才掙得了馬克思主義這個唯一正確的革命理論"，和"在這個異常堅固的理論基礎上產生出來的布爾什維主義"（列寧文選兩卷集，第二卷，蘇聯外國文書籍出版局一九五〇年中文版，第六九三——六九四頁）。我國從鴉片戰爭算起，整整經歷了八十年的辛苦閱歷，才掙得了馬克思列寧主義這個唯一正確的革命理論，才在這個異常堅固的理論基礎上產生出毛澤東思想，這是一方面；另一方面，當社會變革以後，舊社會的思想意識，總還是多多少少或久或暫的殘留着。這在偉大十月社會主義革命勝利後的蘇聯、新民主主義革命勝利後的目前的我國，都可以看見這種情況。因此，在無產階級革命或由其領導的革命獲得勝利後，對人民羣衆以至無產者本身的思想教育和改造，便成了最重要的任務。列寧曾說過：在無產階級專政之下將要重新教育千百萬農民和小業主，幾十萬職員、官吏、資產階級知識分子……來重新教育無產者自己……是一個最重要的任務。斯大林在關於俄共（布）第十三次代表大會的總結中也早就說過："在無產階級專政時代底黨的最重要任務之一，就是展開在無產階級專政和社會主義精神下教育新的一代和重新教育舊的一代的工作。舊社會遺傳下來的舊的積習和習慣、傳統和成見是社會主義的最危險的敵人。它們，這些積習和傳統，束縛着千百萬勞動羣衆……"（斯大林全集，俄文本，第六卷，第二四八頁）在人民民主專政的我國，毛澤東同志也不只一次地像列寧斯大林一樣的講過。因此，也就可以理解：我們黨和毛澤東同志爲何把思想教育問題提得那樣高。

社會意識的產生和變革常落後於社會存在，却並不與馬克思主義的預見相矛盾。馬克思、恩格斯、列寧和斯大林及其他天才領袖，根據那些已經存在或至少已在形成過程中的物質條件，掌握客觀世界運動的規律，提出當前所能够解決的任務，指明鬥爭方向和歷史前途。實踐證明了馬克思主義的預見完全是科學的，是合乎客觀規律的。

但是，不能因爲歸根到底社會意識爲社會生活的經濟的、物質的條件所決定，就認爲是被直接決定的，就否定觀念發展的相對獨立性及觀念的繼承性在社會意識發展中的意義，就否認其自己的發展規律。恩格斯說過：社會意識的每種形態，不論哲學、藝術、法權、道德等等，在每個時代都有一定的思想上的材料作爲其先決條件，這種思想上的材料爲其前一代所傳給的，而社會意識的每種形態則從這些材料出發。舉哲學爲例："在經濟上落後的國家，常能够在哲學上起領導的作用：例如十八世紀法國對於英國（法國人就是立足在它的哲學上的），後來德國對於前兩者……"（馬克思恩格斯列寧斯大林思想方法論，人民出版社一九五三年版，第二四七頁）從另方面說，今日帝國主義諸國家中，美國經濟超過其他資本主義國家，而美國的哲學、藝術、道德等等，却反而更加庸俗、頹廢、腐敗、反動和落後。所以馬克思列寧主義不只承認人類偉大文化遺產的偉大作用，而且善於從那些先進思想的偉大觀念中，吸收有價值的東西。這是一方面。

另一方面，又必須承認上層建築對社會經濟的積極作用，才能正確地理解：政治運動的反作用及其所具有的相對獨立性；才能正確地理解：人類對歷史的能動的創造作用，革命階級和偉大人物偉大思想對社會前進的推進作用，反動階級和反動人物反動思想對社會前進的阻撓作用，這也就是上層建築對社會發展所起的加速或阻礙作用。否則，就不能正確理解像法西斯思想及其他反動思想的異乎尋常的巨大罪惡，像希特勒、墨索里尼、東條英機、杜魯門、麥克阿瑟、艾森豪威爾、杜勒斯、蔣介石之流的異乎尋常的巨大罪惡以及帝國主義、國民黨一類反動集團的異乎尋常的巨大罪惡；反而會歸咎於社會規律，要歷史來替他們擔負罪責。因此就勢必輕視對帝國主義和反動派的鬥爭，輕視對一切反動思想的鬥爭。同樣也就不能正確理解歷史上某些對社會前進及人民生活起過積極作用的思想和措施的進步性；馬克思列寧主義對全人類空前無比的光輝作用，馬克思、恩格斯、列寧和斯大林這些無比偉大的人物對整個人類社會的推進作用；中國革命爲什麼在機會主義領導下遭受損失和失敗，在以毛澤東同志爲首的黨中央的英明領導下就獲得今日這樣光輝的勝利，使我們祖國成爲全世界最重要的政治的軍事的强國之一。因此，就勢必抹殺歷史，就勢必減低對領導的信賴，輕視對馬克思列寧主義的學習、對錯誤思想的批評、對羣衆的教育。由此就可以理解黨的正確領導的重要性、無產階級革命學說的重要性，學習這種學說並以之去教育羣衆的重要性；由此就可以理解在和眞正的羣衆運動、眞正的革命實踐密切聯系中形成的馬克思列寧主義，在和中國革命運動、中國革命實踐密切聯系中形成的毛澤東思想之所以堅强有力，之所以給予我們以無限信心，之所以把我們引向勝利，它在每個時期都給予我們以確定的方向和獲得勝利的方針……對我們的勝利有着何等巨大的作用。但這並不是說，歷史不是勞動人民所創造，不是階級鬥爭的歷史。

在我們的一部分知識分子中，自覺或不自覺的流行着一種觀點，這便是粗魯地、簡單地認爲歷史上凡是與統治階級有關的東西，都是不對的，毫無可取的；像孔孟那樣的大思想家、李白那樣的大詩人、紅樓夢那樣偉大的文學作品、雲崗石佛那樣偉大的藝術作品、張騫朱元璋那樣的人物、霍去病薛仁貴那樣的名將等等，都是毫無價值的。這在實質上就是一種否認和截斷歷史的經濟主義觀點。另外也有一些人，只了解英美文化的一些皮毛，對偉大祖國的偉大文化遺產，本來無知或所知不多；反而讚美外國資本主義文化，輕視偉大祖國文化的優良傳統。這却是半殖民地文化以至買辦思想的殘餘。另方面，那種無條件無批判地誇大本國歷史的國粹主義觀點，在我們人民學府的個別角落也還存在着。這同樣是不對的。

歷史唯物主義又肯定："在階級社會中，每一個人都在一定的階級地位中生活，各種思想無不打上階級的烙印"（毛澤東選集，第一卷，人民出版社一九五二年第二版，第二八二頁）。因爲人有兩種本質：一種是人的自然本質，即人的體質、聰明、健康及本能等（比如在醫學上就有各種體質的人）；另一種是人的社會本質，即人的心理、思想、意識、觀點、習慣及其要求等。"一切的人們是作爲階級的人而存在的。如是，人的社會本質，就由人的階級地位來决定。由於人們的階級地位各有不同，人們的社會本質也各有不同。"（劉少奇：論共產黨員的修養，人民出版社一九五二年版，第九〇頁）各階級人們的社會本質，無不有其一定的特性：譬如封建統治階級的封建割據性、互相兼併性以及奢惰性、殘暴性、身分等級性、權位思想、宗派觀念等等；資產階級的損人利己性、競爭性、壟斷性、奢侈性、冷酷性、投機性、盲目性、組織上的集中性和機械性以及個人事業性等等；農民的散漫性、保守性、狹隘性、對財產的私有觀念、反抗剝削者和壓迫者的反抗性革命性、在無產階級領導下的進步性組織性，以及對土地和政治權利的要求等等；無產階級的偉大的團結性、互助性、組織性、紀律性、進步性、創造性、對財產的公有觀念、對一切剝削者的反抗性、戰鬥性、堅韌性以及集體主義、國際主義等等；一般知識分子的政治敏感性、進步性、對舊社會的反抗性、主觀自大性、虛榮性、浮誇性、動搖性、缺乏堅韌性以及平均要求等等；小商人的自私自利性、動搖性、欺騙性、趨炎附勢順風轉舵的兩面性、有限程度的反抗性與進步性等等。這種特性，是隨同他們所處的歷史時代與社會生活、地位不同，而有所變化的。

各階級的意識形態，都是爲其各自的利益服務的，充當其各自的鬥爭武器；在階級鬥爭中，表現爲思想鬥爭以至理論鬥爭，與經濟鬥爭、政治鬥爭形成三種鬥爭形式。

但是各階級的思想意識，不只要受到歷史傳統的影響，而且是有相互的影響關係的——尤其是居於支配地位的階級的意識形態對其他階級的影響。由此就可以了解：在無產階級先鋒隊共產黨裏面，在有些黨員幹部中也常表現各種非無產階級思想意識作風的殘餘，正是各種非無產階級思想意識作風的影響在黨內的反映，它而且常常混淆實行家的頭腦。因此，從工作中、學習中，從各種各樣的實踐中，不斷增强黨性鍛鍊，提高政治和思想水平，對每個黨員幹部都是極其重要的。斯大林敎導說：那些意識上沒有鍛鍊的、沒有精通馬克思主義—列寧主義的領導者有變爲無原則的事務主義者的危險，盲目地和機械地執行上面的命令，不理解我們事業的正義，不看見我們發展的前途。所以，領導幹部必須思想意識健强，必須掌握馬克思、恩格斯、列寧、斯大林學說的精神實質，並把它變爲行動的指導。所以，中國共產黨黨章規定："努力地提高自己的覺悟程度和領會馬克思列寧主義、毛澤東思想的基礎"（中國共產黨黨章，人民出版社一九五三年版，第九頁），是黨員的義務之一。

但社會思想意識的階級性是作爲一個階級來說的，不應把個人的思想意識凝固於其出身的階級地位。思想意識是能動的、變化的。任何人只要放棄其原來的階級立場和生活，他的思想意識和立場便可以改變。由此就可以理解：爲什麼出身於資產階級或地主階級的個別分子，能成爲無產階級的戰鬥員，在歷史上某些不出身於農民的人物，能成爲農民利益的代表者或反映農民的一些要求；又爲什麼出身無產階級的個別分子，也有叛變爲工賊，爲敵對階級服務的。但人們的思想意識和立場是否眞正改變，却不容只憑其言論表現看，而要從其一貫的行動看。死死啃住每個人出身的階級，把其思想意識看成凝固的或硬化的東西，就無法理解歷史上某些人物，如墨子、杜甫、但丁、巴爾扎克、托爾斯泰、凱士雷等等，更無法理解歷史上的許多革命人物。而這正是經濟主義的觀點。那種只從言論看，而不從其行動看的，則是唯心主義觀點。在對羣衆的思想教育改造過程中，我們有個別同志說，"立場、觀點、方法是不好改造的。"這是一種不自覺的經濟主義觀點，怕進行艱苦繁難工作的懶漢思想。但也有個別同志，看到某人一時言論表現好，就認爲某人不錯，是進步分子。這又是一種不自覺的唯心主義觀點。

三

關於社會意識形態發展的過程，我們在這裏不可能全面敍述，只就我們國家在歷史過程中的一些重要事例，來說明一些基本規律，並藉以說明我們偉大祖國人民的偉大思想和創造。

從北京周口店遺跡的研究，地質學家斷定，我們祖先在五十萬到七十萬年前，就住在中國這塊大地上；經過難以盡述的艱苦而光輝的鬥爭，開闢出這樣廣大、富厚、雄偉的錦繡河山，創造出燦爛豐富的文化遺產，繁殖了六萬萬以上優秀的人民，使我們有了這樣一個地大、物博、人衆的可愛的祖國，——在以毛澤東同志爲首的中國共產黨領導下，又已成了以蘇聯爲中心的全世界人類和平民主陣營中的一個重要的組成部分。

我們祖國的文化，在漫長的原始公社制時代，從殘留的遺物遺跡結合神話傳說考察，自然和世界其他地區的情形沒有本質的區别，但也有它的特點：首先是關於鬥爭和發明創造方面的傳說特別豐富（如關於和惡蛇猛獸的鬥爭、治水的鬥爭、部落間的鬥爭，工具、取火、衣裳、住室、農業、牧畜、藥物的發明創造，等等），原始民主制度的傳統特別豐富（如堯舜禪讓、酋長會議、罷免和選擧酋長等），並顯示出社會前進的脈絡，而又能與地下出土物相結合。

那些無限豐富的神話，都是我們祖先當時集體的社會生產活動和生活的現實反映，也就是原始的文藝。如關於西王母、伏羲女媧兄妹、堯舜禪讓、大禹治水、黃帝戰蚩尤等等神話，都好像是有聲有色的生動活潑的故事；關於大舜就職的宗教儀式的神話，好像是一篇歌舞大會的速寫；關於反映勞動協作的神話，正是他們當時的歌謠。遺物的精巧製作、陶器上色彩花紋的調協等等，都可以體現出他們的藝術創作。關於圖畫，我們還發現很少，但傳說所描述的却很豐富——如：全身鱗甲捕住鳥生吃的動物畫像，手拿弓箭射蛇、長着長臂捕魚、豹尾虎牙、綁住手脚掛到樹上、穿胸等等的人體畫像，畫成龍身、蛇身、牛頭虎鼻、牛頭龍身的庖犧氏、女媧氏、神農氏、夏后氏等人的畫像……這一一都表現出一種雄偉的氣派和健康的精神。

這種圖畫就是出現在原始公社制前期的魔術。我們祖先從人物混同的迷糊意識，發展到萬物有靈論的幼稚想像（即他們對世界的解釋)，在與自然鬥爭過程中產生了這種魔術。與此隨同出現的，還有以鴟、雁、鳶等自然物作旗幟的圖騰崇拜。這就是原始的宗教。由於生產力不斷提高、生產活動的範圍不斷擴大，到原始公社制後期，萬物有靈論演化爲多神論，圖騰崇拜演化爲祖先崇拜；而他們所崇拜的祖先，大抵是生產中戰鬥中的英雄、傳授和創造過鬥爭經驗的人物。所以原始的宗教，一方面，也正是他們當時現實生活諸關係，在幼稚意識中被顚倒、歪曲的幻想的反映；另方面，却是爲全社會的集體生產活動和生活服務的，並非爲着想升天堂或騙人，而是在生產力低下的狀態中，幻想借助於魔術、圖騰、祖先和善神來增加鬥爭力量，表現着提高征服自然的能力的傾向和要求。

文藝和宗教就是這樣起源的。

在殷商奴隸制度時代，在奴隸制經濟的基礎上，原始的宗教便演變爲奴隸主集團的宗教，即巫教。它是奴隸主集團統治奴隸和異族的精神武器，是爲奴隸主服務的。在殷商奴隸制經濟上升時期，巫教僧侶對農業、牧畜的禱告和研究，基本上是從奴隸主的利益出發的，但對其時農業和牧畜的生產，也起了一些推動作用。

巫教僧侶從農業季節性的研究出發，在天文曆數學上有了重要的發明。這種發明，一面是建築在奴隸勞動的基礎上，又以農業生產的實踐經驗爲依據的；一面也是適應於奴隸主的利益和要求的。但這一科學上的重要成果，不只對當時的農業生產起了重大作用，對中國天文曆數學的發展打下了基礎，而且是全世界天文曆數學發明最早的成果之一，是對全人類的偉大貢獻。

在殷商末期產生的八卦哲學，與奴隸主的巫教神學相對立，是以周人爲中心的革命集團的哲學。八卦哲學是一種素樸的辯證唯物主義哲學，是古代人類的偉大思想；它雖比古希臘德謨克里特的唯物主義（公元前五世紀）更素樸些，但約早了七個世紀左右，是世界最早的素樸辯證唯物主義。

在文藝方面，從易經卦文中所殘留的詩歌來看，一面有歌頌戰爭、武士的威武，貴族和武士的戀愛等作品，一面也有反映了一些奴隸生活的作品。出土的石彫、銅彫、骨彫等等綺麗精美、氣派雄偉的作品，雖都是奴隸主貴族享有的東西，但都是奴隸的勞動創造，表現了勞動人民的藝術天才。

我國在西周開始的近三千年封建制度時代中，產生過全世界無與倫比的輝煌燦爛的封建文化，產生過衆多的政治家、戰略家、軍事家、哲學家、科學家、發明家、文學家、藝術家等，其中並有許多偉大、優秀的人物，發揮了偉大的思想，遺給我們以無限豐富的偉大、優秀的文化成果。

擇要來說，封建制度革命領袖之一周公的戰略思想，就是世界上最早的具有辯證唯物主義因素的戰略思想。在這種思想的傳統影響下，由於不斷的階級戰爭、民族戰爭的鍛鍊，養成了中國人民頑强的鬥爭性，而又富於戰略思想。張良、劉秀、曹操、諸葛亮、李世民、朱元璋等人，都運用了一套戰略思想，創建其朝代的興盛局面或小康局面。這在他們雖都是爲封建統治階級服務的，但却正是偉大中國人民戰略才能的反映。

在軍事思想上，是否眞出於太公之手的陰符經，就不必說了（太公也是封建制革命的領袖之一）；以早在戰國時期的"孫子兵法"爲例，它不只在中世的軍事思想上起過指導作用，在現代軍事學上，還有它的地位——其中許多重要觀念或積極的進步的因素，對現代人民革命戰爭也還是適用的。這反映了偉大中國人民豐富的戰爭經驗和優越的軍事才能。

哲學方面，哲學家班班輩起，人物之多，全世界無與倫比。其中最著名的：一方面有代表當時統治集團各階層的老聃、孔丘、莊周、孟軻、荀卿、韓非、淮南子、董仲舒、王通、玄奘、韓愈、周敦頤、朱熹、陸九淵、王守仁、王畿、李二曲等的唯心主義哲學——不論是屬於主觀主義、客觀主義或二元論，但都是唯心主義的；一方面有反映農民要求的墨翟、王充、呂才、王艮、李卓吾等人的唯物主義哲學；在明清之際和鴉片戰爭前夜，隨同資本主義生產方式的萌芽，又產生了王船山、黃黎洲、顏元、唐甄、戴震、魏源、龔自珍等人的唯物主義哲學。

唯物主義哲學各流派，正反映了偉大中國人民偉大思想的發展，啓示了思想解放的傾向和要求，不斷與封建主哲學作鬥爭。其中像墨翟，並最先建立起論理學體系。

在封建主哲學裏面，代表封建統治集團的孔孟哲學，由於產生在中國封建制度的上升時期，給封建制建立起成套的思想體系，是適應於封建制的前進傾向和要求的——雖然孔子曾在恢復西周秩序的形式下來論斷。因此，它不僅支配了中國全部封建時代的思想，而且給了東亞以至全世界以重大的影響；其中個別的偉大觀念，在今日也還是有其積極意義的。陸九淵、王守仁等的極端唯心主義哲學，反映了封建末期統治集團的保守思想；而在地主階級要求自救的基礎上，也有個別積極的觀念，如所謂“知行合一”即“理論與實踐一致”，雖然是顚倒的，不是對客觀世界的實踐，而是從內心修養的實踐出發的，但仍可以說是一種偉大觀念。代表初期沒落封建主的老聃哲學（約公元前七至六世紀），末期的周敦頤張載哲學（十一世紀初），都是辯證法唯心主義的。唯心主義正表現了他們的復古或保守思想，是其本質的東西；而辯證法却是偉大的觀念，是偉大思想傳統和深刻的階級矛盾的反映。他們雖然都沒有像黑格爾那樣完整的體系，但遠遠早於黑格爾。代表中小地主的朱熹等人的哲學，都是二元論的。朱熹二元論哲學的許多重要觀念和論點，很類似康德哲學；但它遠早於康德。朱熹解釋自然現象的許多論點，大都有其蓋然的正確性。因此，他們的哲學雖都是爲地主階級服務的，到今日已都是過時的；但也反映了偉大中國人民的偉大思想。其中值得我們批判地吸收的積極因素和偉大觀念，是相當豐富的。

朱熹的二元論和陸九淵的極端唯心主義，都是從周敦頤哲學流派中分化出來的；王畿的極端唯心主義與王艮的唯物主義，都是以王守仁哲學爲師承而分化的。這正表現出在社會經濟基礎上，意識形態的階級性和相對獨立性。

科學發明方面，擇要來說，首先是天文學，在周朝有重要的發展；到戰國，基本上完成了一個科學體系；以後又相繼出現了不少優秀的天文學家以及各種天文儀器的發明和製造。在戰國，由於採礦冶金事業的發達，就發現了樸素的礦學原理（見管子）和磁鐵相吸的物理學原理（見呂氏春秋）。在秦漢，秦李冰父子的都江堰水利工程，至今還保有科學價值；繼蒙恬製筆之後，蔡倫改進造紙法，發明用樹皮、麻頭、破布、魚網造紙；此外又發明利用水力推動冶鐵風箱的"排橐"，五則式的數學；以培翁、張機等等爲代表的醫理特別對針灸和傷寒的研究獲得相當成果。在兩晉南北朝，祖冲之改進指南針（這可能早已發明在漢朝以前，在東漢已確定地發現了磁石的指極性，祖冲之又有所改進）和所謂"千里船"；無名人根工據戰國以來的鍊鋼術，發明叫作"橫法鋼"的精鍊法；信都芳根據天文儀器的製造原理，發明"銅壺漏刻"（即鐘漏）和測驗風向的儀器。在隋唐，宇文愷製成使用輪軸轉動的戰艦和"觀風行殿"；無名的工人根據輪軸轉動的原理，又發明藉水力或風力推動的水車；何稠發明用綠瓷造玻璃；此外又發明刻板印刷術。在五代兩宋，田畝、尹捕、張昭、畢昇等相繼發明活字印刷術；無名氏發明火藥製造術、銃礮製造術、改進指南針；秦九韶創立“數學九章”的數學體系；聞名世界的瓷器製造，到宋朝也已達到高度的發展。在明清，發明用數種礦質合成的玻璃製造法；改進印刷術的膠泥活字爲鉛字；發明利用螺旋力、或利用圓筒轉動滑桿的起重機；發明兩錠至三錠的紡車(天車)；在建築學上也有重要的成就，如今日成了偉大人民首都的北京城的建築，就是這種成就的具體表現；並出現了一羣啓蒙的科學家，如明清之際的宋長庚、顧應祥、朱世育、邢雲路、徐光啓、李之藻、梅文鼎、王寅旭、方以智等，鴉片戰爭前的焦循、李鋭、汪萊等，從事天文學、地理學、數學、物理學、博物學、農學、水力學等等的研究，獲得相當成就，同時還翻譯了歐洲的科學書籍。這在兩宋以前，主要是適應地主階級的要求，因爲在兩宋是以城市商業資本和手工業生產的高度發展爲條件的；在明清之際和以後，是適應資本主義生產方法的萌芽和市民層的要求而出現的。但它不只標誌中世生產力發展的進程，對社會前進起了重大推進作用，而且是以千百萬人千百萬次的農業、手工業生產勞動的經驗爲基礎，結合了天才的科學構思的。這充分表現了偉大中國人民的科學天才和創造能力，也充分表現了偉大中國人民對人類文化貢獻的偉大——如指南針、火藥術、印刷術等等。這些創造並且傳授給世界各國。

文藝方面，成名的文學家(理論、散文、小說、賦、詩詞等等方面的)、藝術家(雕刻、戲劇、音樂、圖畫、書法等等方面的)人數的衆多，是驚人的；即如屈原、司馬相如、蔡琰、曹植、嵇康、沈約、庾信、顧愷之、鄭法士、元稹、杜甫、李白、白居易、吳道玄、蘇軾、陸游、辛棄疾、鄭思肖、施耐菴、王實甫、關漢卿、高則誠、唐寅、歸莊、鄭燮、孔尚任、吳敬梓、曹雪芹等這樣著名的大文藝家，也是不勝例舉的；其他留下無數優秀偉大作品的無名作家，即人民文藝家，更不知有多少！其創造積累的豐富，任何人用一生的時間都不能全部研讀。而爲統治者銷燬、删除、遺落的人民作品，更不知有多少！從階級性說，主要都是代表地主和農民的東西。但文藝的各種形式，都是勞動人民創造的。地主階級和文藝家在各方面都採取當時的民間形式、承襲傳統的成果。不過地主階級的文藝家，常常割棄或改變人民文藝的豐富而健康的內容；人民的或有進步傾向的文藝家，則以之和自己的天才結合，予以或多或少的發展。舉幾種偉大的作品爲例，早期的（西周）偉大作品詩經，其中國風就主要是民間的歌謠，而與它內容矛盾的雅頌，便是這種歌謠形式的封建主的作品。而此又都是殷朝卦詞形式的發展。“楚詞”係採自楚人的謳歌形式與屈原等人的天才相結合的產物，因此便成了偉大的作品。“唐詩”也是一面採取先存在於民間的形式，一面採取伴隨民間形式的西漢以來的詩的格律加以發展的。民間形式的格調和聲律都是很自然的、生動活潑的、氣派雄偉的。在這種血液的貫注下，產生了杜甫、白居易、李白等那樣大詩人和偉大作品。其中愈多地反映人民生活和要求的杜甫、白居易，愈表現了他們在藝術上的更高成就。中國封建文化燦爛成果之一的二簧（京劇），基本上也採自民間的“樂歌”、“諢唱”、“說話”、“講史”、“雜劇”、“地方腔”、“俗劇”（由唐到清）等形式，同時也是伴隨這些民間形式而來的“梨園戲”、“彈詞”、“元曲”、“傳奇”等的發展。水滸、三國演義（元）、金瓶梅（明）、儒林外史、紅樓夢（清）一類偉大的創作，也是由民間的口傳故事和“講史”等形式發展而來的。而像雲崗石佛那一類世界無與倫比的偉大雕刻藝術作品，在我們祖國又是不勝例舉的；它雖然是爲統治階級服務的，但都是直接由人民的手所創製的。“西人引爲驚奇”的果核和象牙雕刻，眞是達到了“巧奪天工”的程度。這其中，大多是爲地主階級服務的，包含不少骯髒的、不健康的內容；但在另方面，它又多多少少從正面或反面，反映了人民的生活和要求、地主階級的黑暗和腐化，這又是有積極和進步作用的；而且它都是從農民勞動的基礎上產生的，是從人民文藝的基礎上或直接由人民的手所創造出來的輝煌成果，具有偉大的藝術價值，同時也表現了偉大中國人民的偉大藝術天才和藝術傳統。

在宗教方面，地主階級的宗教是佛教和道教；在階級鬥爭的基礎上，人民也不斷創造自己的宗教，即所謂異端派，如漢朝的“太平道”和“五斗米道”、宋朝的“魔教”、元明清的“白蓮教”等——這在實質上，都是農民起義的組織形式。

在鴉片戰爭到新民主主義革命勝利前的一百零九年中，中國是處在殖民地、半殖民地、半封建的過渡時期；在帝國主義、地主階級、買辦階級的壓迫之下，偉大中國人民的偉大思想和創造力，是受到嚴重的束縛和摧殘的。

但由於中國人民從鴉片戰爭開始，就進行着“不屈不撓、再接再厲的英勇鬥爭”（毛澤東選集，第二卷，人民出版社一九五二年第二版，第六二六頁）。我們產生了像孫中山那樣的民主主義思想家，又產生了共產黨和毛澤東這樣光輝偉大的人物。中國共產黨批判地繼承了中國文化的優良傳統，根據國內國際的環境和條件，領導人民進行了光榮的、偉大的、正確的鬥爭，並以馬克思列寧主義的普遍眞理結合中國具體情況來指導鬥爭。在武裝鬥爭、政治鬥爭、經濟鬥爭的基礎上展開的文化思想鬥爭，同樣以雷霆萬鈞之勢，粉碎了一切反動思想、批評了一切錯誤思想，從思想上教育和組織人民。中國共產黨、毛澤東同志，已領導人民獲得新民主主義革命的偉大勝利，並繼續領導人民進行偉大的社會主義建設。毛澤東旗幟的光輝，照耀着中國大地，照耀着進步的人類。

上面還只是以漢族的歷史爲例來說的；而其實，中國各民族都是光榮的、偉大的、優秀的民族，而今又是僅次於蘇聯的世界最先進諸民族行列中的民族。我們有無限豐富的優秀歷史遺產和光榮的革命傳統。偉大列寧對於近代中國人民及其鬥爭，早在一九一二年就充滿着革命的同情和關心說過："擺在我們面前的是一個眞正偉大的人民底眞正偉大的思想體系；這個偉大的人民不僅善於悲歎自己成百年的奴隸地位，不僅善於夢想自由和平等，而且還善於同中國成百年的壓迫者作鬥爭。"（列寧斯大林論中國，人民出版社一九五三年版，第二五頁）偉大導師給予中國人民這樣無比高貴的評價，昭示了偉大國際主義的範例，對於我們是一種極大的鼓舞和力量。毛澤東同志也如同列寧一樣，充滿着對祖國歷史與人民的無比熱愛、對革命無比偉大的信心，他洋溢着國際主義和愛國主義的精神說道：

"中華民族的發展（這裏說的主要地是漢族的發展），和世界上別的許多民族同樣，曾經經過了若干萬年的無階級的原始公社的生活。而從原始公社崩潰，社會生活轉入階級生活那個時代開始，經過奴隸社會、封建社會，直到現在，已有了大約四千年之久。在中華民族的開化史上，有素稱發達的農業和手工業，有許多偉大的思想家、科學家、發明家、政治家、軍事家、文學家和藝術家，有豐富的文化典籍。在很早的時候，中國就有了指南針的發明。還在一千八百年前，已經發明了造紙法。在一千三百年前，已經發明了刻版印刷。在八百年前，更發明了活字印刷。火藥的應用，也在歐洲人之前。所以，中國是世界文明發達最早的國家之一，中國已有了將近四千年的有文字可考的歷史。

"中華民族不但以刻苦耐勞著稱於世，同時又是酷愛自由、富於革命傳統的民族。以漢族的歷史爲例，可以證明中國人民是不能忍受黑暗勢力的統治的，他們每次都用革命的手段達到推翻和改造這種統治的目的。在漢族的數千年的歷史上，有過大小幾百次的農民起義，反抗地主和貴族的黑暗統治。而多數朝代的更換，都是由於農民起義的力量才能得到成功的。中華民族的各族人民都反對外來民族的壓迫，都要用反抗的手段解除這種壓迫。他們贊成平等的聯合，而不贊成互相壓迫。在中華民族的幾千年的歷史中，產生了很多的民族英雄和革命領袖。所以，中華民族又是一個有光榮的革命傳統和優秀的歷史遺產的民族。"（毛澤東選集，第二卷，人民出版社一九五二年第二版，第六一六——六一七頁）

這不只使我們每個人都以作爲一個中國人、特別是生活在毛澤東時代的中國人而感到光榮和自豪；同時，這又不啻給中國人民的全部歷史作了一個基本總結，顯示了把歷史唯物主義應用於歷史研究的典範，教導我們如何去研究和認識人民的歷史，去認識和批判地繼承我們偉大人民的偉大光榮傳統和優秀遺產，發揚和工人階級國際主義相結合的愛國主義。

目　次

初版序

增訂版序

增訂版再版代序

第一編　導言……………………………………………1—10

第一章　研究的方法……………………………………………3

第二章　中國政治思想之史的流變……………………………7

第二編　商朝奴隸制度時代的巫教神學和"八卦"哲學……………………………………………11—26

第一章　巫教神學的兩重世界觀……………………………13

一　"人"的階級和"神"的階級…………………………………13

二　"神間"的"天"與"帝"和人間的"帝"與"王"……………………17

三　巫教僧侶的職分和巫教……………………………………19

第二章　由奴隸制到封建制變革時代的政治學說——"周易"……………………………………21

一　卦辭、爻辭、"易卦"、"易傳"之出世時代……………………21

二　由神學的宇宙觀到辯證的宇宙觀……………………………23

三　由唯物主義再降到唯心主義…………………………………24

第三編　初期封建主政治思想的演化………………………27—46

第一章　作為初期封建主政治學說的"洪範"……………………29

一　"洪範"的時代……………………………………………………29
二　"洪範"所表現的"神權"和王權之統一的思想………………31
第二章　隨着西周的沒落而來的政治思想的演化………36
一　西周的沒落和"敬天"思想之動搖……………………………36
二　作爲統治者階級統治武器的"禮"與"刑"的產生……………38
三　由"敬天"到"重民"思想轉化的社會內容……………………43
第四編　初期封建制上昇時期政治思想各流派……………………………………………47—99
第一章　沒落封建主集團的政治學說——老聃的復古主義……………………………………52
一　"老子"成書的時代及老聃的社會身分………………………52
二　老聃的辯證觀的唯心主義認識論……………………………55
三　老聃的政治學說…………………………………………………59
第二章　封建主集團的政治學說——"集大成"的孔子(丘)學……………………………65
一　孔丘的身分和其身分觀念………………………………………65
二　作爲孔丘思想出發點的"仁"……………………………………68
三　孔丘時代的政治問題和其對策…………………………………73
四　"正名"、"禮治"和"倫理"的社會觀……………………………74
甲　正名主義…………………………………………………………74
乙　"禮治"……………………………………………………………77
丙　"德"和"刑"………………………………………………………80
丁　"倫理"的社會觀…………………………………………………82
五　孔丘所倡導的政治運動…………………………………………86
六　曾參對孔丘學說的解釋…………………………………………93
第三章　新興地主—商人政治思想的萌芽…………………97

第五編 初期封建制矛盾發展時期政治思想各流派 ……101—234

第一章 作爲農民階級政治學說的墨子 ……105

一 墨翟的年代、階級性及其著作……105

二 墨翟的唯物主義認識論 ……107

三 "兼愛"和"互利" ……112

四 "尚賢"和"尚同" ……119

五 墨翟的宗教思想和其所領導的政治運動 ……123

六 墨派的發展和消亡 ……129

甲 宋鈃對墨翟的繼承 ……130

乙 墨翟的唯物主義的發展——告不害的性無善惡論 ……132

丙 許行對墨翟的政治學說的發展……134

丁 墨派的消亡……136

第二章 新興封建地主階層的政治學說 ……137

一 楊朱的"爲我"主義 ……137

二 申不害、愼到、鄒衍對楊朱的繼承 ……143

甲 申不害 ……143

乙 愼到 ……147

丙 鄒衍 ……151

三 作爲封建地主階層在政治上初步表演的商鞅的封建改制論 ……155

第三章 沒落封建主的政治學說——莊周的出世主義 ……164

一 莊周傳略及其著作 ……164

二 莊周的認識論 ……165

三 莊周的政治論 ……175

第四章　沒落期封建領主的政治學說 ……………………179
一　孟軻的社會兩階層調和論 ……………………………179
甲　孟軻的年代及其社會身分 ……………………………179
乙　孟軻的人性論——性善論 ……………………………181
丙　社會論上之孔丘"倫理"說的新發揮 …………………187
丁　孟軻的政治學說 ………………………………………189
二　荀卿的封建制度改組論 ………………………………198
甲　荀卿生平及其社會身分 ………………………………198
乙　"性惡"與"僞" ……………………………………………199
丙　社會論——"羣"與"分" ………………………………205
丁　政治論——"法後王"與賢能政治 ……………………209
第五章　統一封建階級各學派的韓非學說 ………………216
一　韓非傳略及其學說產生的社會條件 …………………216
二　"參驗"主義的認識論 …………………………………218
三　政治論上的三條原理——法、術、勢 ………………222
四　利己主義的經濟論 ……………………………………232
第六編　專制主義的封建制初期政治思想各流派及其演變 ……………………………235—349
第一章　由初期封建制到專制主義封建制轉換期之封建地主政治學說的演變——由"呂氏春秋"到"淮南子" ……………243
一　"呂氏春秋"所代表的政治思想 ………………………243
甲　呂不韋傳略及"呂氏春秋"的著者 ……………………243
乙　在認識論方面的"呂氏春秋" …………………………244
丙　"呂氏春秋"的歷史觀 …………………………………247
丁　大一統王國的創設與專制主義 ………………………252

戊 “用民”和農業的經營組織 ……………………………………260
二 陸賈和賈誼 ……………………………………………………264
甲 陸賈 ……………………………………………………………264
乙 賈誼 ……………………………………………………………268
三 “淮南子”所代表的政治思想 …………………………………274
甲 在認識論方面的“淮南子” ……………………………………275
乙 在政治論方面的“淮南子” ……………………………………280
第二章 適應於專制主義封建經濟發展而來的董仲舒的政治學說 ……………………………………285
一 董仲舒的社會身分及其著作 …………………………………285
二 作爲董仲舒認識論的“天人合一”論與“性”說 ……………286
三 對孔丘倫理社會觀的神學解釋 ………………………………293
四 “大一統”與專制主義的政治論 ………………………………296
第三章 貴族地主自救運動的指導原理——劉歆的復古主義 ……………………………………304
一 劉歆傳略、階級性及其時代……………………………………304
二 讖緯說和“復古改制”的理論根據 ……………………………306
三 復古的政治論 …………………………………………………310
第四章 地主階級內部各派思想的昇沉與其統一………316
一 今古文學派的對立與調和 ……………………………………316
二 關於政治論上的各派見解 ……………………………………320
三 調和各派之荀悅的折衷論 ……………………………………323
第五章 農民派的政治學說 ……………………………………327
一 王充的批判主義 ………………………………………………327
甲 王充傳略………………………………………………………327
乙 作爲認識論的唯物主義 ………………………………………329

丙　唯物主義的政治論 ……………………………………………337
二　在農民階級實際運動中所表現的政治思想
與政治綱領 ……………………………………………………343
甲　在"太平清領書"中所表現的農民的政治教條 ………………343
乙　"太平道"、"五斗米道"的政治運動及其空想
社會主義的綱領 ………………………………………………346

第七編　矛盾鬥爭擴大期中的各派政治
思想 ……………………………………………………351—383

第一章　矛盾擴大期中地主階級各派思想的
演變 ……………………………………………………357

一　反映地主階級頹廢思想的儒、道學的合一……………………357
二　迴光一忽的傅玄反清談的儒術論 ……………………………364
三　各部族集團間矛盾與道、儒學和佛學的對立…………………369
四　反映階級內部統一的王通儒佛道三教合一論 ………………375

第二章　在矛盾鬥爭擴大期中作爲農民派政
治學說的鮑敬言的無政府主義………………………379

第八編　地主階級經濟復興時代的各派政
治思想 ……………………………………………………385—421

第一章　隨着地主階級社會秩序重新安定而
來的禮制和刑法的製定 ……………………………391

第二章　反映地主階級內部衝突之世俗大
地主的政治學說——韓愈、李翱的
排佛論 ……………………………………………………397

一　韓愈的政治學說 ………………………………………………397
二　李翺的政治學說 ………………………………………………403

三　儒道思想的統一與對立 ……………………………407
第三章　寺院僧侶地主和中間諸階層的政治
思想 ………………………………………………411
一　寺院哲學的"入世"主義傾向 ……………………411
二　中小地主階層的政治學說——柳宗元的三教
調和論 ……………………………………………413
第四章　作爲農民階級意識形態的呂才的道
學論 ………………………………………………418
第九編　封建主義衰落期的各派政治思
想(一) ………………………………………423—532
第一章　代表地主階級意識形態之理學的
發展 ………………………………………………432
一　展開形而上的理學端緒之周敦頤的"太極圖
說"和張載的復古主義 ……………………………432
甲　周敦頤的"太極圖說" …………………………432
乙　張載的封建復古論 ……………………………438
二　周張哲學的初步發揮——二程哲學 …………447
甲　二程傳略 ………………………………………447
乙　"心"一元論的認識論 …………………………448
丙　二程的政治論 …………………………………454
三　司馬光的保守主義 ……………………………457
甲　司馬光傳略及其政黨 …………………………457
乙　司馬光的政治論 ………………………………459
第二章　地主階級內部的分化和朱陸兩學派
的對立 ……………………………………………466
一　朱熹的折衷主義 ………………………………466
甲　朱熹傳略 ………………………………………466

乙 作爲朱熹哲學之認識論的"理"、"氣"二元論 ……468
丙 折衷主義的政治論 ……474
二 和朱熹派相對立之陸九淵的保守主義 ……478
甲 陸九淵傳略……478
乙 作爲認識論的主觀唯心主義 ……479
丙 保守主義的政治論 ……483
第三章 中小地主及中間諸階層的政治思想和主張 ……489
一 代表中小地主及中間諸階層之王安石的政治理論及其政策 ……489
甲 王安石傳略 ……489
乙 王安石前驅者李覯思想的要旨 ……490
丙 王安石"新法"的主要內容 ……496
二 反映初期自由商人集團一些要求的葉適、陳亮學說 ……504
甲 葉適的批判主義 ……504
乙 陳亮的功利主義 ……515
第四章 在元朝統治下社會矛盾的擴大和各派政治思想 ……520
一 充任元朝統治者統治工具的寺院哲學 ……520
二 不絕如縷的漢族地主階級的理學 ……523
三 表現農民階級意識形態的"妖道" ……528
第十編 封建主義衰落期的各派政治思想(二) ……533—602
第一章 地主階級政治思想的演變和其消沉 ……539
一 隨着地主經濟暫時安定而來的政治思想各流派 ……539
甲 吳與弼、胡居仁的中小地主階層的政治學說……539

乙　薛瑄的大地主階層的政治學說……………………………543
丙　代表地主階級內部之統一傾向的陳獻章的政治學說…………546
二　集大地主集團哲學之大成的王陽明學說 ……………………550
甲　王陽明傳略 ……………………………………………………550
乙　認識論上的主觀唯心主義 ……………………………………551
丙　保守主義的政治論 ……………………………………………556
丁　作爲陽明哲學之正統派的王學右派——王汝中、
錢德洪的一派 ……………………………………………………564
三　表現臨於沒落期的地主階級政治思想的陸桴
亭、李中孚學說……………………………………………………566
第二章　農民派的政治思想的發展 ……………………………571
一　反映農民階級一些思想情況和要求的王學左
派——王艮的政治學說 ……………………………………………571
二　"異端之尤"的王學左派另一代表者李贄的政
治學說 ………………………………………………………………575
三　隨着封建農村的崩潰而來作爲農民派政治學
說的顏元的唯實主義 ………………………………………………579
第三章　萌芽狀態中的市民政治思想……………………………583
一　黃宗羲、唐甄的非君論——市民民主思想的
萌芽 …………………………………………………………………583
二　王夫之的經濟欲望論 …………………………………………590
三　作爲市民思想來考察的龔自珍和魏源學說 …………………596

第一編　導　　言

第一章　研究的方法

關於人類思想之史的研究，無疑是一個條緒繁複而至難着手的課題。尤其是浩如煙海的中國社會思想之史的考究，科學的整理才開始萌芽，還不曾究出一個明確的體系來。社會思想是屬於上層建築的東西，它不但受着社會存在所決定，而且在其自身間也有交互的影響作用。所以人類的意識形態，不是能從社會隔離起來而孤立存在的，而是人類在其社會中之實踐生活的反映。同時，意識形態的本身，在適應其社會存在的變化而變化的原理下，也是活生生的能動的發展的，並不是死板的、機械的。從這樣去了解，才能見出歷史唯物主義和經濟史觀之不同所在。從而在這一課題的研究上，和經濟史、政治史的研究有其密切不可分的聯系性在。但是中國經濟政治史的研究也至今還不曾樹立起一個公認的明確體系——雖然其觀念到目下已漸趨明瞭了。

就過去國人對本國社會思想史的研究，有以歷史上各別思想家個人或學派作爲研究分類的，有從政權的表層形式作爲研究的階段的。前者的最大錯誤，在於把歷史上的思想家與其生活着的社會隔離起來、孤立起來，結果，只不過在玩弄詭辯，把歷史作爲"奇蹟"去誇張。後者對於眞理，自然比前者又稍稍接近了一步，但其最大的錯誤在玩弄形式邏輯，把社會的性質在政權的表層形式下隱蔽起來，把人類的意識形態和其社會生活實踐的矛盾統一性，拿所謂政權的形式去隔斷起來，從而把它們孤立起來。結果也便只有流於"奇蹟"誇張之一途。

根據馬克思列寧主義哲學的研究，社會自身的運動有其自在的一個因果法則，一切社會、自然和人類思維的現象在其相互之間都有一個因果關係，這都有其必然性，不是憑人類的意志可以任意加以修改的。人類雖然能作用於社會、創造社會，但是人類的意識却還本源地受其規定的。偉大的馬克思有一句名言："不是人們底意識決定人們底存在，恰巧相反，正是人們底社會存在決定人們底意識。"（引自聯共（布）黨史簡明教程，蘇聯外國文書籍出版局一九五三年中文版，第一四七頁）所以我們對於歷史上某一時代思想的研究，要想能得出一個正確的結論，第一重要的，須要正確地掌握這一時代的經濟情況和政治情況，正確地明瞭這一時代的生產方式，以及其矛盾之發展的根本形式，——在其內部之矛盾的對立性，對立物的統一性——人類的思想便建立在這種基礎之上，順應着、發展着。在另一方面，意識形態的自身雖屬原則地受着社會存在所決定，然其對於社會存在自身亦能給予反作用，而給其發展過程以多多少少或正或負的影響，從而又影響其自身。

不過在歷史的發展全過程中，不斷地由量的變化而引起質的變化，質的變化又引入量的變化。所謂經常在漸變的過程中，量的變化一達到某種程度，漸變便停止，入於一個飛躍的時代，而發生突變。突變的結局，便是舊質的死滅，新質的代起；代起的新質，又引入新量的發展。同時，在每一次的突變未曾到來之前，在漸變的行程中，也不斷地引起部分的突變。在引入那整體的突變時，便是飛躍時代的到來。自然，在這突變中，甚至突變的完成，也依然有部分保留着連續的發展。所以在歷史上，在某一階級支配着的社會的全時期中，在統治階級的內部也常引起部分的沒落和被統治階級中之部分的代起，——尤其是中間階級之向兩極分化。同時新社會出生後，還能存留着前代社會的殘餘，保留其部分的連續發展。這種部分起落的社會的矛盾，常構成這種部分起落的分子之意識形態上的矛盾。

實驗主義者根本不懂得這種歷史自身運動的辯證法，如胡適之流，對中國哲學研究，雖一時也曾引起過人們的注意，但却無法說明中國各派哲學思想的本質；社會民主主義者如王禮錫等人，也同樣對此問題無法了解。所以他們對中國思想史的探究上，也徒然在玩弄舞台的魔術和文字的裝飾。而托洛茨基派，便不僅由於他們是用冒牌歷史唯物主義來反對歷史唯物主義，而且由於其另有卑陋的作用，所以他們便不是在理論上的錯誤問題，而是主觀自覺地來反對眞理的，所以對他們又當別論。

因而在歷史上所表現的人類意識形態之兩個基本分野的範疇中，我們常看見在同一階級中各階層的各個思想體系，常表現有多多少少的對立的矛盾性。不過在究極上，自然還有其共同點的。例如發生於統治諸階層中的各種意識形態的東西，無論其外表上表現若何的差異，基本上都不能不在作爲認識論的唯心主義下面統一起來；——這當然不是沒有例外，在特殊的條件下，也有統治階級中被支配階層的唯物主義；反之，發生於被統治諸階層中的各種意識形態的東西，基本上便都不能不在作爲認識論的唯物主義下面統一起來——自然，在特殊的條件下也有革命的觀念論。而且，前者在究極上總是有神論的，後者在究極上總是無神論的。扮演歷史上滑稽劇之主角的宗教，我們在這裏也不難求出其根源來。

唯物主義何以與被統治階級的思想體系形成不能分離的一體

呢？這緣於他們在生產勞動上之實踐生活的赤裸裸的反映。這並不是物理的化學的範疇，而正是社會的歷史的範疇。觀念論何以與統治階級的思想體系形成不可分離的一體呢？這由於他們和生產勞動隔離而依於剝削他人勞動以爲生的實踐生活，且爲維護其自身的利益，把具體的人類勞動的實踐性抽象化了，且從而把一切社會現象神祕化了。

其次，人類的意識形態，雖屬受着存在所規定，但在這局限內，意識形態自身也是活生生的能動的發展的。因而此一時期的人類意識形態，本質上是受此一時期的社會存在所規定的，但過去物質的精神的生產成果，也能給它以影響作用，特別是無產階級要批判地繼承人類文化的全部遺產作爲自己的東西。而況新的因素，都是從舊的母胎中產生出來的呢。

最後，我們說到政治思想是什麼東西呢？它並不是和經濟思想相對立的東西，毋寧是人類各別階級的階級鬥爭思想的集中表現，而爲其行動指導的原理。所以政治思想史，本質上係同於社會思想史，只有其範圍大小的差異。

依於階級而分野的各種政治思想體系的構成，各有作爲其認識之出發點的認識論或哲學基礎。因此要明確地理解各種思想體系的內容構成，對於那作爲其出發點的認識論的掌握，是第一重要的。

第二章　中國政治思想之史的流變

適應於古代奴隸制度社會生產力的幼稚，人類對自然現象、社會現象的認識，也還停留在一個較幼稚的狀態中。其哲學和科學的發生，一般都是到了其末期、適應其生產力的發展和其階級對立形勢的發展的情勢下才開始發展的。但是中國古代奴隸制經濟，是和古代希臘、羅馬而外之世界各國相似，並不曾達到古代希臘、羅馬那樣發展的高度，便歸滅亡了。因而文化上雖已表現着優良的特質，却沒有發展到古希臘、羅馬那樣的高度。就社會的一政治的思想範疇來說，我們目前所能得到的材料，能作爲研究對象的，一方面是系統不完整的奴隸主的神學，一方面却也有殷代奴隸主和西周封建主政權相交替的變革期的革命哲學易卦。到西周封建秩序樹立後，封建統治階級爲獲得適合其自身的政治原理，相傳又把奴隸主的政治學說洪範加以演繹和修改，作爲適合自己時代要求的東西。同時隨着封建國家創設的完成，便又把那作爲指導鬥爭的武器八卦哲學修正演繹而爲易傳（這大概成書於春秋時代），由動的觀點轉化爲靜的觀點，由鬥爭思想轉化爲調和思想。因此，洪範易傳，便充任了封建統治階級之初期的政治原理。

隨着生產力的發展，浸假至春秋末期，初期封建經濟秩序的本身，由確立而獲得發展並開始擴大其矛盾；從而建築於其上層的各種形態的東西，也自必隨之而發展，易言之，初期封建經濟至此已發育成熟，便產生了建築於其上層的各種較成熟的精神產品，"集大成"的孔子的封建統治階級的哲學，便在這種條件下產生出來了。

此後在中國封建社會的全時期中，隨着封建制的歷史前行一步，封建統治階級的哲學，也便跟着演化，而與以多多少少的修正或改變。例如適應於封建制上昇時期領主制却開始動搖的春秋末期之孔子學說，到孟軻時代，適應於新興地主的興起和階級對立情勢漸形劇烈的情況下，便轉化而爲調和階級內部諸階層關係的調和論，企圖把封建領主和新興地主在階級的共同利害下統一起來。到荀卿時代，封建領主的歷史已臨於末日，新興地主已漸次取得了經濟上的支配權，因而儒家學說，便演化爲適應於後者要求的荀卿哲學。新興地主所要求的政治秩序，自戰國末期經秦代至西漢，才獲得鞏固，因而地主階級哲學，經過韓非、李斯、賈誼等人，而形成其爲董仲舒學。此後適應於南北朝經濟的特色，一面分化爲北朝鮮卑統治集團和大地主的佛學；一面分化爲道、儒調和的南朝的地主哲學，及其宮廷貴族的佛學。隨着到隋朝，地主階級內部的統一，便產生了王通的儒、釋、道三教合一論（文中子書無疑是後人所編輯；但它表現王通的思想是完全和其時的社會情況適應的）。適應兩宋社會矛盾諸關係的存在，因而一面演化爲王安石的中間階層政治學說；一面演化爲代表地主階級的周、程哲學，至南宋又在其內部分裂爲朱熹的二元論和陸象山的主觀唯心主義。隨着到明代自由商人的發展和地主經濟的衰落，便演化出代表其衰落期的王陽明"知行合一"論。到清代地主階級的各派哲學也完全與其時的社會情況相適應的。以儒家爲主幹的中國封建統治階級的哲學，在意識形態上取得一個長期的支配地位。這種支配力，直隨着其階級地位的動搖衰落而動搖衰落的（到清末，康有爲、譚嗣同的哲學，却代表着一個大轉折點)。自鴉片戰爭以後，在世界資本主義統治下之半殖民地半封建的社會，其上層的政治思想上的各流派，也完全和其社會存在適應着的。

其次，在封建社會內部之漸變的過程中而引起了部分的突變，便相應產生哲學思想上的流派。例如統治者階級之部分的沒落，由這種沒落集團對過去回憶的美夢，便常形成爲復古主義或厭世主義的哲學。如在春秋末期由於封建的兼併而引出之部分中小領主的沒落，代表這些沒落分子政治企圖的，便產生老聃哲學；這到戰國時代，便又降低爲莊周厭世主義的人生觀和哲學上的懷疑論；到西漢末期，由於舊的封建貴族地位的動搖，便產生劉歆的復古主義。到魏、晉，適應地主階級階級地位的動搖，便演化出厭世放任的"清談"派和葛洪的神仙術。這不過是一些例子。在另一方面，由於統治階級內部之各階層地位的變動，到戰國時代，由於新興地主一商人經濟的發展，便分裂出楊朱派的政治學說——這直到其階級內部統一的韓非時代，才又在韓非哲學體系中被統一起來。這也不過是一個例子。

在另一方面，隨着社會內部敵對矛盾的發展，便反映到意識形態上之敵對矛盾的發展。和統治階級的哲學相對立的，便產生了被統治階級的哲學。例如在戰國，代表農奴階級和封建領主們哲學相對立的，有墨翟、許行哲學。到漢代，和地主階級哲學相對立的，有王充哲學。到六朝，和鮮卑等統治集團及大地主哲學相對立的，有鮑敬言的無君論。到明代，和陽明學派相對立的，有王艮、李卓吾哲學……。同時，在農民階級的階級運動中所揭示的政治主張和要求，雖不曾留給我們以系統的文獻，然而在盜跖，在陳涉、吳廣，在樊崇，在張角、張魯，在黃巢，在韓林兒，在李自成、張獻忠，在太平天国，在義和團……的行動和思想信仰中，都能表現出階級意識的一個梗概來。

我們所劃出的這個輪廓，只是暫時的；將來在我們研究的進行中，如發現不妥時，再予以不斷的更正。

第二編　商朝奴隸制度時代的巫教神學和"八卦"哲學

第一章　巫教神學的兩重世界觀

一　"人"的階級和"神"的階級

人類在原始公社制前期，由於漂泊無定，而不曾意識到"死"爲何事，從而也不致發生人死後的靈魂觀念。但其對自然佔有的程度太低級，對自然力的克服能力很弱，對自然現象無法解釋，而形成一種人物混同的迷糊意識，隨後又發展到萬物有靈論和原始的宗教魔術。他們的這種幼稚想像即其對世界的解釋，是在與自然鬥爭的過程中產生的。但那種宗教魔術，是基於其生產勞動的直接要求，是其對自然鬥爭的一種方式。到後來，氏族社會時代，由於人類對自然佔有程度稍稍增高，而發生生活組織的變更，特別是相對的"定居"，便漸次意識到"死"的事情，且從而發生死後的"靈魂"觀念，萬物有靈論便演化爲多神論，圖騰崇拜演化爲祖先崇拜；於是形成兩重世界觀。他們所崇拜的祖先，大抵是生產、戰鬥中的英雄，傳授和創造過鬥爭經驗的人物，但是由於他們所生活着的人間世界成員，都是無等差的平等的，從而他們便認爲生活在"神間世界"的成員也都是平等的人，死後都是有"靈魂"的；而且在各人的死後，便到另一世界去過其平等的生活。同時，因爲以血緣爲紐帶的氏族組織，在同氏族內的成員間行着共同互助的生活，不同血緣的氏族間則存在着鬥爭與互相掠奪的事實。因而他們認爲本氏族內成員死後的“靈魂”依樣會來協助他們，給他們降福；反之，異氏族成員死後的“靈魂”，却依樣會來擾亂他們，給他們降災的；對個人間的生時恩怨，也以此同一原理去解釋其死後的關係。從這種社會存在關係上反映着的意識形態，構成原始的宗教觀念。這種原始的宗教觀念，和後來階級社會的宗教是完全不同質的。由於當時人類在原始的幼稚的生產力狀態下，對其周圍的許多自然現象和自然力，都無力解釋和克服，因而構成那種原始宗教，也正是他們當時現實生活諸關係在幼稚意識中被顚倒歪曲的幻想，是原始人的鴉片。另方面，這種宗教的本質正是當時人類在生產勞動中對自然鬥爭的一種方式，是爲全社會的集體生產活動和生活服務的，並非想升天堂或騙人的，是在生產力低下的狀態中，幻想借助於魔術、圖騰、祖先或善神來增加鬥爭力量，表現着提高征服自然的能力的傾向和要求。

到人類階級最初大分裂的殷朝奴隸制度時代，特別由於肉體勞動和精神勞動的分工，人類的意識形態也隨着而發生大的轉變和分裂。就“靈魂”觀念來說，在脫離實際生產的奴隸主看來，奴隸是沒有人格的“物品”，是“能言語的家畜”。因而在他們的認識上，奴隸們在其死後也是沒有“靈魂”的，奴隸們的死，不過像物品被消滅一樣。只有他們奴隸主在死後才有“靈魂”。其次對自然間的一切現象，如天、地、山、川、風、雲、雷、電、水、火、氣候等等變化，尤其是對農業的豐歉，畜牧的繁盛與災疫，直接在表徵自然支配力的各種現象，奴隸主便都視爲神祕化的東西，在被視作有利其統治的意義下，便更擴大其神祕化的解釋，確定爲神的意志的表現。然而適應於其社會現實統治機構的反映，便由原始的萬物有靈的觀念而轉化爲具有最高統治的一神崇拜觀念，而構成古代的一神教——巫教。因而，他們認爲在現實社會中存在的等級，也依樣移植在“神間世界”中存在着；易言之，在人的社會中所存在着的“帝”、“王”、貴族、自由民，在“神間世界”中也依樣存在着。“帝”、“王”死去以後，其“靈魂”移植到“神間世界”中依樣爲“帝”爲“王”，貴族也依樣在作貴族，陪同帝王與同享祭祀。這種意識形態，便表現爲混神學和哲學於一爐的奴隸主的宗教思想，形成爲階級的宗教去表現。這種宗教的性質和原始公社制時代的不同，在原始公社制時代是從生產勞動的實踐鬥爭上發生的，是以氏族全體成員平等作出發點，從人的人格之平等的觀念上而認爲死後也同等的有其靈魂的存在。在奴隸制之下，認爲只有統治階級才能表現其社會的作用，所以認爲他們死後才有靈魂。照這種現實存在去解釋自然界，便解釋爲具有統治力的、有靈的和被創作的、無靈的兩面，而演化爲一個階級的宗教。另方面，便也產生了被統治者的原始辯證唯物主義的“八卦”哲學。

殷代關於祭祀祈禱等記事中，一爲以死去的帝王爲主神的奴隸主的祖先崇拜，一爲以天帝爲主神的宗教神崇拜；而前者又被認爲係後者的從屬，表現其一神教的實質。而其祖先崇拜和天帝崇拜又都是階級的專制。下面的記事，在說明其階級的祖先崇拜：

“貞之於高妣己。”（殷虛書契前編卷一，三四頁）

“囗大甲大庚囗丁祖乙祖囗囗囗一羊一南。”（觀堂集林卷九，一四頁）

“……大丁大甲且乙百鬯、百羊、卯三百囯。”（後編卷上，二八頁）

“甲辰卜貞，王賓米祖乙祖丁祖甲康祖丁武乙衣亡囗。”（後編卷上，二〇頁）

據王國維考定，此兩條爲“特祭其所自出之先王，而非所自出之先王不與者"。卜辭中又有：

"己卯卜貞，帝甲口口其桒祖丁。"(後編卷上，四頁)

"己巳卜貞，王賓祖庚。"(前編卷一，一九頁)

王國維依此考定說："商人自大父以上皆稱曰祖，其不須區別而自明者，不必舉其本號，但云祖某足矣。"然此並非說商人對大父以上，皆一體混稱爲祖，卜辭中固有"高祖"與"祖"字之互見，大抵高祖以下，大父以上之各代，則統稱曰祖，而不似後世之以"第幾世"祖的字義去區別。卜辭又有：

"父甲一牡，父庚一牡，父辛一牡。"(後編卷上，二五頁)

王國維考訂說："此當武丁時所卜。父甲、父庚、父辛，即陽甲、盤庚、小辛，皆小乙之兄，而武丁之諸父也。"大概殷代帝王對於前代帝王其世系適爲其前一輩者，從繼統上便統稱曰父，此一說也。或係王族對於其先世的公祭，致祭者爲"甲"、"庚"、"辛"的子輩全體。此亦可備一說。

這種對歷世帝王的專祭，便是後來各朝宗廟的濫觴。

貴族死後陪同帝王受祭，例如盤庚對其左右貴族說："茲予大享於先王，爾祖其從與享之，作福作災，予亦不敢動用非德。"(盤庚上篇)此例卜辭中亦所多見，例如：

"貞㞢(侑)於黃尹。"

"戊(午)卜……庚戌余桒于咸、允若。"

"貞㞢𠂆自咸三牢。"(均殷契粹編)

"癸酉卜右伊五示。"(觀堂集林卷九，二一頁)

"告呂於黃尹。"(後編卷上，二九頁，從郭釋。羽按：黃即"阿衡"之意，尹即伊尹。)

其次，自由民死去以後，也依樣被視爲在追隨其死去的帝王，和他們在活着的時候一樣生活着。例如盤庚對其一般自由民說：

“我先后綏乃祖乃父，乃祖乃父乃斷棄汝，不救乃死。……乃祖乃父，丕乃告我高后曰：‘作丕刑于朕孫。’迪高后，丕乃崇降弗祥。”（盤庚中）

不但被祭者爲一個階級，而奉祭者亦只是一個階級。同時奴隸對宗教的最高神天帝，也是沒有崇拜權利的。

這樣，把存在人間世界內的階級等差，也同樣移植於“神間的世界”內。

依此，他們一方面是以死去的帝王爲主神而被崇拜，那些死去的僧侶貴族和世俗貴族則只是陪同受祭者……而奴隸却沒有這種祖先崇拜的權利。不過帝王却又是從屬於天帝，認爲帝王就是天帝的兒子（他們稱帝王爲天子），是天帝任命他來統治人類社會的。帝王在生時受天帝的直接管理和命令，死後也是回到天帝那裏而爲其從屬。只有天帝是至高無上的主宰。

因此，人類社會的帝王、僧侶和俗權的奴隸主貴族、一般自由民的等級制，在巫教僧侶的神學中，也便有天帝、帝王、奴隸主貴族和一般自由民的等級存在。

二　“神間”的“天”與“帝”和人間的“帝”與“王”

在“神權政治”的狀態下，人間社會有最高權威者的“帝”與“王”，奴隸主集團便解說：同樣有一個“神間世界”，並同樣有這種最高權威者的“天”與“帝”的存在。而且人間社會的“帝”與“王”，倒是代表“神間世界”的“天”與“帝”來行使統治的，他不但是“神意”的傳達者，而且是溝通“神意”與“人意”的連絡者。所以商代的帝王們，不但都是捧着一個"天"和"帝"在頭上去施政，而且認爲關聯人類生活的一切現象，也都是神意的表徵而受其决定的。例如：

"先王有服，恪謹天命……今不承於古，罔知天之斷命。"（盤庚上）

"天其永我命於茲新邑。"（同上）

"于帝史鳳，二犬。"（卜辭通纂三九八片）

"予迓續乃命於天。"（盤庚中）

"……兄……上帝……出。……"（後編卷上，二八頁，一四片）

"伐邑方帝受我又。"（龜甲獸骨文字卷一，一一頁，一三片）

"在今後嗣王，……誕淫厥佚，罔顧於天顯民祗。"（周書多士）

"以爾多方，大淫圖天之命。"（同上多方）

"我其已宊，乍帝降若；我勿已宊，乍帝降不若。"（前編卷七，三八頁，一片）

"庚戌卜，貞帝其降堇（饉）。"（同上卷三，二四頁，四片）

"王用亨於岐山。"（易升六四）

"帝弗若。"後編卷下，一四頁，四片）

"貞帝弗其嚣王。"（同上，二四頁，一二片）

"王用享於帝吉。"（易益六二）

依此，他們又認爲"天帝"實統治着兩重世界，即"帝"和"王"統治的人的世界，以及他們的"先王"統治着的"鬼的世界"，都同在"天帝"的統屬下。這是現實世界中的僧侶貴族和世俗貴族，共同以"帝"或"王"爲其階級統治的代表那一事實的反映。同時，上帝也便成了其階級政權的工具。另一方面，"天帝"便充任了奴隸所有者的宗教神，而構成着一神教的內容。

三 巫教僧侶的職分和巫教

在原始公社制末期，玩符咒術的僧侶，已漸次從生産領域中脫離出來，而成爲一種專業。到階級社會的奴隸制時代，他們便轉化而成爲僧侶貴族，不但較世俗貴族扮演着更重要的角色，而且構成“神權政治”下統治層中的主幹。

“王”在其地位上被認爲是“神意”和人意的溝通者，僧侶則被認爲具有這種魔術的專門術士，他們是往來於“神”和人之間的。在殷代，被稱爲“伊”、“巫”、“史”的，便是這種僧侶貴族。他的宗教叫作巫教，巫教的教主稱作“阿衡”。伊尹等人便都是巫教教主——甲骨文也有伊尹爲阿衡的記事。周公說：

> “我聞在昔，成湯既受命，時則有若伊尹，格於皇天；在太甲，時則有若保衡；在太戊，時則有若伊陟、臣扈，格於上帝；巫咸乂王家；在祖乙，時則有若巫賢；在武丁，時則有若甘盤。率惟茲有陳，保乂有殷……故一人有事於四方，若卜筮，罔不是孚。”（周書君奭）

史記殷本紀說：

> “伊陟贊言於巫咸，巫咸治王家有成，作咸艾，作太戊。太戊贊伊陟於廟，言弗臣，伊陟讓，作原命。”

“史”在卜辭中屢見，例如：卜辭通纂三九八片：“于帝史鳳，”二犬；同上別錄二河井大龜：“乙巳卜，貞王賓帝史，七犬。”（參看六四片）

此外，武丁時之史官（貞人）有猷、亘、𠂇、宊、㐭、𠂤、𠚕、夂、㕣、𡆥、𥄉、吏等十二人；祖庚、祖甲時有大、旅、節、行、兄、出等六人；廩辛、康丁時有逆、口、口、宁、狀、彭、宄、口、旅等九人（甲骨文斷代研究例）。又後編卷上，二二頁，有：“乎多尹往𠀠。”

因此，巫教僧侶權威在殷代的政治上，簡直能左右"王室"；巫教的阿衡，簡直是最高權力的代表者，帝王除軍權外，無異是他們所運用的工具。所以古文獻說太甲時的伊尹，權能黜放太甲，太戊時的伊陟，竟能對太戊"弗臣"。這由於其在政治作用上的重要性。不只由於他們掌握知識的特權，且由於所謂"神權政治"時代，"神意"具有最高的支配力。而僧侶手中的"神意"在政治上之主要表現方式，則爲貞卜。所以周公追述殷人的政治說："若卜筮，罔不是孚。"（見前引）盤庚說："各非敢違卜，用宏茲賁。"（盤庚下）而這種"卜"，原來是專由僧侶掌握着的，後來才有"王貞"的事情（"王貞"還是殷代較後的事情。至某某"貞"的，則在一定時期內主要都係一人或數人，且能明白的別出各人的文字筆跡來）。在殷朝末期，曾發生過教權和俗權的劇烈鬥爭。鬥爭的結果，王曾把部分的神權奪回到自己手中，紂之"昏棄厥肆祀弗答"（周書牧誓）與"我生不有命在天"（商書西伯戡黎），都是俗權對教權鬥爭的表現。同時，王所代表的俗權與教權抗爭的事實，如次一類的記載，也並非偶然。例如："武乙無道，爲偶人謂之天神，與之博，令人爲行，天神不勝乃僇辱之，爲革囊盛血仰而射之，命曰射天。武乙獵於河渭之間，暴雷，武乙震死。"（史記殷本紀）"太誓之道之，曰：'紂越厥夷居，不肯事上帝，棄厥先神祇不祀，乃曰吾有命，無僇𠢥務，天下'（畢沅云二字疑衍）天亦縱棄紂而不葆。"（墨子天志中）

巫教雖係具有一神教本質的宗教，但它發展得並不完成；它缺少了其他一神教所具有的渡到彼岸和來生修煉的教義。在殷朝奴隸制滅亡後，巫教也日趨式微，其一些因素後來便爲道教所吸收。但今日的所謂城隍廟、水府廟、龍王廟等，却還都是殘留的巫教教堂；巫師就是巫教的教士。殷代巫教僧侶，對於人類文化的主要貢獻，是暗合陰陽曆折衷的天文曆數學的發明。

第二章　由奴隸制到封建制變革時代的政治學說——"周易"

一　卦辭、爻辭、"易卦"、"易傳"之出世時代

易經中的卦辭和爻辭，從其自身的構造性質，以及其說明的時代看，和殷虛出土之卜辭殆爲同一性質的殷代文物(詳見拙著中國社會史第二册，即殷周時代的中國社會)，獨易卦的來源確係不易考定。在殷虛以及在仰韶各期出土的古代遺物中，都不曾有類似八卦的文字發現；在亞洲其他民族的古代遺物中，也還不能尋着其根源(只有和非洲的埃及文字有類似處)。據中國古史傳說，一云係"伏羲"作卦，一云係文王作卦。但據我們研究，在傳說中之"堯、舜、禹"的時代既還沒有文字發現，則"伏羲"作卦之說自難憑信。但文王作卦的傳說，從以下幾點看，便有其可能(這當然不是天才者個人所能憑空創造的)。一、八卦所說明八件事情，即是自然界中八種東西，這恰是當時人類對自然界之素樸的認識，我們從卜辭中可以考證出來的(卜辭中的占卜，常涉到這八種具體的東西)。周當時曾爲殷的從屬，自不能不接受殷的文化影響。或者在殷末，像卦辭、爻辭所包含的這部分文獻曾落到周人手中(或爲周人對殷朝社會事象的占卜的記載)，周人應用其變革時代的意識去加以安排和演繹，把它系統化了。故繫辭傳曰："河

出圖，洛出書，聖人則之。"這種傳說並不是偶然的。二、卦爻之產生與卦辭及爻辭，是有其關聯性的。而卦爻又是滲透了革命意識的東西，當然非能出於殷人，應出於革命的周人。

說到易傳，從其思想體系去加以考察，一方面充滿了辯證的觀點，能完全適應於殷周變革期中社會現實的反映；但在另方面，它最後又轉入到觀念的、靜止的觀點上，這又充分表現是過去歷史上新興階級奪得政權後的一種意識形態。依理，易傳應出自西周人之手，周公作易傳的傳說，也不是偶然的。周公是武王死後的革命領袖，也是當代大政治家，周朝國家的規模，也是以他爲首所規劃締造起來的；但周公生存的時代，還是革命的時代。因此易傳又極可能係周公以後的人所作，因爲周公正生在革命初期。據左傳所說："晉侯使韓宣子來聘……觀書於太史氏，見易象與魯春秋，曰：'周禮盡在魯矣。吾乃今知周公之德與周之所以王也'。"(昭二年)是易和周公曾發生過關係，當無由否認。論語說："加我數年，五十以學易，可以無大過矣。"魯論說："加我數年，五十以學，亦可以無大過矣。"不過這裏所謂易或係卦爻。然從易傳的文體看，又與孔丘等人之口吻甚相彷彿；同時照上面所說，孔丘曾和易發生關係又是事實。因而以直承周公道統自命的孔丘，從他"述而不作"的原則下，或許是他對西周人所作的易傳，又加上了一次增删工作。他的作易傳與删易傳的傳說，也似乎不是偶然的。另一方面，我們從西周社會形勢去考察，周朝封建制度由黃河到芈楚江淮的全面勝利，乃是到公元前九百年代末宣王時才完成其過渡。照歷史公例說，其意識形態的轉變只可能在新制度基本勝利以後。周朝封建制的初步勝利，却早在周公成王時代。而人類的思想也不是突然轉變的。所以易傳的思想可能係周公成王以後不斷形成的，而其系統完成，或屬春秋時代。

二 由神學的宇宙觀到辯證的宇宙觀

殷人崇奉"天帝",和古代歐洲的一神教具有同等的意義。他們當時所認識的自然界的山、川、風、雲、雷、電、水、火等,認爲那都是由上層的"天"和下層的"地"所創造、統制的。這樣把自然現象神秘化,以之與社會現象牽合起來,形成奴隸主唯心主義的神學宇宙觀。

但到了奴隸制末期,由於社會內部矛盾的發展而引起經濟的衰落。殷朝奴隸主國家乃加緊對其各屬領的掠奪與剝削。微子在殷朝亡國的前夜說:"殷其弗或亂正四方。"這是說他們到最後已喪失其對各屬領行使統制與掠奪的能力。在他們加緊對其屬領剝削的情形下,其與各屬領間的矛盾便劇烈化了。這在古代歐洲,便由這種情勢而引發了猶太族反羅馬奴隸主統治之宗教的一政治的運動,同時形成那包含於宗教信條下的政治思想。在中國古代,爲着履行這一任務的便是周族。他們從其反殷朝奴隸主統治的運動中而形成與奴隸主的神學思想相敵對的一種革命思想,這最初便藉卦爻表現出來。

但在"天"、"帝"支配下的古代人的意識中,新的意識形態的東西,在最初不只要遭受排斥,而且是從舊的意識形態中蛻化出來的,因而也便不能不帶上和把它加上一些神化的色彩。所以在基督教的歷史中便不能不造出基督出世的神話來;從而在卦爻的出世中,也無例外的造出"河出圖"、"洛出書"與"伏羲作八卦"的神話來。這完全和當時人類的實踐生活相適應的。

八卦便是乾一☰、坤八☷、兌二☱、艮七☶、離三☲、坎六☵、震四☳、巽五☴,卦歌又釋"乾爲天"、"坤爲地"、"兌爲澤"、"艮爲山"、"離爲火"、"坎爲水"、"震爲雷"、"巽爲風"。因而所謂八卦便是天、地、山、澤、水、火、風、雷八種自然界已被認識的物質現象，並沒有絲毫神祕性。不過殷人從唯心主義的神學的觀點上去認識，他們則從物質運動的觀點上去認識。他們認爲宇宙間的萬有，都是由這八者相互矛盾相互排斥而引起的變動所產生出來的。所以由“一”的自身變化而發展爲八，由八卦中每兩卦的“對立物的統一”而發展爲六十四卦；又由“二變”而生“三變”，“三變”又發展爲三百八十四爻。而組成爲一生二，二生三，三生天地，天地生陰陽，陰陽生萬物的辯證的宇宙觀。

他們說：乾卦與坤卦的“合”是“否”(☰☷)，這就是說乾上坤下的統治和被統治者所形成的現社會已不合理，已達到其自身否定的形勢了，只有把階級的地位變過來而達到坤上乾下的☷☰形式，才是合理的“泰”。又如：“☶☷剝”自身的否定便是“☱☰夬”，“☷☵師”自身的否定便是“☰☲同人”，“☰☵訟”自身的否定便是“☷☲明夷”，“☶☱損”的否定便是“☱☶咸”，“☴☲家人”的否定便是“☳☵解”。六十四卦和三百八十四爻，都是由這樣“矛盾對立鬥爭”的形勢中變化出來的。

他們又把這種外的矛盾對立的原理，應用到對社會方面的理解上。例如“乾父☰”，“坤母☷”，“震長男☳”，“巽長女☴”，“坎中男☵”，“離中女☲”，“艮少男☶”，“兌少女☱”(文王八卦次序)。自然，所謂文王八卦次序之成於何時尙不能正確考定；然而如乾卦和坤卦在其最初和兩性的生理構造有其關聯，則是從字形上也可考知的。

這種原始的辯證唯物觀，正是我們偉大民族的古代人民的偉大觀念。

三　由唯物主義再降到唯心主義

但是當時革命的人們只了解物之"外的矛盾的對立"，而不了解物之"內在矛盾的鬥爭"之物自身運動，那末，若是沒有外在矛盾的對立，物自身是不會運動的，運動就會停止了。他們從這裏由動的宇宙觀，轉入到靜的宇宙觀，從原始的唯物辯證觀又轉入形而上學的機械的觀點。

所以原先本是：

"夫婦之道不可以不久也，故受之以恆。恆者久也。物不可以久居其所，故受之以遯。遯者退也。物不可以終遯，故受之以大壯。物不可以終壯，故受之以晉。……進必有所傷，故受之以明夷。""……物不可以終難，故受之以解，解者緩也；……損而不已必益，故受之以益。益而不已必決，故受之以夬。……決必有所遇，故受之以姤，姤者遇也。物相遇而後聚，故受之以萃。萃者聚也。聚而上者謂之升，故受之以升。升而不已必困，故受之以困。困乎上者必反下，故受之以井。井道不可不革，故受之以革。革物者莫若鼎，故受之以鼎。主器者莫若長子，故受之以震。震者動也。物不可以終動，止之故受之以艮。……物不可以終止，故受之以漸。漸者進也。進必有所歸，故受之以歸妹。得其所歸者必大，故受之以豐。豐者大也。窮大者必失其居，故受之以旅。旅而無所容，故受之以巽。巽者入也。入而後說之，故受之以兌。兌者說也。說而後散之，故受之以渙，渙者離也。物不可以終離，故受之以節。節而後信之，故受之以中孚。有其信者必行之，故受之以小過。有過物者必濟，故受之以旣濟。物不可窮也，故受之以未濟。"（參看郭著中國古代社會研究，第七五——七七頁）

物事明明在這樣變動不居的具有必然性的運動中、變化中，他們却又以"中""久""通""恆"等範疇，把對立鬥爭的東西曲解爲調和的東西，把運動的東西曲解爲靜止的東西，把必然要死亡的東西，曲解爲永恆的東西，把相對的東西，曲解爲絕對的東西。

"闔戶謂之坤，闢戶謂之乾；一闔一闢謂之變；往來不窮謂之通。"(繫辭上傳)"乾坤其易之縕耶？乾坤成列而易立乎其'中'矣，乾坤毀則無以見易；易不可見，則乾坤或幾乎息矣。是故形而上者謂之'道'，形而下者謂之'器'，化而裁之謂之'變'，推而行之謂之'通'，舉而措之天下之民，謂之事業。"(繫辭上傳)"天地交"而"泰"，"陰陽交"而"和"，那末，自然，統治者和被統治者"交"，社會就太平了！以前所實踐過的階級鬥爭，現在是用不着了，因爲現在有"替天行道"的"聖人"在替天"化成"。

他們在這裏，不但轉化爲唯心主義的宇宙觀，而且又把世界觀兩重化了。這是和奪得政權，自己成爲統治階級後的封建主階級的意識形態相照應的。此後隨着"儒家"對於這種轉變後的意識形態的東西又加以闡明和演繹，便更把周易的本來面目完全隱蔽了。

按易傳係包括彖傳、象傳、說卦傳、序卦傳、文言傳、繫辭傳、雜卦傳七者而說，又以彖傳、象傳及繫辭傳各有二篇，故又統稱十翼。

第三編　初期封建主政治思想的演化

第一章　作爲初期封建主政治學說的"洪範"

一　"洪範"的時代

洪範出世時代問題的考證，至今還不曾得着一致的結論，不少人謂係鄒衍以後的五行家所僞託。據洪範本文說：

"武王勝殷，殺受，立武庚，以箕子歸，作洪範。"

"箕子乃言曰：我聞在昔，鯀陻洪水，汩陳其五行。帝乃震怒，不畀洪範九疇，彝倫攸斁，鯀則殛死；禹乃嗣興，天乃錫禹洪範九疇，彝倫攸敍。"

依此，洪範爲"天"（或帝）錫給禹的治國大法，武王克殷後，箕子又以之傳給武王的。但據地下發現，傳說中之"禹"的時代還不曾產生聲音文字，此當屬假託無疑。同時在"神權"時代，統治者利用人類相當幼稚的意識，假借"神意"去施行統治，固世界史之公例，殆顯而易見者。從而正義說："易繫辭云：'河出圖，洛出書，聖人則之'，九類各有文字，即是書也。……天與禹者，即是洛書也。漢書五行志：'劉歆以爲伏羲繫天而王，河出圖，則而畫之，八卦是也；禹治洪水，錫洛書，法而陳之，洪範是也'。"大概都是無稽的。"龜負洛書，經無其事。"但中侯及諸緯皆云："龍負圖，龜負書。"故孔以九類是"神龜負文而出，列於背，有數從一而至於九"。此爲殊値得注意之傳說。龜背列字，固非戰國及漢代五行家所能想像，然自近代殷虛的發現，始信"龜背列字"爲具體事實而非神祕；同時，列字的龜貝浮於水中爲人拾得，亦事理之極可能者。因而傳說的本來面目，便不難大白。其次，孔穎達又說："不知洛書本有幾字？五行志悉載此一章，乃云：'凡此六十五字，皆洛書本文。'……上傳云：'禹因而第之'，則孔以第是禹之所爲。'初一曰'等二十七字必是禹加之也。其'敬用'、'農用'等一十八字，大劉及顧氏以爲龜背先有總三十八字；小劉以爲'敬用'等亦禹所第敍，其龜文惟有二十字。"此雖亦帶有神祕色彩，但所謂"六十五字"、"三十八字"、"二十字"，固至合歷史事實。今日所發現的龜片，每片有六十字或百二十字以上者，已所多見。近年發現的甲片，有"册六"及"編六"之兩片（新一〇〇、四五四A及四四九號），各片並有孔以貫韋編。應即周書所謂"惟殷先人'有册有典'"之"典""册"。

而在另一方面，今人每因洪範所列"五行"而疑其爲戰國後五行家所作。實則不只這裏之所謂"五行"，並不是意味着後代之所謂"五行"，不過是五種物質的東西；而鄒衍的"五德終始"論也與漢朝的五行說有着根本性的區別。大禹謨云：

"德惟善政。政在養民。水、火、金、木、土穀惟修，正德利用厚生惟和。"

雖然大禹謨成書的年代我們還不能確定，但左襄二十七年傳也說：

"天生五材，民並用之。"

這一方面證明所謂"五材"或"五行"，在春秋時代已成一連稱呼的成語；一方面在原初所謂"五行"或"五材"，並不如"陰陽家"所解釋，而只是"民並用之"的物材的總稱。

在古代印度，亦有"水、火、風、土"四大之說。古代希臘的原子說，基本上也和"五行"哲學是同類的東西。這是在生產力還相當幼稚的狀況下，人類開始對於宇宙的系統的素樸認識。而由八卦哲學到五行哲學，是一個哲學流派的相續發展的過程。五行哲學的基本精神，即在說宇宙是五種物質原素之"相生相尅"發展而來的。

所謂"五行"的用語，亦非發現於戰國。夏書甘誓篇有"有扈氏威侮五行"之語。郭沫若考定甘誓爲殷人文字或周人假託。墨子有"五行毋常勝，說在宜。"荀子說："案往舊造說，謂之五行，甚僻遠而無類。……子思唱之，孟軻和之。"依此則"五行"一語，實存在於子思之前。

另方面，洪範的內容，還帶點素樸的意識形態的特色，其中有許多特徵和春秋以後的"儒家"作品沒有相同的地方；例如自西周以後，人們對"天"的崇拜觀念已見動搖。而這裏，則"天"還具有絕對支配力。

從而洪範中的所謂"六十五字"、"三十八字"、"二十字"，或係承自殷人；洪範的成書時代，便無疑應屬於西周——其全文經過孔丘和孔丘之徒的修改與補充，亦有極大的可能。

二 "洪範"所表現的"神權"和王權之統一的思想

在殷朝，僧侶在表面上是從屬於王的；但事實上，他們却是權力的實際掌握者。所以實際上"王權"對"神權"還在一個從屬的狀態中。到殷末，王自己才開始去直接干預"神權"。

在西周，隨着社會經濟制度的轉化，僧侶貴族和世俗貴族都各有自己的莊園和領地；在其自己莊園和領地內，均有其經濟、財政、政治、軍事的獨立支配權——只是對上級有從屬關係。因而奠定了"王權"和"神權"之可能統一的物質條件，各級的領主們除掌握世俗政權外，同時由於殷朝巫教發育得不完成，不能負起對農奴的精神統治的任務，因而俗權封建主，便又直接履行一部分教權的任務——其具體表現便是所謂宗法制。

但在農業經濟還在較低階段的時代，人類對其所發見的一切自然現象，並不能求得合理的解釋，仍只有歸結於"神"的作用。因而統治階級便設法去求得那有利於其自己的解釋。基此，便產生洪範那一套理論。

他們從自然現象出發，認爲供人類生活的一切物質資料，都是從天給人類創造出來的五行——水、火、木、金、土——產生出來的("水曰潤下，火曰炎上，木曰曲直，金曰從革，土爰稼穡；潤下作鹹，炎上作苦，曲直作酸，從革作辛，稼穡作甘")。

他們又認爲"天"雖然給人類創造出生活資料產生的源泉，但是它並非這樣就不管了，"天"還要拿"五徵"(雨、暘、寒、燠、風)來支配的。這"五徵"所表現的"一極備凶，一極無凶"的休咎，又以什麽爲準則呢？在他們看來，這便是關於那"天人相感"的人事的"五事"——貌、言、視、聽、思。要五事能表現爲恭、從、明、聰、睿，"天"才降"休徵"而不降"咎徵"。但這恭、從、明、聰、睿却不是常人所能作得到的，而必須要他們——領主們——那班肅、乂、哲、謀、聖的人物才能作得到。他們不但這樣找着了自然現象和人事現象間的聯系，而且把那神祕化的"五事"解釋爲和"五行"同等的重要——"在天爲五行，在地爲五事"。因而，他們那班不勞而食者的功用，又是何等重要啊！這樣，便替他們本階級找着了一個立足點。

其次，社會間的各種現象又是怎樣來的呢？在他們說來，也是緣於人事的"五事"而來的。五事的力行合度，"天"便錫之"福"，否則便錫之"極";但因人們對五事的力行上有程度的分別,相反的方面也有程度的分別,所以也便絲毫不爽的分爲"五福"——壽、富、康寧、攸好德、考終命,"六極"——凶短折、疾、憂、貧、惡、弱的等級。因爲他們是肅、乂、哲、謀、聖的人,在人事上能表現得恭、從、明、聰、睿,所以他們受"五福";因爲你們農奴們不能這樣作,所以你們受"天"的"六極"的懲罰。你們要想和他們一樣,除非也像他們一樣作,但是這又怎能呢?這樣便找着其階級的第二個立足點。

照他們說來,人事既然是這樣的複雜不齊,要想達到福利的理想社會,使大家都能合乎"天"意的生活着,因而就不能不偏勞他們那班替天行道的肅、乂、哲、謀、聖的人們組織政權來執行管理大家,教訓大家等等事宜的任務。因而便產生"八政"——食、貨、祀、司空、司徒、司寇、賓師。

同時,"天"既是統制一切的,"天"爲"陰騭下民",便派遣其兒子作代表來施行統治,所以說:"天子作民父母,以爲天下王"。在封建社會開始時期,最高領主的王,還有相當的支配權威。這種思想,不但是這種現象的反映,且不啻爲最高權威的領主,在"天"那裏找着其存在的根據。所以到春秋時,隨着最高領主權威的旁落,敬天的觀念也就顯然動搖了。

其次,在現實社會中的階級的等級從屬,他們也從自然現象中去尋找其根據:把所謂"五紀"——歲、月、日、星辰、曆數——和現實社會中的階級等級相配合,曲說社會人事等休咎,是各等級人們的實際行動的感應。

"王省惟歲,卿士惟月,師尹惟日。歲、月、日,時無易,百穀用成,乂用明,俊民用章,家用平康;日、月、歲,時既易,百穀用不成,乂用昏不明,俊民用微,家用不寧。庶民惟星,星有好風,星有好雨,……月之從星，所以風雨。"

從而人們在社會的現實生活中便亦派生出如次的等級：

天子："惟辟作福，惟辟作威，惟辟玉食。"

臣："臣無有作福作威玉食。臣之有作福作威玉食，其害於而家，凶於而國，人用側頗辟，民用僭忒。"

庶民："凡厥庶民，無有淫朋，人無有比德，惟王作極。""凡厥庶民，極之敷言，是訓是行，以重天子之光。"

大家按照次序去作，於是便歸結出如次一種封建的理想政治：

"無偏無陂，遵王之義；無有作好，遵王之道；無有作惡，遵王之路。無偏無黨，王道蕩蕩；無黨無偏，王道平平；無反無側，王道正直。會其有極，歸其有極。"

這就是說，要被統治者完全依照統治者所劃定的圈子去生活，絲毫也不要越出它的範圍，就是最理想的封建政治。

在最後，我們說到天子既是天的兒子和代表，但他又如何去體會天意而代表之呢？原來天也會說話的啊！卜筮就是它的舌人。

"立時人作卜筮，三人占，則從二人之言。汝則有大疑，謀及乃心，謀及卿士，謀及庶人，謀及卜筮。

"汝則從，龜從，筮從，卿士從，庶民從，是之謂大同。……

"汝則從，龜從，筮從，卿士逆，庶民逆，吉；

"卿士從，龜從，筮從，汝則逆，庶民逆，吉；

"庶民從，龜從，筮從，汝則逆，卿士逆，吉；

"汝則從，龜從，筮從，卿士逆，庶民逆，作內吉，作外凶；

"龜筮共違於人，用靜吉，用作凶。"

在這一騙局下，龜筮不過充任了統治者的工具；在封建主們看來，庶民的意志是無關緊要的，而且是可一任統治者去擺佈的，儘管違反庶民的意志也還是萬事大吉。而且在封建社會中，庶民又怎能去表現其意志呢？但是卜筮到這裏亦已喪失其唯一決定的權威。本質上已只是在充任了俗權和“神權”的統一表現形式罷了。

這不過在表示着“王權”之漸次發展，“神權”之漸次沒落的歷史傾向。

第二章　隨着西周的沒落而來的政治思想的演化

一　西周的沒落和"敬天"思想之動搖

到西周末期，由於封建制度的完全確立和經濟、政治、文化的發展，特別是齊鄭各地方諸侯領地經濟、政治、文化的發展，而西周則遭受嚴重旱災等災難。因而一方面形成地方領主開始强大和相互兼併；一方面便是最高領主周天子漸次喪失其統制能力；一方面是一些中小領主的被兼併和沒落。詩序說：

"至於王道衰，禮儀變，政教失；國異政，家異俗，而變風變雅作矣。"

詩譜序說：

"後王稍更陵遲。厲也，幽也，政教尤衰，周室大壞。十月之交，民勞，板，蕩，勃爾俱作，衆國紛然，刺怨相尋。"

因而周天子便無力對領主間的紛爭執行有效裁判，致從來信賴最高領主權威的中小領主，至此便對最高領主的權威發生懷疑和失望。這種現實的變化，並引起他們思想意識的變化。

其次，到西周末期，西周領主們在嚴重的災難下，反益加緊對農民的剝削，加之天災和外族的掠奪，致農民生活益陷於悽慘的境況。

所謂"民卒流亡，我居圉卒荒"也反映了這種情景。因此，農民對其從來所信奉的"昊天上帝"，即領主們所加於他們的精神統治力，亦根本發生懷疑和失望。

從而在社會意識形態中，那些原來有無上支配力的敬"天"的觀念，便開始發生變化。這種意識上的轉變，在詩經中也能充分表現出來。

"昊天上帝，寧俾我遯。"（詩雲漢）

"疾威上帝，其命多辟。"（蕩）

"天之方難。""天之方蹶。"（板）

"浩浩昊天，不駿其德。""昊天疾威，弗慮弗圖。""如何昊天，辟言不信！"（雨無正）

"昊天不傭。""昊天不惠。""昊天不平。"（節南山）

這表示人們對於"天"的信仰，已開始由懷疑而失望，由失望而怨詈。這完全由於實際生活的矛盾而引起其意識形態的轉變。在前此，"天"在人們的生活中具有無上支配力，現在却把它罵得不成東西。他們原來對"天"是無條件信賴的。例如下面的記載說：

"有命自天，命此文王。""明明在下，赫赫在上，天難忱斯，不易維王。天位殷適，使不挾四方。"（詩大明）

"帝遷明德，串夷載路；天立厥配，受命既固。""帝謂文王，無然畔援，無然歆羨，誕先登於岸。""帝謂文王，予懷明德，不大聲以色，不長夏以革，不識不知，順帝之則。"（皇矣）

"皇矣上帝，臨下有赫，監觀四方，求民之莫。"（皇矣）

"假哉天命，有商孫子。商之孫子，其麗不億；上帝既命，侯于周服。""侯于周服，天命靡常。""宜鑒于殷，駿命不易。"（文王）

"天監在下，有命既集。"（大明）

"無墜天之降寶命。""今天動威以彰周公之德。"(周書金縢)

"皇天弘厭厥德，配我有周，膺受大命。"(毛公鼎銘)

由這樣無條件的信賴"天"或"上帝"，認它是萬能的東西，到把"天"或"上帝"罵得不成東西，正顯示着當時人類意識形態變動的歷史過程。但實驗主義者對這個問題，却只肯從意識形態本身去考察，那是顚倒本末的。

二　作爲統治者階級統治武器的"禮"與"刑"的產生

隨着敬天觀念的動搖，統治者假借去施行統治的"天"和"上帝"，便降低了它對人類生活的支配力，表現"神權"的作用漸趨式微。因而統治者一方面自然還盡力去支持大衆對於"天"和"上帝"的信念——直至荀卿才相對的把它否定——一方面却不能不適時的去尋找其代用物和補充的東西。

爲維繫統治者階級內部的秩序，便把所謂"禮"系統化；爲維繫其對農民的統治，便創出具體化的、關於"刑"的法典來，作爲維繫封建秩序的兩套主要辦法。

按"禮"原係意味着宗教祭典上的一種節文，故說文示部云："禮，履也，所以事神致福也。"又豐部："豐，行禮之器也。"卜辭有"癸未卜貞酬豐"。末一字王國維云："二玉在器之形，古者行禮以玉。"因爲在階級社會出現後的祭祀，是有其身分限制與分別的。因而"禮"後來便轉化而成爲具有一種社會身分制度的內容。禮的這種演化，大概係春秋初時情形，因我們在西周金文中尙不能找着根據；不過作爲禮的這種制度，是"武王革命"勝利後就開始存在着的，只是當時或還沒有一種成文的體系。它是周公爲着規劃周朝國家的建設而創制的，所以說

"制禮"始於周公應係事實。

至所傳之禮經——儀禮、周禮、禮記——今人疑謂純出自西漢末，此殊不盡然。在論語中已有"詩""禮"對稱之文，莊子亦有"丘治詩、書、禮、樂、易、春秋六經"語，是在孔丘前原有禮經可無疑。惟現傳之"三禮"是否原有禮經，則問題尙多；大概儀禮之可信程度尙較多，然亦不免有竄改、演繹，加進了後來人的不少東西，其他更無論矣。因此，今之禮經曾經過後人的竄改、演繹，尤其是經過劉歆之徒的僞託是無可懷疑的。

這"禮"和"刑"是各作用於一方面而不相逾越的。所謂"刑不上大夫，禮不下庶人"。又左成十三年傳劉子說："君子勤禮，小人盡力，勤禮莫如致敬，盡力莫如敦篤。"左僖二十八年傳說："禮以行義，信以守禮，刑以正邪。"因此，"禮"是用以處"君子"，刑是用以治"庶人"，"刑"和"禮"是能表現其階級性的。

但"禮"是什麼東西呢？

> "名以制義，義以出禮，禮以體政，政以正民，是以政成而民聽。"（左桓二年）
>
> "名位不同，禮亦異數。"（左莊十八年）

所謂"名位"，即國語之所謂"古者先王既有天下，又崇上帝明神而敬祀之。於是乎有朝日夕月以教民事君。諸侯春秋受職於王以臨其民，大夫日恪位箸以儆其官，庶人、工、商各守其業以共其上。尤恐其隊失也，故爲車服旗章以旌之，爲班爵貴賤以列之，爲令聞嘉譽以聲之"。

是則"禮"便是封建等級的名分。所以禮在統治的各等級層中也並不是一樣的。因而天子、諸侯（公、侯、伯、子、男）、大夫（上、中、下）、士（上、中、下）便都各有其名分上的應守之"禮"。

"禮"在各級領主間之朝、會、征伐上，又能表現如次之等級性作用：

"夫'禮'所以整民也。故'會'以訓上下之則，制財用之節；'朝'以正班爵之義，帥長幼之序；'征伐'以討其不然。"(左莊二十三年)

"禮"同時在"冠""婚""喪""祭"上，也都在表現其等級性的名分。例如，據禮記喪服小記及大傳所述"別子爲祖，繼別爲宗，繼禰爲小宗。有百世不遷之宗，有五世則遷之宗"。這可演繹爲如次之表式：

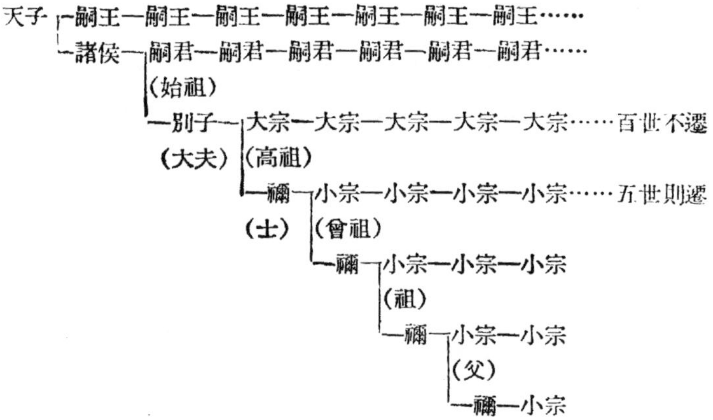

這便是曾參之所謂"愼終追遠"的內容。故禮記的大傳雖係僞書，關於這點敍述，固與當時社會存在相適應。

這樣，"禮"便成爲宗法制的基本原則。在統治階級的內部組織成一個宗法的系統。因而在構成封建統治集團的內部，便都在宗法上聯系起來。例如："晉有翼九宗""懷姓九宗"(左傳)。"楚人執戎蠻子，致邑立宗，以誘其遺民"(同上)。這種統治集團內的宗法組織，在他們看來，却和"治國"發生了密切聯系。"人道，親親也。親親，故尊祖；尊祖，故敬宗；敬宗，故收族；收族，故宗廟嚴；宗廟嚴，故重社稷；重社稷，故愛百姓。"（大傳）

這種宗法的分派，是以職分、爵位、土地財產的承繼權如何而定地位的，也可以說，宗法制就是一種財產繼承制的體現或反映。

宗法制的另一作用，是俗權封建主手中的教權表現。宗法制的理論基礎是孝悌忠等倫理。所以封建主們又盡量把祖先崇拜和倫理教條作爲對農民"教化"的中心。這由於殷朝的巫教發展得不完成，不能代俗權封建主担起對農民行使精神統治的任務，便不能不由俗權封建主自己來直接行使一部分教權職務。由此規定了後來的祖先祠堂之似教堂非教堂的性質，也規定了儒教之似宗教非宗教的性質。但這也不是說他們沒有去利用巫教，周朝的封建主對巫教也盡量在利用的。

再說"刑"。"刑"原來在奴隸制度時代就已爲奴隸主所系統使用，封建初期也是繼續着的；不過在西周末期，爲適應其統治上的需要，才把它具體形成，作爲成文式的法典了。但"刑"是什麼作用呢？周書柴誓說："踰垣牆，竊馬牛，誕臣妾，女則有常刑。"呂刑說："士制百姓於刑之中，以教祗德"。"罰懲非死，人極于病。"左襄二十一年傳說："上所不爲而民或爲之，是以加刑罰焉而莫敢不懲。"是"刑"的一方面的作用在作爲統治農民的武器，而制止其反抗；一方面的作用在維護私有財產。呂刑說："王曰，吁！來！有邦有土，告爾祥刑。在今爾安百姓，何擇非人？何敬非刑？何度非及？"這便是說，在"天"或"上帝"對百姓的思想意識失去絕對控制作用時，只有系統的用"刑"去維繫統治。所謂民不可以教化化之，則以刑威之。

他們在這裏，已具體地系統地把刑分列爲五等—— 墨、劓、刵、宫、辟。定刑的辦法，分作事實犯和嫌疑犯兩種；但對嫌疑犯又分爲輕重兩等。

事實犯：——“五辭簡孚，正於五刑”——墨、劓、剕、宫、辟。

嫌疑犯：重嫌疑者——“五刑不簡，正于五罰。”

輕嫌疑者——“五罰不服，正於五過。”但又有“五過之疵，惟官、惟反、惟內、惟貨、惟來”的一句“但書”。

但另外却又有一伸縮性的條文，即事實犯可以用“金作贖刑”而解釋爲嫌疑犯；嫌疑犯則可由“閱實其罪”的程式去執行“金作贖刑”。所以說：“五刑之疑有赦，五罰之疑有赦。”“赦”的內容是怎樣呢？

墨辟疑赦，其罰百鍰，閱實其罪。

劓辟疑赦，其罰惟倍，閱實其罪。

剕辟疑赦，其罰倍差，閱實其罪。

宫辟疑赦，其罰六百鍰，閱實其罪。

大辟疑赦，其罰千鍰，閱實其罪。

刑、罰之屬，各有三千條；

墨罰之屬千；

劓罰之屬千；

剕罰之屬五百；

宫罰之屬三百；

大辟之罰，其屬二百；

五刑之屬三千。

但是他們又說這種原則，也不是死板的，執行的時候，仍是要適應犯罪者的階級地位和情勢的需要去决定的。所以又說：

“上刑適輕，下服；下刑適重，上服。輕重諸罰有權。刑罰世輕世重惟齊；非齊有倫有要。”

他們認爲統治者本着這套武器——殘酷嚴密的刑罰去統治農民，階級的統治地位便不虞殞越了。所以周穆王說："嗚呼！念之哉！伯父、伯兄、仲叔、季弟、幼子、童孫，……爾尙敬逆天命，以奉我一人。雖畏勿畏，雖休勿休，惟敬五刑。……兆民賴之，其寧惟永。"要不然，便無法去統治農民。"天罰不極，庶民罔有令政在於天下。"（以上均見呂刑）

到春秋時代，"刑"的原則便更加系統地發揮了，例如在鄭國有子產鑄刑書，在晉國有范宣子鑄刑鼎，後來隨着新興地主這一社會階層的興起，鄧析商鞅等人，便主張拿"法"去代替"禮"；到荀卿時代，儒家的"刑"和"禮"也便開始轉化爲"法"；到韓非時代，"禮"和"刑"便相對在"法"的下面固定化，易言之，即藉所謂"法"去相對規定其內容。

三　由"敬天"到"重民"思想轉化的社會內容

到春秋時期，在一班封建領主的生活、思想中，也曾引起一些變化，重要的，即由"敬天"到"重民"的思想和統治方法的改變。這自然和社會情況的變化，特別是和被統治階級生活和思想意識的變化相適應的。下面便是關於這方面的記事：

"虢必亡矣，虐而聽於神。"（左莊三十二年內史過語）

"虢其亡乎？吾聞之，國將興聽於民，將亡聽於神。"（同上史嚚語）

"天道遠，人道邇，非所及也。"（左昭十八年子產語）

"持盈者與天，定傾者與人。……天道盈而不溢，盛而不驕，勞而不矜其功。……天時不作，弗爲人客；人事不起，弗爲之始。"（國語越語勾踐三年范蠡語）

"民之所欲，天必從之。"（左襄三十一年引泰誓）

"夫民，神之主也。是以聖王先成民而後致力於神，……故務其三時，修其五教，親其九族，以致其禋祀，於是乎民和而神降之福。"（左桓六年季梁語）

"夫惠本而民歸之志，民和而後神降之福。"（國語周語嚴公語）

這些片段的文字，在那些資產階級的學者看來，却正是封建統治階級的民權思想，"歐洲在近兩百年才發明的民主，我們在兩千年前就已經有了的。"實際上，這種所謂"重民"雖有着改良主義的作用，對當時的人民有好處而沒有壞處。而此也是由於當時人民的鬥爭得來的，是當時的封建主們爲挽救其自己的統治而採取的改良步驟。不過那在實質上，並不是什麼民權思想，而是一種和緩人民反抗與爭取民力的辦法，當時的"重民"，並沒有溢出下面的一類原則：

"君子勤禮，小人盡力。"（左成十三年劉子語）

"夫民之大事在農，上帝之粢盛於是乎出。"（國語周語虢文公語）

"以敎民事君。"（同上內史過語）

這就是後來敢說出"民爲貴，社稷次之，君爲輕"的孟軻，在他的主觀上，也還是"君子勞心，小人勞力"。"勞心者治人，勞力者治於人；治於人者食人，治人者食於人"的一套。雖則孟軻的那種說法，客觀上却包含有民主思想的積極因素。

原來從西周末期開始，一方面由於封建統治階級對農民的剝削擴大，而引起農民不斷逃亡；一方面由於戰爭與連年旱災……又加重了農民的痛苦——死亡、逃散，致發生農業勞動力缺乏的嚴重現象。在西周末期的所謂"民卒流亡，我居圉卒荒"，正是當時這種現象的寫貢。這情形到春秋時期由於戰爭的擴大與持續，便更爲嚴重。"沒有母牛是無處榨取牛乳的"。這是西周以後的封建主們"重民"思想之一方面的社會內容。

同時在另一方面，我們曾經說過，在西周末期，由於天災和階級剝削的擴大，曾引起中國歷史上第一次農民大暴動；這種階級間的矛盾，到春秋時期，更形嚴重了，又引起另一次農民大暴動（如以盜跖爲首的農民大暴動）。封建主們爲和緩農民的階級反抗，便不能不深切考慮其"治民"的辦法了。這是形成其所謂"重民"思想之又一方面的社會內容。

專依靠敬神，已不能解決問題；要依靠講求"治民"，才有益於統治。這在當時封建統治階級的政治家像鬥廉和子產他們看來，却是再明白不過的事情。所以鬥廉說："卜以決疑，不疑何卜？"（左桓十一年）子產說："若君身，則出入飲食哀樂之事也；山川星辰之神又何爲焉？"（左昭元年）

所以在原來神權還具有較大作用的時候，在階級矛盾還不曾發展到公開的武裝衝突的時候，統治階級以"天帝"爲主要工具，便能順利的去維護其剝削關係；現在則由於人力的缺乏和階級的矛盾而引起人民對天帝崇拜觀念的動搖，乃不能不從"治民"的觀點上，去講求其統治的代用物。因之，便不僅產生"禮"和"刑"兩套統治的辦法，而又講求了欺騙人民的"重民"辦法。"重民"思想的本質雖則不過如此，然此在當時，却是值得珍視的。同時，從這裏也可以看出中國封建社會在當時的前進動態。

所以民權思想不是封建統治階級固有的，封建統治階級在其自己手中有政權的時候，是不會贊成民權的。民權思想是革命人民的一種意識形態，民權的政治是要通過人民的革命鬥爭才能獲取到手的果實。所以資產階級自由主義派學者的那種歪曲，是在對封建勢力讓步，在勸阻人民不要對封建勢力作爭取民權的鬥爭。這正表示資產階級和封建勢力妥協的觀點，也表現其封建性的濃厚。同時，這也不是資產階級自由主義派在"五四"時期的觀點，而是其和封建勢力妥協的"五四"以後的觀點。沒有什麼原則的托派，便翻譯這種觀點，去迎合大地主大資產階級，作爲其走進特務機關的跳板。

第四編　初期封建制上昇時期
政治思想各流派

初期封建制度的經濟，到春秋時期便發展起來了。隨着經濟的發展，反映在政治上，一方面由於封建領主相互間兼併的擴大，引起大羣中小領主的滅亡。例如在晉國，據左昭三年傳說："欒、郤、胥、原、狐、續、慶、伯，降在皂隸。"左莊二十三年傳說："晉桓、莊之族偪，獻公患之，……譖富子而去之。"左宣二年傳說："驪姬之亂，詛無畜羣公子，自是晉無公族。"其他各國也與此有同一情形。而地方"大夫"等中級領主的領地却有大爲擴大的：如"韓賦七邑，皆成縣也。"（左昭五年）又羊舌九縣；左昭二十八年傳又云："魏獻子爲政，分祁氏之田以爲七縣，分羊舌氏之田以爲三縣。"齊、楚、秦、晉等各大封邑，無不幷國數十，各擴大而成數千里之邦。同時連直接從屬於周天子的中小領主，也都爲地方强大領主所兼併，例如詩召旻篇說："昔先王受命，有如召公，日辟國百里；今也日蹙國百里。"因而在這羣沒落領主意識的基礎上，便孕育出老聃復古主義的政治學說。

另一方面，在春秋二百餘年間，一、封邑相互間戰爭的頻繁與持續，把封建制度內部的矛盾擴大了。二、宗周的沒落和地方領主的强大（如鄭人一再取成周的禾與麥，齊楚的窺鼎，周鄭交質等），公室的衰弱和私家的僭越，引起封建秩序開始紊亂〔如管氏作三歸。晉之韓、趙、魏各家專政。季氏舞八佾。又如"季武子將作三軍，告叔孫穆子曰，請爲三軍，各征其軍。"（左襄十一年）"初作中軍，三分公室而各有其一。季氏盡征之；叔孫氏臣其子弟，孟氏取其半焉。及其舍之也，四分公室，季氏擇二，二子各一，皆盡征之而貢於公。"（左昭五年）〕，以及

"臣弑其君者有之，子弑其父者有之"等等現象，從來維護封建秩序的"禮"至此也紊亂起來了。三、"大國"對於"小國"的苛求，如："孟獻子言於公曰：臣聞小國之免於大國也，聘而獻物，……而有加貨，謀其不免也。誅而薦賄，則無及也。"（左宣十四年）"黄人不歸楚貢，冬，楚人伐黃。"（左僖十一年）魯子服景伯語吳人曰："自王以下，朝聘玉帛不同。故敝邑之職貢於吳，有豐於晉。"（左哀十三年）"公如晉朝，且聽朝聘之數。"（左襄八年）"季武子使謂叔孫以公命曰：視邾滕。"（左襄二十七年）（杜註：兩事晉楚，則貢賦重，故欲比小國）"范宣子爲政，諸侯之幣重，鄭人病之……子產寓書於子西，以告宣子曰：'子爲晉國，四鄰諸侯不聞令德，而聞重幣。……夫諸侯之賄聚於公室，則諸侯貳；若吾子賴之，則晉國貳'。"（左襄二十四年）"魯不堪晉求。"（左襄三十一年）"魯之於晉也，職貢不乏，玩好時至，……府無虛月。"（左襄二十九年）鄭子產對晉士文伯曰："以敝邑褊小，介於大國，誅求無時。"（左襄三十一年）平丘之盟，鄭子產爭承曰："鄭伯男也，而使從公侯之貢，懼弗給也。"（左昭十三年）這不但說明了強大領主對弱小領主財政經濟的剝削，而且把封建諸侯相互間朝、會、征伐的秩序也破壞無餘了。同時，由於階級間矛盾的擴大，從來的"刑"也不足以嚇倒人民，老子曾說道："民不畏死，奈何以死懼之。"在這種社會條件下，便孕育出給封建制以系統闡明的"集大成"的孔子學說（他把從來的"禮"和"刑"更理論化、系統化，又提出一個"德"來……）。他自己總括其政治見解說："謹權量，審法度，修廢官，四方之政行焉。興滅國，繼絕世，舉逸民，天下之民歸心焉。所重：民、食、喪、祭。"（論語堯曰篇）所以，他曾以繼承文武周公的道統自居。

在又一方面，除戰爭加於農民的額外負担外，領主的生活愈趨豪奢，也加重了農民的額外負担。例如：

"晉銅鞮之宮數里。"(左襄三十一年子產語)

"楚爲章臺之宮。"(左昭七年)

"鄭伯有耆酒,爲窟室而夜飲酒。"(左襄三十年)

"秦伯之弟鍼出奔晉,……造舟於河,十里舍車,自雍及絳,歸取酬幣,終事八反。"(左昭元年)

"縣鄙之人,入從其政;偪介之關,暴征其私;承嗣大夫,强易其賄;布常無藝,徵斂無度;宮室日更,淫樂不違;內寵之妾,肆奪於市;外寵之臣,僭令於鄙。私欲養求,不給則應。人民苦病,夫皆婦詛。"(左昭二十年晏子對景公語)

在剝削無度的另一方面,便是:

"民三其力,二入於公,而衣食其一;公聚朽蠹,而三老凍餒。"(齊)"庶民罷敝,而宮室滋侈;道殣相望,而女富溢尤。"(晉)(左昭三年叔向、晏子對語)

"今宮室崇侈,民力彫盡,怨讟並作,莫保其性。"(左昭八年師曠對晉侯語)

於是在晉國,便引起"盜賊充斥"(左襄三十一年);魯國,則"魯多盜"(左襄二十一年);鄭國,則"鄭國多盜"(左昭二十年)。統治者面對着這種情況,便更擴大"刑"的範圍。另一方面便引出農民們之反抗封建主的政治意識。不過我們對這方面,沒有系統的材料來說明。

再次,在春秋末期,由於新興地主一商人的興起,却又產生了鄧析子的政治學說。這種地主,有些是由舊領主兼爲商人,而又成爲新的土地佔有者的,有些是商人、將士、富裕農民起家而佔有土地的。他們對農民的剝削,本質上和舊的封建主一樣,但比較是改良的。同時,他們和舊的封建主間,在封建的關稅封鎖上,在舊封建主對政權的獨攬和家系承襲上,兩者間都有權利衝突。

第一章　沒落封建主集團的政治學說——老聃的復古主義

一　"老子"成書的時代及老聃的社會身分

我們研究"道家"的思想，第一重要的，得略爲探究一下老子出世的時代問題。這問題，最初是梁啓超提出的，但梁氏所提出的六大理由，已在張煦等人的筆下被否決；此外一些藉"疑古"而聞名的考古家，便不過把梁氏所提出的問題一再重複（我不反對"疑古"，且認爲在某些方面有必要；只是不同意以"疑古"爲能事的詭辯家，也不同意只看實物而不看其他的僞歷史唯物主義者）。但我在這裏不能詳細引述，請讀者去參考古史辨第四册，三〇三——五一八頁。我在這裏只提出"疑古家"無可置疑的三點來，因爲莊子和孝經中所列孔子入周見老子的故事，並不曾取得我們"疑古家"的同意，我們也不必珍視這種傳說。

一、據胡適考證："史記孔子世家和老子列傳，孔子曾見過老子。這事不知在於何年，但據史記，孔子與南宮敬叔同適周。又據左傳，孟僖子將死，命孟懿子與南宮敬叔從孔子學禮（昭七年）。孟僖子死於昭公二十四年二月。淸人閻若璩因禮記曾子問孔子曰：'昔吾從老聃助葬於巷黨，及堩，日有食之。'遂推算昭公二十四年夏五月乙未朔巳時日食，恰入食限。閻氏因斷定孔子適周見老子在昭公二十四年，當孔子三十四歲”(四書釋地續)。

二、論語述而篇說：“述而不作，信而好古，竊比於我老彭。”如此，老彭至少和孔子同時，或在其前；而且老彭是爲孔子所崇敬的思想家或著述家。論語憲問篇說：“或曰：‘以德報怨’，何如？”老子六十三章說：“大小多少，報怨以德。”憲問篇又說：“仁者必有勇。”老子六十七章說：“慈故能勇。”論語衞靈公篇說：“無爲而治者，其舜也歟？”老子說：“無爲而治。”又述而篇說：“聖人吾不得而見之矣，得見君子者斯可矣……亡而爲有，虛而爲盈，約而爲泰。”傳說老子敎孔子曰：“良賈深藏若虛，君子盛德，容貌若愚。”孔丘所述或即以此爲師承歟？(參看黃方剛老子年代之考證)

三、老子五千言中所說明的社會情況——無論在經濟上、政治上或意識形態上，——以及其所表現的階級性，一方面恰合於春秋末期封建兼併的時代背景；一方面恰合於春秋末期沒落貴族的身分言論。若果我們不懷疑人類思想不能離開社會而孤立存在這一眞理的話，則對老子出世的時代，便不難明白。那班“疑古專家”把人類的思想意識和其實踐生活隔離起來，去從事其所謂考古工作，自不能得着若何圓滿結果，雖然他們也多少的引用一些材料。而這種錯誤的論斷，一入到托派葉青的眼中便馬上拊拾起來，再加上一些胡說，向大地主大資產階級的特務機關呈獻。

有人說老聃就是太史儋(創此說者爲畢沅與汪中)，我前此亦頗以爲是；但細考太史儋於孔丘卒後百零六年見秦孝公(史記謂爲二十九年)，其時爲三十四歲。是其生在孔丘六七十年後，與論語所說老彭不符。又有云老子即關尹者，實則這種辯論尤無必要，因爲我們只在說明某一時代有某種思想代表已足。

因而近人唐蘭在其老聃的姓名和時代考一文中結論說："子、老聃和老子是一人。丑、老聃較在孔子前。寅、道德經是老聃的遺言。""老子道德經除了有一部分後人攙入錯亂以外，我們可以信爲是老聃手著的。"唐氏的這個結論基本上是對的(參看該文)。——雖然，我們仍不同意他的觀點和方法，也不同意"老子"係老聃手著的說法。

其次我們說到老聃的階級性，這是最重要的。否則，我們便無由說明其思想體系。但有人說：老聃是西周末沒落的奴隸主貴族，不論西周是否奴隸制社會，"老子"却不能說明這種社會性。有人說他是戰國末具有"士"的身分的小農，但是老聃非戰國末人，而況所謂小農和士的身分的統一，在當時很難可能有這樣的事實。胡適則謂其爲春秋時代的極端破壞派，梁啓超則稱之爲戰國末平民階級，在階級的概念上便更屬滑稽可笑了。然據莊子天道篇說："孔子西藏書於周室，子路謀曰：'由聞周之徵藏史有老聃者，免而歸居，夫子欲藏書，則試往因焉?'"司馬遷亦稱老聃爲周"守藏吏"。但在孔丘以前，求知識是封建貴族的專利，平民是沒有這種權利的，故禮記王制篇掇拾傳聞云："天子命之教，然後爲學。……天子曰辟雍，諸侯曰頖宮。"至孔丘在他的"有教無類"的口號下，才把受教者的範圍漸漸擴大，不過事實上還只擴充到"士"的階層及一部分新興地主—商人的子弟。然而老子的思想，又基本地和新興地主—商人相反對。因而老聃便無疑是屬於統治層中之一分子，不過他由楚跑到周去作"守藏吏"，必已失去其自有的領地。我們在前面說過，在春秋二百餘年間，由於强大領主的兼併，曾引起若干中小領主的沒落，這種沒落者的呼聲和其悲觀失望的憤懣情緒，在老聃的全部著作中能充分表現出來。

近人有因老聃思想體系中有辯證的觀點，便認爲他是屬於被統治階級中的分子。然而黑格爾爲什麼能發現辯證法呢？於是便不能不歸究到認識論上去。自然，唯心、唯物正是“治人者”和“治於人者”認識論上的根本分野；因而便又有人謂老聃係樸素的辯證唯物主義者。這確是一種值得注意的見解。但我以爲老聃的哲學體系中具有第一義決定的東西，並不是“名”和“樸”，而是“玄之又玄”的“道”。因此，問題的關鍵乃在於老聃所謂“道”的實質。其次老聃的政治主張沒有代表被統治階級的地方，自不能把他誤認爲被統治者的代言人；如果一面認他是代表沒落小封建主，則其辯證唯物主義或原始辯證唯物主義的思想，都是不可想像的。所以這種見解也值得商榷。

二　老聃的辯證觀的唯心主義認識論

在這裏，我們進而考察一下老聃的認識論。

如上所述，有些學者，一論到老聃哲學，便說他是辯證唯物主義者；一論到他的政治思想，又有人把他看作社會主義的學者。實則一個代表初期沒落封建貴族，其自身並附麗在不勞而食的封建統治者隊伍中的老聃，是不能發明辯證唯物主義和社會主義的（在無產階級和資產階級登上政治舞台後，封建階級的騙人的“社會主義”才是可能的）。

從老聃的整個思想體系中去考察，且從而以之與其實踐生活聯系起來加以考察，在其思想體系中，曾應用了一個辯證的觀點。在他的全部著作中常常把事物的現象從對立的範疇方面去說明，如剛—柔、牝—牡、雌—雄、惡—善、美—醜、禍—福、利—害、曲—直、窪—盈、虛—實、强—弱、興—廢、奪—與、厚—薄、進—退、得—亡、貴—賤……這是他發現了現象之對立的矛盾性，企圖從矛盾之對立性中去說明現象。因而他同時把一般認爲絕對的“是非”也都否定了。他說：

“唯之與阿，相去幾何？善之與惡，相去何若？”（老子異俗）

於是他又進而說明事物之否定其自身的現象，例如他說：

“正復爲奇，善復爲妖。”（順化）

“禍兮福之所倚，福兮禍之所伏。”（同上）

這就是說：“肯定”的“禍”的自身的“否定”便是“福”，“福”又有其自身的“否定”而轉化爲“禍”。他從這裏又企圖進而去說明事物之發展法則，而歸結出“道生一、一生二、二生三、三生萬物”（道化）的原理。同時他又從外在的關聯上企圖去說明由“量”到“質”的變化，他說：

“天下皆知美之爲美，斯惡矣，皆知善之爲善，斯不善矣。故有無相生，難易相成，長短相形，高下相傾，音聲相和，前後相隨。”（養身）

這確是一種比較偉大的進步的觀念。但是老聃在這裏却已由辯證的觀點，傾向着相對論，而又恰恰止住在這裏便不能前進了。實際上他只了解事物之外在的矛盾的對立，而不了解事物內在矛盾鬥爭的統一。因而他便無法了解由量到質的變化以及由新質而引入新量的發展之事物自身運動的內在的必然性，而只是當作觀念的變動，從而事物自身是無變動的。他從而從浮現在外在的矛盾的現象上出發，便很自然的達到其歷史的循環運動的見解。因之他從這裏便又回到“自然主義”和“復古主義”中去了。這由於在其沒落封建貴族的實踐生活中，一方面感到其自身階級地位的沒落與新興地主一商人的代起（他也不了解這種在漸變過程中所引起之部分突變的法則）給與他對社會變動現象的認識；另一方面，在歷史上，沒落的封建貴族不根本放棄其自己的立場，接受進步階級的主張並站到其立場上，便不能扮演爲革命者而登場，便很自然的只肯從憤恨現狀中去留戀過去，不肯而且不能徹底地去否定現狀，作更積極的了解。因此，老聃雖曾把握了辯證法之反正對立的觀點，但不能深入到矛盾對立鬥爭的統一的理解。一方面，仍是形而上學的；他方面，他不能進入到唯物主義，仍舊把辯證法的首尾倒置。

因而在他說到物質和精神的依存關係時，雖還承認本體（樸）是先於概念（名）而存在的；但當他進一步去研究本體的究極時，便又繞回去了。本體究竟是自身存在的物質還是什麼呢？他的答案是："天地萬物生於有，有生於無。"（去用）這"無"又是什麼呢？在他看來，在沒有人類社會出生前，宇宙是否就是存在着的呢？宇宙的自體又是在一種怎樣的狀態中存在着呢？他的答案是：

"有物混成，先天地生，寂兮寥兮，獨立而不改，周行而不殆，可以爲天下母。吾不知其名，字之曰道，强爲之名曰大。"（象元）

"無名天地之始，有名萬物之母。"（體道）

這種"先天地生"的"無名之樸"又是怎樣發生的呢？原來由於那不知所以名之的"道"在那裏發生作用。然而"道"又是什麼東西呢？他說：

"道者，萬物之奧。"（爲道）

"道之爲物，惟恍惟惚，惚兮恍兮，其中有象，恍兮惚兮，其中有物，窈兮冥兮，其中有精，其精甚眞，其中有信。"（虛心）

"視之不見名曰夷，聽之不聞名曰希，搏之不得名曰微。此三者，不可致詰，故混而爲一。其上不皦，其下不昧，繩繩不可名，復歸於無物。"（贊玄）

然而在這裏還可以把他的"道"解作星雲氣體中的各種物質原

素，把存在於星雲氣體的混沌狀態中的宇宙解作他的所謂“無”，從星雲氣體的凝結以至萬物的發生解作他的所謂“有”。可是他又曾說過，“吾所以有大患者，爲吾有身，苟吾無身，吾有何患？”（厭恥）“善攝生者……以其無死地。”（貴生）是明明把精神的“我”和物質的“我”對立着，易言之，離開物質的我，還有一個眞我存在，又云：“致虛極，守靜篤，萬物並作，吾以觀其復。夫物芸芸，各復歸其根，歸根曰靜，是謂復命，復命曰常。”（歸根）在這裏所謂“命”也是精神，亦可意義爲所謂“靈魂”。另一方面達到他的本體原是“靜”的見解。所以他所謂“道”的內容，並不是物質的東西，而是神化的東西；同時，在這個本源的“道”的地方，一切鬥爭是完全沒有的，它只是一個“虛”而“靜”的“無爲”的本體。

所以在他看來，這“道”的作用，是我們人間世界所不能知曉的“玄之又玄”的東西，是造化的主宰（衆妙之門）。所以他又說：

“道可道，非常道；名可名，非常名。無名，天地之始；有名，萬物之母。故常無，欲以觀其妙；常有，欲以觀其徼。此兩者同，出而異名，同謂之玄，玄之又玄，衆妙之門。”（體道）

“大道氾兮，其可左右，萬物恃之而生。”（任成）

“天之道，不爭而善勝，不言而善應，不召而自來，繟然而善謀。”（任爲）

“道常無爲，而無不爲。”（爲政）

“玄牝之門，是謂天地根。”（成象）

因而不但只有這“常無爲，而無不爲”的“道”，才是自身存在着的（道法自然），而且“天”和“道”還是有意識地主宰萬物。所以在老聃思想的體系中，“道”才是第一義的，“名”和“樸”不過是第二義的東西。道是創造宇宙，統制宇宙的最高主宰（道冲而用之，……淵兮似萬物之宗)。雖然如此,"强爲之名"又可稱爲"大"的"道",又是"萬物歸焉而不爲主"的,因爲他雖然"無不爲"却又"無爲"。老聃在這裏,不但是一個不可知論者,而且是傾向着有神論了。所以他說:"天得一以淸,地得一以寧,神得一以靈,……萬物得一以生,侯王得一以爲天下貞。"(法本)公然在承認神的存在(自然,在歷史上只有無產階級才是最徹底的無神論者),因而他在究極上,還是以一個唯心主義者而出現。

另一方面,從其正反對立之辯證的觀點上,却又降到其循環論的見解。故說:"復歸於無極……復歸於樸"。"各復歸其根"。"其事好還"。"復歸於嬰兒"。因而歸結出取消事物之發展與變化的復古的主觀期望,更從而否認人類之現實的自生、生長、存在的鬥爭爲必要。故說:"夫唯無以生爲者,是賢於貴生。""天地所以能長且久者,以其不自生。""善攝生者,……以其無死地。"這到究極上,便要達到和"佛家"同樣的出世的人生觀。老子學後來演爲莊周的出世主義,更演而爲葛洪的宗教論,並不是偶然的。

但是老聃的辯證法,是比八卦哲學和五行哲學有了一步發展,是進步的東西,是中國哲學史上的一點寶貴遺產。

三　老聃的政治學說

老聃從他的認識論出發,企圖把他的理論應用到實踐上,便歸結出如次的一個原則:"人法地,地法天,天法道。"把他所認識的自然和社會的主宰排成這樣一個縱的聯系。從而他認爲最高主宰的"道"既是"無爲而無不爲"的,那末"道"所派生的人類社會也應該"無爲而無不爲"。這樣他把自然和社會在"無爲",即無鬥爭的原則下面統一起來。因而他說:

"處無爲之事，行不言之敎，萬物作焉而不辭，生而不有，爲而不恃。"（養身）

"我無爲而民自化，我好靜而民自正，我無事而民自富，我無欲而民自樸。"（淳風）

"其政悶悶，其民醇醇；其政察察，其民缺缺。"（順化）

"道常無爲而無不爲，侯王若能守，萬物將自化。"（爲政）

"民之難治，以其上之有爲，是以難治。"（貪損）

"上德無爲而無以爲，下德爲之而有以爲。"（論德）

他認爲一切罪惡，都是由於"有爲"，即事物的矛盾鬥爭、衝突……而發生出來的。"有爲"，即相互鬥爭、衝突，才發生大封建主併吞小封建主，被統治者反對統治者，以及中小封建主的沒落和新興地主一商人的代起之階級地位的變動。他一方面又看見這種變動是由於社會矛盾的鬥爭；但在另方面，又受着其自身所代表的階級地位的局限，不能從進步的觀點上去理解存在着的社會現象之矛盾的發展法則，構成其自身在理解上的矛盾。在這矛盾的交叉點上，不知如何去把握變動的法則，反浮回到表層上，只去作如何消滅這種變動的因子的設想，而歸結爲停止一切鬥爭、衝突……的"無爲"。由於他不了解構成物自身運動的內在矛盾鬥爭，只了解對立物的矛盾鬥爭，所以他認爲只要消滅外在矛盾的因子，運動便可以停止了。所以他認爲這種變動都是由於"有爲"，即外因的矛盾、鬥爭……而引起的。如果人類都肯"法自然"的"無爲"，即停止一切鬥爭和衝突，不但社會的變動可以停止，階級的地位可以永久的固定着，階級間仇視永遠不會發生，而且他所夢想的封建社會初期的秩序，也便可以永遠存在。同時，他以爲引起這種變動的，最主要是由於封建主們和新興地主一商人們的太重視鬥爭、衝突、競爭，即"有爲"。前者由於"有爲"，即爲着擴大自己的領地和權利的鬥爭去從事戰爭而造成各種禍亂和罪惡；後者由於"有爲"，即爲貪財市利等競爭，而造成破壞世風和秩序的各種罪惡。所以他對這兩種人都深惡痛絕。他痛罵"內雜霸""外仁義"的封建主們說：

"大道廢，有仁義，智慧出，有大僞，六親不和有孝慈，國家昏亂有忠臣。"（俗薄）

"絕聖棄智，民利百倍；絕仁棄義，民復孝慈。"（還淳）

"師之所處，荊棘生焉。大軍之後，必有凶年。"（儉武）

"夫佳兵不祥之器，物或惡之。"（偃武）

"勝而不美，而美之者，是樂殺人；夫樂殺人者，則不可以得志於天下矣。"（同上）

"天下無道，戎馬生於郊。"（儉欲）

"以智治國，國之賊；不以智治國，國之福。"（淳德）

他反對封建主們使用智巧去爭權奪利，反對封建主間的領地兼併的戰爭。這是從其自身感受的痛苦而提出的要求。他又痛罵新興地主一商人們說：

"絕巧棄利，盜賊無有。"（還淳）

"天下多忌諱，而民彌貧。民多利器，國家滋昏。人多伎巧，奇物滋起。法令滋彰，盜賊多有。"（淳風）

"五色令人目盲，五音令人耳聾，五味令人口爽，馳騁田獵令人心發狂，難得之貨令人行妨。"（儉欲）

"田甚蕪，食甚虛，……財貨有餘，是謂盜夸，非道也哉。"（益證）

"不貴難得之貨，使民不爲盜。"（安民）

"金玉滿堂，莫之能守；富貴而驕，自遺其咎。"（運夷）

在這裏，不但痛罵商人爲造成社會所有豪奢、貧困、盜賊等現象的罪人，且表露其對那班暴發戶富人的嫉忌。

他認爲只要止住這兩種人的“有爲”，即權利鬥爭，構成社會變動之外在的矛盾便可以基本地消滅，從而變動便可停止，社會秩序便可以永恆不變。但這種“有爲”、這種矛盾鬥爭，又是客觀地存在着的，這又怎樣去解決呢？於是他又轉到他的主觀修養上去求補救。他號召統治階級從克己修養上去解決問題。因而他說：

“見素，抱朴，少私，寡慾。”（還淳）

“絕學無憂。”（異俗）

“衆人熙熙，如享太牢，如春登臺；我獨泊兮其未兆，如嬰兒之未孩，儽儽兮若無所歸。衆人皆有餘，而我獨若遺，我愚人之心也哉！沌沌兮，俗人昭昭，我獨昏昏；俗人察察，我獨悶悶。澹兮其若海，飄兮若無止。衆人皆有以，而我獨頑似鄙。”（異俗）

就這樣安排統治階級。他這種意見，却成了後來明哲保身和以退爲進的士大夫的處世秘訣。

對於農民又怎樣辦呢？爲要使農民長安於被統治被剝削的地位，他和“儒家”的意見完全是一致的，而且原則上同是主張愚民政策。他說：

“古之善爲道者，非以明民，將以愚之。民之難治，以其智多。故以智治國，國之賊；不以智治國，國之福。”（淳德）

“不尙賢，使民不爭；不貴難得之貨，使民不爲盜；不見可欲，使民心不亂。是以聖人治民，虛其心，實其腹，弱其志，强其骨，常使民無知無欲，使夫智者不敢爲也。”（安民）

不過他雖然認爲這是統治農民的最根本辦法，但若統治者對他們無限度的剝削，致他們無法生活下去，那末“不能言語的奴隸”也會怠工，農民們雖然"無知無欲"，也會爲其自身的生存而起來反抗。所以他又說：

"民之饑，以其上食稅之多，是以饑。"（貪損）

因而統治者所取於農民的剩餘勞動物，他並不認爲不當，只是主張要有一定限度，不主張無限度的"食"得過"多"，去釀成"民之饑"和"民之亂"。這雖然是一種改良主義的欺騙辦法，但對於自己不能打開出路的農民，却勝似横征暴斂。

因此，老聃雖然從唯心主義的觀點出發，看到了事物的矛盾鬥爭；但他在政治上，却主張和緩矛盾，取消鬥爭；即主張調和統治階級內部的衝突，麻痹農民的階級覺悟。後來漢初的統治者，正襲取了他這種精神。

最後，歸結到他的理想社會。他說：

"小國寡民，使有什伯人之器而不用，使民重死而不遠徙。雖有舟輿，無所乘之；雖有甲兵，無所陳之。使民復結繩而用之，甘其食，美其服，安其居，樂其俗。鄰國相望，雞狗之聲相聞，民至老死不相往來。"（獨立）

在這種"小國寡民"的社會裏，依他說來，也依樣有"聖人"和"侯王"在那裏"處無爲之事，行不言之教"的。易言之，他並不否認"我無爲而民自化"的"化"者和"無爲而無不爲"的"治"者的存在。這猶之他主張復歸於"無名之樸"以後，也依樣不否認"道"的存在一樣。所以他又很明白的說：

"故道大，天大，地大，王亦大；域中有四大，而王居其一焉。人法地，地法天，天法道，道法自然。"（象元）

"樸散則爲器，聖人用之則爲官長。"（反樸）

"侯王得一以爲天下貞。"（法本）

同時在這"小國寡民"的社會中，也依樣有貴賤等級制度的存在，所以他說：

"故貴以賤爲本，高以下爲基。是以侯王自謂孤寡不穀。"(法本)

其次在"小國寡民"的"小國"之上，依他說來，也並不是沒有"大國"的存在；不過"治大國"也當"無爲"罷了。所以他說："治大國若烹小鮮。"

因此，老聃的理想政治，無寧是封建社會開創時期的一幅構想圖。也就是說，他要求一個永恆不變的西周型的封建制。

從而我們歸結說：

一、老聃之所以提出"小國寡民"的政治思想，正因爲其自己所代表的社會階層存在的依據是封建初期的社會秩序，所以他的要求，是永恆不變的西周型的社會。

二、他之反對大封建主和封建戰爭，正因爲其自身的社會地位是消失在這種封建兼併的戰爭中。

三、他之反對新興地主一商人，正因其自身沒落的另一面是這些分子之部分的代起；而且商人又是促進封建戰爭的一個因子。

四、他主張調和統治階級內部的矛盾，取消鬥爭，也主張愚民政策，正因爲他出身於統治階級，又還在代表統治階級的利益。

最後說到他的政治主張之所以不能實現，一方面因爲社會在其本質上便是不能後退的；一方面他的主張和大封建主、新興地主一商人都有矛盾而立於利益相反的地位。從其主張維持剝削關係這一點上又和農民根本對立着。其自身所代表的沒落集團，則已失去其政治的經濟的依據；特別重要的，是他的"無爲"，即取消鬥爭的主張，是根本違反了客觀法則的。

第二章　封建主集團的政治學說——“集大成”的孔子(丘)學

一　孔丘的身分和其身分觀念

“孔夫子”姓孔名丘，字仲尼，爲魯之陬邑人。生於周靈王二十一年，即公元前五五一年，卒於周敬王四十一年，即公元前四七九年。

代表其思想的主要文獻爲論語。漢書藝文志云：“論語古二十一篇，齊二十二篇，魯二十篇。”“論語者，孔子應答弟子時人及弟子相與言而接聞於夫子之語也。當時弟子各有所記。夫子既卒，門人相與集而論纂，故謂之論語。”但據王充論衡正說篇云：“夫論語者，弟子共紀孔子之言行，勑記之時甚多，數十百篇，……漢興失亡。至武帝發取孔子壁中古文，得二十一篇，齊魯二、河間九篇，三十篇，至昭帝女讀二十一篇。”故其原來篇數究爲多少，頗存疑問；觀於今本論語之闕文，則有遺漏當屬無疑。雖在武帝前之秦漢間諸著作有引用之者，然未必直接根據論語本書。至書之被稱爲論語，據王充同書同文說：“宣帝下太常博士時，尚稱書難曉，名之曰‘傳’，後更隸寫以傳誦。初，孔子孫孔安國以敎魯人扶卿，官至荆州刺史，始曰論語。”是書之被名曰論語當亦在前漢中葉後。

說到“孔夫子”的社會身分，他自己曾說：“吾少也賤”(論語)，史記孔子世家亦稱"孔子貧且賤"。但他的先世却是宋的貴族。左桓二年傳說："宋督攻孔氏，殺孔父。"孔子世家說："孔子生魯昌平鄉陬邑；其先宋人也。"且說魯大夫孟釐子誡其嗣懿子曰："孔丘聖人之後，滅於宋；其祖弗父何始有宋而嗣，讓厲公。"如此，他却是一個沒落貴族的家世。據孟子說：在他的少年時，"嘗爲委吏矣，曰會計當而已矣。嘗爲乘田矣，曰牛羊茁壯長而已矣。"世家亦說："孔子貧且賤，及長嘗爲委吏，料量平；嘗爲司職吏，而畜蕃息。"因而他的自身，是出身於封建統治層中的"士"的階層中。據家語說：孔子"爲魯司寇"。世家說："由是爲司空。"蓋在其年三十以前也。論語也說："顏淵死，顏路請子之車以爲之椁。子曰，才不才，亦各言其子也。鯉也死，有棺而無椁，吾不徒行以爲之椁，以吾從大夫之後，不可徒行也。"(先進)仲尼弟子列傳亦有此同一記載，是孔丘後來在魯國亦取得貴族的地位，從而有人說孔丘是出身於平民階級的學者，便不符事實(按孔子所謂"少也賤"並非其出身的家世貧賤，而是其母不是叔梁紇的正式妻妾，而是其外室，孔子並不生在其父家中，出世後，也沒有得到其家系的承認。今魯南民間尚有這類傳說和傳說遺跡)，他的思想也不代表"平民階級"。

孔子從其特定立場出發，區劃了與歷史上奴隸主奴隸兩階級不同的"君子""小人"兩大身分等級的階級關係和地位。在孔丘看來，從事生產勞動，是君子所不屑作的、卑賤的，是被統治的"小人"的職分。所以"樊遲請學稼，子曰：'吾不如老農。'請學爲圃，子曰：'吾不如老圃。'樊遲出，子曰：'小人哉！樊須也'。"(子路)荷蓧丈人批評他說："四體不勤，五穀不分，孰爲夫子？"(微子)他自己又說："富而可求也，雖執鞭之士，吾亦爲之。"(述而)但是"君子"又是什麼東西呢？在他看來，"君子"是特別爲"治人"而設的一個階級。他說：

"君子學道則愛人，小人學道則易使也。"(陽貨)

"士何如？在國必達，在家必達。"（顏淵）

"子張問：'士何如，斯可謂之達矣？'孔子曰：'何哉，爾所謂達者？'子張對曰：'在國必聞，在家必聞。'孔子曰：'是聞也，非達也；夫達者，質直而好義，察言而觀色，慮以下人，在國及家必達'。"（仲尼弟子列傳）

"君子篤於親，則民興於仁。"（泰伯）

"君子疾沒世而名不稱焉。"（衛靈公）

"百工居肆，以成其事；君子學以致其道。"（子張）

在他的教育方針上，也只在培植"治人"的幹部。試考察他最得意的那些門徒究竟是一些怎樣的人才吧。他說，"雍也可使南面"（雍也）；"求也千室之邑，百乘之家，可使爲之宰也"（公冶長）；"由也千乘之國，可使治其賦也"（同上）；而"一以貫之"的曾參，却緣他不達時務，還不免受到"參也魯"的批評。從這種觀點出發，他之所謂"儒"也便有"君子儒"和"小人儒"的分別（"汝爲君子儒，毋爲小人儒"），所以勞動人民在孔子那裏是吃不開的。

從而在他看來，君子是應該離開生產勞動而專去"治人"的，小人便應該"勞力"，該要被治於人，在"君子"和"小人"之間，有着不可踰越的品質上的懸殊。論語說：

"君子有勇而無義爲亂，小人有勇而無義爲盜。"（陽貨）（仲尼弟子列傳"有"作"好"。）

"君子固窮，小人窮斯濫矣。"（衛靈公）

"君子喻於義，小人喻於利。"（里仁）

"色厲而內荏，譬諸小人，其猶穿窬之盜也歟？"（陽貨）

"君子懷德，小人懷土；君子懷刑，小人懷惠。"（里仁）

"君子上達，小人下達。"（憲問）

"君子坦蕩蕩，小人長戚戚。"(述而)

"君子之德風，小子之德草，草上之風必偃。"(顏淵)

"君子而不仁者有矣夫，未有小人而仁者也。"(憲問)

"唯女子與小人爲難養也，近之則不遜，遠之則怨。"(陽貨)

"唯上智與下愚不移。"(同上)

依此，"小人"和"君子"是有着品質上的先天懸殊的。在君子的羣中，自然也可能有壞人，但在"小人"之中却絕對找不出"達於德""喩於義"而能有操守有修養的"仁者"來的，他們是天生成的劣質——在孔丘看來，"小人"、"女子"、"盜"同是劣質的——是天造地設的要君子來統治他們。所以因爲仲弓的父親是賤人，而仲弓却成了他的高足，他便不勝驚異的說："犂牛之子騂且角，雖欲勿用，山川其舍諸。"(雍也)

孔丘不能了解社會各階級的品質和思想意識的歧異是基於各自的現實生活和社會地位的歧異，反而歸結於"君子"和"小人"之先天性質的不同。在另一方面，講到本質，也只有從事實際生產的"小人"，才是有純潔、素樸、良善的品質；不勞而食的"君子"却正是一羣吸血動物。

二　作爲孔丘思想出發點的"仁"

在孔丘的思想體系中，並沒有系統地考慮到宇宙本體論的問題①。因爲他是一個政論家，所以他只從解決政治問題的要求上，而

① 我們在這裏並不是說孔丘完全沒有意識到宇宙論的問題，只是說他對此不曾作過哲學的思考而給予系統的說明；他沒有批判或肯定從來封建領主們的神創宇宙觀，故此構成他思想體系中"天"和"命"的模糊概念。故說："天何言哉，四時行

追究到所謂"人生哲學"問題。他以繼承周公從理論上來闡發和奠定封建制統治的說教者自命，雖然根據了當時一些客觀的社會現象，但只肯從封建統治者的主觀要求出發，同時他沒有明確地論到人的精神是獨自存在與活動的，還是受着何種外在存在的支配問題，因此，他只是直觀的認人有一個先天秉賦的"仁"（自然，他又認爲有"君子"和"小人"之先天的分别）。不過在這裏，照中庸給他所下的註釋"仁也者，人也"來看，他之所謂"仁"却只是以人爲條件的先天的秉賦；然而爲什麽"小人"又"不仁"呢？這却構成孔丘自己理論上的一個矛盾。在這矛盾的交叉點上，後來便演化爲孟軻的"性善論"和荀卿的"性惡論"，——自然，這都是有社會歷史的原因的。同時，却正在這個矛盾點上表現着孔丘在哲學上的"獨斷論"傾向。

孔丘自己也曾極力想避免這種理論上的矛盾，所以認爲"仁"雖屬"人"的先天秉賦，但仍是要克己修養的培持，否則依然會消逝去的。其培持"仁"的爲學，即求知和修養的方法，照大學給他的註釋是：格物→致知→誠意→正心；思維的方法是：知止→定→靜→安→慮→得。故此他又非常注重學問，"學而不厭"，主張博學，並主張"多識於鳥獸草木之名"。他自己說："吾十有五而志於學，三十而立，四十而不惑，五十而知天命，六十而耳順，七十而從心所欲，不踰矩。"（爲政）"加我數年，五十（魯論作'卒'）以學易。"（述而）所以他的知識論是客

焉，百物生焉。""惟天爲大，惟堯則之。""獲罪於天，無所禱也。""天之將喪斯文也"。"君子有三畏，畏天命。……""吾……五十而知天命。""不知命，無以爲君子也"。子夏曰："死生有命，富貴在天。""子貢曰……夫子之言，性與天道，不可得而聞也。"（以上皆見論語）一方面似確認"命"由"天"定的，"天"是一個無上的主宰，而四時萬物的運動，都是依照着無言的"天"所給予的規律性；一方面，"天"又似係一種自然法則的範疇，雖然他又認爲人類的"死生""富貴"，也都是基於"天"所規定的"命"的必然性。因而，在他，"天"的概念仍是不明確的。

觀主義的。不過學的中心目的，在培養一個"仁"。所以他說："賜也！汝以予爲多學而識之者？……予'一'以貫之"（衛靈公）。從而他進一步認爲"君子"的人只要肯專心求"仁"，那却是容易達到的，"仁遠乎哉！我欲仁，斯仁至矣。"（述而）"爲仁由己，而由人乎哉？"（顏淵）"有能一日用其力於仁矣乎？我未見力不足者。蓋有之矣，我未之見也。"（里仁）所以他又認"爲學"雖在求"仁"，但"仁"却不是"自外"求的。他在這裏從學問上繞個彎子，便又降到主觀主義的領域中去了。

然而他之所謂"仁"，究竟是什麼？照他自己的解釋，也很不一致。茲略揭如次：

"顏淵問仁。子曰：'克己復禮爲仁。一日克己復禮，天下歸仁焉。……'顏淵曰：'請問其目'。子曰：'非禮勿視，非禮勿聽，非禮勿言，非禮勿動'。"（顏淵）

"子貢問曰：'有一言而可以終身行之者乎？'子曰：'其恕乎。己所不欲，勿施於人'。"（衛靈公）

"樊遲問仁。子曰：'愛人'。"（顏淵）

"樊遲問仁。子曰，'居處恭，執事敬，與人忠。雖之夷狄，不可棄也'。"（子路）

"仲弓問仁。子曰：'出門如見大賓，使民如承大祭；己所不欲，勿施於人'。"（顏淵）

"子張問仁。子曰：'能行五者於天下爲仁矣。恭、寬、信、敏、惠；恭則不侮，寬則得衆，信則人任焉，敏則有功，惠則足以使人'。"（陽貨）

"恭近於禮，遠恥辱也。"（學而）

"仁者其言也訒。""爲之難，言之得無訒乎？"（顏淵）

"仁者先難而後獲，可謂仁矣。"（雍也）

"剛毅木訥近仁。"(子路)

"志士仁人,無求生以害仁,有殺身以成仁。"(衛靈公)

依此,他自己對"仁"的解釋也很廣泛,並沒有提出一個中心來。但是因爲論語中有如次的幾句話:"子曰:'參乎!吾道一以貫之。'曾子曰:'唯!'子出,門人問曰:'何謂也?'曾子曰:'夫子之道,忠恕而已矣'。"他在他處亦嘗提及"己所不欲,勿施於人"的話,因之多數儒家學者便都認"忠恕"是孔子所謂"仁"的解釋。不過他又曾說過:

"忠恕違道不遠,施諸己而不願,亦勿施於人。君子之'道'四,丘未能一焉。所求乎子以事父未能也,所求乎臣以事君未能也,所求乎弟以事兄未能也,所求乎朋友先施之未能也。"(中庸)

是則所謂"忠恕",仍不過是他之所謂"仁"的第二義。而"仁"的內容又似係"忠""孝""悌""信"所由發生的本源,也叫作"道"。然而他在別處又說:"君子道者三,我無能焉;仁者不憂,知者不惑,勇者不懼。"(憲問)而且在這裏他之所謂"智"和"勇"是否在"仁"以外呢?他說:"知及之,仁不能守之,雖得之,必失之。"(衛靈公)"未知,焉得仁?"(公冶長)"君子有勇而無義爲亂。"(陽貨)"由也好勇過我,無所取材。"(公冶長)是則"知"和"勇"對於"仁"來說仍不免是第二義的,是以"仁"即"道"爲根源的。從仁的反面來說:"巧言令色,鮮矣仁。"(學而)"人而不仁如禮何!人而不仁如樂何!"(八佾)"禮云禮云,玉帛云乎哉!樂云樂云,鐘鼓云乎哉!"(陽貨)依此去解釋,又有"仁者誠也"、"眞"或本質的意義。又說:"不仁者不可以久處約,不可以長處樂。"(里仁)似"仁"又包含有持己的原則性,或者說"仁"是孔丘學說的最高原則。

從"仁"的作用來說,"一日克己復禮,天下歸仁焉。"(顏淵)"君子篤於親,則民興於仁。"(泰伯)"君子之德風,小人之德草,草上之風必偃。"(顏淵)"夫仁者，己欲立而立人，己欲達而達人，能近取譬，可謂仁之方也矣"(雍也)。"仁"不啻是"治人者"一個無上的"法寳"，是"君子"立己、治人、齊家、治國、平天下的最基本的東西。

因而他之所謂"仁"，只是一個無美不備，"施諸四海而皆準"的他理想中"聖人"的"心傳"，——雖屬是先驗的獨自存在的東西。因此，他認爲只要大家都肯去修養這個"仁"，且貫徹到生活實踐中去，則一切矛盾的問題，便可能從各人內心的修養上去消滅於無形——下犯上哪，臣弑君哪，子弑父哪，階級敵對哪，鄰國相侵哪；易言之，君臣、父子、兄弟、夫婦、朋友……的反目哪，便都不會發生〔"孝弟也者，其爲仁之本與！"(學而)"其爲人也孝弟，而好犯上者鮮矣"(同上)〕，封建制度便自然會萬古不滅。

因而"仁"不啻是他理論體系中的核心，政治、倫理等方面的東西都是被派生的，是以"仁"爲源泉，而又受其決定的。所以"仁"便是最完美最善良的精神，是決定一切的根據，是隨同父母二人交合受孕而俱來的。不過因爲其概念的模糊，所以"佛家"說他在哲學思想上，只達到其"第六識"；誠然，到兩宋的"理學家"才依此而達到"佛"之所謂"第八識"，即"阿賴耶"的境界——在唯心主義的哲學上。

依此，"仁"是先驗的精神的東西，所以孔丘哲學是客觀主義的唯心主義。

孔丘哲學的"仁"，實質上雖是唯心主義的，但也包含着一些積極的因素。例如：反侵略的愛國思想(微管仲，吾其被髮左衽矣)、忠恕(盡己之謂忠，推己之謂恕)、操守(知及之，仁不能守之，雖得之，必失之；可以久處約，長處樂)、自我反省、不重複錯誤(吾日三省吾身。不遷怒、不貳過)、不固執成見(毋意，毋必，毋固，毋我)、堅强(剛、毅、木、訥近仁)、智(知者不惑)、勇(勇者不懼、臨難不苟、見危受命)……。

三　孔丘時代的政治問題和其對策

初期封建制度發展到春秋末期，由於社會矛盾的發展，而表現爲倫理名分等方面的混亂，如孟軻所謂“世衰道微……臣弑其君者有之，子弑其父者有之。孔子懼，作春秋。”（孟子滕文公）齊景公所謂“信如君不君，臣不臣，父不父，子不子，雖有粟，吾豈得而食諸？”（論語顏淵）歸納當時社會情況，在孔丘的面前呈獻着如次的幾個問題：

一、等級名分觀念的混亂；

二、諸侯相互的侵伐與兼併；

三、農民和封建主間階級矛盾的發展和大封建主地位的搖動；

四、宗法關係的紊亂。

孔子自然不能不了解這均屬封建制度內在矛盾發展的必然結果，不能從社會發展之自身運動的規律性上去把握；而他却從主觀主義的心理學範疇去覓取唯心主義的解釋，且從其沒落封建主自身地位和利益出發，對西周社會，不但寄與不少的回憶，而又認爲那是唯一合理的政治制度，這在他如次的幾句話中就充分流露着：

“殷因於夏禮，所損益，可知也；周因於殷禮，所損益，可知也。”（爲政）

“周監於二代，郁郁乎文哉！吾從周。”（八佾）

這是孔丘根據其對當時社會情況的了解，給西周封建制以歷史的解釋和歌頌，並從維護封建制度的立場上，企圖去解決現實的社會矛盾。他的一切主張和努力，都是從這個立場出發的，所以他自認爲是文武周公之唯一繼承者：

“天之將喪斯文也，後死者不得與於斯文也；天之未喪斯文

也，匡人其如予何！”(子罕)

·“文王既沒，文不在茲乎！”(同上)

“文武之道，未墮於地，在人。”(子張)

另一方面，初期封建制度發展到春秋末期，在階級矛盾的基礎上，展開了思想意識的鬥爭；而經濟文化的發展，又給意識形態的東西以發展的條件。這樣，使孔丘得以完成封建統治階級之哲學的政治理論的體系，而把從來統治階級思想上的遺產都一一繼承下來，予以體系化。這對於正在上昇期的中國封建社會，是有積極作用的。他之所以成爲數千年封建統治的思想支配者，原因便在這裏。

孔丘對其當時的政治問題，拿出一個“正名”主義來，作爲鞏固封建主內部秩序的武器；拿出一個“禮治”主義來，作爲强化等級制的“正名”的原則。對當時存在的社會問題，他便依據當時人與人的現實生活關係各方面，而創製出一套“倫理”的原理，去充實和鞏固宗法制度，作爲奠定社會秩序的精神統治武器。他的“倫理”——人生哲學和其“正名主義”的政治學說之相互的作用和關聯，都在“仁”的下面統一起來，恰如宗法制度和封建等級制度之在封建主義的體制內被統一起來一樣。他的“倫理”和“宗法制”能够貫徹到人民的現實生活中去，而發生普遍的廣大的支配作用，正因爲不是他憑空創造，而是由於他根據當時人民現實生活的表現，由於有着封建的社會經濟的基礎，這在當時也是有一定的積極意義的。

四 “正名”、“禮治”和“倫理”的社會觀

甲 正名主義

在孔丘看來，名分等級觀念的混亂，最高領主周天子威權的旁

落，地方諸侯的衰弱和"大夫"的驕橫，諸侯僭越"天子"，"大夫"僭越諸侯……"庶人"任意而"議政"，不但是破壞傳統的封建秩序，且屬當時政治上的最大危機。他指述當時的這種情形說：

"三家者以雍徹，子曰：'相維辟公，天子穆穆，奚取於三家之堂？'"（八佾）

"季氏八佾舞於庭。"（同上）（按八佾為魯侯祭周公的儀節。）

"邦君樹塞門，管氏（仲）亦樹塞門，邦君為兩君之好，有反坫，管氏亦有反坫。"（同上）

其意正如左成二年傳所謂"惟名與器不可以假人"。因而他嚴厲地抨擊前者說："是可忍也，孰不可忍也！"（八佾）對於後者，是他曾經推崇過的："桓公九合諸侯，不以兵車，管仲之力也。如其仁！如其仁！"（憲問）"管仲相桓公，霸諸侯，一匡天下，民到於今受其賜。微管仲，吾其被髮左衽矣。"（同上）於此也斥為"管仲之器小哉！"他以為這種亂"君臣之義"的非分事情，和亂"長幼之節"，同樣是嚴重的"亂大倫"的〔"不仕無義，長幼之節，不可廢也；君臣之義，如之何其廢之？欲絜其身而亂大倫。君子之仕也，行其義也。"（論語微子）〕，都是不可容恕的。

然而在當時，不但齊魯如此，而是普遍現象，從而他總結當時政治情況說：

"天下有道，則禮樂征伐自天子出；天下無道，則禮樂征伐自諸侯出。自諸侯出，蓋十世希不失矣；自大夫出，五世希不失矣；陪臣執國命，三世希不失矣。天下有道，則政不在大夫，天下有道，則庶人不議。"（季氏）

"祿之去公室五世矣，政逮於大夫四世矣，故夫三桓之子孫微矣！"（同上）

因而他認為要挽救當時政治的危機，首先便要恢復最高領主——天子的威權，制止諸侯、大夫、陪臣各級領主的僭越、擅奪，各守名分，才能復興"天下有道"的政治。因此，他認爲只有"正名"，把等級名分重新確定，調協封建主間的關係，是當時政治上的根本問題。所以論語說：

"子路曰：'衛君待子而爲政，子將奚先？'子曰：'必也正名乎！'子路曰：'有是哉！子之迂也，奚其正？'子曰：'野哉由也！君子於其所不知，蓋闕如也。名不正則言不順，言不順則事不成，事不成則禮樂不興，禮樂不興則刑罰不中，刑罰不中則民無所措手足。故君子名之必可言也，言之必可行也'。"（子路）

但是怎樣去實現"正名"主義呢？他認爲要基於封建主們的自覺，不論"天子"、"諸侯"、"大夫"、"士"，都自覺的去各守名分，不僭竊，不假借。但這又有什麼保證呢？那便只有依靠各人主觀的自覺，依靠人從"仁"的修養上，去改變自己的觀念，培植這種自覺性。"夫子"在這裏自是不免蹈了空。然在他看來，却認爲是可以實現的。他說：

"其身正，不令而行；其身不正，雖令不從。"（同上）

"苟正其身矣，於從政乎何有？不能正其身，如正人何？"（同上）

"季康子問政於孔子，孔子對曰：'政者正也，子帥以正，孰敢不正？'"（顏淵）

首先自己必須正派才能有效地去指導、幫助和影響他人，這種要求是積極的；但此只有在唯物主義的基礎上才有保證和能够實現，而唯心主義則正是與之相矛盾而不能有保證。因而在孔丘，對那班僭越不守名分、不肯自覺的封建主們又怎樣辦呢？在這種情況下，他便主張由"天子"去主持討伐（天下有道，則禮樂征伐自天子出）。同時，他又主張對那班僭越不守名分的封建主們，在"正名"的立場上，大家都可以去加以討伐。所以：

"陳恆弑其君，請討之。"（憲問）

"公山弗擾以費畔（畔季氏）。召，子欲往。子路不說。……子曰：'夫召我者，而豈徒哉？如有用我者，吾其爲東周乎？'"（陽貨）

"佛肸召，子欲往。子路曰：'昔者由也聞諸夫子曰，親於其身爲不善者，君子不入也。佛肸以中牟畔（畔晉趙簡子），子之往也，如之何？'子曰：'然，有是言也。不曰、堅乎磨而不磷。不曰、白乎涅而不緇。吾豈匏瓜也哉，焉能繫而不食？'"（同上）

依此可以看出，在他的政治主張中，"正名"即等級名分的維護，是先於一切的。爲着要實現"正名"的原則，甚至不擇手段；但公山弗擾和佛肸反對其直接從屬的上級，正是亂名，孔丘對他們表示同情和贊助，又不免爲要實現原則，反而喪失了"正名"的原則立場。

乙 "禮 治"

依上所述，等級名分的尺度是什麽呢？那便是所謂"禮"。左傳所載師服語云："名以制義，義以出禮，禮以體政，政以正名。""禮"不啻是等級名分的實質，等級名分是禮的體現。故"禮"又有"天子禮"、"諸侯禮"、"大夫禮"、"士禮"的等級分別（"禮"只是"不下庶人"）。此即左莊十八年傳之所謂"名位不同，禮亦異數"。另一方面，在朝、聘、會、盟、征、伐上，也是以禮作尺度的。禮記王制云：

"諸侯之於天子也，比年一小聘，三年一大聘，五年一朝；天子五年一巡守。"

"山川神祇有不舉者爲不敬，不敬者君削以地；宗廟有不順者爲不孝，不孝者君黜以爵；變禮易樂者爲不從，不從者君流；革制度衣服者爲畔，畔者君討；有功德於民者，加地進律。"

王制雖係後人僞作，然左莊二十三年傳也說："夫禮，所以整民也。故'會'以訓上下之則，制財用之節；'朝'以正班爵之義，師長幼之序；'征''伐'以討其不然。"

"禮"又以什麼爲根據呢？那便是師服之所謂"名以制義，義以出禮"。左僖二十八年傳所謂"禮以行義"。是"禮"與"名""義"係互相滲透的。又怎能去維護"禮"呢？左僖二十八年傳繼續說："信以守禮。"是"禮"顯係一種制度，各級封建主都有信守的義務，並且還有盟誓的約束。

然孔丘之所謂"禮"，在論語中又有如次之諸條：

"克己復禮爲仁。一日克己復禮，天下歸仁焉。"(顏淵)

"上好禮，則民莫敢不敬。上好義，則民莫敢不服。"(子路)

"非禮勿視，非禮勿聽，非禮勿言，非禮勿動。"(顏淵)

"人而不仁如禮何！人而不仁如樂何！"(八佾)

"禮云禮云，玉帛云乎哉！樂云樂云，鐘鼓云乎哉！"(陽貨)

"道之以德，齊之以禮，有恥且格。"(爲政)

"禮，與其奢也，寧儉；喪，與其易也，寧戚。"(八佾)

"(鯉)學禮乎？……不學禮，無以立。"(季氏)

"夏禮吾能言之，杞不足徵也；殷禮吾能言之，宋不足徵也。文獻不足故也，足則吾能徵之矣。"(八佾)

是孔丘所說的"禮"，不但是政治上的一種原則、一種儀文，而且是一種制度，在等級制構成的各階層中各有其自己之分際的一種尺度——從"名以制義，義以出禮"的。這便是所謂"禮治"的由來。

再看他書關於"禮"的記載："孔丘謂梁丘據曰：'……且犧象不出門，嘉樂不野合，饗而既具，是棄禮也。……棄禮名惡，子盍圖之'。"(左定十年傳)"晉人遂殺涉佗，成何奔燕。君子曰：'此之謂之棄禮，必不鈞。詩曰：人而無禮，胡不遄死？涉佗亦遄矣哉'。"(同上)"子爲君禮，不過出竟，君必止子。"(同上)"春，邾隱公來朝，子貢觀焉。邾子執玉，高其容，仰；公受玉，卑其容，俯。子貢曰：'以禮觀之，二君皆有死亡焉。夫禮，死生存亡之體也，將左右周旋，進退俯仰，於是乎取之；朝、祀、喪、戎，於是乎觀之。今正月相朝而皆不度，心已亡矣'。"(左定十五年傳)"吳來徵百牢，子服景伯對曰：'先王未之有也。'吳人曰：'宋百牢我，魯不可以後宋；且魯牢晉大夫過十；吳王百牢，不亦可乎？'景伯曰：'晉范鞅貪而棄禮，以大國懼敝邑，故敝邑十一牢之。君若以禮命於諸侯，則有數矣；若亦棄禮，則有淫者矣。周之王也，制禮，上物不過十二，以爲天之大數也；今棄周禮而曰必百牢，亦唯執事。'吳人弗聽。景伯曰：'吳將亡矣！棄天而背本；不與，必棄疾於我。'乃與之。"(左哀七年傳)"衞侯會吳於鄖……吳人藩衞侯之舍。子服景伯謂子貢曰：'夫諸侯之會，事既畢矣，侯伯致禮，地主歸餼，以相辭也。今吳不行禮於衞，而藩其君舍以難之'。"(左哀十二年傳)(楚)芋尹蓋對曰："臣聞之曰，事死如事生，禮也。於是乎有朝聘而終，以尸將事之禮，又有朝聘而遭喪之禮。若不以尸將命，是遭喪而還也。無乃不可乎？以禮防民，猶或踰之；今大夫曰：死而棄之，是棄禮也，其何以爲諸侯主？"(同上十五年)"孔丘卒，公誄之……子貢曰：'君其不沒於魯乎？夫子之言曰：禮失則昏，名失則愆；失志爲昏，失所爲愆。生不能用，死而誄之，非禮也'。"(同上十六年)是"禮"亦顯係具有一種封建的等級制度的內容，表現其等級名分的儀文和秩序。

因此，"禮"在當時，必然有其一種具體的規定。如前所述："三禮"係後人竄改、演繹和僞託，或可無疑。而在孔丘當時有所謂禮經的存在，也是可以無疑的。唯就孝經所載孔丘自家"三代出妻"的事實看，則關於"女子七出"的條文，至少其原則上已存在於孔丘的當時。孝經自亦後人僞作,然在宗孔的"儒教徒"作品中流露着這種傳說,要不失其有幾分眞實性。從而"三禮"所述的內容,某些方面或係有所依據於原有禮經,至少有其部分是依據春秋時期的社會情況。

丙 "德"和"刑"

孔丘以"禮"和"正名"去調協封建統治階級內部的關係,作爲維護封建等級制的基本原則。但對被統治的農民階級,又怎樣去進行統治、和緩階級間的矛盾呢?前面說過,他認爲"小人"從先天的品質上就是惡劣的,較統治階級要低劣一等。因而他主張對於農民,要實行一種"民可使由之,不可使知之"的"愚民政策"。但是農民們的覺悟,却不是由統治者之"可""不可"能够支配的,因而他又主張對農民要同時兼用麻醉政策,去麻痺其階級的反抗意識。這第一便是"命",其次便是所謂"德"。

自然,"命"在他的思想體系中,曾被廣泛的解釋,作爲其對現實存在的等級制度乃至"死生"之解釋的自然的基礎。用"安命"的原理去教育大家各安現狀,各守名分。

"子夏曰:'死生有命,富貴在天'。"(顔淵)

"不知命,無以爲君子也。"(堯曰)

"吾……五十而知天命。"(爲政)

"丘之禱久矣!"(述而)

"亡之命矣夫!"(雍也)

"君子有三畏:畏天命,畏大人,畏聖人之言。"(季氏)

一方面,他又正在這裏表現自然主義的色彩。但在另一方面,不管他"安命"的說教如何,却無補於農民們之實際生活的饑餓。這是孔丘所不勝慨然的。

"小人不知天命，而不畏也，狎大人，侮聖人之言。"（季氏）

但孔丘究竟是個客觀主義者，不容他忽視這種嚴重的現象，然他也不能有任何改善農民生活情況的企圖，而只是去採取軟化農民、和緩矛盾的辦法。這辦法，在孔丘，便是麻醉政策的"德"化主義。

"爲政以德，譬如北辰，居其所，而衆星拱之。"（爲政）

"道之以德，齊之以禮，有恥且格。"（同上）

"君子之德風，小人之德草，草上之風必偃。"（顏淵）

"（孔子曰）禮云禮云，貴絕惡於未萌，而起敬於微眇，使民日徙善遠罪而不自知也。"（大戴記禮察，小戴記經解）

這種德化主義實行的結果，便是"仁政"。而此對於過去沒有方向，不能自己打開出路的農民，是能受到一些實惠的。所以這雖然是統治者一種"治人"的手法，然較之不顧人民死活的暴君政治，是略勝一籌的。

而這種軟化農民的麻醉政策，並不能消滅階級矛盾，只能暫時麻痹農民的反抗意識。因此他又主張用刑罰的懲治主義去濟德化主義之窮。同時他又告誡了封建統治者，不要走到專靠懲罰主義的極端，因爲懲罰主義只能使人民畏罰，而不能使統治鞏固。所以他說：

"道之以政，齊之以刑，民免而無恥；道之以德，齊之以禮，有恥且格。"（爲政）

從而他主張禮樂教化第一，刑罰第二；刑罰的本身也要有一個限度和標準，才能表現其效能和作用。故他說："禮樂不興，則刑罰不中，刑罰不中，則民無所措手足。"（子路）因此他也反對統治者對人民濫用刑罰。

所以在孔丘的政治學說中，刑罰只用以救統治之窮；統治的根本方策，則在平日的教育。所以說："子曰：聽訟吾猶人也，必也使無訟乎？”（顏淵）“子曰：不教而殺謂之虐，不戒視成謂之暴，慢令致期謂之賊。猶之與人也，出納之吝，謂之有司。”（堯曰）他同時也知道：教農民“不怨天，不尤人”，“聽天由命”，對於饑寒交迫、衣食無着的農民，是不可能的〔“貧而無怨難”（憲問）〕。而此又正是能引發禍亂的根源〔“好勇疾貧，亂也；人而不仁，疾之已甚。亂也”（泰伯）〕。因而他又說：“丘也聞有國有家者，不患寡，而患不均；不患貧，而患不安。蓋均無貧，和無寡，安無傾。”（季氏）這是說，他不主張對農民無限制的剝削，認爲榨取牛乳是以能保全母牛存在爲前提。這在有若的口中說得明白：“百姓足，君孰與不足？百姓不足，君孰與足？”（顏淵）因而又歸結到如次的原理：“子曰：‘庶矣哉！’冉有曰：‘既庶矣；又何加焉？’曰：‘富之。’曰：‘既富矣，又何加焉？’曰：‘教之’。”（子路）這對於封建統治階級是一種較好的鞏固根本的辦法。在人類歷史上的封建制時代，這確是一種較開明的政治學說，也是孔丘學說中具有積極意義的一個部分。

丁 “倫理”的社會觀

孔丘的“倫理”學說和他的政治學說同樣，同是以“仁”爲核心出發的。並同樣由於當時浮現到他眼前的現象——在治者方面是臣弑（或僭、侵）君，子弑父，弟弑兄，同僚相侵；在被統治階級方面，也表現着農民反抗領主，家族成員反對家長，……種種的現象——他便提出改變這些現象的要求。但他不知道，那在封建社會自身的矛盾發展中，都是必然的現象。因而他不知從解决矛盾的觀點上去把握，依舊只肯從維持舊制度的觀點上去追求補救的對策。

他的“倫理”學說，是以“孝”爲中心的，所謂“孝悌也者，其爲仁之本與？”（學而）但這於農奴和領主、“下”和“上”之間直接有何政治意義上的聯系呢？他說：“其爲人也孝悌，而好犯上者鮮矣。”（同上）所以他之所謂“孝”，是要從狹義（孝父母）而達到廣義（忠）的內容的。宗法制度便充任了這兩者之聯系的橋樑。

“曾子曰：‘愼終追遠，民德歸厚矣’。”（同上）

所謂“愼終追遠”，不啻是宗法制度的精髓。宗法上所謂“大宗”“小宗”的派演和組織，便是這種所謂“愼終追遠”的原則的演繹。宗法上，必須是“大夫”才能成立“大宗”。這便是個人在家族中的地位和在政治上地位的統一。而且，“大宗”的成立，在原初的原則上爲諸侯之“別子”，“大宗”陪同“嗣君”得祭諸侯；但原則雖然如此，非與諸侯同姓的“大夫”，自亦得依樣成立其“大宗”，他們對“先君”的祭祀關係，也只得和前者一樣。這樣，宗法的組織，便完全成了附麗於政治組織的一種社會機構。其原因當然由於“大夫”所領的食邑，原則上是諸侯所賜予的。而“大宗”和“事父”的意義還解釋到“事君”的意義上，論語說：

“邇之事父，遠之事君。”（陽貨）

“子夏曰：‘……事父母能竭其力，事君能致其身’。”（學而）

故此能歸結到“民德歸厚矣”。

所以“齊景公問政於孔子，孔子對曰：‘君君，臣臣，父父，子子’。”（顏淵）可知孔丘的倫理觀，是以“忠”“孝”作中心而砌成的。“忠”是等級的政治制度的基本原則，“孝”是宗法制度的基本原則。易言之，前者是適應於政治的特殊機構，後者是適應於物質生產的家長制度的組織。雖然，孔丘也常常把政治和“倫理”的概念混同不分，例如他又說：“惟孝友於兄弟，施於有政，是亦爲政，奚其爲爲政。”（爲政）然而這正是中世學說的特色，並和封建制本身及封建家長制的政治概念完全適應着的。其次的一倫便是“兄弟”的“友”；又次的一倫便是“朋友"的"信"；更次的所謂"夫婦"的一倫，我們在論語中始終還找不出說明來，並且在孔丘的學說中，婦女並沒有完全人格的地位。但是"兄弟"和"朋友"這兩倫，也是從屬於"君臣""父子"那兩倫的。在他看來，前者在其社會性上是次於後者的。例如他說："惟孝友於兄弟"（爲政），"弟子入則孝，出則悌，謹而信，汎愛衆，而親仁。"（學而）

"事君"的"忠"，"事父"的"孝"，處"兄弟"的"悌"，處"朋友"的"信"，孔丘雖不曾作過總的說明，但從其語錄中零散的說明考察，便不難看見其根本的見解。玆舉論語中的記載如次：

"其爲人也'孝''弟'，而好犯上者鮮矣！不好犯上，而好作亂者，未之有也。君子務本，本立而道生。'孝''弟'也者，其爲仁之本與？"（學而）

"孟武伯問'孝'，子曰：'父母唯其疾之憂'。"（爲政）

"孟孫問孝於我，我對曰：'無違。'樊遲曰：'何謂也？'子曰：'生事之以禮，死葬之以禮，祭之以禮'。"（同上）

"父在觀其志，父歿觀其行，三年無改於父之道，可謂'孝'矣。"（學而）

"弟子入則'孝'，出則'悌'，謹而'信'，汎愛衆，而親仁。"（同上）

"一朝之忿，忘其身以及其親，非惑與？"（顏淵）

"父母在，不遠遊，遊必有方。"（里仁）

"父爲子隱，子爲父隱。"（子路）

"君子篤於親，則民興於仁；故舊不遺，則民不偸。"（泰伯）

"主'忠''信'，無友不如己者。"（學而）

"子曰：'事君盡禮，人以爲諂也。'定公問：'君使臣，臣事君，如之何？'孔子對曰：'君使臣以禮，臣事君以忠'。"（八佾）

"子游曰：'事君數，斯辱矣；朋友數，斯疏矣'。"（里仁）

"弑父與君，亦不從也。"（先進）（所謂臣者應如此。）

"子貢問友，子曰：'忠告'而善道之，不可則止，毋自辱焉。"（顏淵）

"曾子曰：'君子以文會友，以友輔仁'。"（顏淵）

"顏淵、季路侍，子曰：'盍各言爾志？'子路曰：'願車馬，衣輕裘，與朋友共，敝之而無憾。'……子路曰：'願聞子之志。'子曰：'老者安之，朋友信之，少者懷之'。"（公冶長）

"與朋友交，而不'信'乎？"（學而）

"子夏曰：'賢賢易色，事父母能竭其力，事君能致其身，與朋友交，言而有信'。"（學而）

"人而無'信'，不知其可也。"（爲政）

"子夏曰……'君子敬而無失，與人恭而有禮，四海之內皆兄弟也'。"（顏淵）

有時"孝悌"相連，有時"忠孝"相連，有時"忠信"相連，這正表示孔丘學之理論體系的欠完密，也表示其適應於不同的情況和對象而立言不同。

然而在當時，社會各種構成成分相互間的關係，在孔丘看來，不外是君臣、父子、兄弟、朋友……關係。他對這些關係，不從社會經濟的構成即生產關係上去理解，只肯從觀念上去理解。這正由於其階級性和歷史的局限。而他這種說教是符合封建統治的要求的。他認爲他所闡釋的在這種倫理社會觀的原則支配下，存在於當時封建關係中的這種人與人間的社會關係便可以鞏固起來，破綻便可以彌補起來。"犯上"和"作亂"的現象再不致出現，農民逃亡與反抗的事情也不致再發生。這雖則是主觀的，其倫理教條却起了中國封建時代的法律作用。他的"汎愛衆"與"四海之內皆兄弟也"等論點，是有着積極意義的，在人類社會的封建制度初期而有這種思想，可說是一種較偉大的觀念，也是孔丘學說中積極因素之一。

這種"倫理"教條和宗法制度，不僅在封建社會的生產中、在人民的現實生活中，有其存在的根據；而且由於封建制度的周朝，教權自始就沒有發展與建立起來，需要直接對農民行使精神統治的封建主們，正需要這種"倫理"教條和宗法制度，充作封建俗權者手中有宗教意義和教條作用的東西。但它究竟又是掌握在封建俗權者手中的東西，又不能成爲名實如一的宗教制度和宗教教條。康有爲、尹昌衡等人企圖創立孔教——宗教之不能實現，原因便在這裏。這樣，一面減少了中國封建俗權者對教權的依賴；一面又使中國俗、教的矛盾採取着不同的形式。而此對封建中國文化思想的發展，却是一個束縛，也影響到中國社會政治鬥爭的開展和生產的進步。

五　孔丘所倡導的政治運動

孔丘從維護封建等級制度的立場，對當時政治問題、社會問題的處理，而得出"正名"、"禮治"、"德化"、"倫理"、"宗法"等原則的結論。並把這些原則作爲他自己和門徒的實踐行動的方針。

但一方面，他的"正名"主義，只符合當時各國大封建諸侯的要求，而與那在事實上已取得各"國"實權的"大夫"們的利益並不完全一致。因而各國諸侯雖歡迎他的主張，可是，他們已成了沒有實權的"贅疣"。不過各國"大夫"們對他的宗法制度和"倫理"學說，却也願意接受。一方面，他維持封建領主支配的政治主張和新興地主一商人的利益也是不完全符合的。另方面，他的主張，當然不能得到農民的同情，照莊子盜跖篇來看，農民是堅决反對他的。因而他的政治主張，一面得不到當時掌握實權的各國"大夫"的全力支持，一面又不能取得新興地主一商人的完全同情，一面又遭受生產羣衆的反對，全力支持和歡迎的只有各國的大封建諸侯和小領主集團——"士"。他的主張，最符合於"士"的要求，所以自始便取得這一階層的熱烈歡迎與擁護。因而孔丘便以這一階層爲基礎去策動其政治運動。

他在政治運動上，是否也有一種政治團體的組織，這是常爲"孔子研究者"所忽略了的問題。論語說：

"德行：顏淵、閔子騫、冉伯牛、仲弓；言語：宰我、子貢；政事：冉有、季路；文學：子游、子夏。"（先進）

依此，在他的教學集團中，似乎還包含有一種政治結合的內容；似乎顏、閔、冉、弓便是其政治團體中負內部責任的，宰我、子貢是負外事責任的，冉有、季路是負責策動政治運動的，子游、子夏是負責掌管文書的。所以子貢等人常替他出使他邦，子路等人常替他到各地去進行政治策動，而他所最重視的德行和文學兩方面的人才，在當時的政治舞台上反無所表現。再從如次的幾句話看，也好似孔丘當時曾有政治團體的組織。

"吾黨之小子狂簡，斐然成章，不知所以裁之。"（公冶長）

這是他批評其"黨"的"小子"，處理事務太急躁、單純、質直、不懂政策、不會工作。

"子行三軍則誰與？"（述而）

"子曰：回也，非助我者也。"（先進）

"子曰：從我於陳蔡者，皆不及門也。"（同上）

這不只在說孔子抱有很大的政治目的，而且在說，跟他作政治活動的，不全是他的門生，還有的是他領導下的黨徒，他自己便是他們這一政治團體的領袖。同時在他病危之際，他的門徒們開會討論後事，子路主張不用師生的關係，用屬下對首領的關係，用"國君"的禮去安置他——孔丘自己曾反對這種辦法。下面的話說得很明白："子疾病，子路使門人爲臣。病間，曰：'久矣哉！由之行詐也。無臣而爲有臣，吾誰欺，欺天乎？且予與其死於臣之手也，毋甯死於二三子之手乎？且予縱不得大葬，予死於道路乎？'"(子罕)

在當時，大概他的信徒中有懷疑他對政治活動不公開的地方，所以他說："二三子以我爲隱乎？吾無隱乎爾；吾無行而不與二三子者，是丘也。"(述而)這完全是涉及於教學以外的問題。

呂氏春秋也說孔墨"徒屬彌衆，弟子彌豐，充滿天下。"(當染)"孔、墨之後學，顯榮於天下者衆矣，不可勝數。"(同上)足徵孔、墨除"弟子"以外，還有"徒屬"，足徵"儒""墨"都有其政治團體的結合。這種結合，在"儒家"，到孟軻時，孟軻傳食諸侯，後車數十乘，從者數百人(滕文公)；同時，"墨家"的許行至滕，亦徒屬數千(同上)。

孔丘的政治運動是以小領主——"士"的集團爲基礎，因而在他的教育宗旨下，對於"士"的訓練培養便構成其第一義的重要。他對"士"的教育宗旨，不啻是專門政治人才的培養。所以孔丘給"士"的定義說：

一、"士而懷居，不足以爲士矣。"(憲問)

二、"子貢問曰：'何如斯可謂之士矣？'子曰：'行己有恥，使於四方，不辱君命，可謂士矣。'曰：'敢問其次？'曰：'宗族稱孝焉，鄉黨稱弟焉。'曰：'敢問其次？'曰：'言必信，行必果，硜硜然，小人哉，抑亦可爲次矣'。"(子路)

三、"子路問曰：'何如斯可謂之士矣？'子曰：'切切偲偲，怡怡如也，可謂士矣。朋友切切偲偲，兄弟怡怡'。"(同上)

是"士"在一方面要成爲封建社會的榜樣，一方面便在修養政治能力，以"登庸"執政爲目的（仕而優則學，學而優則仕）。"士"在此後數千年間，成爲官僚的主要後備軍，並不是偶然的。

"士"在原來，不過係領主們左右的武士或小領主，例如老子六十八章說："善爲士者則武。"是"士"必具能"武"的特徵。周書牧誓說："是以爲大夫卿士。"詩云："女曰雞鳴，士曰昧旦。"國語齊語說："士鄉十五。"左定元年傳云："若立君，則有卿士大夫與守龜在。"十一年傳云："士兵之。"左昭二十六年傳云："民不遷，農不移，工賈不變，士不濫，官不滔，大夫不收公利。"左哀二年傳云："克敵者，上大夫受縣，下大夫受郡，士田十萬，庶人工商遂，人臣隸圉免。"左文十四年傳云："公子商人驟施於國而多聚士。"左襄二十一年傳云："懷子好施，士多歸之。"二十三年傳云："晉將嫁女於吳，齊侯使析歸父媵之，以藩載欒盈及其士，納諸曲沃。"左昭十三年傳云："我先君文公（晉）……生十七年，有士五人。"是"士"原爲武士或小領主，自西周、春秋之際開始，大領主左右的武士游離，小領主之"士"開始沒落，然猶未成爲"文士"；至孔丘時，"士"才轉化爲"文士"，而形成爲此後的知識分子層，並演化爲遊說之士與文學之士等等。

孔丘所改造的"士"的集團，與其說先立於"敎"的方面，毋寧說先由於小領主的政治要求，然後才創造出"敎"的形式來，易言之，所謂"敎學"在當時，原初不過發生於徒屬之政治聚議的形式，然後才演化爲民間的敎學組合。所以孔丘的"徒屬"和"弟子"，不是都以受學爲第一義，而乃皆頻頻往來於各諸侯之間，爲孔丘通聲息。論語說：

> "子華使於齊，冉子爲其母請粟。子曰：'與之釜。'請益。曰：'與之庾'。"（雍也）

孔子又常常派子貢代表他往來各國；他同時又同各國"大夫"的

"家臣"們相結納，教他們從內部策動反對當時"大夫"專政的運動。

"公山弗擾以費畔。召，子欲往。"(陽貨)

"佛肸召，子欲往。"(同上)

佛肸和前述的公山弗擾，大概都是早和孔丘有聯系的。同時，孔丘到各國大概都極力在團結"士"，而和他們取得聯系。下面便是一個例子：

"儀封人請見曰：'君子之至於斯也，吾未嘗不得見也。'從者見之。出曰：'二三子何患於喪乎？天下之無道也久矣，天將以夫子爲木鐸'。"(八佾)

不過他所領導的政治活動，完全是溫和主義的。所以他原則上不主張武裝鬥爭，只採用遊說方式，希望去獲得政權。他說：

"苟有用我者，期月而已可也，三年有成。"(子路)

"如有用我者，吾其爲東周乎？"(陽貨)

"冉求曰：'夫子爲衛君乎？'"(述而)

爲着企圖實現其主張而要求參加政權，曾僕僕各國(據說周遊七十餘國)，並曾到過許多偏僻的區域。例如：

"互鄉難與言，童子見，門人惑。"(述而)

"子欲居九夷，或曰：'陋，如之何？'子曰：'君子居之，何陋之有！'"(子罕)

他這種政權欲("君子疾沒世而名不稱焉")和僕僕風塵的奔走，在當時一些抱厭世主義的沒落貴族看來，却認爲孔丘是徒勞的。

"微生畝謂孔子曰：'丘何爲是栖栖者歟？無乃爲佞乎？'孔子曰：'非敢爲佞也，疾固也'。"(憲問)

"子路宿於石門，晨門曰：'奚自？'子路曰：'自孔氏。'曰：'是知其不可爲而爲之者與？'"(同上)

“子擊磬於衞，有荷蕢而過孔氏之門者曰：‘有心哉！擊磬乎？’”(同上)

“長沮、桀溺耦而耕，孔子過之，使子路問津焉。……曰：‘滔滔者，天下皆是也，而誰以易之？且而與其從辟人之士也，孰若從辟世之士哉？’”(微子)

然孔丘爲着自己的主張却並不因此灰心。他到各國，都攻擊各國大夫。如在魯國，極力攻擊“三桓”，又極力攻擊過晉國的趙氏，據傳說，他到楚國向楚君攻擊司馬子期，到齊國向齊君攻擊晏嬰……他攻擊各國的“從政者”爲“何足算”的“斗筲之器”。一方面他又採取各種步驟，企圖達到其參加政權的目的。

“子禽問於子貢曰：‘夫子至於是邦也，必聞其政，求之與？抑與之與？’子貢曰：‘夫子溫良恭儉讓以得之，夫子之求之也，其諸異乎人之求之與？’”(學而)

“子見南子，子路不說。夫子矢之曰：‘予所否者，天厭之！天厭之！’”(雍也)

“陳司敗問昭公知禮乎，孔子曰：‘知禮。’孔子退，揖巫馬期而進之曰：‘吾聞君子不黨，君子亦黨乎？君取於吳爲同姓，謂之吳孟子，君而知禮，孰不知禮？’巫馬期以告。子曰：‘丘也幸！苟有過，人必知之’。”(述而)

這正是後來“儒家”獵官求祿的秘傳。

可是他的政治活動愈積極，便愈招致各國實際權力者的嫉視。所以他第一步出馬(爲魯司寇)，還不到幾個月光景便被“三桓”迫走。此後到各國，又不斷的受到各國實力者的冷視，甚至和他爲難。

“天生德於予，桓魋其如予何？”(述而)

“子畏於匡。子曰：‘文王既沒，文不在茲乎？天之將喪斯文

也，後死者不得與於斯文也；天之未喪斯文也，匡人其如予何？'"（子罕）

"在陳絕糧，從者病，莫能興。"（衛靈公）

據傳在秦也受過一次委曲；並傳在齊國，被晏嬰諷示出境，在楚國被司馬子期所驅逐。

以說教者自命和以周公自期的孔丘，雖"栖栖"七十餘"國"，終於沒能達到參加政權的目的，並遭受不少磨難和挫折。"達巷黨人曰：'大哉！孔子。博學而無所成名'。"（子罕）從而孔丘自己也不禁"喟然嘆曰"："危邦不入，亂邦不居。天下有道則見，無道則隱。"（泰伯）"不在其位，不謀其政。"（同上）"子謂顏淵曰：'用之則行，舍之則藏，惟我與爾有是夫？'"（述而）這種從實際經歷中得來的教訓，一面雖可能提起他對問題的進一步認識，另一面，他不只徒自歎息於政治遭遇上的困阨，並又從這裏墮入定命論。論語說：

"子在川上曰：'逝者如斯夫？不舍晝夜'。"（子罕）

"子曰：'道之將行也與？命也！道之將廢也與？命也！'"（憲問）

"道不行，乘桴浮於海。從我者，其由與！"（公冶長）

"子曰：鳳鳥不至，河不出圖，吾已矣夫！"（子罕）

但在孔丘死後，他的學說却在中國封建社會數千百年長時期中佔着支配地位。這在一方面，由於孔丘的時代，從中國封建社會的全過程說，正處在上昇的時期；一方面由於孔丘學說的全部精神適合於封建主義的要求，而且包含着若干積極的因素或較偉大的觀念。同時孔丘的思想，對於東方以至世界的文化思想，也都產生過巨大的影響。因此，孔丘是中國封建時代最早出的一個大思想家。

六 曾參對孔丘學說的解釋

孔丘的學術思想，在曾參的手裏，便作了一次系統的解釋，這第一表現在大學①裏面。曾參把孔丘的學術思想歸納爲"三德""八目"。首先曾參把孔丘的"修己"、"治人"和"中庸"的人生論與政治學說的原理，歸納爲："明明德"、"新民"、"止於至善"的"三德"。依曾參的解釋：

明明德："康誥曰：'克明德。'太甲曰：'顧諟天之明命。'帝典曰：'克明峻德。'皆自明也。"

新民："湯之盤銘曰，'苟日新，日日新，又日新。'康誥曰：'作新民。'詩云：'周雖舊邦，其命維新。'是故君子無所不用其極。"

止於至善："詩云：'邦畿千里，惟民所止。'詩云：'緡蠻黃鳥，止於丘隅。'子曰：'於止知其所止，可以人而不如鳥乎？'詩云：'穆穆文王，於緝熙敬止。'爲人君，止於仁；爲人臣，止於敬；爲人子，止於孝；爲人父，止於慈；與國人交，止於信。"

"三德"表現到政治上社會上去又是怎樣呢？曾參又作了一個總的評價：

"詩云：'於戲！前王不忘。'君子賢其賢，而親其親；小人樂其樂，而利其利。……"

---

① 按近人馮友蘭先生謂大學爲荀子學，其說見古史辨第四册。此說殊值得注意，余按大學所言"格物致知"與荀子之所謂"僞"的哲學概念亦殊有其相同之內容。不過在孔丘亦有"多識於鳥獸草木之名"的話。其次大學中之"止""至"，在孔丘固亦有"子曰中庸之爲德、其'至'矣乎"之語，故在曾參時也不是沒有產生這種思想的可能。因而余雖以馮說有相當理由，但仍依宋儒說作爲曾參學說研究。同時，馮氏的觀點和方法，也不能說是正確的。

"子曰：'聽訟，吾猶人也，必也使無訟乎？'無情者不得盡其辭。大畏民智，此謂知本。"

"古之欲明明德於天下者，先治其國；欲治其國者，先齊其家；欲齊其家者，先修其身；欲修其身者，先正其心；欲正其心者，先誠其意；欲誠其意者，先致其知；致知在格物。"

"物格而后知至，知至而后意誠，意誠而后心正，心正而后身修，身修而后家齊，家齊而后國治，國治而后天下平。"

他並把認識論(格物、致知)，道德論(誠意、正心、修身)，政治論(齊家、治國、平天下)砌成一個不可分離的體系。而且認爲：一面根據這種認識原理就可以作到"止於至善"，由這種道德原理就可以作到"明明德"，由這種政治原理就可以作到"新民"，一面由認識論而後進於道德論，由道德論而後進於政治論。

但在實踐上，却不是任何人都能這樣作的，尤其是庶人——農民，他們完全不可能有那種靜坐、深慮、呫嗶、咿唔的工夫。曾參說：

"自天子以至於庶人，壹是皆以'修身'爲本。其本亂，而末治者否矣。其所厚者薄，而其所薄者厚，未之有也。"這是完全不能適合於"庶人"的。

認識的思維過程，他却理出一個較孔丘細密的體系。

"知止而后有定，定而后能靜，靜而后能安，安而后能慮，慮而后能得。"

這較孔丘的"學而不思則罔，思而不學則殆"的方法，雖屬是同質的，却更完成了。

最後他對"八目"的解釋，據程子註釋，格物、致知兩目之義"而今亡矣"，惟有其他六目之義。因而現在從其第三目的"誠意"起。

誠意："所謂誠其意者，毋自欺也：如惡惡臭，如好好色，此之謂自謙。故君子必愼其獨也。小人閒居爲不善，無所不至，見君子而后厭然，揜其不善，而著其善；人之視己，如見其肺肝然，則何益矣？此謂誠於中，形於外，故君子必愼其獨也。曾子曰：'十目所視，十手所指，其嚴乎！富潤屋，德潤身，心廣體胖，故君子必誠其意'。"

正心修身："所謂修身在正其心者：有所忿懥，則不得其正；有所恐懼，則不得其正；有所好樂，則不得其正；有所憂患，則不得其正。心不在焉，視而不見，聽而不聞，食而不知其味。此謂修身在正其心。"

修身齊家："所謂齊其家在修其身者：人之其所親愛而辟焉，之其所賤惡而辟焉，之其所畏敬而辟焉，之其所哀矜而辟焉，之其所敖惰而辟焉。故好而知其惡，惡而知其美者，天下鮮矣！故諺有之曰：'人莫知其子之惡，莫知其苗之碩。'此謂身不修不可以齊其家。"

齊家治國："所謂治國必先齊其家者：其家不可教而能教人者無之。故君子不出家而成教於國。孝者所以事君也，弟者所以事長也，慈者所以使衆也……一家仁，一國興仁；一家讓，一國興讓；一人貪戾，一國作亂。其機如此。此謂一言僨事，一人定國。堯舜率天下以仁，而民從之；桀紂率天下以暴，而民從之。其所令，反其所好，而民不從。是故君子有諸己而後求諸人，無諸己而後非諸人。所藏乎身不恕而能喻諸人者，未之有也，故治國在齊其家。……詩云：'其儀不忒，正是四國。其爲父子兄弟足法，而後民法之也'。"

治國平天下："所謂平天下在治其國者：上老老而民興孝，上長長而民興弟，上恤孤而民不倍。是以君子有絜矩之道也。所惡於上毋以使下，所惡於下毋以事上，所惡於前毋以先後，所惡於後毋以從前，所惡於右毋以交於左，所惡於左毋以交於右。此之謂絜矩之道。詩云：'樂只君子，民之父母。'民之所好好之，民之所惡惡之，此之謂民之父母。……詩云：'殷之未喪師，克配上帝。儀監於殷，峻命不易。'道得衆，則得國；失衆，則失國。是故君子先愼乎德，有德此有人，有人此有土，有土此有財，有財此有用。德者，本也；財者，末也。外本內末，爭民施奪。是故財聚則民散，財散則民聚。是故言悖而出者，亦悖而入；貨悖而入者亦悖而出。康誥曰：'惟命不于常。道善則得之，不善則失之矣。'……是故君子有大道，必忠信以得之，驕泰以失之。生財有大道，生之者衆，食之者寡，爲之者疾，用之者舒，則財恆足矣。仁者以財發身，不仁者以身發財。未有上好仁，而下不好義者也；未有好義，其事不終者也；未有府庫財非其財者也。孟獻子曰：'畜馬乘，不察於雞豚；伐冰之家，不畜牛羊；百乘之家，不畜聚歛之臣；與其有聚歛之臣，寧有盜臣。'此謂國不以利爲利，以義爲利也。長國家而務財用者，必自小人矣。彼爲善之，小人之使爲國家，菑害並至，雖有善者，亦無如之何矣！此謂國不以利爲利，以義爲利也。"

曾參雖在某些方面降低了孔丘學，但他的"八目"論，也是適應封建制上昇期的要求提出的。封建統治者如果按照曾參的論說去實踐，是能出現較開明的政治的。所以中國封建時代地主階級的一些較開明的政治家和學者，都把"三德""八目"作爲維護其統治的傳統法寶。其次，在曾參的論點中，如所謂"民之所好好之，民之所惡惡之"，"道得衆則得國，失衆則失國"等等，都是具有積極因素的。

第三章　新興地主—商人政治思想的萌芽

我原先預定把管子作一番考定，來說明初期新興地主—商人的政治思想，旋因我尚不能考定其時代，只得暫時割棄，同時管子確非一人一時所作，所以把管子作爲一個思想家的思想體系看，也是不妥當的。因之決定把它割棄。不過照當時各國的經濟情形說，是有產生那種思想之可能的。

在春秋時代，新興地主—商人發生得最早的，除齊而外，便算鄭國。所謂鄭子產作刑書，便是有他們要求的一點影響在內。在鄭國，當時最先出現的新興地主—商人的政治代言人，便要算鄧析。今傳鄧析子書雖不可靠，但從各古書中所記關於鄧析的事略與言論，却能看出其思想的大致傾向來。

據漢書藝文志說：鄧析，"鄭人，與子產並時。"呂氏春秋說："鄭國多相縣以書者，子產令無縣書，鄧析致之；子產令無致書，鄧析倚之；令無窮，則鄧析應之亦無窮。""洧水甚大，鄭之富人有溺者。人得其死者，富人請贖之，其人求金甚多。以告鄧析，鄧析曰：'安之。人必莫之賣矣。'得死者患之，以告鄧析，鄧析又答之曰：'安之。此必無所更買矣'。"（離謂）"子產治鄭，鄧析務難之，與民之有獄者約，'大獄一衣，小獄襦袴。'民之獻衣襦袴而學訟者，不可勝數。以非爲是，以是爲非，是非無度，而可與不可日變。所欲勝因勝，所欲罪因罪。鄭國大亂，民口讙譁，子產患之。於是殺鄧析而戮之，民心乃服。"（同上）依此，鄧析是當時的在野派，爲子產的政敵。

左定九年傳說："鄭駟歂殺鄧析，而用其竹刑。"劉向鄧析子叙錄曰："竹刑，簡法也。"杜氏春秋左傳註說："鄧析……不受君命，而私造刑法，書之於竹簡，故曰竹刑。"

依此，鄧析是鄭國首先倡製"刑法"，即主張用一種改良的"法"的制度去代替舊封建主那種無標準的刑罰和裁判制度。他而且從人民的實際訟事中，去暴露封建領主刑罰裁判制度的弱點。而此，又正是當時新興地主—商人的要求。在當時，新興地主—商人，雖然已開始佔有經濟的地位，但在舊封建主憑其主觀任意行使權力的情況下，他們在政治上完全沒有權力和保障，因此他們要求有一個相對是非標準的"法"。鄧析的思想，便是從這個立場出發的。下面的記載說：

"鄧析……好刑名，操兩可之說，設無窮之辭。"（劉向叙錄）

"故談者別殊類使不相害，序異端使不相亂，諭志通意，非務相乖也。"（今本鄧析子無厚）

"所謂大辯者，別天下之行，具天下之物，選善退惡，時措其宜，而功立德至矣。小辯則不然，別言異道，以言相射，以行相伐，使民不知其要。"（同上）

"異同之不可別，是非之不可定，白黑之不可分，淸濁之不可理，久矣。"（同上）

"其言百官有司，各務其刑，循名責實，察法立威，則商韓氏意也。"（楊愼鄧析子序）

按這裏所引鄧析子文，雖不甚可靠；但其立言的觀點、方法和立場，却能合於漢志及劉向所述鄧析的觀點、方法和立場。在這裏，鄧析要求闡明一個相對的是非，並要求一個"分""黑白"、"理""淸濁"、"循名責實"的"法"。

另方面，由於當時舊封建主理論武器，主要是天道和"倫理"。因此鄧析也從這裏提出反駁說："天於人無厚也，君於民無厚也，父於子無厚也，兄於弟無厚也。"（同上無厚）"其言達道者，無知之道，無能之道，聖人以死，大盜不起……。"（鄧析子序）這是說，所謂"天道"和"倫理"是沒有根據的。

於是他又進而提出："明君視民而出政"和"事斷於法"（鄧析子序）的客觀主義的行政、立法主張。

由於材料的缺乏和不可靠，我們已無從究明鄧析思想的全貌，只能指出其這樣一個基本傾向。

第五編　初期封建制矛盾發展時期
政治思想各流派

在戰國和春秋之交，初期封建制內含的矛盾便劇烈的展開了。一方面封建的土地佔有，表現爲由封建領主到新興地主的轉移；一方面表現爲封建統治階級和農民兩階級敵對矛盾鬥爭的展開；一方面在封建統治階層內部，中小領主沒落過程的加速、擴大，而構成其階級內部的利害衝突。從而，隨着農民對戰爭和租稅徭役負担的過重，而增長了階級的憤怒和反抗。因而孕育出墨翟的政治學說——反映了農民的一些思想情況和要求。這在思想上，正和孔子學相對立。這種思想對立的鬥爭，通過初期封建制最後數百年的全期間，即由春秋末到秦始皇"統一"前的時期。

在這轉換期的封建領主，一方面，感受農民反抗運動的勃起，他方面又感受其階級內部新興地主一商人經濟勢力之漸形强大，以及基此而發生之政治要求，因而便孕育出孟軻的政治學說，他一面企圖調協舊領主和新興地主一商人，在對付農民的共同利益下取得妥協，一面又企圖和緩農民的反抗。隨着新興地主一商人經濟更一步前進，封建領主經濟更相對地削弱，又孕育出傾向新興地主的荀卿學說，作爲所謂"儒家"政治思想的一大轉換點。更隨着新興地主經濟支配地位之確立，荀卿學說便發展爲韓非的政治學說。

由於新興地主一商人與封建領主間內部的權利衝突，便又孕育出與孔孟學說相對立的楊朱一派的政治學說。這到韓非時代，兩者便開始統一了，

沒落的封建領主階層，到"戰國"時期，已完全從經濟政治的支配

地位中排擠出去，陷於窮乏的境地，再無掙扎餘力。因而便孕育出莊周的厭世主義。然而由於新興地主的代起與封建莊園的解體，便開闢了知識分子參加政權的地盤，給沒落的中小領主以一條獵官求祿的出路。所以這一派的學說，在韓非的學說中也被統一了。

從而韓非學說，對於封建統治階級內舊封建主的學說、沒落中小封建主的學說、新興地主—商人的學說，都一一給以揚棄和批判地繼承，作為其階級思想內部的統一。他只是對墨翟派的學說，採取着否定的敵對的態度。

第一章　作爲農民階級政治學說的墨子

一　墨翟的年代、階級性及其著作

據梁啓超考證，墨翟爲魯人（舊有宋、魯、楚三說。但墨子公輸篇有"子墨子歸，過宋"，及貴義篇有"子墨子南遊於楚"，呂氏春秋愛類篇有"公輸班欲爲楚攻宋，墨子聞之，自魯往"等記載），此說甚是。

墨子的年代問題，胡適認爲：

"生在周敬王二十年與三十年之間（公元前五〇〇至四九〇年），死在周威烈王元年與十年之間（公元前四二五至四一六年）。墨子生時約當孔子五十歲六十歲之間。"（中國哲學史大綱，一四七頁）

據梁啓超考證：

"墨子生於周定王初年（元年至十年之間）（公元前四六八至四五九年），約當孔子卒後十餘年（孔子卒於公元前四七九年）。墨子卒於周安王中葉（十二年至二十年之間）（公元前三九〇至三八二年），約當孟子生前十餘年（孟子生於公元前三七二年）。"（墨子學案，一六八頁）

又錢穆認墨翟生於公元前四七九年，"至遲亦不出十年"；卒於三九四年，"至遲亦不出十年"。張季同謂生於公元前四八〇年，卒於公元前四〇〇年(均見古史辨第四册)。上說均皆有所引證，皆言之成理。但各說有一共同點，即均認墨翟生於孔孟年代之間，易言之，即春秋與戰國相交替之間。這已足供我們以依據。至於其生卒年代之詳細考定，在這裏並無何特殊重要。依個人意見，當以梁說爲較近。

關於墨翟的階級性，古書中關於他的生平記載甚少，幾難作明確考定。司馬遷謂墨翟曾爲宋大夫，梁啓超說："查本書中，絕無曾經仕宋的痕跡。"其說甚是。莊子天下篇說墨翟"以自苦爲極"。是墨翟不曾作過官，當係事實。他自己又曾說："道不行不受其賞，義不聽不處其朝。"他倒不像莊周絕對主張不參加政治，而以能否實行其主義爲其參加政治的條件。這種堅决精神，决不是腐老的階級所能有的態度。同時他"遊楚"、"使衞"、"救宋"亦全在爲其主義而奔走。據莊子所說，他自己和其門徒的生活，却又是極其困難的。更從其全部的思想看，封建領主和封建領主的社會秩序，爲他所"深惡痛絕"；與新興地主一商人，亦顯示其立場的不同；與沒落貴族的意識尤形矛盾。另一方面，却反映於當時農民的一些思想情況和要求。

只是墨翟本人恐非出身於農民。在當時自耕農民雖已存在，雖或已有求知識的機會，但以求知識作爲專業的事情，恐還不可能。據淮南子要略說：墨翟少年時，曾"學儒者之業，受孔子之術，以爲其禮煩擾而不說，厚葬靡財而貧民，久服傷生而害事"。淮南子雖係西漢著作，言之不盡可靠；然吾人讀墨子本書，可概見其學問修養湛深、邏輯嚴密。那雖非從實踐生活上不能求得，然亦不能不賴於理論的修養。因而墨翟的出身，吾意或係沒落的新興地主或係從前代自由農民轉化而來的獨立小生產者的家世，尤其是後者；故其思想體系中，又反映了一點新興地主的思想意識。在當時，新興地主沒落後的前途，便很可能降到農民中去。其學說能反映農民的一些要求，或即以此。

墨翟的著作問題。墨子一書，從來辯說不一。有謂經上下、經說上下、大小取爲別墨，餘爲墨翟本人所著。有謂經上下、經說上下、大小取等六篇爲"墨經"，餘爲"墨論"者。又有謂親士以下七篇爲後人僞託；親士、修身二篇，其文富麗近荀子，皆"儒者"言；所染、法儀、七患、辭過、三辯等五篇則爲後此讀墨書者之所爲——所染取意尚賢，法儀取意天志、尙同，七患、辭過二篇取意於節用、節葬，三辯取意於非樂，並謂所染爲逃墨歸"儒"者之所爲。近更有謂天志亦非墨翟意者。這均不是從嚴謹的科學立場上，從其所表現的階級意識上去判別，而只是從其文字構造的形式上去辯論，所以他們始終都不能得出一個明確的結論來。在今本墨子中所包含的各篇著作，大體在哲學上能表現爲同一流派，並表現爲同一社會階級的意識形態。這是凡研究過現代哲學的人都能够理解出來的。但其中各篇文字，並非出自墨翟一人之手，應係事實；這在一方面，有係出於墨翟門人筆記之可能——或者墨翟的著作全由這種筆記蒐集而成的——一方面，有係後世墨派學者所輯的可能。因爲在各篇文字的相互間，不但有文學上的作風格調不同，而且從社會階級的意識上，顯然又可以找出其時間的差別來。不過在這一點上，於我們並無特別重要，因爲我們是把它當作那期間一個階級的意識形態去研究的。

二　墨翟的唯物主義認識論

墨翟在其思想出發點上，便採取着和孔丘的客觀主義唯心主義、老聃的辯證觀唯心主義相對立的觀點。首先便確認客觀的實在性，他說："以名舉實。"（小取）"所以謂，名也；所謂，實也。"（經說上）"舉，告以文名，舉彼實也。"（同上）"二名一實，重同也。"（同上）這便是說，客觀是實在存在的，由這種客觀存在的實在反映到我們人類的頭腦裏，才能構成概念，易言之，概念是由實在方面獲取來的。由確認客觀世界的存在這一觀點上，便進而達到其對宇宙自體之說明的時空觀念，故他說："久、彌異，時也。宇、彌異，所也。"（經上）這便是說，宇宙自體，從其時間上說是變動不居的；從其空間上說，是有其"所"（空間位置）之差異的。可惜他不能達到時間和空間之不能分離的統一的聯系的理解，猶之他不能達到對客觀自體以及其內在的關聯的諸關係的理解一樣，所以他只能成爲一個中世的唯物主義者，不能進而把握辯證法。這當然由於歷史條件的限制。

因此，他認爲人類的知識，是從對客觀世界的認識得來的，並模糊地意識到實踐的重要性。他在墨經的開始便提出其唯物主義方法論的論綱。照梁啓超墨子學案的排列：

〔經〕"知，材也。"〔經說〕"知也者，所以知也。而必知，若明。"（即指思維的神經系統。）

〔經〕"慮，求也。"〔經說〕"慮也者，以其知有求也，而不必得之，若睨。"（即指思維。）

〔經〕"知，接也。"〔經說〕"知也者，以其知遇物而能貌之，若見。"（即指客觀的反映。）

〔經〕"恕，明也。"〔經說〕"恕也者，以其知論物，而其知之也著，若明。"（即指認識事物。）

這樣把感官、思維、感覺和理解，作爲構成認識上之四個不可缺的要件。但是他又以客觀存在的反映作爲最基本的條件去理解的。故他說：

"同：二名一實，重同也；不外於兼，體同也；俱處於室，合同也；有以同，類同也。"（經說上）

"異：二，不體，不合，不類。"（經上）

"異：二必異，二也；不連屬，不體也；不同所，不合也；不有同，不類也。"（經說上）

因而他又把那給予人類以"概念"之構成的客觀存在或經驗分作三個類型。

〔經〕"知：聞、說、親。"〔經說〕"知：傳受之，聞也；方不㢓，說也；身觀焉，親也。"

這即所謂聞知的傳聞，說知的類推，親知的經驗。但他又特別注重到親知的經驗，他說：

"天下之所以察知有與無之道者，必以衆之耳目之實，知有與無為儀者也。誠或聞之見之，則必以為有，莫聞莫見，則必以為無。"（明鬼）

在這裏，正表現了一般經驗主義的庸俗論點。墨子的唯物主義，也正表現其有嚴重的經驗主義傾向的唯物主義。不過耳聞不如目見，目見不如親自動手，墨翟在這裏，却是基本正確的。同時，他强調"以衆之耳目之實"爲"察知有與無之道"，這是一種素樸的羣衆觀點。

從而墨翟認爲認識既都要從客觀存在出發，但是怎樣去認識客觀世界呢？於是他便提出其論理學的"三法"：

"凡出言談，則不可不先立'儀'而言；若不先立'儀'而言，譬之猶運鈞之上而立朝夕焉也。我以爲雖有朝夕之辯，必將終未可得而從定也。是故言有三法。何謂三法？曰，有考之者，有原之者，有用之者。惡乎考之？考先聖大王之事。惡乎原之？察衆之耳目之情。惡乎用之？發而爲政乎國，察萬民而觀之。"（非命下）（按非命上"考"作"本"，"惡乎"作"於何"……"察萬民而觀之"作"觀其中國家百姓人民之利"。）

但是人類何以能從客觀存在上去獲得概念呢？於是墨翟乃進而說明人類的感官和外界的聯系作用，他認爲一切外界存在着的東西都能由人類的經驗經過感官（五路）而攝入到頭腦中，因以構成概念；只有時間（久）不能用視、聞、嗅、觸、味的感官去直接攝入。墨翟說：

〔經〕"知而不以五路，說在久。"〔經說〕"知，以目見；而目以火見，而火不見，惟以五路知。久，不當以目見，若以火見。"

雖然人類對於事物的認識，都要經過感官，而人的感官也都是相同的；但是因爲各人所應用的方法和立場、觀點不同，各人對同一事物的認識也發生歧異。但眞理却只有一個。認識的不同，是由於有些人的認識錯誤。故他說：

"物之所以然，與所以知之，與所以使人知之，不必同，說在病。"（經下）

最後他又舉出其三段論的邏輯公式——辯的邏輯：

是——是；非——非："辯，爭彼也；辯勝，當也。"（經上）

非甲非乙即丙："辯，或謂之牛，或謂之非牛，是爭彼也，是不俱當；不俱當，必或不當；不當，若犬。"（經說上）

非甲即乙："謂辯無勝，必不當，說在辯。"（經下）"謂：所謂，非同也，則異也。同：或則謂之狗，其或謂之犬也。異：則或謂之牛，其或謂之馬也。俱無勝，是不辯也。辯也者，謂之是，或謂之非，當者勝也。"（經說下）"彼，不可，兩不可也。"（經上）"彼凡牛樞非牛，兩也。"（經說上）

邏輯的方法與功用是：

"夫辯者，將以明是非之分，審治亂之紀，明異同之處，察名實之理，處利害，決嫌疑。焉（訓乃）摹略萬物之然，論求羣言之比，以名舉實，以辭抒意，以說出故，以類取，以類予。"（小取）

上句在說邏輯的功用，下句在說邏輯的方法。所謂"摹略萬物之然"，便是說要調查情況，所謂"論求羣言之比"，便是說要尋求事物的因果關係；以下便在說明演繹和歸納的方法。但是他的論理學並不就止住在這裏，便不去進而追求因果關係的法則。所以他在別處又說：

〔經〕"法，所若而然也。"〔經說〕"意、規、員三也具，可以爲法。"

〔經〕"法者之相與也盡類，若方之相合也，說在方。"〔經說〕"一：方盡類，俱有法而異，或木或石，不害其方之相合也；盡類，猶方也，物俱然。"

他在這裏，並確認一切現象都有其因果法則的存在；但他並不知道從事物的本質上去理解其內在法則，而只作"或木或石，不害其方之相合也"之類的現象的了解，然而這正是他唯物主義的機械論傾向。

他在論理方法上，又設定七個前提。照梁啓超墨子學案所列，爲：一或、二假、三效、四辟、五侔、六援、七推。（小取）

一或："或也者，不盡也。""盡，莫不然也。"

二假："假也者，今不然也。"

三效："效也者，爲之法也；所效者，所以爲之法也。故中效則是也，不中效則非也。"

四辟："辟也者，舉他物而以明之也。"

五侔："侔也者，比辭而俱行也。"

六援："援也者，曰：子然，我奚獨不可以然也。"

七推："推也者，以其所不取之同於其所取者予之也，是猶謂他者同也，吾豈謂他者異也；夫物有此同而不率遂同。"

因此，在他的唯物主義和形式論理學體系中，有不少積極的進步的因素。

三 "兼愛"和"互利"

當時封建統治階級的代言人，無論其理論表現的形式如何，但在維護封建等級制這一根本立場上是完全同一的。只有代表農民階級的思想家，從農民階級現實的生活利益上，便表現其反對這種等級制的堅決主張。所以代表農民階級的思想家墨翟，在政治學說上，便明顯標出"兼愛"的社會原理，同時給孔丘"倫理"的社會原理以無情的批駁。孔丘主張"倫理"的等級性，他便主張"愛無差等"(孟子)的"兼愛"，主張用"兼以易別"(兼愛下)，並指出"本原別之所生，天下之大害"(兼愛下)的明確的論旨。他認為凡"天下之大害"都緣於"別相惡"而發生的；"別相惡"便不能相愛，"不相愛"，便構成一切罪惡的根源。故他說：

> "凡天下禍簒怨恨其所以起者，以不相愛生也。""是故諸侯不相愛，則必野戰；家主不相愛，則必相簒；人與人不相愛，則必相賊；君臣不相愛，則不惠忠；父子不相愛，則不慈孝；兄弟不相愛，則不和調；天下之人皆不相愛，强必執弱，富必侮貧，貴必傲賤，詐必欺愚。"(兼愛中)

這便是說，表現於當時社會的一切矛盾現象，如封建領主間之相互爭奪，各級領主相互間的簒竊，人類與人類相互間的殘賊，農民對於封建主的鬥爭，以及在家長制度下的父子兄弟……間的種種矛盾，都是從這種"別"的制度的本身上發生出來的。所以要想消滅這種"禍簒怨恨"的根源，便只有消滅這種"別"的等級制度的本身，用"愛無差等"的平等的"愛"去代替那種絕對"倫理"的等級制度的"別"；易言之，只有人類的平等的愛，才能建立起人與人間的良好關係。所以他又說：

"非人者必有以易之……是故子墨子曰：'兼以易別。'……今吾本原'兼'之所生，天下之大利者也；吾本原'別'之所生，天下之大害者也。"（兼愛下）

但是所謂"愛"，也並不是片面的，而是相互的；同時也並不是各人只愛其親者近者，或由於社會關係之不同而有何種差異的，而是只以人爲條件的"無差等"無親疏的周遍的愛，那才是他之所謂愛——兼愛的眞義。例如他說：

"愛人，待周愛人而後爲愛人；不愛人，不待周；不愛人，不周愛；同爲不愛人。"（小取）

"親親則別，愛私則險，民衆而以別險爲務則民亂。"（商君書）

然而像"耶穌教"之所謂"博愛"，"佛家"之所謂"慈悲"，"儒家"之所謂"仁愛"……那完全是從唯心主義上建立起來的一個騙局，並沒有何種較積極的現實意義。墨翟在這裏之所謂"愛"却並不是從沙灘上建築起來的空中樓閣，他已注意到人與人的現實生活的相互利益。所以他曾再三提出"兼相愛，交相利"（兼愛中）的原理。並進而爲如次的說明：

"吾不識孝子之爲親度者，亦欲人愛利其親歟？意欲人之惡賊其親歟？以說觀之，即（則）欲人之愛利其親也。然即（則）吾惡（何）先從事即（乃）得此？若我先從事乎愛利人之親，然後人報我以愛利吾親乎？意我先從事乎惡賊人之親，然後人報我以愛利吾親乎？即（則）必吾先從事乎愛利人之親，然後人報我以愛利吾親也。……大雅之所道曰：'無言而不讎，無德而不報，投我以桃，報

之以李。'即(則)此言愛人者必見愛也，而惡人者必見惡也。"(兼愛下)

他認爲人與人只有在"交相利"的基礎上，才能實現"無差等"的"周愛"，從而平等兼愛的社會便不難實現。這種社會原理，依照墨翟的解釋，則不啻完全是一種空想社會主義的理想。兼愛篇說：

"以兼爲正，是以聰耳明目相與視聽乎？是以股肱畢强相爲動宰乎？而有道肆相教誨。是以老而無妻子者，有所侍養以終其壽；幼弱孤童之無父母者，有所放依以長其身。"(兼愛下)

"視人之室若其室，誰竊？視人身若其身，誰賊？……視人家若其家，誰亂？視人國若其國，誰攻？"(兼愛上)

梁啓超對後一段話的解釋說："簡單說，把一切含有'私有'性質的團體都破除了，成爲一個'共有共享'的團體，就是墨子的兼愛社會。"這種解釋是有着相當道理的。

墨翟並確信他的這種理想，完全有實現的可能性，因而當時有人問他說："即善矣。雖然，豈可用哉？"他答道："用而不可，雖我亦將非之。且焉有善而不可用者？"(兼愛下)他自己具有這種堅確的信念，所以才肯"要以自苦爲極"(莊子)，"摩頂放踵，利天下爲之"(孟子)。並因而才組織那作爲推行其主義的宗教團體——具有政治性的宗教團體——正確的說，毋寧先有這種農民的行動團體，然後才形成這一流派的理論。

現在再進而考察其"交相利"的社會經濟的內容。在這裏，他標示了如次的幾個原則：根本反對貴族的奢侈和無謂的浪費；確認平等的享受和平等參加勞動；反對人剝削人的制度；主張勞動力只應在生產生活必需品的生產或爲全社會公共福利上正當的去利用。所以他一面力斥封建主代言者"儒家"所誇揚的禮樂鋪張等方面的浪費，認爲不合於社會的公共利益——羣衆的實際生活，故說“雖我亦知樂之足以安身、甘口、美目、樂耳”，可是：

“今王公大人雖無造爲樂器以爲事乎國家，非直掊潦水折壤垣而爲之也，將必厚措斂乎萬民，以爲大鐘鳴鼓琴瑟竽笙之聲。”（非樂上）

“然則當用樂器……民有三患：饑者不得食，寒者不得衣，勞者不得息。三者民之巨患也。……今王公大人惟毋處高台厚榭之上而視之，鐘猶是延鼎也，弗撞擊，將何樂得焉哉？……使丈夫爲之，廢丈夫耕稼樹藝之時，使婦人爲之，廢婦人紡績織絍之事。”（同上）

一面又力斥“儒家”所主張的“三年之喪”的厚葬，認爲那不但無益的消糜社會財富，而且無益的消耗社會的有用勞動力。故說：

“細計厚葬，爲多埋賦之財者也，計久喪，爲久禁從事者也。財以（已）成者扶而埋之，後得生者而久禁之，以此求富，是譬猶禁耕而求穫也。”（節葬下）

“棺三寸足以朽體，衣衾三領足以覆惡。”（同上）

於是他進而主張社會生活的節儉化，主張飲食以“黍稷不二，羹胾不重；飯於土塯，啜於土鉶”（節用中）爲限；衣服以“冬以圉寒，夏以圉暑”爲限；即所謂“衣服，適身體和肌膚而足矣。……錦繡文采靡曼之衣……此非云益煖之情也，單財勞力畢歸之於無用也”（辭過）。宮室以“高足以避潤濕，邊足以圉風寒，上足以待雪霜雨露，宮牆之高足以別男女”（同上）爲限。總之，“凡足以奉給民用則止”（節用中）。對於人類的物質生活，不積極作提高的追求，這正是中世農民階級的本色。因他認爲封建主那一社會集團的奢侈縱慾的生活，完全是依靠他人的剩餘勞動以爲生的，那不但在損害他人（農民）的生存，是“暴奪民衣食之財"(辭過)，而且不合於人類生存的原則。從而他歸納出奢侈和縱慾完全是基於人剝削人的制度之上發生出來的。

因之，他便正確的揭出人類必須要勞動才能生活的原則。梁啓超把他非樂上篇的一段話譯成現代語說：

"人和禽獸不同，禽獸是：'因其羽毛以爲衣裘，因其蹄蚤以爲袴屨，因其水草以爲飲食'。所以不必勞作，而'衣食之材已具'。人類不然，一定要'竭股肱之力，亶(殫也)其思慮之智'，才能維持自己的生命，所以各人都要有'分事'。什麼叫作'分事'呢？就是各人自己分內的職業。"(羽按墨翟之所謂"分事"，又含有"社會分工"的意義。)

因而他確認各人都應該"各從事其所能"(節用中)，"必量其力所能至而從事焉"(公孟)的共同去參加勞動；"譬若築墻然，能築者築，能實壤者實壤，能欣(掀)者欣，然後墻成也"(耕柱)。另一方面，他認爲那班"貪於飲食，惰於從事"的"罷(而)不肖"(非命上)的分子，原則上，根本便沒有其生存的權利〔"賴其力者生，不賴其力者不生"(非樂上)〕。但凡能"各盡其所能"以從事勞動的社會成員，便不再有"你的""我的"的分別，而是"有餘力以相勞，有餘財以相分"的平等享受。

在消極方面，他又提出把封建領主集團的財產，拿來提高大衆的物質享受和防禦設備。他說：

"把那些闊人所嗜好的'珠玉鳥獸犬馬'去掉了，挪來添補'衣裳宮室甲盾舟車之數'，立刻可以增加幾倍。"(節用上，從梁啓超譯)

同時，他認爲不是爲着增進社會的福利去使用勞力和財物便是浪費，不是爲着人民的利益去增加人民負担是不應該的，這都應該加以反對。所以他說："凡費財勞力不加利者不爲也。"(辭過)"諸加費不加於民利者聖王弗爲。"(節用中) 易言之，社會的勞動力和財物若使用在全社會的公共利益上，即用在符合人民的利益上，那是合理的。故說：

"若聖王之爲舟車也，即我弗敢非也。"(非樂上)

"古者聖王亦常厚措斂乎萬民以爲舟車，既以(已)成矣；……曰：舟用之水，車用之陸，君子息其足焉，小人休其肩背焉。故萬民出財齎而予之，不敢以爲戚恨者何也？以其反中民之利也。"(同上)

其次，當時農民階級所最感痛苦的，除苛重賦稅徭役而外，便是不斷擴大的封建戰爭。因而他從其階級的利害關係上，便激烈的提出"非攻"的主張。他抨擊那種封建戰爭不但給予物質資料以巨大破壞，而且直接摧殘社會的勞動人口，爲全社會之最大危害；即使是從事戰爭的封建主們，也並不能從戰爭中獲得眞實的利益(據非攻上說，他的弟子宋鈃曾以這個原則去說能秦楚之兵)。所以他說：

"大國之攻小國，譬猶童子之爲馬也；童子之爲馬，足用而勞。今大國之攻小國也，攻者，農夫不得耕，婦人不得織，以守爲事；攻人者，亦農夫不得耕，婦人不得織，以攻爲事。"(耕柱)

"然而何爲爲之？曰：'我貪伐勝之名，及得之利，故爲之'。子墨子言曰：'計其所自勝，無所可用也；計其所得，反不如所喪者之多'。"(非攻中)

"飾攻戰者言曰：'南則荊、吳之王，北則齊、晉之君，始封於天下之時，其土地之方，未至有數百里也，人徒之衆，未至有數十萬人也；以攻戰之故，土地之博，至有數千里也，人徒之衆，至有數百萬人，故當攻戰而不可不爲也'。子墨子言曰：'雖四五國則得利焉？猶謂之非行道也'。"(非攻中)

所以，即使少數人能從戰爭中獲得利益，那對於全社會說，還不能算是眞實的利益。而況此少數人在實際上也是"計其所得，反不如其所喪"呢。在墨翟理論中的所謂利，是以全社會作爲對象而被考察的。故說："殺己以存天下，是殺己以利天下。"

墨翟的反戰理論，一面表現其反對非正義戰爭的正確立場，一面是他對於發動非正義戰爭者提出的警告。而此又正表現了中國人民反對非正義戰爭的優良傳統。

如上所述，墨翟在經濟論上，一面從全社會的、特別是農民階級的利害上消極的攻擊封建領主們奢侈縱慾的生活，反對非正義的封建戰爭；……一面積極的反對人剝削人的制度，而提出以人爲本位的共勞共享的空想社會主義制度。但是他的這種理想，怎樣能够實現呢？他是以"愛"和"利"的交互作用爲基礎的。例如他說：

"忠信相連，又示之以利，是以終身不厭。"（節用中）

"愛人者，人必從而愛之；利人者，人必從而利之。"（兼愛中）

"若見愛利國者必以告，……亦猶愛利國者也。"（尙同下）

"衆利之所自生，此何自生？……從愛人利人生。"（兼愛下）

"兼而愛之，從而利之。"（尙賢中）

"天必欲人之相愛相利。"（法儀）

"發以爲刑政，觀其中國家百姓人民之利。"（非命上）

所以他認爲愛是從相互的利益這一根基上發生起來的，又是他所理想的社會制度中表現人與人的關係的基本原則。從而他無異認爲人與人的相互的利益是社會的最高原則。不過所謂互利，並不是個人主義者所意義着的私利，而是社會的公利，是利他的互利，故能因"利"而生"愛"。然而墨翟却止住在這裏而不曾前進了。他未能明白的指出社會各階級間利益的對立性和其統一性，以及構成人類利益之不能一致的階級制度的根源，而只是限於所謂互利的單純概念。我們在這裏，也可以找出他唯物主義體系中的唯心主義成分。

自然，墨翟的這種見解，完全是受着其時代的生產力等社會條件所限制，我們不應苛責古人。而其空想社會主義體系中的積極因素，却値得我們珍視。

四 “尙賢”和“尙同”

墨翟的政治學說，主要表現在尙賢和尙同兩篇中。他從農民階級的立場出發，一面根本反對封建主家族主義的政權世襲制，故他批評當時的政治說：“親戚則使之，無故富貴；面目佼好則使之；……是故不能治百人者，使處乎千人之官，不能治千人者，使處乎萬人之官。”(尙賢中)所以政治的直接結果，使民“饑而不得食，寒而不得衣，勞而不得息，亂而不得治。”(同上)一方面則主張由賢能來掌握政權，易言之，即在打破階級身分的限制，而以能力爲標準的一種制度來代替封建領主的家族世襲制。這是民主主義思想的萌芽。他說：

“王公大人明乎以尙賢使能爲政，是以民無饑而不得食，寒而不得衣，勞而不得息，亂而不得治者。故古聖王以審以尙賢使能爲政而取法於天。雖天亦不別貧富、貴賤、遠邇、親疏，賢者擧而尙之，不肖者抑而廢之。”(同上)

“選擇天下賢良聖智辯慧之人，立以爲天子；……選擇天下贊閱賢良聖智辯慧之人，置以爲三公。”(尙同中)

“雖在農與工肆之人，有能則擧之，高與之爵，重予之祿。”(尙賢上)

“以德就列，以官服事，以勞殿賞，量功而分祿。故官無常

貴，而民無終賤。有能則舉之，無能則下之。舉公義，辟私怨。”(尚賢上)

“不黨父兄，不偏富貴，不嬖顏色。賢者舉而上之，富而貴之，以爲官長；不肖者抑而廢之，貧而賤之，以爲徒役。”(尚賢中)

從而墨翟之所謂賢能政治，和孟軻等人之所謂賢能政治是根本異趣的。他之所謂賢能政治，是一種打破階級身分限制，連“農與工肆之人”在內的民主主義。同時他對政治的起源說：

“古者，民始生未有刑政之時，蓋其語人異義，是以一人則一義，二人則二義，十人則十義，其人茲衆，其所謂義亦茲衆，是以人是其義以非人之義，故交相非也。是以內者父子兄弟作怨惡，離散不能相和合；天下之百姓，皆以水火毒藥相虧害，至有餘力不能以相勞，腐殀(同朽)餘財不以相分，隱匿良道不以相教，天下之亂若禽獸然。夫明乎天下之所以亂者，生於無政長；是故選天下之賢可者立以爲天子。”(尚同上)

依此，他的國家政治起源說，在一方面近似於盧梭的民約論(所謂“君臣萌通約也”)。這不但批駁了當時統治階級代言人所標示的政權神授說(所謂“天生民而立之君”)，指出人類在原始並沒有統治者和被統治者之區別的存在，表現着生產階級的進步思想。同時他之所謂賢能，如上所述，是由全體民衆在打破階級身分限制的原則下所共同選舉出來的。這和統治者代言人“儒家”的維護階級統治的說教，也恰恰採取着相反的立場。他的根本立場，在否認封建貴族階級政權的家族世襲，主張由全員選舉來代替世襲——根本打破對農工的政治等級性的約束。更從其所謂“天子爲天下之仁人”，“由萬民選擇而立”等語句的意義來看，因而知道他同時又否認君位以及其他政治地位的世襲，而是由選舉的方式去產生的；這從墨教首領的承繼方式上

也可以看出來，莊子說："（墨者）以鉅子爲聖人，皆願爲之尸，冀得爲其後世。"（天下）

另方面，他的理想政治中的所謂"聖人"、"仁人"和"天子"，並不是離開勞動，靠剝削他人勞動以爲生的坐食者；而是和其他社會成員一樣，要親自參加社會勞動的。所以莊子說：

"昔者，禹之湮洪水，決江河，而通四夷九州也，名山三百，支川三千，小者無數；禹親自操橐耜而九雜天下之川，腓無胈，脛無毛，沐甚雨，櫛甚風，置萬國。禹，大聖也，而形勞天下也如此。使後世之墨者……日夜不休，以自苦爲極，曰：'不能如此，非禹之道也；不足謂墨'。"（同上）

墨子本書說：

"今有人於此，有子十人，一人耕而九人處，則耕者不可以不益急矣。何故？則食者衆而耕者寡也。"（貴義）

"仁者之爲天下度……天下貧則從事乎富之，人民寡則從事乎衆之，衆而亂，則從事乎治之。……若三務者，此仁者之爲天下度也。"（節葬下）

"昔者，禹、湯、文、武方爲政乎天下之時，曰：必使饑者得食，寒者得衣，勞者得息，亂者得治。"（非命下）

因此，墨翟之所謂政長，不僅其自身亦須親自參加社會勞動，並須爲全社會計劃生活必需品的生產、供給和生活的改善。

現在再來研究一下他之所謂"政長"的權限以及人民對於"政長"的關係。他認爲"政長"是由"萬民"選擇出來執政的，所以人民便應該無條件的服從"政長"的領導，對他表示無限的忠忱；被選出的"政長"必然是"聖人"，而"萬民"却是智愚程度不齊的。反之，"聖人"却是一個全能而且以無限忠忱爲"萬民"謀福利的。不過人民對於"政長"一面是絕對服從，一面仍保有"上有過則規諫之"的批判的權利。故此他說：

"政長既已具，天子發政於天下之百姓，言曰：'聞善而不善，皆以告其上；上之所是，必皆是之，所非，必皆非之，上有過則規諫之'。"（尙同上）

"凡國之萬民，上同乎天子而不敢下比；天子之所是，必亦是之，天子之所非，必亦非之；去而不善言，學天子之善言，去而不善行，學天子之善行。天子者，固天下之仁人也。舉天下之萬民以法天子，夫天下何說而不治哉？"（尙同中）

但是以"智、愚、賢、不肖"不齊的"萬民"去選擇"政長"，何能確保被選者必是"聖人"或"天下之仁人"呢？如被選者而爲非"聖"非"仁"之人，要"萬民"去無條件的服從他，那無疑會引起政治上之相反的結果的。在這一點上，不是顯然構成了墨翟自己理論的矛盾嗎？然而在墨翟，也曾意識到這點，他意謂如若"天子"而有違反公衆的意志與未能合於公衆之福利的舉措時，則人民保有"上有過則規諫之"的權利去補救。自然，這在"萬民"本身並不能獲取其有效的保障。不過在另一方面，在墨翟政治學說中，是以：一、"天子"不是世襲而是由"萬民"選擇的。二、"天子"和"萬民"在經濟的地位上都是平等的；在政治的地位上也都是平等的，因爲只要你是"聖人"或"仁人"，却不問你是農奴或工奴，便都有被選出來作天子的機會。三、凡是有才智的人，也不問他是農奴、工奴或賤奴，"天子"有舉用他的義務，例如說："故昔者，堯之舉舜也，湯之舉伊尹也，武丁之舉傅說也，豈以爲骨肉之親，無故富貴，面目美好者哉？惟法其言，用其謀，行其道，上可以利天，中可以利鬼，下可以利人。"（尙賢下）這樣構成其政治論的體系。因而梁啓超說："墨子的社會，可謂平等而不自由的社會。"章太炎說："墨學若行，一定會鬧到教會專制。"等等的評語，却都不曾從墨翟政治學說的全部內容去掌握其精神實質，而只是在捉弄其各別論點。

墨翟的民主主義，在今日看來是落後的，然而他在兩千餘年前發明這種理論，却是偉大的。同時在今日，也還有其積極的進步的因素。

墨翟空想社會主義民主主義思想的歷史源泉，是以傳說中夏代的原始公社制和氏族民主制爲根據的。所以說"大夏之道"，"非禹之道，不足爲墨"。在"古代"和"中世"的歷史上，革命的階級，幾無不以原始公社爲其理想的政治方向，墨子自亦不能例外。

五 墨翟的宗教思想和其所領導的政治運動

從墨翟唯物主義的認識論出發，怎樣會達到有神論呢？可是在其天志和明鬼等篇中，却又顯然承認神的意志的存在。例如他說：

"天之有天下也，辟之無以異乎國君諸侯之有四境之內也。今國君諸侯之有四境之內也，夫豈欲其臣國萬民之相爲不利哉？"（天志中）

"楚王食於楚之四境之內，故愛楚之人；越王食於越，故愛越之人；今天兼天下而食焉，我以此知其兼愛天下之人也。"（天志下）

"天必欲人之相愛相利，而不欲人之相惡相賊。"（法儀）

他而且認爲"天"不獨消極的希望"人之相愛相利"，並還積極的在監視着人類日常的生活活動，還能有意識的對人類行使賞罰。例如他說：

"吏治官府之不絜廉，男女之爲無別者，鬼神見之；民之爲

淫暴寇亂盜賊，……奪人車馬衣裘以自利者，有鬼神見之。”（明鬼下）

“愛人利人者，天必福之；惡人賊人者，天必禍之。”（法儀）

“順天意者，兼相愛、交相利，必得賞；反天意者，別相惡、交相賊，必得罰。”（天志上）

“天欲義而惡不義。”（同上）

“然有所不爲天之所欲，而爲天之所不欲；則夫天亦且不爲人之所欲，而爲人之所不欲矣。人之所不欲者何也？曰：疾、病、禍、祟也。”（天志中）

“疑惑鬼神之有與無之別，不明乎鬼神之能賞賢而罰暴也。”（明鬼下）

依此，“天”“意”的基本方向，是“欲人之兼相愛交相利”。然他怎樣知道“天”有這種意志呢？他却沒有具體的說明，而只是一種主觀的肯定。實際，他不過以自己的意志託述爲“天”的意志來說明；所以墨翟謂其自己的意志，是完全符合着“天”的意志的（例如說：“子墨子之有天之意”），這樣，他自己便無異握有“天”的意志的權能，能品定人類的生活是否合乎天意。故他說：

“我有天志，譬若輪人之有規，匠人之有矩，輪匠執其規矩，以度天下之方圓，曰：‘中者是也，不中者非也’。”（天志上）

“子墨子之有天之意也，上將以度天下之王公大人之爲刑政也，下將以量天下之萬民爲文學出言談也；觀其行，順天之意，謂之善意行，反天之意，謂之不善意行。”（天志中）

這在論理學的範疇中，顯然和墨翟的一貫理論矛盾着。可是墨翟在這裏，已經不是把他自己當作一個理論家的資格而出現，而是把自己當作一個實踐行動中的革命家的資格而出現了。這在墨翟，並不是理論和行動的矛盾；這在其革命的行動上仍是被統一着的。爲適應在自然主義支配下的農民意識，所以歷史上農民所發動的革命運動，總是和宗教發生聯系，而不曾斷過緣。墨翟從其生活實踐上，獲得對農民階級意識之特徵的認識，因而不能不藉宗教運動去推動其政治運動。這是必須從墨翟的實踐生活上才能了解其精神的。

爲着適應客觀現實的要求去推動農民起來鬥爭，墨翟便把自己扮演爲一個宗教領袖的姿態而出現，同時扮演出一個具有意志的神來爲其階級的運動服務，才能使"萬民"以他所了解的"是""非"爲"是""非"，"意行""善""惡"的標準爲標準。爲適應政治覺悟較模糊、落後等缺點的中世農民，用宗教信條去號召，把農民吸引在宗教的信條下，才能把羣衆領導起來去進行鬥爭。古代猶太人反羅馬奴隸主運動，中世德意志農民反封建主運動……都和宗教發生不解的關係，便都是有其必然之內容的。這雖然是不好的，然却係歷史事實。

故墨翟的宗教信條，無異是他號召羣衆，發動革命運動的綱領。所以他從現實問題出發，結果仍以達到現實目的爲止，因之便不談所謂"彼岸"和"來生"。梁啓超不了解這一點，所以他反說墨翟的宗教理論欠完整。

構成墨翟宗教論體系中之又一主要信條的非命論，却是一種具有戰鬥性的理論。這不但在暴露"儒家""天命"說的欺騙內容；而且在打破農民的落後意識和迷信觀念、喚起其積極的鬥爭意識。在原來，封建統治階級和其代言人說，社會各種等級的身分地位和各階層的生活境遇，都不是由於社會制度的關係，而是被"天"所規定的各人的"命運"所決定的，農奴、工奴和賤奴的階級生活和地位，都是命運上被決定應該作農奴、工奴或賤奴，所以各人都應該安守本分——這便是安分守命。否則，一切非分的妄想，改變現實的鬥爭的努力等等，不但是徒然，而且是違反天意，會招致罪戾的。墨翟對於這種統治者的說教，他認爲那完全是一種充滿欺騙內容的胡說；說“天”對於人類根本便是平等的“兼而愛之兼而利之”的一視同仁，並無所謂等級的差別。“天”在這種原則下對人類所顯示的差別待遇，完全是以人的生活即“意行”是否合乎天意以爲轉移的；合“天之意”，“必得賞”，反“天之意”，便“必得罰”。農民和封建主在被視爲“人”的原則上，並沒有什麼本質的差別，所差別的只是階級地位。所以農民們也同樣可以作社會的主人，並沒有什麼“命”或“天命”的限制，根本只有一個“强”或“力”（鬥爭）才是現實的。在統治階級，總是從現實以外去尋找一種觀念的東西來和現實對立，企圖蒙蔽現實。“命定”說便是從這裏揑造出來的。其欺騙的說教的內容，列子有一段話，可作爲中國歷史上的命定說的代表意見：

“力謂命曰：‘若之功奚若我哉？’命曰：‘汝奚功於物而欲比朕？’力曰：‘壽夭、窮達、貴賤、貧富，我力之所能也。’命曰：‘彭祖之智，不出堯舜之上，而壽八百；顏淵之才，不出衆人之下，而壽四八；仲尼之德，不出諸侯之下，而困於陳蔡；殷紂之行，不出三仁之上，而居君位；季札無爵於吳，田恆專有齊國，夷齊餓於首陽，季氏富於展禽。若是汝力之所能，奈何壽彼而夭此，窮聖而達逆，賤賢而貴愚，貧善而富惡耶？’力曰：‘若如若言，我固無功於物而物若此耶？此則若之所制耶？’命曰：‘既謂之命，奈何有制之者耶？朕直而推之，曲而任之，自壽、自夭、自窮、自達、自貴、自賤、自富、自貧，朕豈能識之哉？’”（力命）

墨翟批評“定命”論者說：

“今也，王公大人之所以早朝晏退，聽獄治政，終朝均分，而不敢怠倦者何也？曰：彼以爲强必治，不强必亂；强必寧，不强必危。故不敢怠倦。今也，卿大夫之所以竭股肱之力，殫其思慮之知，內治官府，外歛關市、山林、澤梁之利，以實官府，而不敢怠倦者，何也？曰：彼以爲强必貴，不强必賤，强必榮，不强必辱，故不敢怠倦。今也，農夫之所以早出暮入，强乎耕稼樹藝，多聚叔粟，而不敢怠倦者何也？曰：彼以爲强必富，不强必貧，强必飽，不强必飢，故不敢怠倦。今也，婦人之所以夙興夜寐，强乎紡績織絍，多治麻絲葛緒捆布縿，而不敢怠倦者何也？曰：彼以爲强必富，不强必貧，强必煖，不强必寒，故不敢怠倦。今雖毋在乎王公大人，藉若信有命而致行之，則必怠乎聽獄治政矣，卿大夫必怠乎治官府矣，農夫必怠乎耕稼樹藝矣，婦人必怠乎紡績織絍矣。……則我以爲天下衣食之財，將必不足矣。"（非命下）

"立命而怠事。"（非儒）

"今用執有命者之言，則上不聽治，下不從事。……故命，上不利於天，中不利於鬼，下不利於人。"（非命上）

在這裏，他說明"人"的本質的同一，而表現其宗教信條中之"萬民"平等的精神。但是他在這裏，未曾把階級和階級敵人分別出來；爲了宗教的宣傳，他宣傳"王公大人士君子"也同來作他的宗教信徒。例如明鬼下篇說："今天下之王公大人士君子，中實將欲求興天下之利，除天下之害，當若鬼神之有也，將不可不尊明也。"他以爲"今若使天下之人，皆若信鬼神之能賞賢而罰暴也，則夫天下豈亂哉？"（同上）他不知在階級利益不同的根基上，並不是能藉宗教魔力去說服階級敵人的。墨翟在這裏却陷入教育萬能論的唯心主義與改良主義。

另一方面，他既在借宗教作爲其推動革命運動的工具，便進而解說宗教和政治的關聯性，把教義解釋成爲政治上萬能的東西。例如他說："當若鬼神之能賞賢如罰暴也，蓋本施之國家，施之萬民，實所以治國家利萬民之道也。"(明鬼下)這樣去擴大宗教的作用，把宗教的精神作用現實化，以期取得人們的皈依。

因而爲實現其政治改革運動，便組織一個宗教團體，一面宣傳教義藉以擴大其政治影響，一面藉教義去訓練其信徒，"以自苦爲極"的精神去履行教義。

在其宗教團體中的刻苦的生活信條，據司馬遷說：

"堂高三尺，土階三等，茅茨不翦，采椽不刮；食土簋，啜土刑，糲粱之食，藜藿之羹；夏日葛衣，冬日鹿裘；其送死，桐棺三寸，舉音不盡其哀。"(史記太史公自序)

這與前述墨翟經濟論的理論是一致的。我們於此，不但能看出其理論與實踐之一致的精神，而且可以看出其生活上的農民本色。

從而墨翟學說中的基本論點，其徒衆都把它當作一種宣傳的依據，並一一努力實踐。例如爲實踐其"非攻"的信條，墨子公輸篇、戰國策宋策、呂氏春秋、淮南子等書所載，公輸子爲楚作雲梯攻宋，墨翟率其徒三百人去救宋的故事，便是一例。爲實踐其"禁殺傷人"的信條，呂氏春秋有如次的一段記載："墨者有鉅子腹䵍居秦。其子殺人。秦惠王曰：'先生之年長矣，非有它子也；寡人已令吏弗誅矣。先生之以此聽寡人也。'腹䵍曰：'墨者之法曰，殺人者死，傷人者刑，此所以禁殺傷人也。……王雖爲之賜而令吏弗誅，腹䵍不可不行墨者之法'。"(孟春紀去私)

我們於此可以看出，"墨者"對於其信條有着一種不可動搖的原則精神在其宗教團體的內部，又毋寧有其一種嚴格的紀律性。不能奉行信條去實踐者，便不能被稱爲"墨者"。所以其信徒中對實踐工作不努力者，便要受嚴厲的警告；例如告不害對某一問題只說而不行，墨翟便警告他說："今子口言之，而身不行，是子之身亂也。"(公孟)因之，其信徒具有一種爲革命而犧牲的精神。故淮南子泰族訓說："墨子服役者百八十人，皆可使赴火蹈刃，死不還踵。"陸賈新語思務篇說："墨子之門多勇士。"孟子說："摩頂放踵，利天下而爲之。"墨子本書魯問篇說："魯人有因子墨子而學其子者，其子戰而死，其父讓子墨子。子墨子曰：'子欲學子之子，今學成矣，戰而死而子慍，是猶欲糶，糶讎則慍也'。"又經上說："任士損己而益所爲也。"

在當時，"墨者"人數大概是衆多的；淮南子說"服役者百八十人"，此當不可靠；呂氏春秋上德篇說："孟勝死，弟子死之者百八十三人。"本書公輸篇說："臣之弟子禽滑釐等三百人，已持臣守圉之器，在宋城上而待楚寇矣。"孟子說："楊朱、墨翟之言盈天下，天下之言，不歸楊，則歸墨。"是在孟柯時代，墨派的勢力，實與新興封建地主階層的勢力並駕齊驅，支配了當時社會的一面。

墨子的思想，給中國民族留下了唯物主義、社會主義和民主主義思想的傳統，値得批判地繼承。

墨子信徒那種對信仰的堅定性、對團體的嚴格紀律性以及"自苦爲極"不惜犧牲自己一切爲革命鬥爭的實踐精神，以後都長留在中國農民階級和中國民族的血液中，是中國民族的優良傳統。

六　墨派的發展和消亡

關於墨翟死後，墨子學說的發展和其派別，據梁啓超墨子學案揭示如次之一表，姑照錄之，以見一斑：

正統派
- 甲：直系——禽滑釐、孟勝等。
- 乙：著述家——胡非、隨巢等。
- 丙：部分實行家——宋鈃等。

別派
- 丁：法家——尹文等。
- 戊：名家——惠施、公孫龍等。
- 己：無政府主義——許行等。
- 庚：游俠家。

而此所謂"無政府主義"的許行等和游俠家，却不是"別派"，而是墨派的正統繼承者。另方面，所謂"著述家"的胡非、隨巢等，却不能稱作"正統派"，而只是墨派的學院派。

韓非子顯學篇云："自墨子之死也，有相里氏之墨，有相夫氏之墨，有鄧陵氏之墨"，莊子天下篇說："相里勤之弟子，五侯之徒；南方之墨者：苦獲、已齒、鄧陵子之屬。俱誦墨經，而倍譎不同，相謂別墨。以堅白同異之辯相訾，以觭偶不仵之辭相應。以鉅子爲聖人，皆願爲之尸，冀得爲其後世，至今不決。"依此，墨派團體到秦始皇"統一"的前夜，還很活躍。但是，自墨翟死後，在墨派團體的內部曾引起不斷的分化，這是有其完全可能的。至究竟分化爲何許派別，則因文獻不足，已難詳確考定。大抵由於墨派團體發展過速與過大，便引起其團體內部階級成分複雜，從而便自然會產生出正統派和修正派等等階級性各異的派別出來。例如梁氏所列的尹文輩，却都是曲解墨學而爲新興地主一商人的代言者，是十分明白的。另一方面，如上所述，許行的"無政府主義"，却反而是墨派的正統的發展；游俠家則爲代表農民的墨派團體滅亡後之僅存的孑遺。梁氏因爲不懂得歷史發展法則和觀點方法錯誤，又是空談的學者，所以構成這種錯誤，這是應該糾正的。

現在就其正統的發展，略爲指述。

甲　宋鈃對墨翟的繼承

宋鈃，一作宋牼，一作宋鉶，一作宋榮，其名字的傳聞不一。

宋鈃的年代和籍貫，從來考據各異；胡適認爲他生存在公元前三六〇至二九〇年之間，壽七十歲，與孟軻同時，其年歲較孟軻爲小。但宋鈃與告不害年事相若，告不害長於孟子，故孟子對宋鈃亦尊稱爲"先生"。是宋鈃年歲必較孟子爲長。

其本人的著作現已失傳；關於其思想行事，只有從他書——莊子、孟子、荀子、韓非子——中去探求；但各書著者又自各有其自己的主觀見解，所以不能從這些書中去尋得宋鈃思想的全貌，甚且部分的眞面目也是難以把握的。因而我們只能從上述各書中去探求其基本立場。

從所有的文獻中去作可能的考察，宋鈃似係墨翟派一個領導實際行動的繼承者，例如荀子正論篇說："嚴然而好說，聚人徒，立師學，成文曲。"這全是一位實際行動家的行徑。但在另一方面，他在理論方面，對於墨翟的學說似乎沒有什麽特殊的發揮，只是遵守其成則而已。例如墨翟主張從客觀的存在方面去貫徹其認識，他便主張"別宥"——去成見，他說："凡人必別宥然後知，別宥則能全其天矣。"（呂氏春秋去宥）這半點也沒有跳出墨子的圈子。墨翟主張"愛無差等"，他便主張"優差等"。他說："而優差等，曾不足以容辨異，縣君臣。"（荀子非十二子）墨翟主張"摩頂放踵，利天下而爲之"。他便主張"見侮不辱"，他說："明見侮之不辱。……凡人之鬥也，必以其惡之爲說，非以其辱之爲故也。"（正論）"日夜不休"，"願天下之安寧，以活民命。"（莊子天下）"舉世譽之而不加勸，舉世非之而不加沮。"（同上逍遙遊）墨翟主張"非攻"，他便主張"禁攻寢兵"，例如孟子記述其行事說：

"宋牼將之楚，孟子遇於石丘，曰：'先生將何之？'曰：'吾聞秦楚構兵，我將見楚王說而罷之；楚王不悅，我將見秦王說而罷之。二王，我將有所遇焉。'曰：'軻也請無問其詳，願聞其指說之將何

如?’曰:‘我將言其不利也’。”(告子下)

這和墨翟的“非攻”理論,是根本一致的。

墨翟主張“節欲”,他便主張“情欲寡淺”。荀子正論篇說:

“子宋子曰:‘人之情欲寡,而皆以己之情爲欲多,是過也。’故率其羣徒,辯其談說,明其譬稱,將使人知情欲之寡也。應之曰:‘然則亦以人之情爲欲,目不欲綦色,耳不欲綦聲,口不欲綦味,鼻不欲綦臭,形不欲綦佚。此五綦者,亦以人之情,爲不欲乎?’曰:‘人之情欲是已。’曰:‘若是則說必不行矣,以人之情爲欲此五綦者而不欲多,譬之是猶以人之情爲欲富貴而不欲貨也,好美而惡西施也。古之人爲之,不然,以人之情爲欲多而不欲寡’。”

“人我之養,畢足而止。”“以聏合驩,以調海內。”“情欲寡淺。”(莊子天下)

宋鈃在這裏從“情欲寡淺”的見地上去說明“節欲”的主張,是已不曾由唯物主義而轉入了唯心主義的窠臼。雖然,從荀卿口中複述出來的語句,是否完全符合宋鈃的原意,是有問題的。

乙　墨翟的唯物主義的發展——告不害的性無善惡論

告不害和宋鈃同時,也和孟軻同時,梁啓超說:“以弱冠的告子,得上見晚年的墨子,以老宿的告子,得下見中年的孟子。”梁氏根據的材料較多,這種考證是比較可靠的。根據孟子公孫丑和告子兩篇文字,我們又知道告不害和孟軻在當時是不可開交的論敵。

告不害的著作,也無遺留,因之,關於告不害的思想我們也只能從上述孟子中的兩篇文字去探究。

告不害把墨翟的唯物主義作了進一步的發展,他完成了性無善惡論的一個唯物主義體系。這在一方面,由於初期封建制到孟軻的年代，封建領主和農民敵對的矛盾益形尖刻，從而農民階級的反抗運動益形發展，因之又開展了封建主們的自救運動。他們爲欲從思想意識上、理論上去克服農民的反抗，便不能不首先在文化思想領域中給予農民階級的哲學以一種反駁，以孔丘承繼者自居的孟軻的“性善”論便是這樣產生的。同時在農民階級方面，自亦不能不進一步調整其哲學陣營，給封建主集團的反駁以一種無情的打擊，爲履行這一任務，告不害便因而把墨翟的哲學深刻化、系統化。另一方面由於社會生產技術的提高，尤其是城市手工業的發展，也是使告不害對唯物主義能有進一步認識的一個條件。

孟軻把孔丘哲學的“仁”，進一步從人性中去追求，而降低爲主觀唯心主義的性善論。告不害便恰恰與此相反。他認爲在人類頭腦中自備的東西，只有一種能用以構成意識思維的機能體，這機能體在他的術語中便叫作“性”。只有此“性”才是有生俱來的，故他說“生之謂性”；同時這也就是人類所具有的“生”的機能。這“性”之於各種人都是一樣的素白的東西，其自身並沒有什麼特種附加物，故孟軻問他說：“‘生之謂性也，猶白之謂白與？’曰：‘然’。”於是他進而批判孟軻的性善論，認爲那完全是憑空的胡說．同時堅決的肯定“（性）無善無不善”。

但是人類的思想意識又顯然有各種分別，告不害在這裏又怎樣去解釋呢？他認爲那完全是由於不同的環境決定的，因此他說：

“性，猶杞柳也；義，猶桮棬也。以人性爲仁義，猶以杞柳爲桮棬。”（孟子告子上）

“性，猶湍水也，決諸東方則東流，決諸西方則西流。人性之無分於善與不善也，猶水之無分於東西也。”（同上）

人的意識、思想、行爲的歧異既都是由環境在決定，而他又認爲凡人都有兩種本領的同一的性能，那便是人自己求生存和繁殖種類的兩種慾望——是人類共同賦有的本領。故他說："食、色，性也。"但是這種本領是動物界所共通的，然而人類和其他動物界的分別又在哪裏呢？孟軻曾這樣難問他：

"然則犬之性猶牛之性，牛之性猶人之性與？"（孟子告子上）

告不害對此是否有所解答，現在已無文獻可徵。只是告不害不知從生產關係中階級地位的歧異與其利害衝突上去析論階級意識的歧異；只能進入到形而上的環境決定論。他在這裏，仍只能是一個機械唯物主義者，而不能進入到徹底的唯物主義，——自然，這也是受着歷史條件限制的。

丙　許行對墨翟的政治學說的發展

許行楚人，與孟軻同時，其年事的先後，無可考證。

其學說僅孟子滕文公上篇等文獻略有記載。從該篇文字的記載中，我們想對許行的思想去獲得全面的認識，是不可能的。於此，只能尋出其思想體系中的一些主要論點來。

不過許行在當時應有其自己的著作，據呂氏春秋當染篇說："禽滑釐學於墨子，許犯學於禽滑釐，田繫學於許犯，孔墨之後學顯榮於天下者衆矣。"許犯當即許行。依此，許行在當時又不曾是一位有權威的進步理論家，——他本是一個實際行動家。

現在進而考察其思想：

一、平等勞動說。墨翟主張不勞者不得食的平等勞動原則，許行則更明確的主張負公務職責的人和農人共同去參加耕種，和工人共同去參加工藝。這正與孟軻的"勞心者治人，勞力者治於人"、"勞力者食人，勞心者食於人"的封建統治階級的政治原理相對立。他說："賢者與民並耕而食，饔飧而治。今也，滕有倉廩府庫，則是厲民而以自養也。"（滕文公上）是他指摘那些藉他人勞動以爲生的人們，無論其性質如何，認爲都是不合於社會生存原理的。

二、分工互給說。他認爲個人的生活必需品，並不是靠個人自己能需給自足的，從而社會的分工便成爲必要。但是在他所意義着的社會分工的原則下，社會各成員間的需給關係即分配方式，又當採取一種怎樣的形式去進行呢？他認爲那只有用以物易物的方式去進行分配。如次的一段話，便能充分說明許行的這種見解：

"孟子曰：'許子必種粟而後食乎？'曰：'然'。'許子必織布而後衣乎？'曰：'否，許子衣褐'。'許子冠乎？'曰：'冠'。曰：'奚冠？'曰：'冠素'。曰：'自織之與？'曰：'否。以粟易之'。曰：'許子奚爲不自織？'曰：'害於耕'。曰：'許子以釜甑爨，以鐵耕乎？'曰：'然'。'自爲之與？'曰：'否。以粟易之'。'以粟易械器者不爲厲陶冶，陶冶亦以其械器易粟者，豈爲厲農夫哉？且許子何不爲陶冶？舍皆取諸其宮中而用之。何爲紛紛然與百工交易，何許子之不憚煩？'"（滕文公上）

三、物物等量交換說。在許行意義着的以物易物的交換進程中，物的種類與度量衡單位不同，又怎樣去決定交換的標準呢？照孟子上所述，許行並不懂得勞動價値說，因而他主張不問物品的種類品質，實行等量物與等量物交換。例如：

"布帛長短同，則價相若；麻縷絲絮輕重同，則價相若；五穀多寡同，則價相若；屨大小同，則價相若。"（同上）

同時他並主張凡交換物品的價格，都由全社會給以劃一的規定。因而孟軻在指述他的主張之後又反駁他說："從許子之道，則市價不貳，國中無僞，雖使五尺之童適市，莫之或欺。""夫物之不齊，物之情也；或相倍蓰，或相什百，或相千萬，子比而同之，是亂天下也。巨屨小屨同價，人豈爲之哉？”許行在這一點上，對生產物價值構成的內容，完全是模糊的。他不知從社會必要的等量勞動生產物與等量勞動生產物的交換上去設想，正是空想社會主義理論落後性的表現。而孟軻在這裏所給他的批判，却是有相當理由的。

丁　墨派的消亡

隨着由封建領主經濟進展到封建地主經濟，農民已取得人格上的表面的自由，即農奴身分之名義的解放——實際仍是半人格的農民。因而在被稱爲“墨家”旗幟下的農民政治運動，便隨着而漸次消沉下去了。自戰國末墨派的消亡後，墨學便也隨之中絕；而存留在農村中的墨派的孑遺，便轉而以“游俠家”的形式殘存着。此後在秦末的一次農民暴動中，這種游俠者曾一度表現其重要的作用；地主階級爪牙出身的劉邦，自其揭起反秦旂幟之初以至其建國止，都盡量在利用這種“游俠家”和農民階級聯合。但在大地主支配權完全確立後，他們便一面利用農民的弱點，把大多數的農民實行欺騙和出賣，一面把農民軍的領袖所謂游俠者流，施以分別收買、壓迫與殘暴屠殺，墨派至此便完全歸於消亡了。此後農民運動的理論，並不和墨學相傳襲，而是彼此脫節的。

第二章　新興封建地主階層的政治學說

一　楊朱的"爲我"主義

新興封建地主這一社會階層意識形態的發展，是隨着其社會力量的逐步演進而發展的，他們在子產的時代，已開始提出其政治的要求了，這在鄧析的思想中，能約略的反映出來。隨着到春秋和戰國之際，這一社會階層的勢力更爲發展，於是繼鄧析學而起的楊朱學便隨着產生了。因而楊朱學在其本身上，一面是鄧析學的發展，一面又是新興封建地主社會勢力形成時代之意識形態的表現。

楊朱生卒的年代，因爲文獻不足，到現在已難於正確考定。近人張季同謂楊朱的年代爲公元前三八〇至三四〇年之間，鄭賓宇則謂其爲公元前四九〇與四一〇年間，胡適則謂其生存於公元前四四〇與三六〇年之間，但此均屬一種推測。莊子應帝王及寓言兩篇均說陽子居學於老子。陸德明經典釋文應帝王篇音義說："居，名也；子，男子通稱。"而寓言篇音義則謂陽子居姓陽名戎字子居。列子黃帝篇却稱莊子寓言篇"陽子居南之沛"爲"楊朱"。呂氏春秋亦說"陽生貴己"，又完全同於今傳楊朱思想的精神。因而莊子書中所稱之陽居當即楊朱無疑。他如蔡元培與日人久保天隨均說楊朱即莊周，却並沒有說出什麽理由，而只是一種官場指令式的文字與縹渺之懸推，無用駁辯。按老聃與孔丘同時，如楊朱學於老聃之說爲可靠，他自亦應與孔丘同時，至少及見孔丘。雖然，莊子書中構意屬於擬託者甚多，其言難以盡信。孟子說：“楊朱墨翟之言盈天下，天下之言，不歸於楊，則歸於墨。”“能言距楊墨者，聖人之徒也。”（滕文公下）“逃墨必歸於楊，逃楊必歸於儒，歸斯受之而已矣。今之與楊墨辯者，如追放豚，既入其苙，又從而招之。”（盡心下）依此，楊朱生於孟軻之前，當無錯誤。同時，孟子中有“陽虎曰：爲富不仁矣，爲仁不富矣”（滕文公上）之引述。陽虎是否與楊朱爲同一人雖不可考，但其見解又殊與楊朱的思想類似，此則頗值得注意（論語註謂陽虎即陽貨）。此外在孔丘的學說中，不曾有批評楊朱思想的形跡，而楊朱的弟子孟孫陽又有與墨翟的弟子禽子辯論的記事，是他又當與墨翟同時。因此楊朱的年代大約爲春秋和戰國之際。

其國籍，有人考定爲衛人，曾遊沛、梁、秦、宋、魯等國。衛在春秋末，新興地主—商人已有相當發展（如左閔二年所載便可概見），亦殊有產生楊朱學之可能；因而這個論證是有相當可靠性的。楊朱的階級性，在孟軻的口中便已說得明白，孟軻說：“楊子取爲我，拔一毛而利天下不爲也。”（盡心上）“楊氏爲我，是無君也。”（滕文公下）這說明他是一個市民式的個人主義者。說苑政理篇說：“楊朱見梁王……梁王曰：‘先生有一妻一妾不能治，三畝之園不能芸。……’”又莊子寓言篇述楊子云：“其往也，舍者迎將其家，公執席，妻執巾，櫛舍者避席，煬者避竈。”這又頗似於地主身分。不過在當時，商人都同時是新興封建地主。

照前述孟軻的話來看，到孟軻時代，楊朱派的社會勢力，已和墨派相上下，而且沒落封建領主集團代表的“儒家”學說，則受到諸家的駁斥和抨擊。可是楊朱的著作已不曾遺留，主要只見於莊子、孟子、韓非子及列子楊朱篇等，因而我們現在想究出其思想的全貌，是困難的，易言之，我們只能指出其一個大概的輪廓來。

*　　*　　*

楊朱的思想，從新興地主一商人的利益出發，一面便與封建主集團的意識形態採取着對立姿態，且予以相對的否定；一面自亦不能不與農民階級的意識形態相對立，而予以批評。同時，在歷史上，封建性的地主一商人的意識形態，尤其是商人，多多少少總帶着一點個人主義的色彩。這種商人在其經濟生活中，一切也都是以個人的利益爲轉移的。因之，從這個根基上，他們便要求樹立一種帶着個人主義傾向的社會秩序。爲此楊朱首先便揭出一種人本主義的社會主張來，例如他說：

"人肖天地之類，懷五常之性，有生之最靈者也。"（列子楊朱）

這揭出以"人"爲社會之本位，確認一切人在其本質上之齊一性，另一方面也便無異否定了自然主義的命定論。故說苑權謀篇說："僕子曰：'楊子智而不知命……'"這表現了中世早期思想的一種進步觀點。

在個人本位的社會中，他認爲各人憑其各自的能力去追求其各自的利益，是十分正當的。故說苑權謀篇云："楊子曰：'事之可以之貧可以之富者，其傷行者也；事之可以之生可以之死者，其傷勇者也。'僕子曰：'楊子智而不知命，故其智多疑。'語曰：'知命者不惑，晏嬰是也'。"

這無非在說明楊朱是以個人爲本位的富的追求的見解。在這一點上，他不僅在否定舊封建主的家族主義和家長制的財權與政權，同時又否定了墨翟的"兼愛"、"互利"和"利天下"的主張。所以他的弟子孟孫陽與禽子的問答說：

"孟孫陽曰：'……有侵若肌膚獲萬金者，若爲之乎？'曰：'爲之。'孟孫陽曰：'有斷若一節得一國者，子爲之乎？'禽子默然。有間，孟孫陽曰：'一毛微於肌膚，肌膚微於一節，省矣！然則積一毛以成肌膚，積肌膚以成一節；一毛固一體萬分中之一物，奈何輕之乎？'"（列子楊朱）

孟軻說："楊子取爲我，拔一毛而利天下不爲也。"這種基於個人私利上的拜金主義與忽視社會公共利益的慳吝鄙陋的氣味，正是這一社會階層意識形態上的特點之一。在歷史上，當他們和農民階級攜手時，也常常因此而表現兩者間之矛盾。故意混淆階級性的匪徒葉青却把楊朱和墨翟混淆爲同一立場。只有沒有原則的托派，隨時可以從屬於法西斯、從屬於大地主大資產階級的特務、從屬於任何主子，而農民派墨翟的立場，却不容和封建地主一商人的立場混淆。

因而楊朱便只認得個人的實際利益，對於虛名的尊貴與權位，却並不重視。楊朱篇說：

"楊子遊於魯，舍於孟氏，孟氏問曰：'人而已矣，奚以名爲？'曰：'以名者爲富。''既富矣，奚不已焉？'曰：'爲貴。''既貴矣，奚不已焉？'曰：'爲死。''既死矣，奚爲焉？'曰：'爲子孫。''名奚益於子孫？'曰：'名乃苦其身，燋其心，乘其名者，澤及宗族，利兼鄉黨，况子孫乎？凡爲名者必廉，廉斯貧；爲名者必讓，讓斯賤。'曰：'管仲之相齊也，君淫亦淫，君奢亦奢，志合言從，道行國霸。死之後，管氏而已。田氏之相齊也，君盈則己降，君斂則己施，民皆歸之，因有齊國，子孫享之，至今不絕，若實名貧，僞名富。'曰：'實無名，名無實，名者，僞而已矣'。"

"但惡夫守名而累實；守名而累實，將恤危亡之不救，豈徒逸樂憂苦之間哉？”

“太古之人，知生之暫來，知死之暫往，故從心而動，不違自然所好；當身之娛，非所去也，故不爲名所勸；從性而游，不逆萬物所好，死後之名，非所取也，故不爲刑所及。名譽先後，年命多少，非所量也。”

這正是地主一商人和其他封建地主不同的一個特點。其他封建地主，每每爲着虛名和面子，而寧肯犧牲一點實際利益；他們則只要能獲取實際的利益，虛名和面子往往是可以犧牲的。

他從這裏便又轉入商人階級的縱慾主義。他託爲管仲與晏平仲的對話說：

“晏平仲問養生於管夷吾，管夷吾曰：‘肆之而已，勿壅、勿閼。’晏平仲曰：‘其目奈何？’夷吾曰：‘恣耳之所欲聽，恣目之所欲視，恣鼻之所欲向，恣口之所欲言，恣體之所欲安，恣意之所欲行。夫耳之所欲聞者音聲，而不得聽，謂之閼聰；目之所欲見者美色，而不得視，謂之閼明；鼻之所欲向者椒蘭，而不得嗅，謂之閼顫；口之所欲道者是非，而不得言，謂之閼智；體之所欲安者美厚，而不得從，謂之閼適；意之所欲爲者放逸，而不得行，謂之閼性。凡此諸閼，廢虐之主。去廢虐之主，熙熙然以俟死，一日，一月，一年，十年，吾所謂養；拘此廢虐之主，錄而不舍，戚戚然以至久生，百年，千年，萬年，非吾所謂養’。”

“百年壽之大齊，得百年者千無一焉。設有一者，孩提以逮昏老，幾居其半矣，夜眠之所弭，晝覺之所遺，又幾居其半矣，痛疾、哀苦、亡失、憂懼，又幾居其半矣。量十數年之中，逌然而自得，亡介焉之慮者，亦亡一時之中爾。則人之生也奚爲哉？奚樂哉？爲美厚爾，爲聲色爾，而美厚復不可常厭足，聲色不可常玩聞。乃復爲刑賞之所禁勸，名法之所進退，遑遑爾競一時之虛譽，規死後之餘榮，偊偊爾慎耳目之觀聽，惜身意之是非，徒失當年之至樂，不能自肆於一時，重囚纍梏，何以異哉？"

這兩段話，一方面，自然充滿了晉末及南北朝沒落貴族大地主的縱慾、頹廢思想；但證之呂氏春秋所謂"陽生貴己"，淮南子氾論所謂"全生保眞，不以物累形，楊子之所立也……"等記載，則至少在縱慾思想這一點上，與楊朱的思想有其共同點。

其次應論述的，在這種利己的個人主義所支配的社會中，人與人的關係又當怎樣呢？在楊朱看來，認爲個人的"利己"、"縱慾"、"樂生"，却也是有原則的；並不是個人爲利己便可以無限制去侵佔他人，只是個人各盡其自己所具的智能去爲其自身謀利益。所以他又說："故智之所貴，存我爲貴；力之所賤，侵物爲賤"。這顯然又認定社會各個人間，一方面是"任智而不恃力"，一方面也不容侵奪他人財產。因而照他的理論推究，便能歸納出如次的一個結論來：社會各個人的貧富、享受不齊一，易言之，社會階級的存在和其根據，是在於各個人不等的知識和才能。所以他說："有生之最靈者，人也。人者，爪牙不足以供守衛，肌膚不足以自捍禦，趨走不足以逃利害，無毛羽以禦寒暑；必時資物以爲養，性任智而不恃力。"因而他認爲只有實行這種原則的社會，才是合理的。所以他又說：

"古之人，損一毫利天下不與也，悉天下奉一身不取也。人人不損一毫，人人不利天下，天下治矣。"

這和農民派墨翟的主張，顯然是對立的——"私利"和"互利"、"兼愛"、"利他"的相反，"縱慾"和"自苦爲極"的相反。然而這正在表現其各自的階級性。楊朱在這裏，也正在玩弄着隱蔽剝削內容的騙局。

在另一方面，楊朱的觀點，却有着一點較現實的人生論的見解。他認爲只有生是現實的，人對死後的一切是不該去考慮的；並且無論何人，在死後終歸是枯骨一束而已。因而他較徹底地說："萬物所異者，生也；所同者，死也。……生則堯舜，死則腐骨；生則桀紂，死則腐骨。腐骨一矣，孰知其異？且趣當生，奚遑死後？""既死，豈在我哉？焚之亦可，沉之亦可。"而且人都有一死的，死且非富貴和恩愛所可延緩與代換的，故他說："理無不死。""生非貴之所能存，身非愛之所能厚。"因爲如此，所以人只應去講求現實生活，而物質却是所賴以生的前提條件，非此便不能生存。故說："身固生之主，物亦養之主。"而物質的享受又有怎樣的標準呢？楊朱說："豐屋、美服、厚味、嬌色，有此四者，何求於外。"但是這種新興地主一商人生活享受的物質條件，却不是勞動人民所能夢想得到的。此所謂歷史上每個階級，總是以本階級或階層的利益解釋爲全社會的利益，從而把本階級或階層所認定的眞理，當作全社會的眞理——這只有無產階級才沒有這種成見。楊朱主張握住現實的人生，不去注意死後的事情，這是相當現實的。不過在楊朱縱慾論的說明上，却是極端個人主義的，從人類的集體主義及集體生命的延續上說，他完全是錯誤的，究極上，是有着悲觀主義傾向的。

二　申不害、愼到、鄒衍對楊朱的繼承

甲　申不害

史記老莊申韓列傳說："申不害，京人也，故鄭之賤臣。學術以干韓昭侯，昭侯用爲相……十五年，終申子之身，國治兵强。"又韓世家說："昭侯八年，申不害相韓。……二十二年，申不害死。"按昭侯八年

當於周顯王十八年，在公元前三五一年，因而其死便在公元前三三七年（按張季同考其生年爲公元前三八五年，死年亦爲公元前三三七年）。

其著作，司馬遷說："著書二篇，號曰申子。"漢書藝文志說有申子六篇。今皆不傳。其篇名有（一）君臣篇（御覽二二一傳引七略云：孝宣皇帝重申不害君臣論）；（二）三符篇（淮南子秦族訓云：今商鞅之啓塞，申子之三符，韓非之孤憤）；（三）大體篇（見羣書治要卷三十六）。故今日研究申子思想，只能依據漢代之史記列傳及淮南子要略以及戰國末期之荀子解蔽、韓非子外儲說右、難三、定法等所引載。

申不害的思想，表現着較鄧析和楊朱前進了一步的地方，就是他從新興地主一商人的立場上，較具體的提出了"法"來；然而也只是由他把"法"作爲全面的提出，並不是由他才開始提出的。據信史所載，在公元前四一二年，李悝便已創製了平糴法，漢志並說他著有李子三十二篇，晉書刑法志說著有法經，但今已失傳。故李悝和楊朱，固同是申商的前驅。

新興封建地主階層，在當時不但要求改變舊封建主的固定在家系承襲上的等級制，而且要求改變舊封建主的家族主義和家長制的財權、政權的佔有和承襲辦法。因而一面便拿起"法"去否定"禮"，且以之作爲"禮"的代用物，從而在"法"的秩序下面，新興封建地主階層和舊封建主們取得在"法"面前的平等，兩者都一同去受"法"的制約。在這種秩序下，不但使前者的財產得到一重保障，而且是至能適合其發展的。凡此，幾乎是當時新興封建地主階層一致的要求。

因而申不害便以所謂"法家"的資格而出現了。依他看來，認爲只有"法"的確立，才是當時所需要的社會秩序；在"法"的規範下，一切社會人事關係上，國家行政秩序上，才有一個客觀的準則。故他說：

"君必明法正義，若懸擬衡以稱輕重，所以一羣臣也。"（據馬國翰玉函山房輯佚書輯本）

"明君治國而晦，晦而行，行而止，止三寸之機運而天下定，方寸之基正而天下治。"（據嚴可均輯本）

所謂"三寸之機運"，"方寸之基正"，即所謂法之機能與作用也。因而他認爲沒有一個"法"來作爲全社會共同遵守的準則，而想單憑個人主觀的道德去維繫個人與社會、個人與個人的關係，那完全沒有保證，所以他說："失之數而求之信，則疑矣。"（前引馬輯本）"數"在這裏亦屬於他所謂"法"的範疇。

申不害既主張客觀性的"法"的建立，作爲維繫社會人事關係、國家政治秩序、經濟活動的準則；同時便極力非難從來單憑統治者主觀意志去決定政治措施與賞罰的制度。所以他說："……耳目心智之不足恃也，……故君人者，不可不察此言也。治亂安危存亡，其道固無二也。故至智棄智，至仁忘仁，至德不德。……凡應之理，淸靜公素而正始卒焉。……古之王者，其所爲少，其所因多；因者、君術也，爲者、臣道也。"（呂氏春秋任數引）"術者，因任而授官，循名而責實，操殺生之柄，課羣臣之能者也，此人主之所執也。"（定法引）"治不踰官，雖知不言。"（難三引）

原來的等級制度在"法"的面前被否定後，他便提出以"見勞而與貴，因能而授官"的原則去代替從來身分、爵位、職務等權利的家族世襲制。在這一點上，爲新興封建地主階層闢開一條參加政權的道路。

不過申不害固不僅爲他這一社會階層提出這種政治要求，而且他在韓國曾一度取得政權，希圖實現他的政治主張，但是他這種企圖完全失敗了。韓非子定法篇記述得明白：

"申不害，韓昭侯之佐也。韓者，晉之別國也。晉之故法未息，而韓之新法又生；先君之令未收，而後君之令又下。申不害不擅其法，不一其憲令，則奸多。故利在故法，前令則道之；利在新法，後令則道之。利在，故新相反，前後相悖，則申不害雖十使昭侯用術，而奸臣猶有所譎其辭矣。故託萬乘之勁韓，七十(顧廣圻校改作十七)年而不致於霸王者，雖用術於上，法不勤飾於官之患也。”

這緣在當時的韓國，舊封建主集團的勢力還相當堅固；易言之，新興封建地主階層的力量還不够，即實現新興封建地主階層所要求的社會秩序部分轉換的客觀條件還不充分(在這裏所謂轉換，不是兩種本質不同的社會制度相交替)。所以申不害的主張便不能不在韓國封建主集團的反對下歸於失敗。而且申不害完全不了解保守勢力對進步勢力的反抗(這裏所謂保守和進步，只是統治階級內部之兩個不同的階層)，是從其社會經濟地位和利益的根基上產生的，申不害完全不懂得這一點。他只是想望掌握政權的舊封建主自願地去改變其政權形式，而不去採取政變的形式。韓非子外儲篇說：“韓昭侯謂申子曰：‘法度甚不易行也。’申子曰：‘法者，見功而與賞，因能而受官。今君設法度而聽左右之請，此所以難行也’。”這是在完全想望韓國舊封建主集團的最大領主韓昭侯自動去排除其從屬下的封建主們於政權之外，把新興封建地主階層緣引進去。所以申不害仍不過是一位溫和的改良主義者。

申不害的所謂“法”，本質上和後來資產階級的所謂“法”是不同的。他的“法”，是在反對舊封建主家族主義的政權、財權和身分世襲，而代之以地主階層的政權、財權和身分世襲。所以他的所謂“法”，不僅不以民主的要求爲前提，而且正是在要求封建集權的專制主義。但其客觀主義的“法”的思想，却是一個進步的因素。

按：許多新興封建地主都同時是商人，這種商人的性質，和歐洲中世末期的市民階級完全是兩樣的；因爲他們同時是地主，在這一點上，他們對於農民的剝削，本質上和舊領主是同一的。所以他們不能成爲一個對封建主義革命的階級，而只能成爲封建主義內部的一個改良的階層或流派。

其次，在歐洲中世末期，君主與地方封建主不斷鬥爭，乃常與已開始形成的資產階級聯合，因之這種資產階級漸次獲得法律上的許多特權。在中國的此時，國家財政還主要在依存於對農奴之直接剝削上，都市雖已發展，但還不曾形成爲社會經濟的中心，特別還沒出現這一階級，這是最根本的一點。其次在政治上的特殊形勢，即最高封建主的沒落，已喪失其對政治上的實權，地方各封國的政治權力亦幾已完全掌握在“大夫”的手中，“大夫”本身原是封國內的地方封建主，同時由於新興地主在秦國的勃興，新興封建地主和整個封建主集團的利害矛盾已比較尖銳。所以新興地主的改良運動，並不能獲得舊封建領主集團的支持。

乙　愼　　到

據史記田敬仲世家，愼到於齊宣王十八年“賜第爲上大夫”，是年適當於周顯王四十四年，即公元前三二五年。其生卒年代，已難於正確考定；漢書藝文志稱其“先申韓，申韓稱之”。近人張季同則考其生年爲公元前三九五年，卒年爲公元前三一五年，頗確。是則他固與申不害爲同時人，不過其生卒稍晚於申不害而已。

愼到的籍貫，據今人錢穆考其爲趙人，頗可信。

其著作，史記孟荀列傳稱愼子著十二論，漢志稱愼子四十二篇；史記同文集解引徐廣云：“今愼子，劉向所定，有四十一篇”；風俗通義姓氏篇稱“著愼子三十篇”；宋崇文總目稱著三十七篇，已亡五篇；王應麟漢書藝文志考證云：“案漢志四十二篇，今三十篇亡，惟有威德、因循、民雜、德立、君人五篇”；此外淸人錢熙祚、嚴可均考輯有知忠、君臣二篇；又今本之所謂內、外篇，多數學者疑爲僞作。

愼到的思想，據錢熙祚輯愼子佚文（守山閣叢書本）有所謂"與物宛轉，冷汰於物以爲道理"。莊子天下篇亦云："愼到棄知去己，而緣不得已，冷汰於物以爲道理。""豪杰相與笑之曰：'愼到之道，非生人之行而至死人之理'，適得怪焉。"依此，愼到在哲學上，多多少少似帶有一點唯物主義的色彩。可惜文獻不足，不能詳爲論究。

愼到學的根本立場，可說完全和申不害一致；只是較申不害爲精進，——自然，這是就遺留的文獻而說的。

其一，他不但提出在政治上樹立"法"的必要，而且意識到經濟上的度量衡制確立的必要。他說："有權衡者，不可欺以輕重，有尺寸者，不可差以長短，有法度者，不可巧以詐僞。"（愼子逸文）是在說法度與度量衡有同等的重要與作用。

其二，他從闡明客觀性的"法"的立場上去非難政治上的主觀的是非標準說："君舍法而以心裁輕重，則同功殊賞，同罪殊罰矣，怨之所由生也。是以分馬者之用策，分田者之用鈎，非以策鈎爲過於人智也，所以去私塞怨也。"（愼子君人）"離朱之明，察秋毫之末於百步之外；下於水尺而不能見淺深，非目不明也，其勢難睹也。"（愼子逸文）這較之申不害，有其更客觀的說明。

其三，他從法治的立場上極力抨擊封建領主及其代言人所執持的"人治"主義說："飛龍乘雲，騰蛇遊霧；雲罷霧霽，而龍蛇與螾螘同矣，則失其所乘也，賢人而詘於不肖者，則權輕位卑也；不肖而能服於賢者，則權重位尊也。堯爲匹夫，不能治三人；而桀爲天子，能亂天下。吾以此知勢位之足恃，而賢知之不足慕也。夫弩弱而矢高者，激於風也；身不肖而令行者，得助於衆也。……由此觀之，賢知未足以服衆，而勢位足以詘賢者也。"（韓非子難勢引）他認爲政權的基礎完全是一種力量，但還要有"法"；只要有"法"，無論掌握政權的人怎樣不"賢能"，"法"怎樣不完密，猶愈於"人治"，故說："法雖不善，猶愈於無法，所以一人心也。"（威德）"立君而尊賢，是賢與君爭，其亂甚於無君。"（太平御覽六百三十八引）不過法律雖然是政治上的最高原則，然若無權勢去推行，也是要喪失其意義的，因而他認爲權勢在政治上便獲得其第一義的意義。這在說明法與權的關係。

其四，在他思想中之另一有相對進步性的部分，要算是國家集權論。這在他的德立篇中表現得很明白："立天子者，不使諸侯疑（擬）焉；立諸侯者，不使大夫疑焉；立正妻者，不使嬖妾疑焉；立嫡子者，不使庶孽疑焉。疑則動，兩則爭，雜則相傷。害在有與，不在獨也，故臣有兩位者，國必亂；臣兩位而國不亂者君在也，恃君而不亂矣；失君必亂。子有兩位者，家必亂；子兩位而家不亂者父在也，恃父而不亂矣；失父必亂。臣疑（擬）其君，無不危之國；孽疑其宗，無不危之家。"這在說明國家權力之集中性的必要。在這集權的統一國家內，"政從上，使從君"（錢輯佚文）。同時，無論是封建領主或新興地主一商人，大家都是在法律上從而人格上爲平等的享與。

這種集權的主張，是相對於初期封建的分權而說的。不過集權而沒有民主，便是專制主義，這是另一不好的極端。所以愼到集權論的進步性是有限的。

如上所述，愼到的政治理論完全是以"法"爲中心而演述出來的。照愼到的理論邏輯，人類社會的關係，應一一建立於客觀的"法"的準則之下；使法律的原則能發生效力，則不能不依賴權勢來作執行的工具，强制全社會的人共同生活於"法"的下面，便自然會產生良好的政治秩序。故他說：

"爲人君者，不多聽，據法倚數以觀得失。無法之言不聽於

耳，無法之勞不圖於功，無勞之親不任於官。官不私親，法不遺愛。上下無事，惟法所在。"(君臣)

"大君任法而弗躬，則事斷於法。法之所加，各以其分蒙其賞罰而無望於君也，是以怨不生而上下和矣。"(君人)

反過來說："君人者，舍法而以身治，則誅賞予奪從君心出矣。然則受賞者雖當，望多無窮，受罰者雖當，望輕無已。君舍法而以心裁輕重，則同功者殊賞，同罪者殊罰矣，怨之所由生也。"(同上)不過執行"法"的工具是權勢，而權勢是集中於"人君"之手的。依此，愼到是明顯的主張有一個絕對爲社會即新興封建地主階層服務的獨裁君主。但是拿什麼去保障這種君主的守法呢？這在理論上便構成其一個明顯的矛盾，在事實上，正表示了這種新興地主—商人的封建性，他們不要求民主，而要求專制主義的集權國家。

另一方面，"法"旣有如此的重要性，那又以什麼爲依據來創製呢？愼到在這裏，便具體的指出要"因""人情"作依據去創製。例如他說：

"天道因則大，化則細。因也者，因人之情也。人莫不自爲也，化而使之爲我，則莫可得而用矣。……故用人之自爲，不用人之爲我，則莫不可得而用矣，此之謂因。"(因循)

他從個人主義傾向的觀點上說明"法"的創製原則。因而便自然會歸納出個人利益的特殊性和社會利益的一般性的結論來。同時爲適應封建國家地方的封建性，便不能不歸結出全國的一般性和地域的特殊性的結論來。因而照荀子非十二子篇批評愼到的話來看，愼到的法學理論，還包含有成文和習慣的兩個部分。荀卿說：

"尙法而無法，下修而好作。上則取聽於上，下則取從於俗，終日言成文典。反紃(循)察之，則倜然無所歸宿。……然而其持

之有故，其言之成理，足以欺惑愚衆，是愼到田駢也。"（非十二子）

愼到的政治主張，在當時也與申不害以同一的理由而未曾獲得實現。據鹽鐵論論儒說：

"湣王奮二世之餘烈，南舉楚淮，北幷巨、宋、苢十二國，西摧三晉，卻强秦，五國賓從，鄒魯之君，泗上諸侯皆入臣。矜功不休，百姓不堪。諸儒諫不從，各分散，愼到接子亡去。"

是愼到亦因與齊國舊封建主集團的政治意見衝突而被迫"亡去"的。因爲在當時，除在秦國新興地主已參加政權外，在各國却正展開了封建主們的自救運動，並從而加深了兩者間的衝突。

丙　鄒　衍

鄒衍亦作騶衍，據漢書藝文志敍"陰陽家"說："名衍，齊人，爲燕昭王師，居稷下，號'談天衍'。"其年代已難於正確考定，惟據史記封禪書說："齊威宣之時，鄒子之徒論著終始五德之運。及秦帝，齊人奏之。"又孟子荀卿列傳說："鄒衍至梁，梁惠王郊迎；至趙，平原君側行撇席；至燕，燕昭王擁篲先驅。"是鄒衍曾與齊威宣王、梁惠王、燕昭王、平原君、孟軻等同時；其年事孰長，則無從考定也（按孟軻約爲公元前三七〇至二七〇年間人。詳見後孟軻傳略）。

其著作，藝文志說有騶子四十九篇，騶子終始五十六篇；史記孟荀列傳說："終始大聖之篇十萬餘言。"然今皆亡佚。故今日研究鄒衍的思想，只能從史記孟荀列傳、封禪書、呂氏春秋、劉向別錄等書的引述中去探尋。我們無從窺見這位兩千餘年前大思想家思想體系的全豹，誠屬一件憾事。

就今日所能獲得的材料中去探究鄒衍的思想，只能探出其輪廓的片段，自無從發現其全體系；然從其立場、觀點中，亦能看出鄒衍的思想高遠、知識精湛的一個大概來。在今日所能窺見的鄒衍學說，主要爲他的"五德終始"說（歷史觀）和"九州"說（地理觀）—— 雖然還有對其他方面的零細說明。我們在這裏，試先敍述他的"五德終始"說。

他的"五德終始"說即歷史觀的基本論點，確認歷史是動的，宇宙的自體也是動的；同時他認爲宇宙自體和人類社會又都有其發生的始點的，並不如儒家所說的中國社會一開始就是聖人御極的"郅治之世"。故司馬遷對他的評述說：

"其語閎大不經，必先驗小物，推而大之至於無垠。先序今，以上至黃帝，學者所共術，大並世盛衰，因載其禨祥制度，推而遠之，至天地未生，窈冥不可考而原也。先列中國名山、大川、通谷、禽獸，水土所殖，物類所珍，因而推之，及海外人之所不能睹。稱引天地剖判以來，五德轉移，治各有宜，而符應若茲。"（史記孟荀列傳）

這是一，他確認歷史是變動不居的；二，他確認宇宙自體和人類社會都以之當作一個全體去把握，都有由始到終的一個運動的全過程。同時，他的研究方法是：一，從現實的分析出發（先序今），而上溯"至天地未生"的種種社會形態；二，先從單純的範疇敍述開始（必先驗小物），而達到各種複雜關係所構成的社會（或宇宙）的總體（推而大之至於無垠）。

但是依他看來，歷史既是動的，又以什麼爲其原動力呢？鄒衍從原始辯證唯物主義的"五行"說出發，認爲宇宙的實體是由於土、木、金、火、水五種物質的東西構成的。他確認這五種物質的相互關係，有其本質的"相生相尅"，即矛盾對立與統一的性質。因而他認爲宇宙自體的運動，全由於那五種物質的東西之"相生相尅"的作用在作爲源動力；從而人類社會的每一歷史階段的性質也便和某一種物質相適應。這樣，他把他的宇宙論的原理又同樣作爲人類社會的歷史運動的原理而被應用。呂氏春秋應同篇說：

"凡帝王之將興也，天必先見祥乎下民。黃帝之時，天先見大螾大螻。黃帝曰：土氣勝。土氣勝，故其色尚黃，其事則土。及禹之時，天先見草木秋冬不殺。禹曰：木氣勝。木氣勝，故其色尚青，其事則木。及湯之時，天先見金刃生於水。湯曰：金氣勝。金氣勝，故其色尚白，其事則金。及文王之時，天先見火，赤烏銜丹書集於周社。文王曰：火氣勝。火氣勝，故其色尚赤，其事則火。代火者必將水，天且先見水氣勝。水氣勝，故其色尚黑，其事則水。水氣至而不知數備，將徙於土。"

馬國翰輯佚謂此"蓋鄒子佚文也"。此證之下例引述：

"五行相次，轉用事隨，方面爲服。"（史記集解如淳所引）

"五行從所不勝，虞土，夏木，殷金，周火。"（文選，沈休文齊故安陸昭王碑文李善註引）

"鄒子終始五德，從所不勝，木德繼之，金德次之，火德次之，水德次之。"（同上，左思魏都賦李善註引）

不啻可互爲證明，且馬說亦殊有可信之價值。

因而鄒衍這種學說的政治意義，就是在說明周代的"火德""必將"爲"水"所尅服；易言之，封建領主集團的政權，"必將"爲新興封建地主一商人這一社會階層的政權所代替，是歷史自身運動的必然法則。從而他確認人類社會的文物制度，不是一成不變的，而且每一歷史階段都有其自己的一種文物制度，——雖然，鄒衍所倡率的並不是歷史制度的本質的改變，而只是一種部分變質的社會改良。故他說：

"政教文質者，所以云救也。當時則用，過則舍之，有易則易

之。故守一而不變者,未睹治之至也。"(漢書嚴安傳引)

不過鄒衍在這裏,所謂歷史的運動,是把它放在外在矛盾的基礎上去把握,而畫成如次的一個循環運動的圖式:土→木→金→火→水→土→木……排成了一個歷史運動的循環論。同時,他不知從社會內在矛盾的基礎上去把握歷史運動的法則,而乃從自然界的所謂"土氣""木氣"……去把握,也是有點神學傾向的。這正是他留給以後"五行"家的一個空子。自然,在他是受着歷史條件限制的。

其次,我們來考察鄒衍的地理觀。

在鄒衍的當時,由於商業的發展和交通工具的進步,不但陸上的交通區域大爲擴大,而且又擴大了海上的交通範圍。因之,從來的"中國即天下"的地理觀念便引起一度重大的變化。而鄒衍所生長的齊國,不唯因商業的發展而成了商業交通的要地,尤其是一處最便於海上交通的地理區域。因此,一方面由於航海的交通給他們發現了在中國大陸隔海的他岸還有陸地的存在,一方面給予他們由不同的地點出發而能達到同一的目的地,而且由甲路線出發却能由乙路線之一周的繞行回到出發點(如由稷下經膠東航海至吳越,可以由吳越經徐淮陸行回到稷下……)。這樣,第一,使他達到地圓說之天才的臆斷——雖則其概念是模糊的。鄒衍說:"如此者九(州),乃有大瀛海環其外,天地之際焉。"(史記孟荀列傳引)這是說大陸與大陸之間的瀛海便是天邊,這不啻已有着地圓的模糊概念。在成書於漢代的尙書緯考靈曜也說:"地恆動不止,而人不知,譬如人在大舟中,閉牖而坐,舟行而人不覺也。"這足徵在此前後數百年間,中國人在天文地理學上,有不少可貴的發現。第二、給他推知中國不過是全地面上的一個部分。所以孟荀列傳引述其說云:

"以爲儒者所謂中國者,於天下乃八十一分居其一分耳。中國名曰赤縣神州。赤縣神州內自有九州，禹之序九州是也，不得爲州數。中國外如赤縣神州者九，乃所謂九州也，於是有裨海環之，人民禽獸莫能相通者，如一區中者，乃爲一州。如此者九，乃有大瀛海環其外，天地之際焉。"

因而他確認地球上可分作九個環海爲界的大陸（州）。這種推論雖然未能達到實在的正確性的程度，而只是一種臆斷，然不圖在數千年後的現代，却證明了其概然性的妥當。

三　作爲封建地主階層在政治上初步表演的商鞅的封建改制論

據史記，商鞅本姓公孫，名鞅，衞人。卒於秦孝公二十四年，即公元前三三八年，生年不可考。

其著作，漢書藝文志稱其有著作二十九篇，韓非子、淮南子、史記亦均稱商鞅有著作；晁公武郡齋讀書志云："本二十九篇，今亡者三篇。"按今本商君書刑約第十六已有目無書，第二十一則書目均亡，故存者僅二十四篇而已。此二十四篇，今日以"疑古"爲能事之學者，且多認係戰國末之僞託。余按此書——商君書——即或非商鞅本人所寫，亦必出之其門下賓客所記述，或他死後時人所追述。蓋韓非、淮南、馬遷固皆稱其有著作，韓非生於戰國末，其言自可信而有徵。其次，不但全書所記皆商鞅時代之社會情況，且甚合於史記等書所載關於商鞅之行事，在意識形態上，尤能表現其階級性。有此數證，吾人自能以之作爲商鞅思想的代表著作來研究。

*　　*　　*

中國新興封建地主一商人經濟，至商鞅時代，齊、秦、鄭、衞、宋……各地均已有相當發展，尤其是秦國，由於新興地主經濟較高勞動生產性的刺激，以及原來封建主莊邑內的勞動力缺乏，因而把封建主經濟的"三圃制"經營引向較細密的經營，這種經營的方法和技術，在稍後的呂氏春秋中有較詳細的敍述（封建主經濟和地主經濟，本質上，在這裏本是同一的。請參閱拙著殷周時代的中國社會）。從而便樹立了新興封建地主經濟在秦國的優勢。在這一基礎上，商鞅便以其代言者與政治代理人的資格而出現了。可是另一方面，在商鞅的當時，即在秦國，舊封建主集團的保守勢力仍相當强大。因之，雖屬是社會部分的質變，封建地主這一社會階層却亦不能不找出其變法的歷史根據來，從靜止的不變的歷史觀轉化爲動的發展的歷史觀。在這一點上，商鞅較其前驅者有一步前進，他說：

"天地設而民生之，當此之時也，民知其母而不知其父，其道親親而愛私。親親則別，愛私則險。民衆而以別險爲務，則有亂。當此時也，民務勝而力征。務勝則征，力爭則訟，訟而無正，則莫得其性也。故賢者立中正，設無私，而民悅仁。當此時也，親親廢，上賢立矣。凡仁者以愛爲務，而賢者以相出爲道。民衆而無制，久而相出爲道，則有亂。故聖人承之，作爲土地貨財男女之分；分定而無制不可，故立禁；禁立而莫之司不可，故立官；官設而莫之一不可，故立君。既立君，則上賢廢，而貴貴立矣。然則上世親親而愛私，中世上賢而悅仁，下世貴貴而尊官。上賢者以道相出也；而立君者，使賢無用也；親親者以私爲道也；而中正者，使私無行也。此三者，非事相反也，民道弊，而所重易也，世事變，而行道異也。"（商君書開塞）

他把自人類社會的發生以至當代的全部歷史，分作"上世"、"中世"、"下世"三個階段。照他的解釋，所謂"上世"，便是母系本位的原始社會，所謂"中世"，便是古代國家的人治主義時代，所謂"下世"，便是官治——法治主義的時代。這雖然不曾發現歷史的規律性，然他認爲歷史是發展的，變動的，却不能不算是商鞅的卓見。歷史既是這樣在變動着，因而他認爲各時代制度的不同，毋寧是有其必然性的。且從而每一時代，便都有適合時宜的政治制度。故他說："以時而定，各順其宜。"又說：

"聖人不法古，不修今；法古則後於時，修今則塞於勢。周不法商，夏不法虞，三代異勢而皆可以王。故興王有道，而持之異理。"（同上）

"故聖人之爲國也，不法古，不修今，因世而爲之治，度俗而爲之法。"（壹言）

這不啻在說歷史上的所謂聖人以及其所創造的黃金時代，便在其能把握着歷史的變動，而順應"時""勢"；那班"後於時"而"塞於勢"的人們，却是逃不了歷史的淘汰的。"是以聖人苟可以强國，不法其故；苟可以利民，不循其禮。"（更法）他在這裏，並揭出歷史上的許多先例：

"前世不同教，何古之法？帝王不相復，何禮之循？伏羲神農，教而不誅；黃帝堯舜，誅而不怒；及至文武，各當時而立法，因事而制禮。禮法以時而定，制令各順其宜，兵甲器備，各便其用。……治世不一道，便國不必法古。湯之王也，不修古而興；殷夏之滅也，不易禮而亡。然則反古者未必可非，循禮者未足多是也。"（更法）

在這裏，他一面把全部歷史敍述爲如次的一個變動過程：自伏羲神農以至黃帝及堯舜的時代，都沒有刑罰，湯王始改變古制，文武又因時而"立法""製禮"。不過他又認爲變的只是"法"，"禮"却是"不易"

的，這由於他受着其改良主義立場的限制。另一方面，他根據歷史事實，指述歷史是這樣變動不居的。從而保守的泥古不變者，幾見不葬送在歷史前進的車輪下呢？然而那班"呼先王以欺愚者"的人們，又何異乎"自欺欺人"呢？

*　　　*　　　*

商鞅從歷史的觀點說明其變制創法的主張後，於是便基於封建地主這一社會階層的要求，又具體的提出其立法主張來。我們細讀商君書，概見其立法的要旨，約可歸結爲如次三點：

一、確認封建地主在另一種形式下佔有的封建財產、特別用買賣手段佔有的土地爲合法，照商鞅的話說，叫作確"定"其"名分"。

"一兎走，百人逐之，非以兎也。夫賣者滿市，而盜不敢取，由名分已定也。故名分未定，堯、舜、禹、湯且皆如鶩焉而逐之；名分已定，貧盜不取。……故聖王必爲法令，置官也置吏也。爲天下師，所以定名分也。名分已定，則大詐貞信，民皆原慤，而各自治也。故夫名分定，勢治之道也；名分不定，勢亂之道也。"（定分）

從而在一方面，對擧凡破壞財產權的行爲（姦邪、盜賊……）自應在立法上規定嚴刑峻罰去制裁。一方面，"立君"、"設官"、"置吏"的主要意義，便在滿足這種要求。所以他又說：

"利天下之民者莫大於治，而治莫康於立君，立君之道莫廣於勝法，勝法之務莫急於去姦，去姦之本莫深於嚴刑。"（開塞）

"國皆有法，而無使法必行之法；國皆有禁姦邪刑盜賊之法，而無使姦邪盜賊必得之法。爲姦邪盜賊者死刑，而姦邪盜賊不止者不必得；必得而尙有姦邪盜賊者，刑輕也。刑輕者，不得誅也；必得者，刑者衆也。故善治者，刑不善而不賞善，故不刑而民善。不刑而民善，刑重也。刑重者，民不敢犯，故無刑也，而民莫敢爲

非。是一國皆善也。"(畫策)

二、確認封建地主和舊封建主在法律地位上的平等權利，易言之，把舊封建主也挪下來和他們同樣去受法律的約束。但不是同時也給農民以法律地位上之平等。修權篇說："故立法明分，中程者賞之，毁公者誅之。"又說："立法分明，而不以私害法，則治。"這不啻明白的在說，法的權限，無論貴族或地主，一經觸犯法條，是要受同等制裁的。因而史記記述他的行事說："殺祝懽，而黥公孫賈。""日繩秦之貴公子。""宗室非有軍功，論不得爲屬籍"。另一方面，則是"中程者賞之"(修權)，"有功者"便"顯榮"(史記)。

三、專制的中央集權主義。這在一方面又從商人的利益上，要求否定舊封建主的地方封鎖性分散性的政治，一方面，爲適應新興地主土地佔有的形態，即點面交义的土地佔有，要求對其屬地上的農民能直接行使管理權，擺脫封建主所給予的束縛，便不能不否定封建主在其封邑內之獨攬的經濟、財政、政治權力(參閱拙著：殷周時代的中國社會)，因而商鞅便從立法上去確定集權的原則。他說："權者，君之所獨制也。""權制獨斷於君，則威。"(修權)"故君子操權一正以立術。"(算地)把"權"、"勢"、"術"、"數"均操於中央，設官奉法，社會便自趨安寧了。故禁使篇說：

> "故先王不恃其强，而恃其勢；不恃其信，而恃其數。……故託其勢者，雖遠必至；守其數者，雖深必得。……得勢之至，不參官而潔，陳數而物當。今恃多官衆吏，官立丞監。夫置丞立監者，且以禁人之爲利也；而丞監亦欲爲利，則何以相禁？故恃丞監而治者，僅存之治也。通數者不然也，別其勢，難其道。故曰，其勢難匿者，雖跖不爲非焉。故先王貴勢。"

在這裏，他和申不害同樣倡導中世的集權主義。其時的中國社會也正在由分散主義的政治，向着中央集權的封建政治轉化，所以他們在當時是體現着進步傾向的。

問題再挪回來，商鞅的法治論是從上述三個原則出發的。從那種原則的基礎上去製爲法令，佈之天下；法令却"必使之明白易知，……愚知徧能知之。"（定分）爲執行法令，於是"爲置法官，置主法之吏，以爲天下師，令萬民無陷於危險"（同上）。從而便能達到"以刑去刑"的效果。但是"刑"何以能"去刑"呢？定分篇說："聖人立天下而無刑死者，非不刑殺也；行法令，明白易知，爲置法官吏爲之師以道之知，萬民皆知所避就，避禍就福，而皆以自治也。"不過人民雖然"知"道法令的規定，然而仍熟視法令如"弁髦"，又如何去補救呢？他說："信"，故史記等書說：商鞅立法，徙木立信。若"信"而無效，最後便只有使用刑罰了。因而在他的政治學說中，便歸結爲："國之治者三：一曰法、二曰信、三曰權。"（修權）商鞅在這裏，完全無視了"法"的普遍有效性之社會根據，只從一個階級的主觀立場上去打消其他階級的客觀權利，——自然，在歷史上的所謂"法"，本來就是統治階級拿去支配其他階級的工具，——而想從一個空洞的"信"上去建立"法"的普遍效能是完全不可能的。商鞅自己也了解這是一種消極的沒有保證的東西，因而便不能不把强制權力過分地强調起來，從而便不能不歸結到專制主義。

* * *

商鞅的其次一個思想要點便是所謂"教耕戰"，這在商鞅的政治理論中，是有其重要內容的：一方面，在表現其重農主義傾向的經濟思想，一方面，又在表現其創設集權國家的武力統一的思想。

就第一點說，他認爲商和工都不是生產的，只有農才是生產的（在重農主義者看來，認爲商業只不過改變了物品的位置，工業只不過改變了物品的形態，只有農業才是眞正的生產事業）。因此商鞅認爲要使國家能達到富强，只有使生產者都去從事農業，故說："故聖人之爲國也，入令民以屬農。……入使民盡力，則草不荒。"（算地）"入農"，"故地少粟多"（愼法），"粟多"，國自然就會富强了。因爲"百人農，一人居者王；十人農，一人居者强；半農半居者危"（農戰）。易言之，"……民不歸其力於耕，即食屈於內；不歸其節於戰，則兵弱於外；入而食屈於內，出而兵弱於外，雖有地萬里，帶甲百萬，與獨立平原一也"（愼法）。

另一方面，他認爲知識分子和工商都不是生產者，但他們却運用其所謂"詩書"、交換、奇技和雜藝去巧取利益。因而如果一國之內這種人民一多，國家便無可避免的要陷於貧弱。故他說：

> "今境內之民，皆曰農戰可避，而官爵可得也。是故豪杰皆可變業，務學詩書，隨從外權，上可以得顯，下可以求官爵。要靡事商賈，爲技藝，皆以避農戰。具備，國之危也。"（農戰）

因而他認爲這種人民，他們在情况嚴重時，便會成爲壞法破禁的奸民，故說："國有事，則學民惡法，商民善化。技藝之民不用，故其國易破也。"（農戰）所以對這種人們，國家應嚴厲去加以取締；不然，農者亦勢必相"效尤"，還有誰肯去從事生產呢？故說："末事不禁，則技巧之人利，而游食者衆之謂也。"那末社會便必然會陷於無秩序的地步。算地篇說：

> "事詩書談說之士，則民游而輕其君；事處士，則民遠而非其上；事勇士，則民競而輕其禁；技藝之士用，則民剽而易徙；商賈之士佚且利，則民緣而議其上。故五民加於國，則田荒而兵弱。"

然而又怎樣去約束這"五民"，制約其發展，驅使其都去業農呢？他說，一面在提高農業者的利益，易言之，使利益盡歸於農；一面則直接禁止"五民"的發展，使之無利益可求。這樣，人們自然便相率而業農了。故外內篇說：

"……其農貧而商富，故食賤者錢重。食賤則農貧，錢重則商富。末事不禁，則技巧之人利，而游食者衆之謂也。……故曰，欲農富其國者，境內之食必貴，而不農之徵(征)必多，事利之租必重，則民不得無田，無田不得不易其食。食貴，則田者利，田者利則事者衆。食貴，糴食不利，而又加重徵，則民不得無去其商賈技巧而事地利矣。"

商鞅在這裏之所謂農，並不是直接從事生產的農民，而是新興地主。因爲當時的農奴並沒有多少剩餘的糧食品出賣去邀利的。這是我們研究歷史者不可不分別的一點。至對於生產直接負担者的農民，在商鞅並不曾考慮到他們的利益，反而主張要施行"愚"而"弱"之的"愚民政策"去對付他們的。

次就他創設集權國家的武力統一的主張來說，他主張用武力去完成專制集權國家的創設，那當然不能避免戰爭，而且正是藉戰爭去進行的。在這一點上，商鞅一若和其前驅者的非戰主張矛盾着。實際上，這倒完全是歷史本身的辯證性的必然。這一社會階層前此的非戰，因爲他們在原先，其爭取政治權力的社會勢力還不充分，自己手中還沒有政權，所以從戰爭所給予他們的損害這一觀點出發，便消極的提出非戰的要求。易言之，他們前此所反對的戰爭，是封建主間相互火併的一種戰爭。現在他們在秦國的政治上、經濟上都已取得支配地位，因之便轉而從積極方面去利用各封國間的相互矛盾，用武力去完成那適合其自身要求的集權國家（自然，這種戰爭，也並不是一種革命的戰爭，仍只是一種階級的內戰）。實際上，他們這種政策上的轉變，乃是和其自身之歷史的發展相照應的。

商鞅認爲要實現這種主張，一面從發展秦國的生產着手；在經濟發展之强固的基礎上，自然便能達到國富從而兵强的結果。所以在他看來，認爲"耕""戰"兩者是密切關聯着的。算地篇說：

"入令民以屬農，出令民以計戰。……入使民盡力，則草不荒；出使民致死，則勝敵。勝敵而草不荒，富强之功，可坐而致也。"

歸結起來說，他以"勸農"去發展經濟，去强固其這一社會階層的政治經濟地位，且從而去確立其武力的基礎；以"新秦"事農，"故秦"事戰，不致因耕而廢戰，亦不致因戰而廢耕；以"計軍功"去强化軍隊的素質和其戰鬥力，並以"邊利盡歸於兵"的辦法，使戰士皆效力疆場。下面的一段話說得明白：

"民之外事莫難於戰，故輕法不可以使之。……民之內事莫苦於農，故輕治不可以使之。……故爲國者，邊利盡歸於兵，市利盡歸於農。邊利歸於兵者强，市利歸於農者富。故出戰而强，入休而富者，王也。"(外內)

商君書在若干論點上，都從經濟觀點出發去說明政治。從現代科學的基礎上去衡量，其理論自不免有若干根本性的缺陷與錯誤；然其於數千年前能發現此種政治學理，却是一種相當偉大的觀念。

〔補註〕春秋戰國時期的新興地主一商人：一、他們一面是地主，一面是商人，但是以地主生活爲主要的；二、從春秋末到戰國末期，許多用買賣手段佔有土地的這種地主，並不都同時是商人。

第三章　沒落封建主的政治學說——莊周的出世主義

一　莊周傳略及其著作

史記老莊申韓列傳說："莊子，蒙（今河南歸德）人也，名周。"後人曾稱他爲宋人，又有稱爲魏人者。實則蒙地原屬宋，後宋爲魏所滅，即屬魏。史記並稱"周嘗爲蒙漆園吏，與梁惠王、齊宣王同時。……楚威王聞莊周賢，使使厚幣迎之，許以爲相"，莊周却之。是：一、莊周曾爲小吏；二、莊周與梁惠王、齊宣王、楚威王同時。且與惠施爲論敵，同時兼爲好友。胡適謂莊周死於公元前二七五年左右。然據史記，他與梁惠王同時。按梁惠王立於周烈王六年，適爲公元前三七〇年，是莊周應生於公元前三七〇年前後。據張季同所考，謂莊周生於公元前三五五年，卒於公元前二七五年。是莊周壽爲八十歲，較梁惠王爲後生。余因認張氏所考，在大體上是可信的；而其生卒之一定年限，則仍有近於臆斷。

其著述，據漢書藝文志稱有五十二篇；經晉郭象刪定，有今本莊子三十三篇——內篇七，外篇十五，雜篇十一。從來中外學者均謂內篇爲莊周親著；其餘爲戰國及秦漢之晚出道家所作，或係出自其門人筆記——唯其中之天下篇，王夫之、姚鼐等均謂爲莊周自序，日人渡邊秀方在其所著中國倫理學史中亦謂係研究莊周思想之無二好史料。此諸說均大致可信。

在莊周的全部著作中沒有提及孟子，因而近有謂莊周生於孟軻前者；渡邊氏則認爲此係由於當時交通關係，他們沒有接觸的緣故。但梁惠、齊宣均見於孟子，與孟軻爲同時人。故渡邊所見，亦殊有相當理由。抑如上所述，莊周年事較梁惠爲小，當係事實；而孟軻固並見梁惠與梁襄者也。故孟、莊同時可無問題；其年事孰長，則無從臆斷。

二　莊周的認識論

據葉青、陶希聖之流的意見，莊周也是一個"辯證唯物主義者"。其實，這不僅不曾摸索着莊周思想的邊際，而又恰恰表露了他們又故意在混淆哲學的黨派性。把歷史上各別思想家思想的本質，用一些文詞去加以隱蔽，正是他們共同的企圖；混淆哲學的黨派性，也正是他們一貫的舊花樣。陶希聖所以採取這種手法，却是他原來的立場；而本來沒有什麼原則立場的托派葉青，則是一種卑鄙的迎合和其反革命本色。所以他們觀點的共同，並不是偶然的。

莊周的思想體系，雖是由老聃而一貫繼承下來的，但却是老聃哲學的修正：第一點，他把老聃的唯心主義更深刻化、體系化，而老聃的辯證法，却由他而降到相對論；第二點，他在政治上已完全由老聃的復古論而轉化爲出世主義。關於前者，由於沒落中小封建主之愈益離開現實，更不敢面對現實。關於後者，由於到莊周時，不但沒落中小封建主集團的地位已完全無恢復希望，即還存在着的"各國"封建主亦不啻日暮途窮。因而在那一羣沒落分子的意識中，對現實都感覺失望，由失望而轉入到"出世"方面去。在這裏，我們試考察一下，在中國，為什麼曾有大批沒落的封建殘餘分子——沒落的豪紳地主軍閥官僚等——大多均在皈依“佛法”呢？這是可以應用相同的“邏輯”去說明的。

在葉青之流看來，認為莊周正是一個革命的代表“工商業者”的思想家。果爾，則中國“反封建”的工商業者由戰國發展到二十世紀，中國便應該成了“超帝國主義”了。無怪葉青之流曾估量舊中國的社會為“資本主義社會”。可惜這種估量始終都只是那羣文化流氓一種賣身的玄想；不然，我們何樂而不願去享受資本主義民主制度下一點“法”的權利，而自陷於專制主義的殘刑酷罰之下生活着呢？其實在莊周思想的全體系中，不但沒有替法西斯走卒和特務機關奴才腦海中所僞製的那樣“工商業者”說了半句話，而且根本否定“中世的”“工商業者”存在為必要。德充符篇說：“聖人不謀，惡用智？不斵，惡用膠？無喪，惡用德？不貨，惡用商？”胠篋篇說：“擿玉毁珠，小盜不起。……掊斗折衡，而民不爭。……毁絕鉤繩，而棄規矩，攦工倕之指，而天下始人有其巧矣。”人類史上是不會有這樣“工商業者”代言人的。

又有人說，莊周是無政府派的虛無主義者。這完全是只從形式上着眼的“半實驗主義”的魔術式的說教。實際上，還同時在主張“明”“君臣之義”（天下）的莊周，又怎能和無政府虛無主義發生關係呢？這到後面再說。

在莊周的思想體系中，也確實曾包含着一種近似辯證的觀點。例如他說：

> “方生方死，方死方生。”（齊物論）
>
> “察其死，而本無生；非徒無生也，而本無形；非徒無形也，而本無氣。雜乎芒芴之間，變而有氣，氣變而有形，形變而有生，今又變而之死。是相與為春夏秋冬四時行也。”（至樂）

"夫大塊載我以形，勞我以生，佚我以老，息我以死。"(大宗師)

"芴漠無形，變化無常。"(天下)

在這裏，他認爲萬物都是變動的，由"無"而生"有"，由"有"而後又歸於"死滅"，還原爲"無"，而且認爲"有"與"無"本是沒有分別的，"有"只是一種幻像，"無"才是本源的獨自存在的，不過由這獨自存在的"無"，"雜乎芒芴之間"才"變而有氣"，"氣變而有形"的一種相。這不但是承襲着老聃，而且在唯心主義哲學的範疇上鑽得更深了。他這種見解，也完全由於他親自感受着社會階級地位的變動，即他們自身的地位原是在大封建主的兼併下沒落的，現在的大封建主集團又受到新興封建地主階層的打擊和排擠。這種社會現實變化的事實，給予他對社會之一種動的變化的感覺。因而在這種時代變動的潮流中，使他又不能不進而去追求人生的究竟，由人生究竟的追求上，又不能不進而去追求宇宙的究竟。

在階級地位變動的當中，使他感覺到：原來甲可以被否定而轉化爲乙，乙又可以被否定而成爲丙。但是莊周在這裏，並不能正確的進行辯證的把握，而只歸結到對宇宙間社會間的絕對眞理，以及在一定時空下的相對眞理的絕對性的否定。例如他說：

"物無非彼，物無非是。自彼則不見，自知則知之。故曰：彼出於是，是亦因彼。彼是方生之說也。雖然，方生方死，方死方生；方可方不可，方不可方可；因是因非，因非因是。……是亦彼也，彼亦是也。彼亦一是非，此亦一是非。果且有彼是乎哉？果且無彼是乎哉？"(齊物論)

"罔兩問景曰：'曩子行，今子止；曩子坐，今子起。何其無特操與？'景曰：'吾有待而然者耶？吾所待又有待而然者耶？吾待蛇

蜩蜩翼耶?惡識所以然,惡識所以不然'。"(齊物論)

因而莊周在這裏,便由不徹底的因果論而轉入到相對論,甚至走到主觀唯心主義的相對論。因而絕對眞理完全不存在了,相對的是非,也認爲全是由人類的主觀所規定的東西。他繼續又說:

"自我觀之,仁義之端,是非之塗,樊然殽亂,吾惡能知其辯?"

"旣使我與若辯矣,若勝我,我不若勝,若果是也,我果非也耶?我勝若,若不吾勝,我果是也,而果非也耶?其或是也,其或非也耶?其俱是也,其俱非也耶?我與若不能相知也。則人固受其黮闇,吾誰使正之?使同乎若者正之,旣與若同矣,惡能正之?使同乎我者正之,旣同乎我矣,惡能正之?使異乎我與若者正之,旣異乎我與若矣,惡能正之?使同乎我與若者正之,旣同乎我與若矣,惡能正之?然則我與若與人俱不能相知也,而待彼也耶?"(同上)

這種主觀是非標準的形成,他也不知從構成社會矛盾根底的生產關係、剝削關係的基礎上去說明,而歸咎於主觀的個性。故說:"猨猵狙以爲雌,麋與鹿交,鰌與魚游。毛嬙麗姬,人之所美也,魚見之深入,鳥見之高飛,麋鹿見之決驟。四者孰知天下之正色哉?"(同上)自然,這種主觀主義的相對論,正和其沒落貴族的生活意識完全適應着。

由相對主義的推演,一面便自然會達到詭辯主義。所以莊周在這裏,同時又表現其詭辯論的色彩。例如他說:

"昔者,莊周夢爲胡蝶,栩栩然胡蝶也。自喩適志與,不知周也。俄然覺,則蘧蘧然周也。不知周之夢爲胡蝶與?胡蝶之夢爲周與?周與胡蝶則必有分矣。此之謂物化。"(同上)

"莊子與惠子遊於濠梁之上。莊子曰:'儵魚出游從容,是魚樂也。'惠子曰:'子非魚,安知魚之樂?'莊子曰:'子非我,安知我不知魚之樂?'惠子曰:'我非子,固不知子矣;子固非魚也,子之不知魚之樂,全矣。'莊子曰:'請循其本,子曰:"汝安知魚樂"云者,既已知吾知之而問我,我知之濠上也'。"(秋水)

很明白,這是一種混淆是非,顚倒黑白的詭辯論。這是莊周抛棄了老聃的辯證法,把老聃哲學降低了。

莊周從這裏轉入到他的人生論。首先,他從相對論出發,第一,認爲貴賤在究極上也都是相對的。例如他說:

"以道觀之,物無貴賤;以物觀之,自貴而相賤;以俗觀之,貴賤不在己;以差觀之,因其所大而大之,則萬物莫不大;因其所小而小之,則萬物莫不小。"(同上)

這是說,所謂貴賤、大小等差別,不過是現象上的相對差別,只是一種物質的現象;若從本質上即本源的"道"上去追究,便無所謂貴賤、大小之差別的。這是把現實的問題玄學化,一面把現實社會的階級內容隱蔽起來,一面則假藉於這種玄想,以獲取其沒落分子自己的慰藉。

第二,他認爲壽夭在究極上也是相對的。他說:

"天下莫大於秋毫之末,而泰山爲小;莫壽乎殤子,而彭祖爲夭。"(齊物論)

泰山自然是從"秋毫之末"的物質分子積集而成的,然而在其兩者間之具體的量,從而質的差異,却不是可以迷亂的。從其相對性上說,其量的差異當然只是比較的。而完全把其具體的相對性的差異從幻想上去抹煞着,便自然流於玄學的詭辯。

第三,莊周認爲死生在究極上也是相對的。他說:

"予惡乎知說(悅)生之非惑耶?予惡乎知惡死之非弱喪而不知歸者耶?……予惡乎知夫死者不悔其始之蘄生乎?……丘也與女皆夢也;予謂女夢亦夢也。"(齊物論)

"彼以生爲附贅縣疣,以死爲决疣潰癰。夫若然者,又惡知死生先後之所在?"(大宗師)

是他認爲所謂死生完全是一種相對的幻滅的現象。而其實是無所謂死生的;因爲在他,認爲除物質的"我"以外,還有一個精神的"我"存在,精神的"我"才是"眞我",所以所謂"死",不過是物質的"我"之一種"决疣潰癰"的現象,那對精神的"眞我"並不因此而受着何種影響。是他不但把精神的"我"和物質的"我"對立起來,而且把物質的"我"看作副次的東西,認精神的"我"才是獨自存在的東西。

莊周從相對論出發而達到這種結論之後,便自然會歸結出出世主義的人生觀來。同時他從自然主義出發,便又達到宿命論的見解。他借託仲尼的口吻說:

"死生、存亡、窮達、貧富、賢與不肖、毀譽、飢渴、寒暑,是事之變,命之行也。"(德充符)

在以農業爲主要生產的時代,人民的意識多多少少都要受着自然主義的相當支配。莊周在這裏,當然也不能例外。同時由於莊周時代之沒落封建主集團,已完全喪失其恢復地位的自信能力,不能不任聽其命運之自然,莊周因而便又達到宿命論的見解。

從宿命論的見解上,自然便又歸結到安於自然而反對人類在生存競爭中的各種鬥爭。因而莊周不但反對社會人類的一切生活欲望以及爲滿足此欲望所行使之一切鬥爭,而且反對一切"人知"。一方面,他認爲"知"是不能究竟的,故說:"吾生也有涯,而知也無涯。以有涯隨無涯,殆已。"一方面,認爲"人知"是一種沾染,因而他認爲人應該丢去這些沾染，而反歸於赤子之心；且不但要忘去各種知覺，而且要忘去自己的形骸。德充符篇說：

“故德有所長，而形有所忘；人不忘其所忘，而忘其所不忘，此謂誠忘。故聖人有所遊。”

因而便應該使一切“人知”不入於“靈府”，而全其“天”。這“天”的內容是什麼呢？在莊周哲學的範疇中，便是“道”，是“天機”。能全其“天機”的便是“眞人”。因之，“眞人”便是莊周人生觀的最高模範。但是所謂“眞人”是怎樣的模範呢？大宗師篇說：

“何謂眞人？古之眞人，不逆寡，不雄成，不謨士。若然者，過而弗悔，當而不自得也；若然者，登高不慄，入水不濡，入火不熱，是知之能登假於道者也若此。古之眞人，其寢不夢，其覺無憂，其食不甘，其息深深。眞人之息以踵，衆人之息以喉。屈服者，其嗌言若哇，其耆欲深者其天機淺。古之眞人，不知說生，不知惡死，其出不訢，其入不距，翛然而往，翛然而來而已矣。不忘其所始，不求其所終。受而喜之，忘而復之。是之謂不以心捐道，不以人助天；是之謂眞人。若然者，其心志，其容寂，其顙頯，凄然似秋，煖然似春，喜怒通四時，與物有宜，而莫知其極。”

這是他把老聃哲學推移向宗教神學的過渡。

在這裏，雖則包含一些可以作爲思想和作風修養的積極因素；但那在莊周，不只是次要的東西，而且他認爲凡所謂修養也都是做作，都是“人知”。“眞人”的意境，便是離開形體而自在的“道”。“道”不是修養所得，只是全其所“天”。人能全其所“天”，便能達到所謂“天地與我並生，而萬物與我爲一”，與“萬物一體”，與天地共終始。且從而不但能超是非，而且能超現實社會的貴賤、壽夭、生死……例如他說：

“彼是莫得其偶，謂之道樞，樞始得其環中，以應無窮。‘是’亦一無窮，‘非’亦一無窮也。故曰莫若以‘明’。”（齊物論）

“是以聖人和之以‘是’‘非’，而休乎‘天鈞’，是之謂兩行。”（同上）

“可乎可，不可乎不可，道行之而成，物謂之而然。惡乎然，然於然。惡乎不然？不然於不然。物固有所然，物固有所可；無物不然，無物不可。……道通爲一。其分也，成也；其成也，毀也。凡物無成與毀，復通爲一。唯達者知通爲一，爲是不用而寓諸庸。庸也者，用也；用也者，通也；通也者，得也；適得而幾矣，因是已。”（同上）

所以“道”是無上的，而且在這裏，“道”又成了一具折衷主義的利器。莊周因此由相對主義而又轉入到絕對主義。

然而人能全其所“天”，爲什麼就能合於“道”呢？在莊周，認爲萬物都是受取於“天機”而成，由這“天機”的作用，而分別的構成爲宇宙間的萬象殊類，“人”不過是萬象殊類中的一種。只有“天機”或“道”是獨自存在的，其他便都是由其派生的。所以全“道”的“眞人”，便能因應“天機”的妙用。

同時，在莊周看來，人之所以有生，正因爲賦有“天機”之一微妙作用；物質體的形骸，那不過是副次的東西，故云“以死爲決疣潰癰”。

在這裏，莊周把老聃哲學的“無爲”主義更降低爲“出世”主義，給後來道教神學打下了基礎。因而他把老聃哲學中的一點滴鬥爭性都完全消除了。

當莊周追究到人是怎樣來的，又爲什麼有生這一問題時，便歸結爲如次之一種說明。他說凡宇宙間的萬象殊類（連人也在其中）都是以天地爲一大洪爐而鑄冶出來的〔“以天地爲大鑪，以造化爲大冶”

(大宗師)〕。在未被鑄冶成形以前，都是"類"，以後才分類殊形的。所以他說："一與言爲二，二與一爲三，自此以往，巧曆不能得，而況其凡乎？故自無適有，以至於三，而況自有適有乎？無適焉，因是已。"（齊物論）"若化爲物，以待其所不知之化已乎？且方將化，惡知不化哉？方將不化，惡知已化哉？"（大宗師）萬物都是這樣演化出來的。然演化而分成萬物，却是形體的；而其所以能成形的本來的禀賦却是同一的。故他說："假於萬物，託於同體。"（大宗師）"自其異者視之，肝膽楚越也；自其同者視之，萬物皆一也。"（德充符）在他看來，萬物所同者是先天之"機"，所異者是後天之形。因此他認爲這"機"是千變萬化的，馬所賦受的"機"，可以生出人和其他東西來；反之，也當然是如此。因爲萬物所賦受的"機"，在其本質上原是同一的。故他說：

"種有'幾'，得水則爲'𢇁'；得水土之際，則爲'鼃蠙之衣'；生於陵屯，則爲'陵舄'；'陵舄'得鬱棲則爲'烏足'；'烏足'之根爲'蠐螬'，其葉爲'胡蝶'；'胡蝶'，胥也，化而爲'蟲'，生於竈下，其狀若脫，其名爲'鴝掇'；'鴝掇'千日爲'鳥'，其名爲'乾餘骨'；'乾餘骨'之沫爲'斯彌'；'斯彌'爲'食醯'；'頤輅'生乎'食醯'；'黃軦'生乎'九猷'；'瞀芮'生乎'腐蠸'；'羊奚'比乎'不箰'；'久竹'生'青寧'；'青寧'生'程'，'程'生'馬'，'馬'生'人'。人又反入於機；萬物皆出於機，皆入於機。"（至樂）

有人認爲這是物種由來說，其實由於其不曾懂得莊周之所謂"機"。本來莊周確認萬物都是以"機"爲根源而借"天地"冶鑄出來的；而被演化出的萬物，也是實在存在着的，故說"名者，實之賓也"（逍遙遊）。"名是實賓"，他這裏之所謂"實"，即老聃哲學範疇中之所謂"樸"，然而當他進一步去追究到本體的根源時，他說：

"古之人其知有所至矣。惡乎至？有以爲未始有物者，至矣盡

矣，不可以加矣。其次以爲有物矣，而未始有封也。其次以爲有封焉，而未始有是非也。"（齊物論）

"有始也者，有未始有始也者，有未始有夫未始有始也者。有有也者，有無也者，有未始有無也者，有未始有夫未始有無也者。俄而有無矣，而未知有無之果孰有孰無也。今我則已有謂矣，而未知吾所謂之其果有謂乎，其果無謂乎？天下莫大於秋毫之末，而泰山爲小；莫壽於殤子，而彭祖爲夭。天地與我並生，而萬物與我爲一。既已爲一矣，且得有言乎？既已謂之一矣，且得無言乎？一與言爲二，二與一爲三，自此以往，巧歷不能得，而況其凡乎？故自無適有，以至於三，而況自有適有乎？無適焉，因是已。"（同上）

故在莊周的哲學範疇中，天地萬物都是由"無"而適"有"的。由"無"適"有"的根源便是"機"。然而"機"是什麼呢？是自在的物質還是什麼呢？在他，認爲是由"道"爲根源而發生出來的。而且他在這裏也和老聃一樣，認爲宇宙也是由"道"所創設的。故他說：

"道行之而成，物謂之而然。……無物不然，無物不可。……恢恑憰怪，道通爲一。"（同上）

"（道）官天地，府萬物。"（德充符）

"道惡乎往而不存。"（齊物論）

"唯道集虛。"（人間世）

是"道"不但是創造宇宙萬物的最高主宰，而且只有"道"才是獨自存在的。然而"道"是存在的物質還是什麼呢？他說：

"夫道，有情有信，無爲無形。可傳而不可受，可得而不可見。自本自根，未有天地，自古以固存；神鬼神帝，生天生地；在太極之先而不爲高，在六極之下而不爲深，先天地生而不爲久，長於上古而不爲老；豨韋氏得之，以挈天地；伏羲氏得之，以襲氣母；維斗得之，終古不忒；日月得之，終古不息；堪坏（疏：崑崙山神名也）得之，以襲崑崙；馮夷得之，以遊大川；肩吾得之，以處大山；黃帝得之，以登雲天；顓頊得之，以處玄宮；禺强得之，立乎北極；西王母得之，坐乎少廣，莫知其始，莫知其終；彭祖得之，上及有虞，下及五伯；傅說得之，以相武丁，奄有天下，乘東維，騎箕尾，而比於列星。"（大宗師）

是莊周哲學範疇中的"道"，不只和老聃同樣，並非什麼具有物質屬性的東西，而且更玄學化了。莊周在這裏，也達到有神論的結論。從而他也對精神的"我"和"形骸"的"我"對立着（"彼何人者耶？修行無有而外其形骸。""立乎不測，而遊於無有"）。在這裏，在玄學的範疇中，"道學"和"佛學"便更接近了一步。

三　莊周的政治論

莊周的政治思想，是從他的宇宙論和人生論出發的。他對當時政治上的一切制度措施都感覺失望；但同時又感到新興封建地主這一社會階層勢力的蓬勃，有"如火燎原"之勢；而舊的封建統治層中的封建主集團，則一邊還在醉生夢死的互相攘奪；其自己所代表的這一沒落小封建主集團，却已完全喪失了社會生產的依據，連恢復其社會地位的任何勇氣與企圖都沒有了，故莊周對現實問題，便只有由失望而至於對一切社會人事的厭絕。所以他對當時的社會，只有消極的批評，而沒有積極的政見。

莊周也和老聃一樣，認爲構成當時社會現狀的一切不安，不外由於那存在於社會各階級階層相互間智巧名利的爭奪和虛僞的"仁義"

觀念的謬誤；由於有這種錯綜謬誤的思想，便發生"有爲"，即鬥爭。同時他認爲"有爲"是從後天的"人知"的根源上發生的；若能去"人知"而返歸於"天機"，人類的這種觀念，便都可以消滅，社會也便可以從鬥爭(有爲)而轉入到無鬥爭(無爲)的狀態。所以他說：

"若亦知夫德之所蕩，而知之所爲出乎哉？德蕩乎名，知出乎爭。名也者，相軋也；知也者，爭之器也。二者凶器，非所以盡行也。"(人間世)

去"人知"，復"天機"，這種觀念的轉變，他認爲完全在於各人主觀之一念。故說：

"汝遊心於淡，合氣於漠，順物自然而無容私焉，而天下治矣。"(應帝王)

莊周在這裏，已陷在主觀唯心主義的泥坑中了。

其次，莊周又看到形成當時社會問題的主要內容，是"小人"的抬頭和其對"君子"的反抗。因而在他沒落貴族的心情中，以爲假若社會內沒有"君子"和"小人"這兩者的分別存在，又何致發生當時那種敵對階級對抗的局勢？他們那一羣沒落者更何致落得窮無所歸的慘局？所以他說：

"夫至德之世，……惡乎知君子小人哉？同乎無知，其德不離；同乎無欲，是謂素樸。素樸，而民性得矣。"(馬蹄)

他從這一觀點出發，一面便不免憧憬於原始社會：

"彼民有常性，織而衣，耕而食，是謂同德。一而不黨，命曰天放。故至德之世，其行塡塡，其視顚顚。當是時也，山無蹊隧，澤無舟梁。萬物羣生，連屬其鄉；禽獸成羣，草木遂長。是故禽獸可係羈而遊，鳥鵲之巢，可攀援而闚。夫至德之世，……惡乎知君子小人哉？"(同上)

另一方面，他又埋怨分裂社會為諸階級，而促發"人知"的"聖人"，——在莊周看來，認爲社會諸階級的發生，完全是由人的主觀所創設的。例如他說：

"及至聖人，蹩躠爲仁，踶跂爲義，而天下始疑矣；澶漫爲樂，摘僻爲禮，而天下始分矣。故純樸不殘，孰爲犧樽？白玉不毀，孰爲珪璋？道德不廢，安取仁義？性情不離，安用禮樂？五色不亂，孰爲文采？五聲不亂，孰應六律？夫殘樸以爲器，工匠之罪也；毀道德以爲仁義，聖人之過也。"（同上）

因而，莊周從其自己的立場出發，不但厭絕當時的政治，而且絕心利祿（這或者由於沒有參加政權的機會而至於走入其人生的歧途）。故逍遙遊篇說：

"故夫知效一官，行比一鄉，德合一君，而徵一國者，其自視也亦若此矣。"

"天根遊於殷陽，至蓼水之上，適遭無名人而問焉，曰：'請問爲天下。'無名人曰：'去，汝鄙人也，何問之不豫也'。"（應帝王）

"聖人不從事於務，不就利，不違害，不喜求，不緣道，……而遊乎塵垢之外。"（齊物論）

這在實質上，是在模糊階級關係，麻痹羣衆的鬥爭意識。

可是莊周雖然從其出世主義的立場上而絕情仕祿；在另一方面，他却並不否定當時的社會制度，而且和老聃一樣，認爲統治者的存在是必要的。故他說：

"天地雖大，其化均也；萬物雖多，其治一也；人卒雖衆，其主君也。君原於德，而成於天。故曰：'玄古之君，天下無爲也；天德而已矣。'以道觀言，而天下之君正；以道觀分，而君臣之義明；以道觀能，而天下之官治；以道汎觀，而萬物之應備。……故曰：'古

之畜天下者，無欲而天下足，無爲而萬物化，淵靜而百姓定'。"（天地）

莊周在這裏，明顯地在肯定爲"人卒雖衆"之主的"君"的地位，而且在講求"明""君臣之義"與"天下之官治"。不過他也和老聃一樣，主張統治者應該採取"原於德而成於天"的"無爲""無欲"的治術。這所謂"君原於德而成於天"，和老聃的"人法地，地法天，天法道，道法自然"是同一意義的。

最後該附帶說到，"道學"到秦漢間一度充任統治者的政治學說和方士術，到後漢末以至魏晉，一面分化爲葛洪所代表的沒落貴族的神學和道教，一面則分化爲變質的鮑敬言的無政府主義以至農民派的異端教派——"妖道"。所以雖然都叫作"道"，而其實質則完全是各異了。特附及之。

第四章　沒落期封建領主的政治學說

一　孟軻的社會兩階層調和論

甲　孟軻的年代及其社會身分

孟軻，鄒人，受教於孔丘之孫子思之門。據孟子本書，他曾見過梁惠王、齊宣王，史記孟子荀卿列傳說："當是之時，秦用商君，富國强兵；楚魏用吳起，戰勝弱敵；齊威王、宣王用孫子、田忌之徒，而諸侯東面朝齊。"是他並與商鞅、吳起、孫臏、田忌同時。考其生年爲周烈王初年，約當公元前三七〇年左右；卒年爲周赧王二三十年之間，約當公元前二七〇年左右；張季同則謂其生於公元前三七二年，卒於公元前二八九年。

其著作爲孟子，即所稱上孟、中孟、下孟是也。據現在多數學者意見，謂孟子一書，大約爲孟軻之門人公孫丑、萬章等所追述；但能代表孟軻思想的全部，則公認不疑。

孟軻的出身，有人說他先世爲"平民"，但這種見解，多係根據孟軻有"民爲貴，社稷次之，君爲輕"之一類類似民權思想論點的一種推論；實際，孟軻並不是一位民權主義者，乃是一位初期封建制度的擁護者，並且孟軻的先世，是魯國的"公族"孟孫氏。考孟子全書的基本論點，本質上係從孔丘→曾參→子思思想所一脈相承而來的，只是隨着其社會情况的變化而有某些變化或降低了的地方。

在階級的觀點上，孔丘把社會人類分爲"君子"和"小人"兩大階級，孟軻也堅持着這一根本觀念。不過在他的概念中，更明顯的確定"君子"是"治人"的"食於人"的"勞心者"，小人是"治於人"的"食人"的"勞力者"；並說明這兩者之存在，是由於社會需要"治人者"和"治於人者"的分工，易言之，社會必需有這兩種人才能組織起來。因而把"治人者食於人"和"治於人者食人"的原理，也從這種社會的分工上去覓得其解釋，作爲依他人勞動以爲生的封建階級存在的依據。其次，孔丘爲其階級說教，認爲"君子而不仁者有矣夫，未有小人而仁者也"。構成其兩階級品質懸殊的成見。他也說："體有貴賤，有大小。"不過他又從所謂修養上作了一個系統的演述，——例如說："人之所以異於禽獸者，幾希；庶民去之，君子存之。"更次，孔丘極力擁護等級制度的存在；他更進而畫出一幅所謂"周室班爵祿之制"的等級制度的構想圖來。

在思想的出發點上，孔丘抱定一個"仁"字；孟軻則更依此而解釋爲內在（仁）和表見（義）兩個方面；並拋棄其客觀主義成分，以之降低爲性善論。在"倫理"的社會觀方面，他試圖完全追隨孔丘，但爲適應其時代的情況而又加了一點"推恩"的說明。他又依據孔丘的政治思想，而發揮爲所謂"霸道"與"王道"；但孔丘認爲"正名"是維護和鞏固封建秩序的基本方針，他却主張由"定於一"的方式去把初期封建制重建。這是由於其時代環境的不同，而表現其見解的各異，但本質上是基本一致；其次，孔丘忽視新興封建地主階層，他却主張從新興封建地主階層和封建主集團間的共同利害上去講求妥協。這也由於其時代環境不同所使然。在知識論上，他雖也和孔丘有共同點，却把孔丘的經驗主義因素降低了。在理論的系統上，他却比孔丘更要完成一些，然這也正是上層意識形態的東西之發展的辯證法。無怪孟軻公然以戰國時期的孔子自居（“乃所願，則學孔子也”）。

乙　孟軻的人性論——性善論

在研究其人性論之前，得略爲提述一下當時階級關係的複雜情況（詳情參閱拙著殷周時代的中國社會）。

在孟軻的時代，新興封建地主這一社會階層的勢力已更加增長，其與舊封建領主集團間的權利衝突也較孔丘的時代更嚴重。由於這種社會的現實問題，再不容他忽視，同時，由於新興封建地主和舊封主間雖有利益衝突，但並非是不可調和的，而況兩者所依以生活的主要剝削對象都是農民，其所剝削的東西，也都是農民的剩餘勞動。兩者的衝突，只是同一階級內部的對立性。因而他從舊封主集團的立場主張調協兩者的利益，即以新興封建地主—商人的利益從屬於舊封主的利益，舊封主應照顧新興封建地主—商人的利益，並對獨立生產者和農民實行些改良。所以主張“薄賦稅”“關市譏而不征”，並說“民爲貴，社稷次之，君爲輕”。一面又極力鼓吹“距楊墨”，即在文化思想戰綫上，對封建地主—商人也和對農民派一樣，不讓步。

由於在孟軻的當時，“治人者”和“治於人者”兩者間的對立鬥爭形勢，已較嚴重，所以他認爲和緩“治於人者”的反抗和逃亡，是安定當時社會最緊要的一件事；但是這種存在於相互間的敵對矛盾，他認爲只有用改良主義的方式去軟化，所以主張“輕徭役，薄稅斂”，並揭出民有恆產則有恆心的論旨。但是“治於人者”階級的反抗意識却正在發展；因而他認爲首先要消滅這種正在發展的階級意識。

因而他大聲疾呼，要求息滅新興封建地主的進步思想和農民的革命思想。他把這些思想喻之爲洪水猛獸，並號召建立統治階級的思想戰綫。所以他說：

"楊氏爲我，是無君也；墨氏兼愛，是無父也。無父無君，是禽獸也。公明儀曰：'庖有肥肉，廐有肥馬，民有饑色，野有餓殍——此率獸而食人也。'楊墨之道不息，孔子之道不著，是邪說誣民，充塞仁義也；仁義充塞，則率獸食人，人將相食。吾爲此懼。閑先聖之道，距楊墨，放淫辭。邪說者不得作。作於其心，害於其事；作於其事，害於其政。聖人復起，不易吾言矣。昔者，禹抑洪水而天下平；周公兼夷狄，驅猛獸，而百姓寧；孔子成春秋，而亂臣賊子懼。詩云：'戎狄是膺，荆舒是懲，則莫我敢承。'無父無君，是周公之所膺也。我亦欲正人心，息邪說，距詖行，放淫辭，以承三聖者，豈好辯哉，予不得已也！能言距楊墨者，聖人之徒也。"（滕文公下）

在他的當時，不但最高封建主周天子已淪於中小封建主的地位；各國諸侯亦相繼權力旁落，而"政在私門"。因勢利導，所以他主張"賢能政治"，而創爲堯舜禪讓之說（並贊成當時諸侯大夫間的禪讓）；並以"定於一"的主張去代替孔丘的"尊周"。但是在當時統治階層內部的思想，不只是混亂，而且是墮落。因之，他認爲要從思想上去振作統治階級的精神。

孟軻的性善論，便在這種客觀情況和其主觀自覺上產生的。

在性善論的基本論點上，認爲人類的天賦本質，不問其社會身分如何，原是同一的，所謂"民之秉彝，好是懿德"，即所謂人類在天賦的精神人格上原是平等的。因而作爲人的本質來看的"天子"、"諸侯"、"大夫"以至新興封建地主階層，並沒有什麼不可踰越的鴻溝。從而，事勢所趨，大夫何嘗不可受諸侯禪讓，諸侯何嘗不可受天子禪讓，新興封建地主階層何嘗不可提升到統治地位。這是有着人本主義的因素的。另方面，又在人的天賦本質同一的基礎上建立起人性論——性善論，却是一種主觀主義唯心主義，而他却正以之去痲痹被統治者的階級意識，隱蔽不同的階級性。他說：

"曹交問曰：'人皆可以爲堯舜，有諸？'孟子曰：'然。……子服堯之服，誦堯之言，行堯之行，是堯而已矣；子服桀之服，誦桀之言，行桀之行，是桀而已矣'。"（告子下）

現在進而考察其性善論的內容。

在孔丘，只說了一個蓋然性的"仁"，他便從所謂人性上去覓取一個根源——性善。而他之所謂"性善"，顯然是先驗主義的。他說：

"人之所不學而能者，其良能也；所不慮而知者，其良知也。"（盡心上）

並說："仁、義、禮、智，非由外爍也，我固有之也。""仁、義、禮、智根於心。"他認爲在人類的頭腦中，就有一種先驗的"良知""良能"的東西存在着。同時他還舉出一個例子，去證明這種先驗主義論點的正確。他繼續說：

"孩提之童，無不知愛其親者；及其長也，無不知敬其兄也。親親，仁也；敬長，義也。"

他不了解"愛親""敬兄"之社會的經濟的原因及其可變的關係，那是無足怪的。

從而他之所謂"良知""良能"便是"性善"的說明。但是"性善"這種先驗的東西是從那裏發生出來的呢？孟軻說是"民之秉彝，好是懿德"，這仍無異說，"先驗着的就是先驗着的"，並沒有前進半步的說明。然而孟軻自己也知道這種說明是獨斷論的，並不足以說服其論敵。因而他又從五官和"四端"去覓取說明的例證，他從所謂"四端"來說：

"仁之於父子也，義之於君臣也，禮之於賓主也，知之於賢者

也，……命也，有性焉，君子不謂命也。"（盡心下）

"人皆有不忍人之心。今人乍見孺子將入於井，皆有怵惕惻隱之心，非所以內交於孺子之父母也，非所以要譽於鄉黨朋友也，非惡其聲而然也。由是觀之，無惻隱之心，非人也；無羞惡之心，非人也；無辭讓之心，非人也；無是非之心，非人也。惻隱之心，仁之端也；羞惡之心，義之端也；辭讓之心，禮之端也；是非之心，智之端也。人之有是四端也，猶其有四體也。"（公孫丑上）

孟軻在這裏，雖然想極力覓取證明，可是對問題依然沒有半步前進。這種應該從歷史的社會經濟構造的根源上去說明的問題，而他却歸之於人類頭腦中先驗的東西。而這些意識形態上的東西，實際都不過是從經濟關係上所發生的相對性的產物。現在再看他的另一論證吧。他說：

"口之於味也，目之於色也，耳之於聲也，鼻之於臭也，四肢之於安佚也，性也，有命焉，君子不謂性也。"（盡心下）

"故凡同類者，舉相似也，何獨至於人而疑之。……故龍子曰：'不知足而爲屨，我知其不爲蕢也。'屨之相似，天下之足同也。口之於味，有同嗜也，易牙先得我口之所嗜者也。如使口之於味也，其性與人殊，若犬馬之與我不同類也，則天下何嗜皆從易牙之於味也？至於味，天下期於易牙，是天下之口相似也。惟耳亦然，至於聲，天下期於師曠，是天下之耳相似也。惟目亦然，至於子都，天下莫不知其姣也，不知子都之姣者，無目者也。故曰：口之於味也，有同嗜焉，耳之於聲也，有同聽焉，目之於色也，有同美焉；至於心，獨無所同然乎？心之所同然者，何也？謂理也，義也。聖人先得我心之所同然耳。故理義之悅我心，猶芻豢之悅我口。"（告子上）

原之孟軻當時的見聞，及其唯心主義的觀點，把這種事情作爲眞理去判定，那是無怪其然的；但把他這種說明交付給現代生理學家去批判，不但是違悖事實，而且對他之所謂“心”的“理義”並不能找到何種的關聯。耳、目、口、鼻是人體上賦有感性作用的東西，而其所構成的感覺並不是內在的所謂精神，而是外界和內部神經運動之矛盾的統一。因而孟軻在這裏，對問題仍沒有得着較好的說明。

至於他對告不害的批評以及在他倆辯論中所引的一些說明，便更屬是一種詭辯。

另一方面，孟軻既承認所謂人性的本源是善的，那末，爲什麼在人類生活現實上有種種相反事實的表現呢？尤其是爲什麼又有所謂“君子”或“大人”與“小人”，以及所謂聖、賢、智、愚、不肖的分別呢？他在這裏所給的答案，仍是根據“性相近也，習相遠也”的原則來說明，易言之，是由於各人對天賦的“人”與“禽獸”之別的那一點“幾希”東西的“存”“去”上，即修養上而起的分裂。故說：

“體有貴賤，有大小。無以小害大，無以賤害貴。養其小者爲小人，養其大者爲大人。”（告子上）

“公都子問曰：‘鈞是人也，或爲大人，或爲小人，何也？’孟子曰：‘從其大體爲大人，從其小體爲小人。’曰：‘鈞是人也，或從其大體，或從其小體，何也？’曰：‘耳目之官不思，而蔽於物，物交物則引之而已矣。心之官則思，思則得之，不思則不得也。此天之所與我者，先立乎其大者，則其小者不能奪也。此爲大人而已矣’。”（同上）

“乃若其情，則可以爲善矣，乃所謂善也；若夫爲不善，非才之罪也。”（同上）

這便是說，“性”的本源原是“善”的，但若不去修養，便將“陷溺其心"，"放其良心"，本"性"被泯滅，便被易爲"贼惡"了。故說"人之可使爲不善"。然若"存"此本源之"性"而加以培養，"居移氣，養移體"，便發育而爲本性之"至善"。所以"大人"和"小人"，"智"和"愚"……便都是從這一點上分歧出來的。

因而，只要肯"存"其本性去努力修養，是"人皆可以爲堯舜"的。不過這一原則，在孟軻，却只適用於統治階級的內部，——從封建主集團而延長到新興封建地主階層，——對"小人"階級却是例外。這又怎樣去解釋呢？他說："人之所以異於禽獸者'幾希'，庶民去之，君子存之。"（離婁下）即是說，人之所以不同於禽獸的這點"幾希"——先天的性善，"庶民"階級在從其母胎裏一墮下地來便已把它"去之"了，因而他們根本上就無從修養的。在這裏，我們應該仿照朱熹老夫子的辦法，在"孟夫子"這句話下作一句註釋："嗚呼！此小人之所以爲小人也耶？哀哉！"

最末，孟軻之所謂修養是以性善爲根源，經過修養的功夫以達到孔丘之所謂"仁"爲止。但是"仁"的本身是內在的，"仁"的表現則成爲"義"，故他說："仁，人心也；義，人路也。"（告子上）"仁，人之安宅也；義，人之正路也。"（離婁上）"居惡在？仁是也。路惡在？義是也。居人由義，大人之事備矣。"（盡心上）但是怎樣去修養呢？孟軻指出有"寡欲"、"尙志"、"立命"或"俟命"諸端，其重要點則在"養夫浩然之氣"，亦即所謂"平旦之氣"，其中心問題則爲"誠"。"誠"是什麼呢？他說："誠者，天之道也；思誠者，人之道也。"（離婁上）最後則達到如次的境界："充實之謂美，充實而有光輝之謂大，大而化之之謂聖，聖而不可知之之謂神"（盡心下），"所過者化，所存者神，上下與天地同流"（盡心上），以至"萬物皆備於我"，這樣構成其形而上的玄學的體系。

丙　社會論上之孔丘"倫理"說的新發揮

孟軻非難楊朱說："楊氏爲我，是無君也。"（滕文公下）"無君"便是破壞封建的等級制度——當時的所謂君，是一種層疊的寶塔式的；"惟士無土，則不君。"他非難墨翟說："墨氏兼愛，是無父也。"（同上）"無父"便是破壞"親親"的宗法制度。因而他的"距楊墨"，是從擁護封建等級制度和宗法制度出發的。

他對於從來的宗法組織，在原則上並未提出何種新意見；而只把宗法組織和封建政治等級構成間的關係，予以更具體的解釋，他說：

"天下之本在國，國之本在家，家之本在身。"（離婁上）

使前者（宗法制度）附麗於後者（等級制度）而成爲兩位一體，作爲維繫封建秩序的兩大台基。

關於倫理的解釋，原則上，他承襲着孔丘，不過他從其性善論出發，更極力解釋孔丘的倫理學說在人類心理上的根據。例如他說"父子"一倫，是由於"父子有親"、"父子主恩"，"親親"是根於秉賦之"仁"而來的（"親親，仁也"），因而"三年之喪"及"厚葬"，是在盡"孝子仁人"之心，他說：

"古者棺槨無度，中古棺七寸，椁稱之，自天子達於庶人，非直爲美觀也，然後盡於人心。"（公孫丑下）

"蓋上世，常有不葬其親者，其親死，則舉而委之於壑。他日過之，狐狸食之，蠅蚋姑嘬之，其顙有泚，睨而不視。夫泚也，非爲人泚。中心達於面目，蓋歸反虆梩而掩之。掩之誠是也。則孝子仁人之掩其親，亦必有道矣。"（滕文公上）

他認爲"五倫"觀念，是存在於人類本性的根源上的，也不是"外爍"的，故說："仁之實，事親是也；義之實，從兄是也……"（離婁上）。

易言之，若是不能實踐這種本性的“倫常”的人，那便是喪失了“人”的意義了，故說：“不得乎親，不可以爲人。”（離婁上）從而所謂冠、婚、喪、祭等禮制，便都不過是由這種本源上而演化出來的節文，故說：“禮之實，節文斯二者（按即孝弟）是也。”（同上）

不過孔丘所說的冠、婚、喪、祭之“禮”是“不下庶人”的；孟軻在這裏，關於喪、葬，却主張適應於“自天子以達於庶人”。蓋其時，新興封建地主階層在社會身分上也仍是“庶人”，孟軻既主張與這一階層調協、欺騙獨立的個體小生產者及農奴，便不能不有這點改變。自從“禮”“達於庶人”以後，在後期中國封建社會時代，便演爲普通人民都遵行的“親迎”“廟見”……的婚禮，“守孝三年”以至“五服”的喪禮。

其次，孔丘倡說：“弟子入則孝，出則弟，謹而信，汎愛衆，而親仁”（論語學而）的各親其親而尊其尊的主義；孟軻雖也宗奉這一原則，而倡說：“人人親其親，長其長，而天下平”，“盡事親之道……而天下化”，但他却把“汎愛衆”的積極論點，發揮爲人不獨“親其親”“長其長”，並要“善推其所爲”，“舉斯心加諸彼”（梁惠王上）的“老吾老，以及人之老；幼吾幼，以及人之幼”的推恩主義。這也是基於其性善論的所謂“不忍人之心”出發的。而此在政治的意義上，則在擴大宗法制度的作用和範圍，把“立宗”和“冠婚喪祭”之“禮”也應用於“庶人”——特別是新興地主階層。

人不獨“親其親，長其長”，以及“老吾老以及人之老，幼吾幼以及人之幼”的意見，客觀上是有着積極意義的。但在宗法制和家長制的基礎上，這却是一句不能實現的空話，而孟軻又正是從這種立場上來說的。

再次，他對君臣的一倫，彷彿和孔丘的絕對主義相背馳。例如他對齊宣王說：

"'君之視臣如手足，則臣視君如腹心；君之視臣如犬馬，則臣視君如國人；君之視臣如土芥，則臣視君如寇讎。'王曰：'禮，爲舊君有服，何如斯可爲服矣？'曰：'諫行言聽，膏澤下於民，有故而去，則君使人導之出疆，又先於其所往；去三年不反，然後收其田里。此之謂三有禮焉，如此，則爲之服矣'。"（離婁下）

這因爲在他的時代，周室已沒落，各國諸侯亦多名存實亡。他既主張重新扶植一個把天下"定於一"的力量去代替周室，把原來的封建等級制重新敷設，因之，對既存的君臣關係，便也從相對上去解釋。他解釋"臣"對於"君"的忠實程度，是以"君"對"臣"的信託與知遇如何以爲轉移，這是完全沒有原則性的，在本質上仍是絕對主義。後來儒家主張無原則的對君主個人盡忠，孟軻的這幾句話是有影響的。我們的"歷史家"却認爲這也是孟軻的民權主義論，可說是對孟軻的絕大誤會。

丁　孟軻的政治學說

在孟軻的時代，封建主們各從其自身利益出發，而演爲無限制的相互爭鬥攘奪的局面，結果而流爲所謂"霸道"。孟軻不解這是封建制度發展之必然的內在矛盾，反而認爲是封建主內部的衝突，"治人者"與"治於人者"之對抗，純由於所謂"霸道"所引出的結果。因而他從擁護封建秩序的立場上，非難"霸政"說："仲尼之徒，無道桓文之事者。"（梁惠王上）"五霸者，三王之罪人也"（告子下）。且說：

"五霸桓公爲盛，葵丘之會，諸侯束薪載書而不歃血，初命曰：'誅不孝，無易樹子，無以妾爲妻。'再命曰：'尊賢，育才，以彰有德。'三命曰：'敬老，慈幼，無忘賓旅。'四命曰：'士無世官，官事無攝，取士必得，無專殺大夫。'五命曰：'無曲防，無遏糴，無

有封而不告。'曰：'凡我同盟之人，旣盟之後，言歸於好'。"(告子下)

在這樣互爲盟約、遵守封建秩序的"五霸"盟主，猶是"三王之罪人"；則那"皆犯此五禁"(同上)之孟軻時代諸封主，便更是破壞封建秩序的罪人了。

他一面非難"霸道"，一面便提出其所謂"王政"來。他認爲只有"王政"才能挽救封建制度。所以他說："堯舜之道，不以仁政，不能平治天下。"(離婁上)"行仁政而王，莫之能禦也"(公孫丑上)。但"王政"與"霸政"的分別在那裏呢？他說：

"以力假仁者'霸'，'霸'必有大國；以德行仁者'王'，'王'不待大，湯以七十里，文王以百里。以力服人者，非心服也，力不贍也；以德服人者，中心悅而誠服也。"(公孫丑上)

"孟子見梁惠王，王曰：'叟，不遠千里而來，亦將有以利吾國乎？'孟子對曰：'王，何必曰利，亦有仁義而已矣！王曰，何以利吾國？大夫曰，何以利吾家？士庶人曰，何以利吾身？上下交征利，而國危矣。萬乘之國弑其君者，必千乘之家；千乘之國弑其君者，必百乘之家。萬取千焉，千取百焉，不爲不多矣！苟爲後義而先利，不奪不饜。未有仁而遺其親者也，未有義而後其君者也'。"(梁惠王上)

是他所謂"霸道"的基本原則便是"利"，"王道"的基本原則便是"仁義"。他從其先驗主義的性善論出發，認爲以利爲歸趨的霸道主義，是社會一切紛爭、攘奪即鬥爭的根源，以"仁義"爲歸趨的王道主義，各人均能"存心"、"養性"以"俟命"，天下就太平無事了。因爲在性善的根源上，"舍利而取仁義"，即"存心"、"養性"以"俟命"，是完全有其可能的。這和孔丘的從"仁"的修養去解消鬥爭和衝突，爲安定封建秩序的見解，完全是一脈相承的。

但他之所謂"王道""仁政"的內容包括些什麼樣的節目呢？

（甲）在封建統治階級內部，作爲其理想的政治組織，他依託西周制度爲如次的假定：

"天子一位、公一位、侯一位、伯一位、子男同一位，凡五等也。君一位、卿一位、大夫一位、上士一位、中士一位、下士一位，凡六等。天子之制，地方千里，公侯皆方百里，伯七十里，子男五十里，凡四等；不能五十里，不達於天子，附於諸侯曰附庸。天子之卿受地視侯，大夫受地視伯，元士受地視子男。大國地方百里：君十卿祿，卿祿四大夫，大夫倍上士，上士倍中士，中士倍下士，下士與庶人在官者同祿，祿足以代其耕也。次國地方七十里：君十卿祿，卿祿三大夫，大夫倍上士，上士倍中士，中士倍下士，下士與庶人在官者同祿，祿足以代其耕也。……耕者之所獲：一夫百畝，百畝之糞，上農夫食九人，上次食八人，中食七人，中次食六人，下食五人；庶人在官者，其祿以是爲差。"（萬章下）

依照這個封建等級構成的圖式，天子保有無上的權威，破壞秩序的要受到天子的征討。盡心下篇說：

"春秋無義戰。彼善於此則有之矣。征者上伐下也，敵國不相征也。"

這也是孔丘的"禮樂征伐自天子出"的原則的繼承。

（乙）對付被統治者的治術，則以所謂"教養"爲中心。所謂"養"，是從如次一種莊園組織的勞動編制出發的：

"方里而井，井九百畝，其中爲公田，八家皆私百畝，同養公田。"（滕文公上）

他認爲要保證這種莊園內的必要勞動力，必須把農民束縛於土地上，"死徙無出鄉，鄉田同井，出入相友，守望相助，疾病相扶持，則百姓親睦。"（滕文公上）然而尤須能保證農民之最低物質生活，不但以之保證必要勞動力之再生產，且以防止其逃亡……。故孟軻說：

"無恆產而有恆心者，惟士爲能；若民，則無恆產，因無恆心；苟無恆心，放僻邪侈，無不爲矣。……是故明君制民之產，必使仰足以事父母，俯足以畜妻子，樂歲終身飽，凶年免於死亡；然後驅而之善，故民之從之也輕。今也制民之產，仰不足以事父母，俯不足以畜妻子，樂歲終身苦，凶年不免於死亡，此惟救死而恐不贍，奚暇治禮義哉？……五畝之宅，樹之以桑，五十者可以衣帛矣；雞豚狗彘之畜無失其時，七十者可以食肉矣；百畝之田，勿奪其時，八口之家，可以無饑矣。"（梁惠王上）

孟軻，不僅主張要使民有"恆產"，並主張課取於農民的徭役和賦稅，要有一個限度，以免引起農民的逃亡與反抗。因爲在當時，"治於人者"與"治人者"的對抗形勢已十分嚴重——農民對賦役的負担已超過其負担能力。所以孟軻主張"省刑罰，薄稅斂，深耕易耨"，"勿奪其民時"。認爲"庖有肥肉，廄有肥馬，民有飢色，野有餓殍"，以及"使民無時"等現象，包藏着一個最大的危機。所以給予農民以最低物質生活的保證是必要的。這便是所謂"養"的精神。

〔在過去中國封建時代，統治者主觀上這種"養"的"仁政"的實施，確實每每和緩了階級的矛盾，取得農民的同情。三國的劉備、曹操、孫權也都以此口號作爲爭取人民的政治資本。但在封建制的基礎上，即使是所謂聖君賢相，也只能在一定時間空間的條件、一定限度下去施行"仁政"。〕

說到孟軻的所謂"教"，便包含着一個最大的欺騙的內容。他認爲要能使超經濟以外的强制榨取，能够順利繼續進行，防止農奴們的反抗，那末，補刑罰之不足的軟性教育是有其重要意義的。故他說：

"善政不如善教之得民也；……善政得民財，善教得民心。"（盡心上）

教以一些什麼呢？他說："教以人倫，父子有親，夫婦有別，長幼有序，朋友有信。"（滕文公上）易言之，就在教以"三綱五常"，就在把農民的意識束縛於宗法倫理觀下面（而此正是中國封建文化的基本內容和教育方針，也是中國封建時代的法律，並且是有其物質基礎的。中國大部分農民到解放前還不免受其支配，在解放後，也將在相當時期內受到這種殘餘意識的影響，必將有一個隨同經濟改造的教育過程）。

（丙）當時的新興封建地主一商人一面要求解脫其自身的賦役負担，一面又感受商業交通之封建障礙與封建主對商人的刧掠與苛捐雜税。孟軻從調協兩階層的利益出發，主張減輕新興地主及其屬下農民的賦役負担；對他們開放池澤山林的禁令（"澤梁無禁"）；保證商業的安全，並免除其過關稅與市納（"市廛而不征，法而不廛，……關譏而不征"、"廛無夫里之布"）。他認爲採取這些改良的步驟，兩階層間的衝突便可以緩和，利益可漸趨一致，封建主們便能把新興封建地主階層拉到自己周圍："耕者皆欲耕於王之野，商賈皆欲藏於王之市，行旅皆欲出於王之塗。"（梁惠王上）

這是孟軻"王道仁政"的基本內容。

孟軻政治論的第二個要點，便是其所謂賢能政治與"定於一"的原則。

孟軻很明白當時社會的矛盾，一是封建主集團與新興封建地主階層間的利益衝突，一是"治於人者"與"治人者"間的階級敵對。特別是後者，構成當時社會矛盾的主要形勢；前者雖只是後者的延長，也是很嚴重的。他認爲只有實行他理想中的"王道仁政"才能挽救那種嚴重局勢。另一方面，周天子到此時，已喪失其實行這種"王道仁政"的力量和地位，因此他游說各國諸侯，勸他們實行"王道仁政"，去爭取新興封建地主一商人的擁護及農民的同情，把"天下""定於一"，代替垂沒的"周室"，將封建等級制度重新敷設。故梁惠王上篇說：

"孟子見梁襄王，出，語人曰：'望之不似人君，就之而不見所畏焉。卒然問曰：天下惡乎定？吾對曰：定於一。孰能一之？對曰：不嗜殺人者能一之。孰能與之？對曰：天下莫不與也。王知夫苗乎？七八月之間旱，則苗槁矣；天油然作雲，沛然下雨，則苗浡然興之矣。其如是，孰能禦之？今夫天下之人牧，未有不嗜殺人者也；如有不嗜殺人者，則天下之民，皆引領而望之矣。誠如是也，民歸之，猶水之就下，沛然誰能禦之？'"

他認爲只要誰能實行"王道"、"仁政"，不管其現有的領地和力量大小，"湯以七十里，文王以百里"，都能爭得人民的大多數，完成"定"天下"於一"的任務。他曾經遊說過梁惠王、齊宣王、滕文公等。他和齊宣王的問答說：

"曰：'德何如則可以王矣？'曰：'保民而王，莫之能禦也。'曰：'若寡人者，可以保民乎哉？'曰：'可'。"(梁惠王上)

"今王發政施仁，使天下仕者皆欲立於王之朝，耕者皆欲耕於王之野，商賈皆欲藏於王之市，行旅皆欲出於王之塗，天下之欲疾其君者，皆欲赴愬於王。其若是，孰能禦之？……然而不王者，未之有也。"(同上)

在這裏，應附帶交代一下孟軻之所謂"仕者"，那便是在當時販賣"王道仁政"的"士"的集團，孟軻自己也正是這集團中的一位重要分子。

話又說回來，他因而極力鼓吹各國的諸侯，教他們不要"罔自菲薄"，是"人皆可以爲堯舜"的，"舜何人也！予何人也！有爲者亦若是。"（滕文公上）"堯舜與人同耳。"（離婁下）他又激勵"士"的集團不必擇人太嚴，教他們去鼓吹各國諸侯："待文王而後興者，凡民也；若夫豪傑之士，雖無文王猶興。"（盡心上）

但是這和他所提倡的"君臣"的倫常豈非矛盾嗎？在這裏，他却從"民"字上去立論。他說："民爲貴，社稷次之，君爲輕。"（盡心下）在這一前提下，於是便能更進一步的說："齊宣王問曰：'湯放桀，武王伐紂，有諸？'孟子對曰：'於傳有之。'曰：'臣弑其君可乎？'曰：'賊仁者謂之賊，賊義者謂之殘；殘賊之人，謂之一夫。聞誅一夫紂矣，未聞弑君也'。"（梁惠王下）"桀紂之失天下也，失其民也。失其民者，失其心也。得天下有道，得其民，斯得天下矣。得其民有道，得其心，斯得民矣。"（離婁上）當時的人民是反對"暴君汚吏"的，孟軻肯提出這種激烈呼聲，是有相當進步意義的。不過孟軻眼中的"民"，是"仕者"、"耕者"、"商賈"和"行旅"。"仕者"是獵官求祿的知識分子，"商賈"和"行旅"多是身兼地主的商人。而其所謂"耕者"，他雖然說過"耕者之所獲，一夫百畝"，但這是他追述西周情況而說的，而在商鞅的當時，所謂業耕的農已主要是指有農產物出賣的新興地主，孟軻却與商鞅同時，他們給予農奴的獨特稱謂是"小人"。所以孟軻在這裏之所謂"民"，主要是知識分子、地主和商人等，而不是農奴。同時，孟軻在這裏也只是從封建諸侯（王、公……）的立場上，主張去爭"得民心"，作爲封建諸侯擴充地盤爭奪權利的手段，並不是從"民"的立場上去反對"殘""賊"。在以後的每次改朝換代成功爲"王"的封建英雄們，幾乎都是以"得民心"、即騙取人民的同情，作爲其戰略的基本原則。所以孟軻並不是什麼"民權思想"家或"革命家"，而只是一個改良主義者。但也無可否認，在孟軻思想體系中，客觀上却有着民主主義的進步因素。

與此相關聯的次一論點，是他的"禪讓"說。在當時最高領主"天子"既已不能約束"諸侯"，"諸侯"亦已不能約束"大夫"，上權下移，已成定局。主張通權達變的孟軻，爲順應這種情勢，便創爲禪讓說，主張掌有實權肯行"仁政"的"大夫"受禪爲諸侯，肯行"仁政"的强大諸侯受禪爲"天子"。而且在當時，許多國的"大夫"，不但把"國"內的主要地域都併作自己的食邑，而且把境內的人民也籠絡到他自己周圍。這在此時以前的齊國田氏，用公量貸出與私量收入的小惠，已經作到使齊國之民受其欺騙的事實；這種情形，到孟軻時更甚。萬章上篇說：

"萬章曰：'堯以天下與舜，有諸？'孟子曰：'否。天子不能以天下與人。''然則舜有天下也，孰與之？'曰：'天與之。''天與之者，諄諄然命之乎？'曰：'否。天不言，以行與事示之而已矣。'曰：'以行與事示之者如之何？'曰：'天子能荐人於天，不能使天與之天下；諸侯能荐人於天子，不能使天子與之諸侯；大夫能荐人於諸侯，不能使諸侯與之大夫。昔者，堯荐舜於天，而天受之，暴之於民，而民受之。……舜相堯二十有八載，非人之所能爲也，天也。堯崩，三年之喪畢，舜避堯之子於南河之南，天下諸侯朝覲者，不之堯之子而之舜；訟獄者，不之堯之子而之舜；謳歌者，不謳歌堯之子而謳歌舜。故曰，天也，夫然後之中國踐天子位焉。……泰誓曰：天視自我民視，天聽自我民聽。此之謂也'。"

像陶希聖之流，竟抹煞孟軻之所以創爲禪讓說的時代背景與政治意義，而乃從一些"拾零"的"社會現象"的形式主義出發，說孟軻創爲此說完全是爲其"士人階級"去受禪爲諸侯或天子的說教。我想孟軻時代仕者的政治水準雖然低，也斷沒有這樣不顧事實的傻瓜，去作這種不可能的無聊妄想。這或者是今日一些"掛羊頭賣狗肉"的政客式學者自己的無聊妄想吧。

再說到孟軻們所謂賢能政治，在這裏的對相，是不能和禪讓的對相混同的。禪讓是主政者的禪讓，賢能是參政者的賢能。這在如次的一段話中說得明白：

"國君進賢，如不得已，將使卑踰尊，疏踰戚，可不愼與！左右皆曰賢，未可也；諸大夫皆曰賢，未可也；國人皆曰賢，然後察之，見賢焉，然後用之。"（梁惠王下）

因爲在當時，新興封建地主階層受着從來社會身分的限制，而沒有參加政權的機會。孟軻旣主張和這一階層妥協，便不能不給他們闢一條參加政權的途徑。同時，在封建主的親親主義政權承襲下，無權的"士"人亦很少參加政權的機會。孟軻在這裏，便又不能不爲其自己的集團闢開一條參加政權的途徑。因此，只有從賢能政治的立場上，一面放寬身分的限制，一面解除家系的限制。故說：

"舜發於畎畝之中，傅說舉於版築之間，膠鬲舉於魚鹽之中，管夷吾舉於士，孫叔敖舉於海，百里奚舉於市。故天將降大任於是人也，必先苦其心志，勞其筋骨，餓其體膚，空乏其身，行拂亂其所爲，所以動心忍性，增益其所不能。"（告子下）

這是十分明白的。不過孟軻始終也不承認去打破身分制度和否定親親主義的原則；而是在"不得已"的情形下，才許有"卑踰尊，疏踰戚"的例外。若據此以爲孟軻是反對身分制度和親親主義，那是完全錯誤的。

二　荀卿的封建制度改組論

甲　荀卿生平及其社會身分

荀卿又名荀況①，劉向敍錄亦作孫卿。其經歷及生卒地方，據史記孟荀列傳說：

"荀卿趙人，年五十始來遊學於齊，騶衍之術，迂大而閎辯，奭也文具難施，淳于髡久與處，時有得善言。……田駢之屬皆已死，齊襄王時，而荀卿最爲老師。齊尙修列大夫之缺，而荀卿三爲祭酒焉。齊人或讒荀卿，荀卿乃適楚，而春申君以爲蘭陵令。春申君死而荀卿廢，因家蘭陵。……著數萬言而卒，因葬蘭陵。"

劉向孫卿書錄云：

"齊人或讒孫卿，孫卿乃適楚，楚相春申君以爲蘭陵令。人或謂春申君曰：'湯以七十里，文王以百里；孫卿賢者也，今與之百里地，楚其危乎？'春申君謝之，孫卿去之趙。後客或謂春申君曰：'伊尹去夏入殷，殷王而夏亡，管仲去魯入齊，魯弱而齊强。故賢者所在，君尊國安。今孫卿，天下賢人，所去之國，其不安乎。'春申君使人聘孫卿，孫卿遺春申君書，刺楚國，因爲歌賦以遺春申君。春申君恨，復固謝孫卿，孫卿乃行，復爲蘭陵令。春申君死而孫卿廢，因家蘭陵。"

---

① 按劉向孫卿書錄、班固藝文志、應劭風俗通義及戰國策均稱孫卿。韓詩外傳稱"孫子"，荀子本書中稱孫卿子。胡元儀作郇卿別傳，因之。近人有謂其爲周郇伯苗裔，而郇爲公孫後代，故又稱姓孫。司馬貞、顏師古等則謂係避漢宣帝諱（洵），因改稱孫。顧炎武、謝墉等人，則謂荀、孫爲語音之轉。又名卿之問題，胡元儀但云因其爲趙上卿，故稱卿而不名；劉向則云"蘭陵喜字爲'卿'，蓋以法孫卿也"。

據史記之說，荀卿曾三度為齊祭酒，一度為楚蘭陵令；據劉向之說，他曾兩度為楚蘭陵令。由前之說，其出身籍貫為趙地，遊齊時年已五十；後適楚，因廢居而死於蘭陵，春申君死時猶存，劉向亦同此說。按史記春申君傳說春申君被刺死於楚孝烈王二十五年，是年適當於公元前二三八年。近人游國恩因考其生年為公元前三一四年，卒年為公元前二一七年（見古史辨第四册荀卿考）；梁啓超則假定其生年為公元前三〇七年，卒年不可考，但云其壽約為八九十歲（見同書荀卿及荀子）。荀卿的時代為戰國末期，除韓非外，較諸子最為晚出，可無疑問；至其翔確之生卒年代，則余殊不敢臆斷也。

細讀荀子一書，其學問亦較諸家最為淵博，並概見其曾遍讀諸子書；其對諸子學說，一一均予以批判，——且其全書亦幾皆從批判立場立說者也。蓋因其生當諸子後，兼時代不同故也。

荀卿的著作，劉向校錄名孫卿新書，漢志著錄名孫卿子，唐楊倞為作註，省稱荀子。雖名稱不同，然皆指荀子一書。按今本荀子一書之內容，梁啓超說："如儒效篇、議兵篇、强國篇，皆稱'孫卿子'，似出門弟子記錄。內中如堯問篇末一段，純屬批評荀子之語，其為他人所述，尤為顯然。又大略以下六篇，楊倞已指為荀卿弟子所記卿語及雜錄傳記，然則非全書悉出卿手蓋甚明。"梁說在大體上，可無問題。因而，除所謂"堯問篇末一段"之類以外，固可視作荀卿之代表言論。

乙 "性惡"與"僞"

中國初期封建制進到戰國末期，其封建主集團的內部，以及其與新興封建地主階層間的相互糾紛，尤其是敵對階級間的矛盾，形成社會情況的錯綜複雜。因而反映在意識形態上，便表現為"百家爭鳴"與統治集團思想上的極端混亂。這從其表層看，好像人類有一種所謂私利私欲的天性。荀卿在這一點上，便發生對其前驅者孟軻"性善"論的懷疑。同時，孔丘原來之所謂"仁"的本質，也並沒有明確的規定，而且單是指"君子"而說，"小人"却是例外的"未有""仁"的。因之，荀卿便確認人性原來是"惡"的，而所謂"仁"與"善"，則完全係從後天修養(僞)得來的。在這裏，他之所謂"僞"，是含有人類克服自然的意義。這緣於當時社會生產力的進步——尤其是手工業的發展——和人類對自然佔有程度的提高爲條件的。

現在進而考察其內容，首先他給"性"與"僞"作了一個說明：

"凡性者，天之就也。不可學，不可事；禮義者，聖人之所生也，人之所學而能，所事而成者也。不可學，不可事，而在人者，謂之性；可學而能，可事而成之在人者，謂之僞。"(性惡)

在這裏，第一，他認爲人性是同一的。故又說："凡人之性者，堯舜之與桀跖，其性一也；君子之與小人，其性一也。"(同上)這又作爲其"法後王"之賢能政治的哲學基礎，也表現了人本主義的一點傾向。第二，他也認爲人"性"是先驗的存在着的；"禮義"則是後天的、由"僞"而來的。但何以證明人類之先驗的"性"的存在呢？他說：

"凡人有所一同，飢而欲食，寒而欲煖，勞而欲息，好利而惡害，是人之所生而有也，……是禹桀之所同也；目辨白黑美惡，耳辨聲音清濁，口辨酸鹹甘苦，鼻辨芬芳腥臊，骨體膚理辨寒暑疾養，是又人之所常生而有也，……是禹桀之所同也。可以爲堯禹，可以爲桀跖，可以爲工匠，可以爲農賈，在勢注錯習俗之所積耳，是又人之所生而有也，是無待而然者也，是禹桀之所同也。"(榮辱)

在這裏，他也和孟軻一樣，對他所要說明的問題，依樣沒有進步，而只是獨斷的先驗的認定。

然而他又怎樣去證明"人性"是惡的呢？首先，他從人之"爲利"、"好聲色"、"疾惡"等表徵上去企圖證明：

"今人之性，生而好利焉，順是故爭奪生，而辭讓亡焉。生而有疾惡焉，順是故殘賊生，而忠信亡焉。生而有耳目之欲，有好聲色焉，順是故淫亂生，而禮義文理亡焉。然則從人之性，順人之情，必出於爭奪，合於犯分亂理，而歸於暴。故必將有師法之化，禮義之道，然後出於辭讓，合於文理，而歸於治。用此觀之，然則人之性惡明矣，其善者僞也。"（性惡）

其次，他又企圖從金、石、木、材等物性方面去獲取證明：

"故枸木必將待檃栝蒸矯然後直，鈍金必將待礱厲然後利，今人之性惡，必將待師法然後正，得禮義然後治。今人無師法，則偏險而不正；無禮義，則悖亂而不治。古者聖王以人之性惡，……是以爲之起禮義，制法度。"（同上）

更次，他也企圖從耳、目等感官上去獲取證明：

"今人之性，目可以見，耳可以聽。夫可以見之，明不離目；可以聽之，聰不離耳。目明而耳聰，不可學明矣。孟子曰：'今人之性善，將皆失喪其性故也。'曰：'若是則過矣。今人之性，生而離其朴離其資，必失而喪之。用此觀之，然則人之性惡明矣'。"（同上）

最後，他又企圖從人類對衣、食、安、樂等要求之表徵上去獲取證明：

"今人之性，飢而欲飽，寒而欲煖，勞而欲休，此人之情性也。今人飢，見長而不敢先食者，將有所讓也；勞而不敢求息者，將有所代也。夫子之讓乎父，弟之讓乎兄，子之代乎父，弟之代乎兄，此二行者，皆反於性而悖於情也。然而孝子之道，禮義之文理也。

故順情性，則不辭讓矣，辭讓則悖於情性矣。用此觀之，然則人之性惡明矣，其善者僞也。"（性惡）

這緣在一方面，他不了解高等動物的生存本領，一方面，不了解人類生活諸關係的根據所在，而流於這種表面的辯論。但從其歷史的地位說，是無足怪的。

不過荀卿既確認人性惡，又怎樣能創出那個統制社會的標準——他所認爲是善良的"禮義"和"法度"來呢？他託爲問答的口吻說：

"問者曰：'人之性惡，則禮義惡生？'應之曰：'凡禮義者，是生於聖人之僞，非故生於人之性也。……聖人積思慮習僞，故以生禮義而起法度'。"（同上）

然而這"僞"又何自而起呢？他說：

"夫感而不然，必且待事而後然者，謂之生於僞。是性僞之所生，其不同之徵也。故聖人化性而起僞，僞起而生禮義，禮義生而制法度。然則禮義法度者，是聖人之所生也。故聖人之所以同於衆，其不異於衆者，性也；所以異而過衆者，僞也。"（同上）

因而，他認爲其所謂"僞"，是起於人類的環境、要求和感官的矛盾作用。但"人性"既是"惡"的，"聖人"的感官又怎能"化性起僞"，而不擴大其"惡"的發展呢？荀卿在這裏，認爲聖人是"待事而後然"，"積思慮起僞"，以進入"化性起僞"。這正是一種經驗主義的說明。所以"僞"是發生在由感覺到經驗的過程中，即由這裏克服先天的"性"，引出自覺的後天的"僞"，從而便創製出"禮義"和"法度"來。"聖人"就是從這裏產生的，就是他能"化性起僞"。一般人雖然也同樣具有感覺和經驗，但若不能"化性起僞"，即生於後天經驗的"僞"不克服先天本質的"性惡"而起着主要的作用，便仍爲"性惡"起主要作用的"衆"人。

不過荀卿的經驗論，並沒有上昇到唯物主義。當他追究到感覺的根源時，他便達到如次的結論："心者，道之工宰也。"（正名）"心者，形之君也，神明之主也。出令而無所受令。"（解蔽）這是說"心"是感官的司令部。"心"的本質是什麼呢？他說："'人何以知道？'曰：'心'。'心何以知？'曰：'虛一而靜。'心未常不臧也，然而有所謂虛；心未常不滿也，然而有所謂一；心未常不動也，然而有所謂靜。……虛一而靜，謂之大清明。"依此，心在荀卿哲學的範疇中，似係一種能動的物質體。不過荀卿並沒有從這裏進到唯物主義。因爲在荀卿，一方面還有存在於"心"以外的"道"，"道"不是由"心"所派生，"心"只是能知"道"，例如他說："'何謂衡？'曰：'道'。故心不可以不知道。心不知道，則不可道而可非道。"（解蔽）"道者，古今之正權也。離道而內自擇，則不知禍福之所託。"（正名）"所謂大聖者，知通乎大道。……大道者，所以變化遂成萬物也。"（哀公）在這裏，"道"是"天不變，道亦不變"的"道"。一方面，在荀卿，"心"不是第一義的東西，第一義的東西是先天的"性"，由"性"發生"情"，由"情"引起"心"的思維，由思維發生"僞"，故說："性之好、惡、喜、怒、哀、樂謂之情，情然而心爲之擇，謂之慮，心慮而能爲之動，謂之僞。"（正名）所以荀卿的經驗主義到這裏，便顯露了唯心主義的本質。

另一方面，荀卿認爲"人性"是同一的，因此他便認爲人都有爲"聖人"和"君子"的可能。故說：

> "塗之人可以爲禹，曷謂也？曰：'凡禹之所以爲禹者，以其爲仁義法正也；然則仁義法正有可知可能之理。然而塗之人也，皆有可以知仁義法正之質，皆有可以能仁義法正之具。然則其可以爲禹，明矣'。"（性惡）

他在這裏，一方面找着了由新興封建地主階層代替舊封建主來充任掌握政權的"聖人"和"君子",把等級的封建制重建的理論根據。一方面,他認爲人性雖屬是同一的,但由於"知"的修養與"積僞"以及生活環境的懸殊,因而便發生在統治階級內部之等級的差異;同時,因爲"小人"不知修養與"積僞",只知"縱性情",以及生活環境的差別,所以便成爲被統治者。他這種解釋,本質上是與孔孟一致的。只是孔孟從先天的本質上去曲說其階級的根據,他則從後天去說明。故他說:

"塗之人百姓積善而全盡,謂之聖人。彼求之而後得,爲之而後成,積之而後高,盡之而後聖。故聖人也者,人之所積也。人積耨耕而爲農夫,積斲削而爲工匠,積販貨而爲商賈,積禮義而爲君子。工匠之子莫不繼事,而都國之民安習其服。居楚而楚,居越而越,居夏而夏,是非天性也,積靡使然也。故人知謹注錯,積習俗,大積靡,則爲君子矣。縱情性而不足問學,則爲小人矣。"(儒效)

因而"知"的修養與"積僞",便成了"君子"的專業;同時,生產者便也積於其所業,農工之子常爲農工,而被排除於"積僞"的領域之外;這樣形成"勞力"與"勞心"的分工。而且他認爲社會又非有由"積僞"而創立的"禮義"、"法度"來統制不可,因而"積僞"的"君子"便獲得了"治人者"的專責;積業的"小人"却反而非有那班"積僞"的"君子"來統治不可。在荀卿看來,他們只知"縱性情",而不知改變"惡"的本"性",便是天生的"治於人者"。他在這裏,也和孟軻達到同一的結論。不過他特別强調了精神勞動和空洞知識的重要性,反而把實際的生產知識降到最低下的地位,這是輕重倒置,本末顚倒的。

但荀卿之所謂"僞",如前所述,却含着一個對自然鬥爭的意義。因而在這裏,他便不能不否定"天"與"命"的從來的說教,而提出"人定勝天"的原理來。所以他說：

"故君子敬其在己者，而不慕其在天者；小人錯其在己者，而慕其在天者。君子敬其在己者，而不慕其在天者，是以日進也；小人錯其在己者，而慕其在天者，是以日退也。"（天論）

他不但不主張"慕其在天"，而且說"惟聖人爲不求知天"。不但主張"不求知天"，而且又主張"制天"——即克服自然。他說：

"大天而思之，孰與物畜而制之？從天而頌之，孰與制天命而用之？望時而待之，孰與應時而使之？因物而多之，孰與騁能而化之？思物而物之，孰與理物而勿失之也？願於物之所以生，孰與有物之所以成？故錯人而思天，則失萬物之情。"（同上）

這完全和其時社會經濟的發展，尤其是手工業和商業的發展相適應的。在前此的人類意識中，認爲人類的生活是被"天"所規定的，——雖然人類在客觀上不斷在征服自然，主觀上反而認爲是無條件的被决定於自然；至此才自覺的意識到，人類也可以作用於自然而創造其自己的生活，——但是，這不是說人類的生活可以避開其時代生產方式的决定作用，而自己得任意去修改。

在這一點上，荀卿代表了儒家思想的一個大轉換點，同時亦表現了社會意識的一大轉換點，表現了人類意識的認識自己力量的一大進步。而此也正是偉大中國人民的偉大創造性的反映。

丙　社會論——"羣"與"分"

荀卿從"性惡"論之人性同一的觀點，由修養"積僞"與生活環境分歧，而曲折到"君子"與"小人"兩社會階級分裂的由來，一面從這裏引出其"法後王"的政治論，一面又引出其"羣"與"分"的社會論。

在其社會論的出發點上，認爲人類必須要"羣"才能生存；易言之，即謂人是社會的動物，人所以不同於其他動物也便在這裏。這不能不算荀卿在社會學上的一點貢獻。他說：

"水火有氣而無生，草木有生而無知，禽獸有知而無義；人有氣有知有生，亦且有義，故最爲天下貴也。力不若牛，走不若馬，而牛馬爲用，何也？曰：'人能羣，彼不能羣也'。"（王制）

他從人類的社會性這一點上去劃出人類和其他動物的界限，實屬荀卿思想體系中最進步的一點。雖然他不曾也不能再進一步的去理解"人類是製造勞動工具的動物"。

依照荀卿所說，"人性"雖"惡"，但爲其生存而不能不"羣"。而"羣"與"性惡"却是矛盾的，所以便不能不拿"分"來節制各人"性惡"的物欲等天性，這樣便自然能"羣"了。所以他繼續說：

"'人何以能羣？'曰：'分'。'分何以能行？'曰：'義'。故'義'以'分'則'和'，'和'則'一'，'一'則多力，多力則彊，彊則勝物；故宮室可得而居也。故序四時，裁萬物，兼利天下，無他故焉，得之'分''義'也。"（同上）

反過來說，無"分"便不能"羣"，不能"羣"，人便不能"勝物"，從而人類全體的生活便都要受着威脅。富國篇說："人之生不能無羣，羣而無分則爭，爭則亂，亂則窮矣。故無分者，人之大害也；有分者，天下之大利也。"這是說，"羣"和"分"之矛盾的統一，是人類生活所必要的客觀秩序。荀卿在這裏，觸着了辯證的觀點，雖則他是從維護封建秩序的基礎上來說的。

"分"何自起呢？他說"以義"，"以義"而定出的"分"的節文便是"禮"。在這裏，他不但承襲着"名以制義，義以出禮"的階級的說教，而且正是孔丘見解的重複。但"性惡"的人類，又誰能"以義"定"分"，從而制"禮"呢？他說"聖人"。因而在其社會論上，他又找着其統治者之發生的由來的根據。故說：

"'禮起於何也?' 曰：'人生有欲，欲而不得，則不能無求，求而無度量分界，則不能不爭，爭則亂，亂則窮。先王惡其亂也，故制禮義以分之，以養人之欲，給人之求；使欲必不窮乎物，物必不屈於欲，兩者相持而長，是禮之所起也'。"(禮論)

這種制"禮"的"聖人"，是緣何生出來的呢?他說不但由於"積僞"與修養，他們而且是天生的——所謂"天地生君子"。在這一點上，不但又構成荀卿自己在理論上的矛盾，而且在他的階級成見上，認爲人類一開始就有階級社會的私有等觀念，以及階級社會的習慣等。因而從"羣"中就"分"出"治人者"的"君子"，那而且是適應着公衆的需要而"天造地設"的。故說：

"天地生君子，君子理天地。君子者，天地之參也，萬物之總也，民之父母也。無君子則天地不理，禮義無統，上無君師，下無父子，夫是之謂至亂。君臣、父子、兄弟、夫婦，始則終，終則始，與天地同理，與萬世同久，夫是之謂大本。故……君君、臣臣、父父、子子、兄兄、弟弟，一也，農農、士士、工工、商商，一也。"(王制)

他在這裏，一面說明"治人者"之發生的由來，而曲說其存在之自然的社會的根據，一若"治人者"不是由於私有財產的發生而發生，不是由於剝削關係的存在而存在，反而是爲着被統治者的利益而存在，是天造地設似的。一面又以同一的理由去曲說孔孟一貫相傳的"宗法制度"之社會依據；一面更以同一理由去說明"治人者"與"治於人者"以及其社會分工的由來，並把他們固定化。

在另方面，對社會等級身分的差別，荀卿認爲是由於各人所具的"知、賢、愚、能、不能"之"分"而分化出來的差別，"聖人"不過因這種差別而"制義以定分"。例如他說：

"夫貴爲天子，富有天下，是人情之所同欲也。然則從人之欲，則勢不能容，物不能贍也。故先王案爲之制禮義以分之，使有貴賤之等，長幼之差，知、賢、愚、能、不能之分，皆使人載其事而各得其宜。"(榮辱)

他在這裏，替等級的身分制度與宗法的親親主義又找着新的解釋。在這一點上，荀卿不僅是孔孟的眞正繼承者，而且發揮了他們的論旨。

若依照荀卿"人性"齊一的原理，那當然人人有作"治人"者的資格。可是他若是這樣來解釋，便要喪失其階級立場的。因爲假若人人皆去作"治人者"，又誰來提供剩餘勞動生產物呢？假使"治人者"多，而"治於人者"少，則剩餘勞動生產物之絕對量的減少，也自然會相對的發生"不能贍"的現象。因而他主觀的認爲社會內統治者集團的數量不要過多，應該使多數人都去作生產者。故富國篇說："觀國之治亂，……其耕者樂田，其戰士安難，其百吏好法，其朝廷隆禮，其卿相調議，是治國已。"反之，"士大夫衆，則國貧；工商衆，則國貧。……下貧則上貧，下富則上富。"這是由"生之者衆，食之者寡，則財恆足"的道理而來的。在這裏，他們知道從注重生產去鞏固統治基礎，是一種進步的正確的見解。不過荀卿他們是從封建統治者利益的立場出發，是在爲着多得剩餘勞動生產物而說的，這便減低了他的進步性和正確性。荀卿所要求的只是這樣的一種社會組織的圖式：

"農分田而耕，賈分貨而販，百工分事而勸，士大夫分職而聽，建國諸侯之君分土而守，三公總方而議，則天子共己而止矣。……是百王之所同也，而禮法之大分也。"(王霸)

這種社會組織，無論在其內容上抑或形式上，和孔孟所懸想的基本沒有兩樣。同時，在荀卿，作爲這種社會組織的基本原則也是"禮"，

"禮"的內容是:"禮者,貴賤有等,長幼有差,貧富輕重皆有稱者也。"(富國)是在"禮"的內容上也和孔丘一樣,只是規定得更明確。

丁 政治論——"法後王"與賢能政治

在荀卿的政治見解上,他並不否認初期封建制的社會秩序,且在原則上予以確認。不過他認爲當時的舊封建主已經腐化衰落,而新興地主却握有社會的實際力量。因而他主張犧牲舊封建主,由握有實際力量的新興地主把初期封建制度重建。但是舊封建貴族依據"天"與"命"作爲其生存的護符,荀卿在這一點上,便根本否認"受命於天"的說教,而主張賢能政治。不過在他看來,人的賢能程度也是不齊的,所以又該依照其程度而分置爲各級統治者。故說:"上賢祿天下,次賢祿一國,下賢祿田邑,愿慤之民完衣食。"(正論)他把寶塔式的層級的封建領地組織,這樣地重現出來。然賢能的子孫却未必是賢能,所以在這一點上,他認爲封建領主的世襲與否,宜以其子孫的賢能與否以爲定,"不問其世族也"。所以說:

> "賢能不待次而舉,罷不能不待須而廢,元惡不待教而誅,中庸民不待政而化。分未定也,則有昭繆。雖王公、士、大夫之子孫也,不能屬於禮義,則歸之庶人。雖庶人之子孫也,積文學正身行能,屬於禮義,則歸之卿相士大夫。"(王制)

在這裏所謂"庶人",是指新興地主而說的。

在這裏,荀卿的主觀上雖在爲着改造封建制度而說教,客觀上却表現一點民主選舉思想的因素的萌芽。

然而依照荀卿的辦法,那些子孫不賢,不能繼承職位的"王、公、士、大夫"的領邑,又該如何處理呢?這在他,認爲由於新興地主土地佔有的點面交叉的形態,已不同於從前的"封略之內"爲一個封主獨佔的形態，所以在這種領邑（國和田邑）內，政權雖由"次賢"或"下賢"去執行，而土地佔有者却不是同一個地主。在這種情況下，"上賢""次賢"或"下賢"充任的領主，則征取什一稅充作政費，即他所謂"田野什一"（王制）；佔有土地的各個地主則征收地租；徭役則公私兼征。在這一點上，荀卿的思想，表現了由初期封建制到專制主義的封建制的過渡。

怎樣才算作賢能呢？那便是有"治人"的本事。所以在荀卿看來，實際生產的知識，却算不得智能，而是在社會必要智能的領域之外的。故說："相高下，視墝肥，序五種，君子不如農人；通貨財，相美惡，辨貴賤，君子不如賈人；設規矩，陳繩墨，便備用，君子不如工人。……若夫譎德而定次，量能而授官，使賢不肖皆得其位，能不能皆得其官，萬物得其宜，事變得其應，愼墨不得進其談，惠施、鄧析不敢竄其察，言必當理，事必當務，是然後君子之所長也。"（儒效）易言之，"君子"所能的便是這一套治術；至那種生產技術上的智能，則係"小人之事也"。那末，人只要有這一套治術的本領，哪怕你是貧且賤者，便均能候補"君子"。但這種本事從那裏來的呢？他說只有"學"，學得治人的本領，就能達到求富貴的目的。所以他說：

"我欲賤而貴，愚而智，貧而富，可乎？曰：'其惟學乎？'彼學者，行之曰士也，敦慕焉君子也，知之聖人也。上爲聖人，下爲士君子，孰禁我哉？"（儒效）

"循法則、度量、刑辟、圖籍、不知其義，謹守其數，愼不敢損益也。父子相傳，以持王公，……是官人百吏之所以取祿秩也。"（榮辱）

這在哲學上，完全和其"僞"的原理適應着。這種由"學"以"登庸"的"儒效"——仕途——却充分包含着一種軟性的欺騙作用，在此後中國社會的一個長時間——封建地主的社會內，曾盡了一個很大的統治作用。然而有力去從事這種"學"的，一般說來，只有"士"，易言之，只有有產者的子弟才可能有求學的機會；那終日"積"於生產技能的生產者——農工等，無疑是無力治學的。這樣，"治人者"將永遠出於"治人者"的集團內，"治於人者"亦將永遠爲"治於人者"，故曰："工之子恆爲工，……農之子恆爲農。"（國語齊語）

也正因爲"治人"不是一件容易的事情，所以在荀卿的這種倡導下，再加以後歷朝統治者給人民以"匹夫登庸"的鼓勵和途徑，許多有學問的知識分子，便專門設帳爲統治者培養這種"治術"人才，最高級的則爲所謂"王佐之才"的培養（如黃石公、司馬徽、王通等）。許多優秀的青年，則呫嗶窮年去學習這種"治術"，企圖候補官吏。把中國封建時代的學術思想引入這樣狹小的道路，荀卿的這種學說是有着倡導影響的。

荀卿爲要使他的理論得到確立，便不能不否定古代，而主張所謂"法後王"，故說："天地始者，今日是也。"（不苟）其非古的理由是："文久而息，節族久而絕，守法數之有司極禮而褫。故曰：'欲觀聖王之跡，則於其粲然者矣，後王是也'。"（非相）他這裏的主要意思是"極禮而褫"，易言之，古法已窮，而當斟酌現實重立法度，他在這裏，雖彷彿稍稍觸着了動的觀點，但實際他並不是從動的觀點上去說的，恰恰相反，他才觸到動的觀點，便又拿出一個"禮"來把它永恆化，認爲"變"只不過是形式的，而本質的"理"却是永恆不"變"的。所以他說：

"以人度人，以情度情，以類度類，以說度功，以道觀盡，古今一度也。類不悖，雖久同理。"（非相）

其次，說到荀卿所謂"禮"與"法"。荀卿所謂"禮"，前已提及，仍是與孔孟所解釋的統治階級內部的等級制和其節文基本上並無不同，而只是比較具體。對於“小人”的統治則主張用法，而且比孟軻退了一步，又回到“禮不下庶人”的主張。所以富國篇說：

“禮者，貴賤有等，長幼有差，貧富輕重皆有稱者也，故天子袾裷衣冕，諸侯玄裷衣冕，大夫裨冕，士皮弁服。德必稱位，位必稱祿，祿必稱用。由士以上，則必以禮樂節之；衆庶百姓，則必以法數制之。”

但在他的隨人的賢能不同而區別的身分流動的基礎上，關於“禮”的節文，也自然要不以其人，而當以其“位”和祿為準則。因而便不能不需要一個具體的說明。所以“禮”在荀卿的理論體系中，亦不能不帶着一點“法”的內容。於是處置統治層內部的“禮”與統治“小人”的“法”這兩種東西，便顯化而成為所謂“法度”。故修身篇說：“非禮，是無法也”、“學也者，禮法也。”勸學篇說：“禮者，法之大分”，且說“法之不行，自上犯之”。荀卿這種理論，恰充任了由孔孟的“禮治”主義到韓非、李斯的“法治”主義之過渡的橋樑。

統治者依照這種法度去施行統治，並以之强制人民遵守，只要這兩方面都能“奉守惟謹”，便會形成裕民之政；荀卿是這樣相信的。什麼是裕民之政呢？富國篇說：

“量地而立國，計地而畜民，度人力而受事。使民必勝事，事必出利，利足以生民，皆使衣食百用，出入相揜，必時臧餘，謂之稱數。故自天子通於庶人，事無大小多少，由是推之。故曰：‘朝無幸位，民無幸生’，此之謂也。輕田野之稅，平關市之征，省商賈之數，罕興力役，無奪農時，如是則國富矣。夫是之謂以政裕民。”

但是他雖然承認“法”的重要性，而最重要的依然是“人治”，認為若是主觀的“人”的條件不合，“法”也是徒然的。王制篇說：“有良法而亂者有之矣；有君子而亂者，自古及今未嘗聞也。”為什麼呢？因為“法不能獨立，類不能自行，得其人則存，失其人則亡。”（君道）他若是從“法”的基礎上去看重“人”的作用，那是對的；不過他又認爲“法不能獨立，得其人則存，失其人則亡”。便又和孟軻“人存政舉，人亡政息”的人治主義見解無二致了。在這一點上，正是他只能從維持等級制的封建主政治上去說教，不這樣，便和其自己的立場會根本矛盾。

但是“人”和“法”的兩種條件都具備之後，就彀了嗎？他認爲還須行“法”的人要有勢，“法”才能發生作用；否則，“法”也不過是具文而已。故他說：

“人主者，天下之利勢也。”（王霸）

“造父者，天下之善御者也，無輿馬，則無所見其能。羿者，天下之善射者也，無弧矢，則無所見其巧。大儒者，善調一天下者也，無百里之地，則無所見其功。”（儒效）

爲什麼呢？因爲“人之生，固小人，無師、無法，則唯利之見耳。人之生固小人，又以遇亂世，得亂俗，是以小重小也，以亂得亂也。君子非得勢以臨之，則無由得開內焉”（榮辱）。有了“勢”，然後人民有違法或亂法者，便能拿嚴刑酷罰去制裁、鎭壓，……易言之，“勢”就是强制權力，“法”就是一種秩序，“勢”是爲維護“法”的必要工具。故說：

“古之聖人以人之性惡，以爲偏險而不正，悖亂而不治，故爲之立君上之勢以臨之，明禮義以化之，起法正以治之，重刑罰以禁之，使天下皆出於治，合於善也。……今嘗試去君上之勢，無禮義之化，去法正之治，無刑罰之禁，倚而觀天下民人之相與也。若是，則夫强者害弱而奪之，衆者暴寡而譁之，天下之悖亂而相亡，不待頃矣。”（性惡）

“聽政之大分，以善至者，待之以禮，以不善至者，待之以刑。兩者分別，則賢不肖不雜，是非不亂。”（王制）

從而他確說"刑"是"治人者"手中的重要武器。在這一點上，他已經和所謂"法家"的意見相接近；同時，他之能充任孔丘、孟軻與韓非、李斯之間的橋樑，在這裏也能充分的表現出來。這在所謂"儒家"學說發展過程上的變化，是有其重要意義的。

話又說回來，荀卿認爲，爲適應當時"治於人者"反抗、騷動的嚴重情勢，特別要使用嚴酷的刑罰去鎮壓。正論篇說：

"輕其刑，然則是殺人者不死，傷人者不刑也。罪至重而刑至輕，庸人不知惡矣，亂莫大焉。刑人之本，禁暴惡惡，且懲其未也。"

"夫征暴誅悍，治之盛也。殺人者死，傷人者刑，是百王之所同也。……刑稱罪則治，不稱罪則亂。故治則刑重，亂則刑輕。犯治之罪固重，犯亂之刑固輕也。"

其次，他認爲有"勢"然後名亦得而正也。不過他之所謂"正名"，一方面是屬於其邏輯學，這裏不具論；一方面便是正其禮義法度以及言談思想等。

他認爲"邪說辟言"是妨礙"正名"，破壞"禮義""法度"的。所以他主張不與爭辯，由統治者應用"勢"，即强制權力去制裁；易言之，他主張統制思想和言論，主張愚民政策。荀卿不知當時社會的紛亂即封建主衰落期的階級矛盾，是發生於社會自身內在矛盾的根基上，反而歸罪於被派生的學說，這眞是歷史上統治者一貫無智的地方。荀卿說：

"凡邪說辟言之離正道而擅作者，無不類於三惑者矣。故明君知其分而不與辨也。夫民易一以道，而不可與共故，故明君臨之以勢，道之以道，申之以命，章之以論，禁之以刑。"(正名)

後來荀卿的門徒李斯，便依照這一主張在秦國實行起來。因爲在荀卿的當時，"治於人者"的反抗思想相當發展，他認爲這尤其是應該禁止的；其次，凡不同於他的主張，或其言論不符合於封建領主集團利益的，他也認爲同屬危險物。正名篇又說：

“今聖王沒，天下亂，姦言起。君子無勢以臨之，無刑以禁之，故辨說也。”

他而且認爲異說紛起，是由於統治者沒有運用其權力去禁止才發生的現象。從而他以爲臨之以勢，禁之以刑，統制是能够實現的。非十二子篇說：

“一天下，財萬物，長養人民，兼利天下，通達之屬莫不從服，六說者立息，十二子者遷化。則聖人之得勢者，舜禹是也。今夫仁人也，將何務哉？上則法舜禹之制，下則法仲尼、子弓之義，以務息十二子之說。如是則天下之害除，仁人之事畢，聖王之跡著矣。”

故凡所謂“六家”“十二子”的學說，他認爲都應在禁止之列。不過荀卿不懂得，“六家”“十二子”的書籍、學說，即使能用强制權力去禁止其流行，“六家”“十二子”的學人，即使能用嚴刑酷罰去威脅、利誘、殺戮、監禁，但又有何種方法去禁止人民的思想呢？此殆異世而同技者也。歷史上，只有先進階級的革命的思想能發揮雷霆萬鈞之勢的威力去逐步排除反動的、落後的思想；除非革命思想或進步思想還沒有其存在的社會依據，否則是不可能爲反動思想戰勝的，更不可能爲任何反動的或保守的力量所根絕。但反動階級的倒行逆施，却產生阻礙社會前進的作用。

第五章　統一封建階級各學派的韓非學說

一　韓非傳略及其學說產生的社會條件

史記老莊申韓列傳說："韓非者，韓之諸公子也。"由韓非到司馬遷的時代較近，可信文獻亦較多，此語當可無疑。其生年今無可考；惟其卒年，據史記秦始皇本紀云："十四年，……韓非使秦，秦用李斯謀留非，非死雲陽。"按始皇十四年適當公元前二三三年；老莊申韓列傳亦云："(非)與李斯俱事荀卿，斯自以爲不如非。"是韓非與李斯爲同時代人，爲"先秦"最晚出的學者。

其著作，班固漢書藝文志稱韓非子五十五篇，與今本同。隋書經籍志子部："法家"韓非子二十卷。唐書經籍志以下所稱韓非子卷數，俱與隋書同。但司馬遷說韓非著有"孤憤、五蠹、內外儲、說林、說難十餘萬言"。又說："秦王見孤憤、五蠹之書"。因其所舉篇名僅孤憤等五篇，故自宋王應麟以來，多有疑今本韓非子非全出其所著者，此種見解，殊爲重要；惟今本韓非子亦不過十餘萬言，而司馬遷所云各篇合計則不過萬數千言耳。余因疑遷文在篇名下應尙有一"等"字。其次，無論今本韓非子各篇是否有後人編入者，而其相互之理論，固有其一貫體系，殆顯而易見。

韓非的階級性，司馬遷既謂其爲"韓之諸公子"，是其出身，係屬舊封建主家世；但其政治理論，又係代表較進步之新興地主—商人階層的要求。這似屬矛盾，尤其在機械論者，對這種問題是完全無法解決的。實際上，歷史上各階級的代言人或代理人，並不固定於其出身，而在於他的思想行動爲何種階級服務。而況在戰國末期，在新興地主農業經營組織技術的基礎上，表現着較進步的生產力；而舊封建主則反而感受勞動力的缺乏，因而舊封建主多有轉而採取新興地主之經營形態，此尤其在秦國爲最平凡之現象。韓與秦接近，此種事實亦甚顯著。而且由封建主經濟到新興地主的經濟，雖有其自身的一步前進，但並無質的變易，——有的，只是部分的——而只是形式的變易。同時，這也只在表現舊封建主經濟向着新興地主經濟的經營形態下而被統一之一過渡形式。而適應這種較進步的生產力的生產關係，雖較前此有着部分的變化，而其本質則是一致的。韓非在這種社會形勢下，從封建階級的立場出發：一面承襲新興地主這一社會階層的理論遺產，並適應於其時的具體情況，而予以發展，一面承襲其師荀卿的理論——即封建主集團的理論，而予以揚棄，使之符合於前者。同時，因爲意識形態也是隨着社會變遷而爲活生生的發展的，所以代表沒落貴族的老莊哲學，他也吸收了一些因素，把它溶化於其理論體系內。韓非在這種基礎上，完成了新興地主政治理論的體系——把從來封建階級內部各階層的學說統一起來。

但是韓非溶化他們，同時又否定他們。這是社會意識形態發展的必然規律。所以他一面承襲荀卿，把荀卿的經驗論發展爲"參驗"論與"利己"主義，把荀卿的"禮義""法度"發展爲法治論，並承襲荀卿的"勢"和統制思想言論的主張，而發揮爲帝王的南面術；一面又從否定"儒者用文亂法"(老莊申韓列傳)的"人治主義"出發而否定"儒家"；一面承襲"法家"的精神，一面又批評其缺陷，說商鞅只了解"法"，申不害只了解"術"(均見定法篇),愼到只了解"勢"的功用(見難勢篇);一面承襲老莊的"無爲",而應用於帝王南面術的解釋上,同時又利用老莊的思維方法而達到其"參驗"主義的認識論;一面却否定老莊的"虛無"主義和相對論。不過韓非不是把各派思想混合,而是在其時歷史的條件下,創立其自己的體系。

因而韓非的學說,在中國封建社會的學術史上,担荷了一個"繼往開來"的任務。

二 "參驗"主義的認識論

韓非在解老、喩老兩篇中,把老聃的唯心主義轉化爲帶有唯物主義傾向的"參驗"主義。在老聃理論體系中的"道",是"玄之又玄"的東西;韓非却把它解釋爲帝王的"南面術"——"理"。他說:"道者,萬物之始,是非之紀也。是以明君守始以知萬物之源,治紀以知善敗之端。"(主道)他雖也說"道"是"萬物之始",但已不同於老聃的解釋,而是作爲萬物之發生的"理"在解釋,——雖然,這在究極上,仍未能完全除去其神秘的意味。韓非之所以未能完全從唯心主義的陣營中逃出來,也正在這裏。

因而在老聃,本確認"是非"是相對的,他却認爲"是非"是有絕對性的,例如他說:

"故不相容之事,不兩立也。"(五蠹)

"舜之救敗也,則是堯有失也。賢舜則去堯之明察,聖堯則去舜之德化,不可兩得也。楚人有鬻盾與矛者,譽之曰:'吾盾之堅,物莫能陷也。'又譽其矛曰:'吾矛之利,於物無不陷也。'或曰:'以子之矛,陷子之盾,如何?'其人弗能應也。夫不可陷之盾與

無不陷之矛，不可同世而立。今堯舜之不可兩譽，矛盾之說也。"（難一）

莊周從老聃的辯證主義走到相對論，韓非則恰又偏到另一極端的絕對論，而沒能把握矛盾之對立統一的契機。

於此可見，韓非不了解"絕對"和"相對"之關聯，而拘泥於形式邏輯。——自然，在另一方面，這正是韓非襲取了墨子的形式邏輯。然而在韓非之所謂"是非"的認識是以什麼作出發點呢？他說是從客觀的實在的追求上得來的。故曰"虛則知實之情。"（主道）在這裏，他便不能不承認客觀的實在性，所以揚權篇又說："名正物定，名倚物徙。"易言之，概念是隨着實在的變易而變易的。他從這裏又達到客觀實在之常常變動的見解，所以"是非"也當從實在的變動中去追求，故說"靜在知動者正"，又說"名倚物徙"。可是這樣去求得的"是非"，應是只有其一定時空內之妥當性的相對的"是非"。韓非一方面已達到這種可貴的見解，另一方面和其"是非"之絕對性的見解，却構成其自己的矛盾。

從而他認爲對一切問題的說明，都當應用"參驗"的方法，才能把握着眞理即是非之所在。易言之，即是從現象去論證概念，而不斷的去獲取新概念和結論，故說"形名參同"，"參伍比物"。但是韓非又認爲凡問題在其供"參驗"的條件不充分的場合，那便是難於保證其確切性的。例如他說：

"殷周七百餘歲，虞夏二千餘歲，不能定儒墨之眞。今乃欲審堯舜之道於三千歲之前，意者，其不可必乎？無'參驗'而必之者，愚也；弗能必而據之者，誣也。故明據先王必定堯舜者，非愚則誣也。"（顯學）

這在一面說，當時保守主義者所拘泥的"堯舜"時代的政治，完全沒有經過"參驗"的分析，只不過是一種主觀的認定，是不可信的。一面說，因爲年代的久遠，供"參驗"的條件已不充分，也是難於證明其確切的。在這裏不只表現了韓非的科學態度與疑古精神，並從疑古而轉入其反古變法的主張。

他從這種"參驗"主義的觀點出發，認爲對一切事物的認識，都只能從"參驗"客觀事實着手，才能達到其確切的認識。但是客觀事物是變遷無已的，所以由於客觀情況的變遷，便不能不引起那與其關聯的東西的變遷。從而他認爲歷史上各種政治形態，生產方式，……也都是爲適應客觀環境的需要而產生的。易言之，從來的客觀環境已經變化了，而仍泥守着從來的制度，那當然是不符合實際需要的。五蠹篇說：

"世異則事異，……事異則備變。"

"上古之世，人民少而禽獸衆，人民不勝禽獸蟲蛇；有聖人作，構木爲巢，以避羣害，而民悅之，使王天下，號之曰有巢氏。民食果蓏蚌蛤，腥臊惡臭，而傷害腹胃，民多疾病；有聖人作，鑽燧取火，以化腥臊，而民悅之，使王天下，號之曰燧人氏。中古之世，天下大水，而鯀禹決瀆。近古之世，桀紂暴亂，而湯武征伐。今有構木鑽燧於夏后氏之世者，必爲鯀禹笑矣；有決瀆於殷周之世者，必爲湯武笑矣。然則今有美堯舜鯀禹湯武之道於當今之世者，必爲新聖笑矣。是以聖人不期修古，不法常可，論世之事，因爲之備。"

在這裏，他確認歷史是進化的，不是一成不變的。同時他認爲歷史上的聖人，也都是順應時代而產生的，不有某種時代的根據和條件存在便不能產生某種聖人。因而他把人類社會從開始到他那時代的歷史過程，劃分爲"上古"、"中古"、"近世"及"當今"四個階段；其所謂

"上古",適當於中國史之"野蠻時代",所謂"中古",適當於"未開化時代",所謂"近世",適當於奴隸制與初期封建制度時代。這種歷史觀,在今日看來當然帶有根本性的錯誤,然出之於兩千餘年以前的學者,却是一種可貴的見解。

因此,韓非一面對荀卿的經驗論有一步發展,一面又發展了商鞅的歷史觀。

韓非從這裏,在確證反古變法的歷史必然性的根據後,便又進而强調其理論的實踐性。心度篇說:

> "故治民無常,惟治爲法(王先謙謂當作'惟法爲治',文誤倒);法與時轉則治,治與世宜則有功。……時移而治不易者亂,能治衆而禁不變者削。故聖人之治民治(後一治字,係衍文),法與時移,而禁與能變。"

這表現韓非對其理論之堅定不移的信仰,確認他的理論和主張,不僅是解救當前局勢的唯一出路,而且是有着歷史的必然前途的。雖然韓非只是一個改良主義的理論家,而他這種堅定的信心,却是值得後人學習的。

另一方面,韓非的"參驗"主義和今日的所謂實用主義,是有其類似處的。例如他說"言古者"是"所利非所用,所用非所利"(五蠹)。足見韓非的這些觀點都是以實利爲依歸的。從而他又達到社會一切關係都是由個人的利己主義發動而成立的。六反篇說:

> "且父母之於子也,產男則相賀,產女則殺之。此俱出父母之懷妊,然男子受賀,女子殺之者,慮其後便,計之長利也。故父母之於子也,猶用計算之心以相待也;而況無父子之澤乎?"

這是商人意識的具體表現。在這一點上,他和農民階級的墨翟派,從階級利益的矛盾上,反映到意識形態上的尖銳對立。因而韓非從追求實利的利己主義極力去排擊墨翟的"兼愛"主義。八說篇說：

"慈母之於弱子也，愛不可爲前。然而弱子有僻行，使之隨師；有惡病，使之事醫。不隨師，則陷於刑；不事醫，則疑於死。慈母雖愛，無異於振刑救死，則存子者非愛也。"

"今學者之說人主也，皆求去利之心，出相愛之道，是求人主之過於父母之親也。此不熟於論恩，詐而誣也。"（六反）

〔按韓非對"先秦"各派思想，雖皆有所批判，然亦皆有所取承；惟對墨翟派則根本排斥。前者在表示"治人者"之內部的統一，後者則表示"治人者"與"治於人者"間之矛盾的對立。〕

自然，所謂人類的"愛"，也是有其物質基礎的。在被統治者的階級互助特別是社會主義的基礎上，人類的"愛"是完全可以實現的；不過墨翟的階級互助和其社會主義的具體方針，則是原始的、空想的、沒有前途的。但在唯利是圖的商人階級，個人利益是第一的，所以在其階級內部也常常充滿了相互的利益衝突和矛盾，所以在父母子女兄弟姊妹間的關係，也要受個人主義的利益支配，所以人類的眞"愛"對他們是不可想像的。"韓非對墨翟的批評，正說明了這一點。

三　政治論上的三條原理——法、術、勢

韓非從其歷史理論上確認其改制變法的必然前途，從而基於新興地主一商人的立場上，承襲從來所謂"法家"的見解，而構成其法治論的體系。認爲"法治"是惟一適合"當今之世"的政治要求。他自己在這裏，便以識時勢的"新聖"自居。從而一面提出法治的必要，一面極力排擊當時政治原則上的"人治主義"或賢能政治，即從政治的客觀主義上去排擊政治的主觀主義。例如用人說：

"釋法術而任心治，堯舜不能正一國；去規矩而妄意度，奚仲不能成一輪；廢尺寸而差短長，王爾不能半中。使中主守法術，拙匠執規矩尺寸，則萬不失矣。君人者，能去賢巧之所不能，守中拙之所萬不失，則人力盡而功名立。"

從而進一步駁斥憑"仁義智能"以施政的主觀主義政治的危險。故說："今世皆曰，尊主安國者，必以仁義智能，而不知卑主危國者之必以仁義智能也。"（說疑）爲什麽呢？因爲那是不合於實際情況或實利的主觀的說教，並不能在客觀上產生何種實際作用。故他說：

"夫嬰兒相與戲也，以塵爲飯，以塗爲羹，以木爲胾，然至日晚必歸饟者，塵飯塗羹，可以戲而不可食也。……道先王仁義而不能正國者，此亦可以戲而不可以爲治也。"（外儲說左上）

這是說，"仁義"無異是"塵飯塗羹"之類的東西，對人民的實際生活利益上，不能發生何種眞實的作用。而他的所謂"法"，却是根據客觀情況產生的。因之，他認爲政治上只有"法"的條件是首要，人的條件則是次要的。故說："吏不必賢，能守吾法而已。"所以只要"法"的條件具備，人的條件不够也是無關治亂的。故五蠹篇說：

"明主之道，一法而不求智，固術而不慕信；故法不敗，而羣官無奸詐矣。"

"故明主之國，無書簡之文，以法爲教；無先王之語，以吏爲師；無私劍之捍，以斬首爲勇。是境內之民，其言談者必軌於法，動作者歸之於功，爲勇者盡之於軍。是故無事則國富，有事則兵强。此之謂王資。"

在韓非看來，只要維持"法"的效能，便能保持政治的常軌，而獲得大的效力。故使"法不敗"爲政治最高的前提與目的。但是"法"何以"敗"呢？在韓非却歸咎於遊士與各種學說，認爲那是發生"亂法"的根源。故說"息文學而明法度，塞私便而一功勞，此公利也"（八說）。

"今修文學，習言談，則無耕之勞而有富之實，無戰之危而有貴之尊，則人孰不爲也？是以百人事智而一人用力。事智者衆則法敗，用力者寡則國貧。此世之所以亂也。"（五蠹）

"亂世則不然，主上有令，而民以文學非之；官府有法，民以私行矯之。人主顧漸其法令而尊學者之智行，此世之所以多文學也。"（問辯）

在這一點上，韓非和荀卿一樣，只了解存在於當時的"文學""亂法"的表層現象，而不能把握到這種現象之所以發生的社會根源，不去了解其進步性，而陷入於主觀主義的泥沼。自然，這是經驗主義只能迷亂於表層現象所必然引出的結論。而韓非的這個主張，却是落後的、反動的，是韓非學說中的最大汚點。

然而依照韓非的見解，又怎樣去排除倡學說習言談的學者與遊士呢？他除去和荀卿一樣主張用"法"去制裁外，同時主張取消他們參加政治的權利。他說：

"人主好賢，則羣臣飾行以要君欲，則是羣臣之情不效。羣臣之情不效，則人主無以異其臣矣。"（二柄）

"故行仁義者非所譽，譽之則害功；工文學者非所用，用之則亂法。"（五蠹）

這完全由於在當時階級矛盾的複雜情況下，與新興地主一商人這一社會階層的"法治"主義相對立的，一方面有封建主集團的"人治主義"——孔孟學和老莊學，一方面有農民階級的原始性的社會主義——墨翟學。這在新興地主一商人代言人的韓非看來，當然都是"亂法"的因素。另一方面，如果事"言談""文學"的知識分子而肯卑鄙地迎合他們的觀點，那却是不在此限的。故說："人主使人臣，雖有

智能，不得背法而專制；雖有賢行，不得踰功而先勞；雖有忠信，不得釋法而不禁。此之謂明法。"（南面）

韓非認爲在尊重"法"的原則下，即在新興地主一商人利益的前提下，便可以把其他社會階層的利益統一起來，而從屬於自己。故又說："事遇於法則行，不遇於法則止。"（難二）從而，他達到政治上的一切去從都以是否符合"法"的精神爲轉移的結論。大體篇說：

"寄治亂於法術，託是非於賞罰，屬輕重於權衡。……不引繩之外，不推繩之內；不急法之外，不緩法之內。"

但是他之所謂"法"是什麼呢？他說："法者，編著之圖籍，設之於官府，而布之於百姓者也。……是以明主言法，則境內卑賤，莫不聞知也。"（難三）因之，韓非又是主張公佈的成文法的。

最後他解釋"法"的適用範圍是超越身分和親疏而一同有效的。備內篇說：

"上古之傳言，春秋所記，犯法爲逆以成大奸者，未嘗不從尊貴之臣也。然而法令之所以備，刑罰之所以誅，常於卑賤。是以其民絕望，無所告愬。大臣比周，蔽上爲一。"

有度篇說：

"刑過不避大臣，賞善不遺匹夫。"

這在一方面，表現其否定從來親親的宗法制與世系固定的等級身分制之"法"的政治意義。這正是在適合新興地主一商人的情況下，要求宗法制不受原來家系特權的約束，人的等級身分，不爲家族世系所固定。另一方面，話雖如此說，然對於農民階級，當然仍是例外的。

其次的一個問題，便是雖有善法，然如奉法的官吏而亂法或飾法爲非，那又有什麼保證呢？韓非從這裏轉入到他之所謂"術"。故他批評商鞅說：僅有法，"然而無術以知奸"，"主無術以知奸也，雖十飾其法，人臣反用其資。……法雖勤飾於官，主無術於上。……"（定法）所以爲防止官吏飾"法"爲非，"術"對於"人主"便成爲必要了。可是"術"是什麼呢？在韓非，那便是"人主"駕馭臣下的"南面術"。難三篇說：

"術者，藏之於胸中，以偶衆端，而潛御羣臣者也。……用術，則親愛近習莫之得聞也。"

"人主"有"術"便能察知"羣臣"之忠奸，從而又駕馭"羣臣"。在韓非之所謂"術"的原則下，第一，"羣臣"有不盡職責與超越職責者均當處罰。二柄篇說：

"昔者，韓昭侯醉而寢；典冠者見君之寒也，故加衣於君之上。覺寢而說，問左右曰：'誰加衣者？'左右對曰：'典冠。'君因兼罪典衣，殺典冠。其罪典衣，以爲失其事也；其罪典冠，以爲越其職也。……故明主之畜臣，臣不得越官而有功，不得陳言而不當；越官則死，不當則罪。"

這裏有着嚴密的分工任職的原則性和紀律性，是有着科學的內容的。雖然，在韓非只是作爲"南面術"在了解（後來像曹操之流便更把它降低而了解爲"權術詭詐"）。所以韓非只曉得反對代替和包辦，而不肯非難對自己的職務以外的事情漠不關心的不對，也不肯同時提出對他人職務幫助的必要。

其次，"羣臣"之"功"、"名"、"言"、"事"不相當者也要嚴予處罰。二柄篇說：

"人主將欲禁奸，則審合刑名者，言與事也。爲人臣者陳而言，君以其言授之事，專以其事責其功。功當其事，事當其言，則賞；功不當其事，事不當其言，則罰。故羣臣其言大而功小者則罰，非罰小功也，罰功不當名也；羣臣其言小而功大者亦罰，非不說於大功也，以爲不當名也，害甚於有大功，故罰。"

這是說，人君應該獎勵那些言行一致、名實如一的實行家；應該責罰那些投機取巧、言過其實的空談家；也應該責罰那些不近人情、沽名釣譽的僞君子。

因而韓非的"術"就是帝王使用人才的問題。其中有不少積極的因素，但在封建帝王的手中，却不能發揮積極的作用，而只是使權力完全集中於人主，歸結爲"中世"的專制主義。"羣臣"在"動輒招尤"的束縛下，自然便嚴守功令，再不敢對帝王有何反抗，甚至不敢有何原則的爭執。

因而韓非之所謂"術"，便是"人君"持以駕馭官吏守法奉令的手段。不過在他看來，"術"若不伴隨着"法"的有效性，也是沒有效力的。所以他批評申不害說："故託萬乘之勁韓，十七年而不至霸王者，雖用術於上，法不勤飾於官之患也。"（定法）然而怎樣才能保證"法"能發生"有效性"而不致成爲具文呢？韓非從這裏便轉入到他的所謂"勢"。

因之，韓非認爲在僅有"法"與"術"的兩個原則下，若是缺乏强制權力（勢），"人君"雖有駕馭"羣臣"的"術"，也不能保證"羣臣"服從其管理；同時，雖有"法"，但人民若不奉法，也不能保證"法"的效力的實現。故此他認爲"勢"是特別必要的。姦刼弑臣篇說：

"人主者，非目若離婁，乃爲明也，非耳若師曠，乃爲聰也。不任其數，而待目以爲明，所見者少矣，非不蔽之術也；不因其勢，而待耳以爲聰，所聞者寡矣，非不欺之道也。明主者，使天下不得不爲己視，使天下不得不爲己聽。故身在深宮之中，而明照四海之內，而天下弗能蔽弗能欺者，何也？闇亂之道廢，而聰明之勢興也。故善任勢者國安，不知因其勢者國危。"

五蠹篇說：

"魯哀公,下主也,南面君國,境內之民莫敢不臣民者,因服於勢。勢誠易以服人,故仲尼反爲臣,而哀公顧爲君。仲尼非懷其義,服其勢也。故以義,則仲尼不服於哀公,乘勢,則哀公臣仲尼。今學者之說人主也,不乘必勝之勢而務行仁義則可以王,是求人主之必及仲尼,而以世之凡民皆如列徒,此必不得之數也。"

顯學篇說:

"嚴家無悍虜,而慈母有敗子。吾以此知威勢之可以禁暴,而德厚之不足以止亂也。"

更明白的說,"術"與"勢"的關係是這樣的:"國者,君之車也,勢者,君之馬也。無術以御之,身雖勞猶不免亂;有術以御之,身處佚樂之地,又致帝王之功也。"(外儲說右下)然而"勢"與"法"的關係又是怎樣呢?韓非認爲這種勢(權力)如操在庸人手中,也足以亂法禍國。然而賢人千百世而一出,庸人爲人主也是千世而一遇的;而爲人主者,從來總是中人之資的人多。故權力(勢)是爲"中人"而設的。但若在人治主義的原則下,"中人"的"勢"也必然會引發禍亂,故"法"與"勢"是不能分離的。所以他在難勢篇抨擊"人治主義"者說:

"吾所以爲言勢者,中也。中者,上不及堯舜,而下亦不爲桀紂,抱法處勢則治,背法去勢則亂。今廢勢背法而待堯舜,堯舜至乃治,是千世亂而一治也;抱法處勢而待桀紂,桀紂至乃亂,是千世治而一亂也。且夫治千而亂一,與治一而亂千,是猶乘驥駬而分馳也,相去亦遠矣。夫棄隱括之法,去度量之數,使奚仲爲車,不能成一輪。無慶賞之勸,刑罰之威,釋勢委法,堯舜戶說,而人辯之,不能治三家,夫勢之足用亦明矣。"

在這樣"人主"權威過大的情勢下,韓非也認爲要"人主"必須是雖"上不及堯舜而下亦不爲桀紂",才能望其"守法";否則,仍難保其不"乘勢""亂法"的。所以韓非在這裏，雖一面抨擊"人治主義"，同時他自己却也陷在"人治主義"的漩渦中。然這也說明他的政治學說，是和中世專制主義政治相適應的。

最末，韓非爲欲補救其理論上的這一缺陷，又解釋他的所謂權力（勢）是適應於"法"的要求而創造出的權力，並不是"人治主義"下的"自然"發生的權力。——自然，在人治主義下的權力，也不是自然發生的。故他在難勢篇繼續又說：

"勢必於自然，則無爲言於勢矣。吾所爲言勢者，言人之所設也。今日堯舜得勢而治，桀紂得勢而亂，吾非以堯舜爲不然也。雖然，非一人之所得設也。夫堯舜生而在上位，雖有十桀紂不能亂者，則勢治也；桀紂亦生而在上位，雖有十堯舜而亦不能治者，則勢亂也。故曰：'勢治者則不可亂，而勢亂者則不可治也。'此自然之勢也，非人之所得設也。若客所言，謂人之所得設也。若吾所言，謂人之所得勢也而已矣。"

因之，在韓非政治學中的"法"、"術"、"勢"三條原則，顯然是從申、商、愼承襲而來的；但並不是三者的牽合，而是三者的發展。在韓非，這三者是不可分離的形成其政治理論的全體系；同時在三者之中是以"法"爲中心，"術"和"勢"便都不過是行使"法"的必要條件。

現在再來研究一下韓非所解釋的"賞罰"，即"法"的執行工具。這在韓非，有着兩方面的作用：一爲"人主"持之以"御羣臣"，而課其勤"法"，罰其違"法"；一爲官吏奉之以發揮統治作用。故定法篇說：

"術者，因任而授官，循名而責實；操殺生之柄，課羣臣之能者也。此人主之所執也。法者，憲令著於官府，刑罰必於民心，賞存乎愼法，而罰加乎姦令者也。此臣之所師也。"

"君無術，則弊於上，臣無法，則亂於下。此不可一無，皆帝王之具也。"

很明白，韓非是以賞罰去執行"法"、維繫"法"、提高"法"的效能的。意謂"天下"懲於賞罰，必無敢違法。從而並主張厚賞重罰。故六反篇說：

"且夫重刑者，非爲罪人也，明主之法揆也。治賊非治所揆也，治所揆也者，是治死人也。刑盜非治所刑也，治所刑也者，是治胥靡也。故曰：重一姦之罪而止境內之邪，此所以爲治也。重罰者盜賊也，而悼懼者，良民也。欲治者，奚疑於重刑？若夫厚賞者，非獨賞功也，又勸一國。受賞者甘利，未賞者慕業。是報一人之功而勸境內之衆也。欲治者，何疑於厚賞？"

"夫姦必知則備，必誅則止；不知則肆，不誅則行。夫陳輕貨於幽隱，雖曾史可疑也；懸百金於市，雖大盜不取也。不知，則曾史可疑於幽隱；必知，則大盜不取懸金於市。故明主之治國也，衆其守而重其罪，使民以法禁而不以廉止。母之愛子也倍父，父令之行於子者十母；吏之於民無愛，令之行於民也萬父母。父母積愛而令窮，吏用威嚴而民聽從。嚴愛之策，亦可決矣。"

內儲說上篇說：

"公孫鞅之法也，重輕罪。重罪者，人之所難犯也；而小過者，人之所易去也。"

在這種意義下面的賞罰，設若僞者受賞而誣者被罰，便會完全要喪失其本來意義的。因之韓非在這一點上，又認爲賞罰必須要當於是非與公利，否則，並將招致相反的影響。故八經篇說：

"刑之煩也，名之繆也。賞譽不當則民疑。民之重名與其重賞也均。賞者有誹焉，不足以勸；罰者有譽焉，不足以禁。明主之道，賞必出乎公利，名必在乎爲上。賞譽同軌，非誅俱行。然則民無榮於賞之內。有重罰者必有惡名，故民畏，罰所以禁也。民畏所以禁，則國治矣。"

賞罰不當，爲什麼能引出這樣嚴重的後果呢？因爲"民之急名，甚其求利"（詭使）。也故如罰者受譽，則罰反足以勸犯；如賞者受毀，則賞適足以勸濫。因此，行使賞罰必須愼重而恰當，必須要適合於"公利"的原則標準。

但是，"人主"基以定"賞罰"、是非、毀譽等等的標準，……假若不得天下人的公認，易言之，"人主"以爲是者，或反以爲非，人主以爲譽者，或反以爲毀，這種社會是非的分歧，又怎樣去解決呢？韓非在這裏，也師承荀卿，主張用嚴格的手段去統一思想言論，確定一個絕對是非毀譽的標準。六反篇說：

"畏死難，降北之民也，而世尊之曰'貴生之士'；學道立方，離法之民也，而世尊之曰'文學之士'；游居厚養，牟食之民也，而世尊之曰'有能之士'；語曲牟知，僞詐之民也，而世尊之曰'辯智之士'；行劍攻殺，暴憿之民也，而世尊之曰'廉勇之士'；活賊匿姦，當死之民也，而世尊之曰'任譽之士'。此六民者，世之所譽也。赴險殉誠，死節之民也，而世少之曰'失計之民'也；寡聞從令，全法之民也，而世少之曰'樸陋之民'也；力作而食，生利之民也，而世少之曰'寡能之民'也；嘉厚純粹，整穀之民也，而世少之曰'愚戇之民'也；重命畏事，尊上之民也，而世少之曰'怯懾之民'也；挫賊遏姦，明上之民也，而世少之曰'讇讒之民'也。此六者，世之所毀也。姦僞無益之民六，而世譽之如彼；耕戰有益之民六，而世毀之如此。此之謂六反。"

從而韓非主張用嚴刑酷罰去消除前六者，用賞與奬勵去激勸後六者。企圖把統治者主觀的是非、毀譽絕對化。强制人民去服從他們的是非。這種無知的滑稽劇，殆古今中外而同出一轍者也。

現在再略爲提述一下韓非的集權論。這是從新興封建地主階層的政治立場出發，對舊封建主地方分散性、區域封鎖性政治形式的否定。這是和愼到、商鞅應用了同一邏輯，而達到同一的結論，不過韓非的見解更形明確能了。愛臣篇說：

"是故諸侯之博大，天子之害也；羣臣之太富，君主之敗也。……昔者，紂之亡，周之卑，皆從諸侯之博大也；晉之分也，齊之奪也，皆以羣臣之太富也。……是故大臣之祿雖大，不得藉威城市；黨與雖衆，不得臣士卒。故人臣處國無私朝，居軍無私交，其府庫不得私貸於家。"

這是從其"法"、"術"、"勢"三個原則上所必然引出的結論。

韓非的這種政治理論，在此後專制主義的政治體制上，曾盡了一個長時間的指導作用。

四　利己主義的經濟論

韓非一面從新興地主—商人的實際生活和思想意識出發，一面則從當時社會一般生活的現象出發，經過其"參驗"主義的邏輯，而達到人類都有其自私自利的天性之一結論。故說：

"且父母之於子也，產男則相賀，產女則殺之。此俱出父母之懷姙，然男子受賀，女子殺之者，慮其後便，計之長利也。故父母之於子也，猶用計算之心以相待也；而況無父子之澤乎？"（六反）

但是這樣自私自利的人羣，如何能組成社會呢？人人都追逐私利，"互利"的觀念便不能不受着排斥。社會人人都從私利的立場出發，則人與人的關係怎樣維繫呢？韓非在這一點上，認爲一方面只有用"法度"去制限各人自私自利的範圍，調整私利的人與人的關係。在他，"法"和政治權力之强制性，也正是從這裏獲得解釋的。一方面應當順應人類的天性，在"法"的制限下，允許其利己主義的發展。故說：

"上古競於道德，中世逐於智謀，當今爭於氣力。"（五蠹）

"不能具美食而勸餓人飯，不爲能活餓者也；不能辟草生粟而勸貸施賞賜，不爲能富民者也。今學者之言也，不務本作而好末事，知道虛聖以說民。此勸飯之說，……明主不受也。"（八說）

在承認利己主義的原則下，他認爲貧窮之民，都由於其自身"侈惰"的結果；而富民則由於其"力强"經營的結果。因此爲戒除"侈惰"，反而不能不扶植利己主義，獎勵"富民"，壓制貧窮；便不能不免徵富民的稅納，把稅斂全向貧窮去徵取。顯學篇說得明白：

"今世之學士語治者多曰：'與貧窮地，以實無資。'今夫與人相若也，無豐年旁入之利，而獨以完結者，非力則儉也；與人相若也，無饑饉疾疫禍罪之殃，獨以貧窮者，非侈則惰也。侈而惰者貧，而力而儉者富。今上徵斂於富人，以布施於貧家，是奪力儉而與侈惰也。而欲索民之疾作而節用，不可得也！"

因而所謂國家的權力，便是爲保護富人而設的。韓非的這種說教，充分說明了他自己所担荷的政治任務。其後的地主階級，也正是這樣去隱蔽剝削本質，解釋其財產的來源。

由利己的人人所組成的國家，也便不能不歸結爲功利主義。易言之，功利主義之於國家，即是人人的利己主義的延長。因而在韓非理論體系中的國家，便也是功利主義的。例如他說：

"明主聽其言，必責其用；觀其行，必求其功。"（六反）

"國有無功得賞者，則民外不務當敵斬首，內不急力田疾作；皆欲行貨財，事富貴，爲私善，立名譽，以取尊官厚俸。故姦私之臣愈衆，而暴亂之徒愈勝，不亡何待？"（姦劫弒臣）

"博習辯智如孔墨，孔墨不耕耨，則國何得焉？修孝寡欲如曾史，曾史不攻戰，則國何利焉？"（八說）

故國家的功利主義，雖則是人人利己主義的延長；然違反國家功利主義原則的人人的利己活動，韓非也認爲應該要排除。因他認爲個人的利己主義，要在國家功利主義的原則下才能存在。韓非這種利己主義或功利主義的思想，雖則對於社會主義的集體主義來說，是落後的、反動的；然對於封建的保守主義或奴隸主義來說，却是進步的；在他的當時，也是一種進步的思潮。

第六編　專制主義的封建制初期政治思想各流派及其演變

由戰國到秦漢之際，是中國封建主義發展過程中之一大轉換點，由初期封建主義的封建領主支配過渡到封建地主的支配，而轉入專制主義的封建時期，亦即我從前所謂變種的封建制時期。這兩者政治形式上的歧異，在前期，是各別封建主分封的政治、經濟、軍事諸權力的支配，而成爲許多等級從屬的其內部又形同獨立的小"國"或半國家性的國家；在後期，由於地主點面交叉的土地佔有形態，而形成郡縣的組織，及全國性之表面統一形式的國家和專制主義的政權。這期間——由戰國到秦漢之際，正是封建地主成爲支配的統治階層的開始。

在這時期前，新興封建地主這一社會階層，爲爭奪政治上的統治地位，其代言者便極力攻擊舊封建主封鎖性的領邑組織、身分、爵位、職務之固定的家系世襲，以及其提倡的仁義道德和人治主義；但到其自身在秦國的政治、經濟上獲得統治地位後，其表現在意識形態上的東西，也隨同改變。原先所批評的東西，現在復與以部分的肯定；原先作爲對舊封建主鬥爭的理論，現復與以部分的否定。另一方面，在政治上，還須和殘存的六國舊封建主進行階級內部的火併。呂氏春秋所代表的政治思想，便是從這種立場上出現的。

隨着秦漢之際的社會大騷亂，到地主階級政權在漢代得到重新確定後，一面承襲其在秦代所未曾實現的要求，一面又因長期混亂而引出兩個嚴重現象：一是舊封建主勢力的"迴光反照"(如項羽一羣的活動)，一是人口的死亡、逃散，勞動力的缺乏和生產衰落。實現其前此未曾實現的政治要求，復蘇勞動人口，恢復社會生產，便成了他們當時的兩大要求。因而在形式上具有申商"黃老"色彩的陸賈、賈誼以至淮南子的政治思想，便都順應着這種要求而出現了。

到漢武帝時代，不獨代封建主而起的地主階級的政治要求已完全實現，而又表現勞動人口的增多和生產發展。因之，在其意識形態上，便形成一套新的儒學的理論體系，而有所謂"漢代孔子"董仲舒學說的出現。易言之，到漢武時代（公元前一四〇——八七年），舊封建主的政治勢力，從項羽和六國後裔失敗後，已完全消逝，公元前一五四年吳楚等七國的叛亂削平後，諸侯王和列侯，也只存在着空名了；長期的農民暴動，以及由此展開的"治人者"和"治於人者"間的對立鬥爭，已歸於緩和，被殘破的生產力已得到恢復和發展；一言以蔽之，由"戰國"末期以來的地主—商人的改良運動，或者說社會"部分的"質變，即完成了由諸侯割據的分散封建制到大一統的專制主義封建制的轉化。因而，也構成地主階級意識形態的一個大轉換；由社會"部分的"質變而引起的改良思想，轉入到調和思想，由動的觀點轉入靜的觀點，由改良主義轉入保守主義，由呂氏春秋至董仲舒，也完成了這種意識形態的轉化過程。於是便產生了董仲舒的"大一統"的政治學說。董仲舒於是一方面對其前驅者的學說，作了一個總結；一方面，便成了中國地主階級的政治學說——儒家學的一代大師。

隨着地主階級經濟的衰落，到前漢末期（公元前五十年代間），便又展開了"治人者"和"治於人者"兩者的矛盾。於是在地主集團的自救運動中，一面又出現劉歆的復古主義。這在地主階級的內部，並曾反映爲今古文派的鬥爭，即反映着貴族地主和商人地主以及中小地主的鬥爭。

經過前漢末的社會大騷亂，到地主階級政治復活的後漢（後漢始自公元二十五年)，農民和地主間階級鬥爭的形勢，特別在土地問題上，雖暫時獲得表面的緩和，然入到二世紀以後，矛盾之內在的發展却益爲深刻了。因而一面在地主階級的立場上，產生了王符、仲長統等人的學說，一面便孕育出反映了農民一些要求的王充學說。

後漢的政權，顯然是以商人地主爲支柱而成立起來的。南陽在前漢末，已成爲全國商人地主的集中地區，前漢書所謂潁川、南陽"其俗……好商賈、漁獵時遷"(地理志)。劉秀便是這種商人地主的一個巨擘，如後漢書光武本紀云："光武賣穀於宛，宛人李通以圖讖說光武，遂與定謀。"這是十分明白的。

在貴族大地主復古的政權(以王莽爲首的政權)樹立後，商人地主便以南陽一帶爲策動地，醞釀反貴族地主的政治活動。貴族地主的復古運動，和中小地主的利益也有矛盾，所以商人地主的反復古運動，是和中小地主合作的。同時，他們和農民軍在反對"新莽"政權這一點上，有其對立物的統一性，便利用符讖① 等等欺騙勾當去籠絡農民軍，把一部分農民軍拉到其自己的周圍。因而貴族地主的復古運動，忽促間便歸於消滅了。

同時，因爲在戰爭中，地主和農民人口都有大量死亡、逃散，許多農民得到土地，劉秀又把某些邊隅土地給予農民領袖，以緩和階級間的矛盾。於是地主階級的政權得重新鞏固起來。因此，社會經濟，乃由恢復而有了某些方面的發展。政治權力主要操在商人地主的手中，復古失敗後的貴族大地主一時在政權上喪失了重要作用。經濟上也表

① 在前漢成帝末，有一位地主甘忠可曾僞造所謂天官歷包元太平經十二卷，內有云："漢家逢天地之大終，當更受命於天，天帝使赤精子下教我此道。"到劉秀時，這一羣商人地主便利用這種符讖起兵；又僞造所謂赤伏符云："劉秀發兵捕不道，四夷雲集龍鬥野，四七之際火爲主。"利用符讖作欺誘農民的種種陰謀勾當，不一而足。

現着商人地主的優越地位，例如王符潛夫論云："今舉世舍農桑趨商賈，牛馬車輿塡塞道路，游手僞巧充盈都邑。治本者少，浮食者衆。商邑翼翼，四方是極。"（浮侈）因而他們在社會經濟上的力量，便達到"收稅與封主比入"（見後漢書桓譚語）的情形。從此加强了官僚、地主、商人三位一體在後期封建制中的支配地位。

但是，在復古運動失敗後的貴族大地主，爲自身利益的掙扎，也不斷表現其對商人地主的反攻。這又反映爲今古文派的鬥爭之延續。當權的商人地主，在政治理論上，完全繼承前漢的經今文學；對於經古文學，則與以取締，例如：

> "帝（光武）以敏博通經記，令校圖讖，使蠲去崔發所爲王莽著錄次比。敏對曰：'讖書非聖人所作，其中多近鄙別字，頗類世俗之辭，恐疑誤後生。'帝不納。敏因其闕文增之曰：'君無口，爲漢輔。'帝見而怪之，召敏問其故。敏對曰：'臣見前人增損圖書，敢不自量，竊幸萬一。'帝深非之。雖竟不罪，而亦以此沉滯。"（後漢書尹敏傳）

其實，經古文學家因非難讖緯而獲罪而"沉滯"者，正不只尹敏一人；如鄭興以"不爲讖"，亦險蹈"非聖無法"之斥；甚至後來主張經今古文學合流的桓譚，以於光武帝時上書有云"觀先王之所記述，咸以仁義正道爲本，非有奇怪虛誕之事。蓋天道性命，聖人所難言也"（後漢書桓譚傳）而嚴遭呵斥。

然以後，又因貴族地主、中小地主在經濟和政治的地位上，表現爲商人地主的從屬，所以桓譚等人的後來著作中，便表現着今古文學並重的主張。

地主階級的經濟到二世紀，大地主一商人經濟勢力的畸形發展，一面表現地主階級手中的土地財富之集中，一面伴隨而來的便是社會普遍的窮乏。許多自耕農、半佃農、甚至一些中小地主失掉土地，好多農民"賣妻鬻子"。據歷史所載，這到後漢末年，曾發展為如次之情形：

"豪人之室，連棟數百，膏田滿野，奴婢千羣，徒附萬計，船車賈販，周於四方。廢居積貯，滿於都城。琦賂寶貨，巨室不能容；馬牛羊豕，山谷不能受。"（後漢書仲長統傳引昌言理亂）

"井田之變，豪人貨殖，館舍遍於州郡，田畝連於方國。身無半通青綸之命，而竊三辰龍章之服；不爲編戶一伍之長，而有千室名邑之役。榮樂過於封君，勢力侔於守令。財賂自營，犯法不坐；刺客死士，爲之投命。至使弱力少智之子，被穿帷敗，寄死不斂；冤枉窮困，不敢自理。雖亦由禁網疏闊，蓋分田無限使之然也。"（同上引損益）

"諸侯不專封，富人名田逾限，富過公侯是自封也，大夫不專地，人賣買由己，是專地也。"（荀悅申鑒時事）

在這種情勢下，社會內在的矛盾，已到了很尖銳的情勢。農民叛亂的序幕，又重新揭開了。因而地主階級的各階層爲期挽回其階級的命運，在鎮壓被統治者這一共同的立場上，而進行其內部關係的調協，因而反映在意識形態上的經今古文學派也便合流了。這在荀悅和鄭玄等人的思想中表現得很明白。例如荀悅說：

"仲尼作經，本一而已。古今文不同，而皆出自謂眞本經。古今先師，義一而已，異家別說不同，而皆自謂古今。仲尼邈而靡質，先師歿而無問，將誰使折之？秦之滅學也，書藏於屋壁，義絕於朝野，逮至漢興，收摭散滯，固已無全學矣。文有磨滅，言有楚夏，出有先後。或學者先意有所借定，後進相仿，彌以滋擾。故一源十流，天水違行，而訟者紛如也。執不俱是，比而論之，必有可

參者焉。"(申鑑時事)

鄭玄也是以這種原則去註經解經。

和地主階級的政治學說相對立的，繼王充以後，在後漢末，便表現爲"太平道"和"五斗米道"的行動綱領，體現了農民階級的政治思想和主張。

然"太平道"和"五斗米道"，在地主階級的暴力、威誘，以及張魯等人出賣羣衆的情況下，農民暴動把"後漢"政權粉碎後，其政治組織却隨着解體了。然而存在於社會內部的矛盾，却沒有因此而得到解決，也不可能得到解決；"太平道"和"五斗米道"的大集團，雖然瓦解了，却轉化爲分散的小集團，繼續其游擊性的鬥爭。地主階級在階級鬥爭和其階級內部權利衝突的基礎上，由"聚衆堡壘"的形式，又擴大爲封建集團的互鬥，形成爲袁紹、袁術、公孫瓚、呂布、劉表、劉焉、曹操、孫堅、劉備……等相互火併的局面，最後歸結爲魏、蜀、吳三國的鼎峙。

第一章　由初期封建制到專制主義封建制轉換期之封建地主政治學說的演變——由"呂氏春秋"到"淮南子"

一　"呂氏春秋"所代表的政治思想

甲　呂不韋傳略及"呂氏春秋"的著者

據史記，呂不韋，"陽翟大賈人也，往來販賤賣貴，家累千金。"（列傳）又呂氏春秋高誘序云："呂不韋者，濮陽人也。爲陽翟之富賈，家累千金。"史記又謂其爲秦王政之眞父，後爲秦丞相，封文信侯，"食河南洛陽十萬戶"，有"家僮萬人"，號仲父。是呂不韋出身於新興地主—商人階層，又是這個階層開始掌握秦國政權的初期代理人。

其生卒年代，據史記秦始皇本紀云，不韋死於始皇十二年，適當公元前二三五年；其生年已不能正確考定；惟據現代一般學者推斷，判定其與始皇假父秦太子子楚相遇時，應在三十歲以上，因推定其生年當爲公元前二九〇至二八〇年之間。

呂氏春秋的著者，據史記："不韋乃使其客人人著所聞，集論以爲八覽、六論、十二紀，二十餘萬言，以爲備天地萬物古今之事，號曰呂氏春秋。布咸陽市門，懸千金其上，延諸侯遊士賓客，有能增損一字者，予千金。"就是說，呂氏春秋爲不韋幕客所著，這是相當可靠的。但呂氏春秋一書，不惟編列相當嚴密，其理論亦有其一貫系統，且能充分代表其時地主一商人的政治思想，尤合於不韋的身分。予因以爲呂氏春秋之作，或係不韋授其意趣而由幕客執筆，或係其幕客體念其政治立場、主張、觀點和行動而寫的。故漢志呂氏春秋條註，謂秦相呂不韋"輯略幕客所作"，最爲可信。

其次，司馬遷謂呂氏春秋之作，一爲呂不韋觀於信陵、春申、平原、孟嘗各君之養士，恥己不如，乃招士厚待之；一爲其觀於"荀卿之徒著書布天下"，"乃使其客人人著所聞"。予讀呂氏春秋，概見其體現了當時地主一商人政治行動的方針，非普通雜集成書的著作可比。因之，殆爲適應其階級的政治要求而輯撰者歟？

乙　在認識論方面的"呂氏春秋"

呂氏春秋的著者，確認他們的政治要求和主張，是由於客觀情勢的必然，易言之，他們從客觀情況上說明其要求和主張的正當性。在這一點上，他便不能不相對的承認客觀的存在。然而人類怎樣去認識客觀呢？他們認爲認識的過程，是由於人類以其感官作用而達到其對客觀的認識。故說："人之有形體四枝，其能使之也，爲其感而必知也；感而不知，則形體四枝不使矣。"（圜道）他們從這種客觀主義出發，便達到環境決定論。呂氏春秋著者的這種環境決定論的見解，在當染篇中論述得很明白。

首先，他們認爲一切現象的發生，都有其因果關係的必然，而不是偶然的。故說：

"類同相召，氣同則合，聲比則應。"（召類）

"凡物之然也必有故；而不知其故，雖當，與不知同，其卒必困。"（審己）

"人或謂兎絲無根，兎絲非無根也，其根不屬也，伏苓是。慈石召鐵，或引之也；樹相近而靡，或軵之也。"（精通）

他們認爲只有把握這種客觀的因果性，才能達到對客觀事物的認識。所以先知事物之必然的聖人，純由於他們能把握這種客觀的因果性；而衆人不知從這種客觀的因果性上去認識，所以他們茫然無知。故又說：

"禍福之所自來，衆人以爲命，安知其所？"（名類）

"聖人之所以過人，以先知，先知必審徵表；無徵表而欲先知，堯舜與衆人同等，……衆人則無道至焉。無道至，則以爲神，以爲幸。"（觀表）

因而若是客觀的"徵表"不够，也無法達到正確認識的。然若對"徵表"爲個別的分裂，也要構成錯誤的結論。故說：

"物固有可以爲小，不可以爲大；可以爲半，不可以爲全者也。相劍者曰：白所以爲堅也，黃所以爲牣也；黃白雜則堅且牣，良劍也。難者曰：白所以爲不牣也，黃所以爲不堅也；黃白雜，則不堅且不牣也。又柔則錈，堅則折；劍折且錈，焉得爲利劍？劍之情未革，而或以爲良，或以爲惡，說使之也。"（別類）

"知不知上矣。過者之患，不知而自以爲知。物多類，然而不然。故亡國僇民無已。夫草有莘有藟，獨食之則殺人，合而食之則益壽；萬堇不殺漆淖，水合兩淖則爲蹇，溼之則爲乾。金柔錫柔，合兩柔則爲剛，燔之則爲淖。或溼而乾，或燔而淖，類固不必可推知也。小方，大方之類也，小馬，大馬之類也，小智，非大智之類也。"（同上）

在這裏，他們接觸到"金柔錫柔""合則爲剛"之化學的矛盾變化的關係，量變到質變的關係；同時又着重指出，不了解"劍"的情況，便不能達到說明"劍"的正確結論。這到今日也還有其蓋然的正確性。

然而人類何以有這種認識客觀的感覺性能呢?他說是由於有"性"。並說萬物都賦有這種性能。貴當篇說:"治欲者,不於欲於性。性者,萬物之本也,不可長,不可短,因其固然而然之,此天地之數也。"然而"性"何自來呢?當他追究到這一問題時,便不能不追究到人類的起源而達到其宇宙起源論。知分篇說:"凡人物者,陰陽之化也。陰陽者,造乎天而成者也。"

"天地有始,天微以成,地塞以形;天地合和,生之大經也。以寒以暑,日月晝夜知之,以殊形殊能,異宜說之。夫物合而成,離而生。知合知成,知離知生,則天地平矣。"(有始)

這便是說,在宇宙(天地)自體的成立以後,然後創造出陰陽,由陰陽又化生出萬物來。但是陰陽何以能化生出萬物呢?在這裏,他們認為:

"物動則萌,萌而生,生而長,長而大,大而成,成乃衰,衰乃殺,殺乃藏。圜道也。"(圜道)

是他確認萬物的發生發展及其消滅的過程,都是由這一最高的"圜道"在主宰着。

但是"圜道"是什麼東西呢?他說:"圜道也,一也,齊至貴,莫知其原,莫知其端;莫知其始,莫知其終,而萬物以為宗。"(同上)是所謂"圜道",是無始無終無原無端的獨自存在着的。且從而,宇宙自體也是由道所創造出來的。可是唯物和唯心之分歧的地方,即在這道是自己存在的物質或精神這一點上。他們在這裏便表現了一些唯心主義的傾向,說:

"以道為宗,與物變化而無所終窮,精充天地而不竭,神覆宇宙而無望。莫知其始,莫知其終,莫知其門,莫知其端,莫知其源。

其大無外，其小無內，此之謂至貴。”（下賢）

“道也者，視之不見，聽之不聞。不可爲狀，有知不見之見，不聞之聞，無狀之狀者，則幾於知之矣。道也者，至精也，不可爲形，不可爲名，强爲之，謂之太乙。”（太樂）

在這裏，他們之所謂道，和老聃、莊周之所謂“道”，基本上有其相似的內容。他們認爲這“道”之敷與萬物及人類，便化而爲“性”，“性”便成爲人類及萬物的本體（“性者，萬物之本也”，“生之有性也者，受於天也”），“物”爲着“性”而存在，不是“性”爲着“物”而存在（“物也者所以養性也，非以性養也”），從而他們達到人生以“全天”爲第一義的見解，而歸結到取消鬥爭的無爲主義。故說：

“始生之者天地，養成之者人也。能養天之所生而勿攖之，謂之天子。天子之動也，以全天爲故者也。此官之所自立也；立官者，以全生也。”（本生）

另一方面，他從商人的階級觀點上，又確認人類的本性是利己的，例如他說：

“民之於利也，犯流矢、蹈白刃、涉血盩肝以求之，野人之無聞者，忍親戚、兄弟、知交以求利。……其爲利甚厚，乘車食肉，澤及子孫，雖聖人猶不能禁。”（節喪）

“世之走利有似於此：危身傷生，刈頸斷頭以徇利，則亦不知所爲也。”（審爲）

這種利己本性和所謂無爲主義好似矛盾着，然而他們正是從這裏去達到其階級的說教，也正是後來所謂黃老治術的本質。

丙 “呂氏春秋”的歷史觀

呂氏春秋的著者，在叙述着宇宙和人類的起源問題後，便進而說明其歷史觀，追究到人類社會如何發生，以及如何發展爲階級社會或國家成立的問題。在這裏，他們給以如次之說明：

> "凡人之性，爪牙不足以自守衞，肌膚不足以扞寒暑，筋骨不足以從利避害，勇敢不足以却猛禁悍，然且猶裁萬物，制禽獸，服狡蟲，寒暑燥濕弗能害，不唯先有其備，而以羣聚邪？羣之可聚也，相與利之也。利之出於羣也，君道立也。故君道立，則利出於羣，而人備可完矣。"（恃君）

是他們認爲人類不只有器用工具的設備（以其備），而又是社會的動物，爲着相互利益的必要，便不能不結合成社會；同時認爲國家的出現，即所謂"君道立"，也是基於社會人羣的利益上而產生出來的。在這一點上，他們受着階級立場的限制，特別是歷史條件的限制，而隱蔽着國家成立之階級的內容，把國家作爲人類社會組織之最完備的最高的形態去說明。

從而他們認爲人類社會的歷史，並不是一開始就有國家的存在，而是由低級狀態進化而來的，這又形成其一個較進步的見解。恃君篇說：

> "昔太古嘗無君矣，其民聚生羣處，知母不知父；無親戚兄弟夫妻男女之別，無上下長幼之道，無進退揖讓之禮，無衣服履帶宮室畜積之便，無器械舟車城郭險阻之備。"

這是說，人類在最原始的時代，是沒有階級分別的原始羣團，他們沒有什麼"親戚、兄弟、夫婦、男女"以及"上下長幼"的分別，而且是"知母不知有父"的母系本位制。

可是他們並不知道由這種低級狀態的社會，發展到階級制度，是人類史發展過程中之客觀的必然，而乃認爲由於社會人羣利益的必要，由於"無君之患"，便由"聖人""爲天下長慮"，而"立君"，而創造階級制度。恃君篇繼續說：

"……此無君之患，故君臣之義不可不明也。自上世以來，天下亡國者多矣，而君道不廢者，天下之利也。"

"此四方之無君者也，其民麋鹿禽獸，少者使長，長者畏壯，有力者賢，暴傲者尊；日夜相殘，無時休息，以盡其類。聖人深見此患也，故爲天下長慮，莫如置天子也。"

從這裏，他們墮入了唯心主義，不但把歷史的客觀規律還原爲人類的主觀行爲，而且把階級制度解釋爲"天下之利"的永恆化的東西。這不啻說歷史雖有着客觀的進化事實，然而其進化的動力，却是人類的主觀願望。這在一方面，仍否認了歷史的客觀規律性，一方面，並沒有推翻"天生民而立之君"的儒家的濫調。但其認爲歷史是變動的進化的，却是一個進步的見解，雖然他們之承認歷史變動的事實，也是從其階級的政治利益的要求出發的。在這裏，他們承襲了鄒衍的見解。應同篇說：

"凡帝王者之將興也，天必先見祥乎下民。黃帝之時，天先見大螾大螻。黃帝曰：'土氣勝。'土氣勝，故其色尙黃，其事則土。及禹之時，天先見草木秋冬不殺。禹曰：'木氣勝。'木氣勝，故其色尙青，其事則木。及湯之時，天先見金刃生於水。湯曰：'金氣勝。'金氣勝，故其色尙白，其事則金。及文王之時，天先見火，赤烏銜丹書集於周社。文王曰：'火氣勝。'火氣勝，故其色尙赤，其事則火。代火者必將水，天且先見水氣勝。水氣勝，故其色尙黑，其事則水。水氣至而不知數備，將徙於土。"

這是說，新興地主一商人將代舊封建主掌握政權，是"五德"循環的氣數的必然。這在長見篇更說得明白："今之於古也，猶古之於後世也；今之於後世，亦猶今之於古也。故審知今則可知古，知古則可知後，古今前後一也。故聖人上知千歲下知千歲也。"但是如何能達到這種先知呢？序意篇說："凡十二紀者，所以紀治亂存亡也，所以知壽夭吉凶也。上揆之天，下驗之地，中審之人。如此，則是非可不可無所遁矣。"這在"中審之人"這一點上，是比鄒衍進步的；但基本上他們並沒有超出"五德終始"說的循環史論的圈子。

"五德"循環的必然氣數的命題，也同樣在要求"變法"的目的下提出的。因之，他們從這裏便接着提出其變法的主張。察今篇說：

"上胡不法先王之法？非不賢也，爲其不可得而法。先王之法，經乎上世而來者也，人或益之，人或損之，胡可得而法？雖人弗損益，猶若不可得而法。東夏之命，古今之法，言異而典殊。故古之命，多不通乎今之言者；今之法，多不合乎古之法者。殊俗之民，有似於此。……天下之學者多辯言利辭，倒不求其實。……先王之法，胡可得而法？……凡先王之法，有要於時也；時不與法俱至，法雖今而至，猶若不可法。故擇先王之成法，而法其所以爲法。先王之所以爲法者何也？先王之所以爲法者人也，而己亦人也。故察己則可以知人，察今則可以知古，古今一也，人與我同耳。有道之士，貴以近知遠，以今知古，以益所見，知所不見。……故治國無法則亂，守法而弗變則悖，悖亂不可以持國。世易時移，變法宜矣，譬之若良醫，病萬變，藥亦萬變，病變而藥不變，嚮之壽民，今爲殤子矣。故凡舉事，必循法以動。變法者，因時而化。……夫不敢議法者衆庶也，以死守者有司也，因時變法者賢主也。是故有天下七十一聖，其法皆不同，非務相反也，時勢異也。……時已徙矣，而法不徙，以此爲治，豈不難哉？"

這種"變法"論，一方面從强調歷史條件的變化出發，闡明其變法的客觀根據。這是其積極的一面。但在另一方面，他們之所謂"變法"

的根本內容又是"擇先王之成法而法其所以爲法",以"無變天之道,無絕地之理,無亂人之紀"(孟春紀)爲原則的。所謂"人之紀"是什麽呢?仍是承襲着儒家一貫的倫理說①,只是加入了師道。勸學篇說得明白:"先王之教,莫榮於孝,莫顯於忠。忠孝,人君人親之所甚欲也;顯榮,人子人臣之所甚願也。然而人君人親不得其所欲,人子人臣不得其所願,此生於不知理義,不知義理,生於不學。""是故古之聖王,未有不尊師者也,尊師,則不論其貴賤貧富矣。"其次便是身分制度的維護,處方篇說:"同異之分、貴賤之別、長少之義,此先王之所慎而治亂之紀也。"故他們之所謂變法,是立於封建主義基礎上的改良,始終並不曾跳出封建主義的圈子。這就是"天不變,道亦不變"的基本立場。因而貴公篇說:

"昔先聖王之治天下也,必先公。公則天下平矣,平得於公。"

"天下非一人之天下也,天下之天下也。陰陽之和,不長一類;甘露時雨,不私一物;萬民之主,不阿一人。"

也不是什麽市民的民主主義理論,而只是在反對舊封建主政權的家系世襲,乃至身分、爵位、職務的家系世襲。

最後,適應着商業的活動與發展的條件下,而展開其地理的觀念。有始篇說:"天有九野,地有九州,土有九山,山有九塞,澤有九藪,風有八等,水有六川。"這雖則僅屬一種懸推之敍述,然而却已認定中國不過是地面陸地的一個部分。雖然,這並沒有超出鄒衍的見

① 其對儒家的"倫理"制度的維持,在如次的地方也表現得很明白:"……不可知,則君臣父子兄弟朋友夫妻之際敗矣。十際皆敗,亂莫大焉。凡人倫以十際爲安者也;釋十際,則與麋鹿虎狼無以異。"(壹行)"凡爲治必先定分:君臣父子夫婦。君臣父子夫婦六者當位,則下不踰節,而上不苟爲矣;少不悍辟,而長不簡慢矣。"(處方)在孝行篇中有更詳細的敍述。

解。有始篇繼續說："凡四海之內，東西二萬八千里，南北二萬六千里，水道八千里，受水者亦八千里，通谷六，名川六百，陸注三千，小水萬數；凡四極之內，東西五億有九萬七千里，南北亦五億有九萬七千里，極星與天俱遊，而天樞不移。冬至日行遠道，周行四極，命爲玄明；夏至日行近道，乃參於上，當樞之下無晝夜；白民之南，建木之下，日中無影，呼而無響，蓋天地之中也。"在這裏，只是一方面他又陷入"極星與天俱遊"的地平面說；另一方面，知道從"日行道"的差異去說明時間的季候與各異的空間氣候的懸殊，却是天文學上的一點進步的見解。

對地理觀念這種蓋然的懸推和敍述，是從開發商路的要求上出發的。

丁　大一統王國的創設與專制主義

呂氏春秋著者，在政治論方面，首先便主張打破形同獨立的各封國的封區閉鎖性，建立中央集權的大一統王國。謹聽篇說：

"今周室旣滅，而天子已絕。亂莫大於無天子；無天子則強者勝弱，衆者暴寡，以兵相殘，不得休息。"

諭大篇說：

"天下大亂，無有安國；一國盡亂，無有安家；一家皆亂，無有安身，此之謂也。故小之定也必恃大，大之安也必恃小。小大貴賤交相爲恃，然後皆得其樂，定賤小在於貴大。"

這種"强者勝弱，衆者暴寡，以兵相殘"的現象，正是初期封建制時代的特徵。要消滅這種現象，便只有把那各個形同獨立的封國，改組爲一個統一的王國。這種政權組織形式的改變，正是初期封建制和後期封建制的一個分歧點。在後一段話中，他們認爲無論"小大貴賤"，都需要有一個統一國家的必要。而此，又正是一種隱蔽階級內容的統治者的國家論。

因為封建後期的土地佔有，是許多地主的佔地在同一空間內的點而交叉與相互錯雜，而不似前此的"封略之內"所有土地僅屬於一個封建主領有。因此，在從前，個別封建主能在其佔有土地的封區內，形成其管理上的獨立組織；在現在，個別地主便無法去實現其管理上的獨立組織，不能不要求採取一種聯合管理的組織形式，從而他們便要求變領邑為郡縣。在這種郡縣的基礎上，便必然歸結到形式上統一的王國。這裏所謂形式，即是說那並不是一種實質的統一。

在創設大一統王國的總方針下，呂氏春秋的著者提出了"正名"、武力統一、統制思想的三大主張。

第一，"正名"。當他們自己沒有握着政權以前，對當時掌握政權的舊封建主的"正名"，曾給以多方的非難。現在他們自己在秦國政治上成為支配階層後，便感覺其自己的政治組織形式有取得合法地位並予以絕對化的必要。而此也正是封建階級歷史過程的辯證法。實驗主義者流亞，以之與儒家的"正名主義"相混淆，乃屬絕大的誤解。他們說：

"名正則治，名喪則亂。使名喪者淫說也，說淫則可不可而然不然，是不是而非不非。"（正名）

"凡人主必審分，然後治可以至，姦僞邪辟之塗可以息。"（審分）

"處官不信，則少不畏長，貴賤相輕；賞罰不信，則民易犯法，不可使令。"（貴信）

"有道之主，其所以使羣臣者亦有轡。其轡何如？正名審分，是治之轡已。故按其實而審其名，以求其情；聽其言而察其類，無使放悖。夫名多不當其實，事多不當其用者，故人主不可以不審名分也。……今有人於此，求牛則名馬，求馬則名牛，所求必不得矣，而因用威怒，有司必誹怨矣，牛馬必擾亂矣。百官，衆有司也，萬邦（'邦'或作'物'）羣牛馬也，不正其名，不分其職，而數用刑罰，亂莫大焉。……故名不正，則人主憂勞勤苦，而官職煩亂悖逆矣。國之亡也，名之傷也，從此生矣。"（審分）

依此，他們之所謂"正名"，便在確定其中央集權的封建政權的絕對性，並以之去修改初期封建制時代的舊的名分關係。這表現其和前此儒家之所謂"正名"有分別。

第二，武力統一。在呂不韋的時代，新興封建地主階層在經濟上已獲得全國性的優勢，特別是地主的土地佔有，已成爲支配的形態。但在政治上，殘存的"六國"封建主却還在掙扎。因而他們主張用武力去統一"六國"，解除舊封建主的政權，完成中央集權的統一王國的創設。在這一點上，他們和商鞅一樣，一若和其前驅者的立場相矛盾，實際上，其前驅者之提出反戰的要求，是在反對那種妨害他們利益的封建主間相互的戰爭，現在所主張的戰爭，乃係從其自身利益上而發動的戰爭。這正是在其階級歷史的過程中，政治主張和其實踐行動之辯證的聯系，有其內在之統一性的。故召類篇說："凡兵之用也，用於利，用於義。攻亂則服，服則攻者利；攻亂則義，義則攻者榮。榮且利，中主猶且爲之，有況於賢主乎？"很明顯，他們所主張的戰爭，是從其自身的利益上出發的所謂"義利"之兵，否則仍是他們所反對的。所以又說：

"故取攻伐者不可非，攻伐不可取，救守不可非，救守不可取。惟義兵爲可。兵苟義，攻伐亦可，救守亦可。兵不義，攻伐不可，救守不可。"（禁塞）

"故世之患，不在救守，而在於不肖者之幸也。救守之說出，則不肖者益幸也。賢者益疑矣。故大亂天下者，在於不論其義，而疾取救守。"(同上)

呂氏春秋的作者，在這裏雖係從新興封建地主的要求出發，但他們能提出正義的戰爭和非正義的戰爭這個概念，却是進步的。在當時，新興封建地主所進行的統一事業，也是有着進步性的。所以他們說：

"當今之世濁甚矣，黔首之苦不可以加矣。天子旣絕，賢者廢伏，世主恣行，與民相離，黔首無所告。愬世有賢主秀士，宜察此論也，則其兵爲義矣。天下之民，且死者也而生，且辱者也而榮，且苦者也而逸。世主恣行，則中人將逃其君，去其親，而况於不肖者乎？故義兵至，則世主不能有其民矣，人親不能禁其子矣。"(振亂)

"兵誠義以誅暴君而振苦民，民之說也，若孝子之見慈親也，若饑者之見美食也。民之號呼而走(歸也)之，若强弩之射於深谿也，若積大水而失其壅隄也。中主猶若不能有其民，而况於暴君乎？"(蕩兵)

而其實，他們所主張的這種戰爭，是符合新興封建地主的利益和要求的戰爭；但由於其體現封建社會本身的一個前進傾向，——由分散的封邦轉到統一的封建帝國，——也便有其一定的進步意義。

另方面，他們便從其自己的立場上反對"非攻"與"救守"的口號。振亂篇說：

"今之世，學者多非乎攻伐，非攻伐而取救守。取救守，則鄉之所謂長有道而息無道，賞有義而罰不義之術不行矣。天下之長民，其利害在察此論也。攻伐之與救守一實也，而取舍人異。以辨說去之，終無所定論，固不知悖也；知而欺心，誣也。誣悖之士，雖辨無用矣；是非其所取而取其所非也；是利之而反害之也，安之而反危之也。……夫攻伐之事，未有不攻無道而罰不義也。攻無道而伐不義，則福莫大焉，黔首利莫厚焉。禁之者，是息有道而伐有義也，是窮湯武之事而遂桀紂之過也；……故亂天下害黔首者，若論爲大。”

一面又反駁“偃兵”論。蕩兵篇說：

“天下無誅伐，則諸侯之相暴也立見。故怒笞不可偃於家，刑罰不可偃於國，誅伐不可偃於天下，有巧有拙而已矣。故古之聖王，有義兵而無有偃兵。夫有以饐死者，欲禁天下之食，悖；有以乘舟死者，欲禁天下之船，悖；有以用兵喪其國者，欲偃天下之兵，悖。夫兵不可偃也，譬之若水火然，善用之則爲福，不能用之則爲禍；若用藥者然，得良藥則活人，得惡藥則殺人。義兵之爲天下良藥也亦大矣。且兵之所自來者遠矣，未嘗少選不用，貴賤長少賢者不肖相與同，有巨有微而已矣。察兵之微，在心而未發，兵也；疾視，兵也；作色，兵也；傲言，兵也；援推，兵也；連反，兵也；侈鬥，兵也；三軍攻戰，兵也，此八者皆兵也，微巨之爭也。今世之以偃兵疾說者，終身用兵而不自知悖。……故古之聖王，有義兵而無有偃兵。”

前者是墨者的主張，後者是舊封主代言人的主張。

第三，統制思想。在封建地主這一社會階層未成爲支配者以前，他們自己曾利用了思想言論，作爲其改良運動的工具，作爲其和封建主集團權利鬥爭的工具。但當他們在秦國已成爲政治上的支配階層後，便轉而覺得異己的言論思想足以妨害其統治。因爲在呂不韋的當時，封建主集團與新興封建地主階層之階級內部的衝突，“治人者”和

"治於人者"的階級間的嚴重對立，反映在思想上也形成爲諸階級階層間的劇烈鬥爭。故在新興封建地主集團看來，認爲無論是代表"治於人者"反抗意識的學說，或代表舊封建主集團自救運動的學說，都足以妨害其中央集權的封建王國的創建，破壞其政治支配權力的絕對性，因之，他們對於異己的學說思想，不啻"變本加厲"，主張用嚴刑酷罰去統制。知度篇說：

"至治之世，其民不好空言虛辭，不好淫學流說。賢不肖各反其質，行其情，不雕其素，蒙厚純樸以事其上。若此，則工拙愚智勇懼可得，以故易官，易官則各當其任矣。"

"使名喪者，淫說也。說淫則可不可，而然不然，是不是，而非不非。"（正名）

爲什麼呢？因爲這種"淫說"足以"飾非惑愚"，有洪水猛獸般的危險。不屈篇說：

"察士以爲得道者，則未也。雖然，其應物也，辭難窮矣。辭難窮，其爲禍福猶未可知。察而以達理明義，則察爲福矣；察而以飾非惑愚，則察爲禍矣。"

同時，爲適合其統治的要求，對其前驅者所執持的含有鬥爭性的說敎，也便予以否定。離謂篇說得明白：

"子產治鄭，鄧析務難之：與民之有獄者，大獄一衣，小獄襦袴；民之獻衣襦袴而學訟者，不可勝數。以非爲是，以是爲非，是非無度，而可與不可日變。所欲勝因勝，所欲罪因罪。鄭國大亂，民口讙譁。子產患之。於是殺鄧析而戮之，民心乃服，是非乃定，法律乃行。今世之人，多欲治其國，而莫之誅鄧析之類，此所以欲治而愈亂也。"

然而要怎樣的思想學說以至知識分子，才能被允許其存在呢？高義篇說：

"君子之自行也，動必緣義，行必誠義，俗雖謂之窮，通也。行不誠義，動不緣義，俗雖謂之通，窮也。然則君子之窮通，有異乎俗者也。故當功以受賞，當罪以受罰；賞不當，雖予之必辭；罰誠當，雖赦之不外。度之於國，必利長久。長久之於主，必宜內及於心不慙，然後動。"

是其所要求的知識分子，只是那一部分不管是非皂白，只知爲維護其統治說教的無聊文人；從而其所要求的思想學說，也只限於那些爲維護其統治的陳腔俗調，——自然，不問他用何種的姿態來表現。

他們從這裏，便轉入到專制主義。在新興封建地主土地佔有形式的基礎上，而組織其共同管理機關的郡縣政府，作爲政治代理人的郡縣當局，爲其階級服務忠實與否，並不能有何種保證的；因而他們以爲只有把一切權力集中於其中央權力機關，把地方官吏都放到中樞的嚴格統制下，使郡縣僅成爲一種執行法令的機械，藉以防止其對階級背叛。封建後期之專制主義的政治形態，便是這樣邏輯出來的。所以他們主張在專制主義的原則下，把權力集中於中央，使之成爲政治上的最高裁決機關。所以說：

"必同法令，所以一心也；智者不得巧，愚者不得拙，所以一衆也；勇者不得先，懼者不得後，所以一力也。故一則治，異則亂；一則安，異則危。"（不二）

問題是在於如何能"一"及使"法令"有效。在這裏，他們提出把權力集中於帝王，由帝王去獨裁的主張。故說：

"明君者，非徧見萬物也，明於人主之所執也。有術之主者，非一自行之也，知百官之要也。知百官之要，故事省而國治也。明

於人主之所執，故權專而姦止。"（知度）

"失之乎數，求之乎信，疑；失之乎勢，求之乎國，危。"（愼勢）

所以他們要求君主來作唯一的獨裁者。君主以外的官僚對於政治措施的意見，除去得向君主陳述或申訴外，是要遭受排斥的。所謂"聽羣衆人議以治國，國危無日矣"（不二），便是這種原則的說明。所以官僚的責任，只在執行君主的意旨，亦即其所謂"法"。故說："法也者，衆之所同也，賢不肖之所以共力也。"（處方）另一方面，君主對官僚陳述申訴的拒納，完全不受任何約束。這樣把階級的統治權力完全委託君主個人來作最高的獨裁者，君主對於其從屬的官僚，只是"有職者安其職，不聽其議；無職者責其實，以驗其辭。"（知度）然而君主是否依照何種政治的準則去施行獨裁呢？那便不外是從其階級的共同利益立場上所表現的法度。君主便從這個立場上去獨裁，從而去總納其階級的要求，獲取階級的各別意旨的溝通。故說："賢主有度而聽，故不過。有度而以聽，則不可欺矣，不可惶矣，不可恐矣，不可喜矣。"（有度）但是何以能使獨裁君主不致違反這一立場呢？這却沒有什麼有效的保證了。因此，中世專制主義下的君主，每有成爲違反其階級的公共利益的暴君，並不是偶然的。

呂氏春秋的著者，也不是沒有追究到這一問題，他們並企圖給獨裁的君主個人以一種觀念形態的準則去尋求補救。因此，他們提出"無爲"主義的原理來，希望獨裁的君主能變成傀儡一樣，除去依照其階級的立場去統制官僚外，便要淸靜無爲。故說：

"天無形而萬物以成，至精無象而萬物以化，大聖無事而千官盡能。此乃謂不教之教，無言之詔。"（君守）

"先王用非其有，如已有之，通乎君道者也。夫君也者，處虛素服而無智，故能使衆智也；智反無能，故能使衆能也；能執無

爲，故能使衆爲也。無智、無能、無爲，此君之所執也。”（分職）

這和其認識論是適應着的。不過這種主觀的期望，並不能獲得客觀的保證。所以並不能防止暴君的繼續出現。後來秦始皇的專制，與李斯之所謂“別黑白而定一尊”的主張，便是這種專制主義的發展。例如李斯說：

“五帝不相復，三代不相襲，各以治，非其相反，時變異也。今陛下創大業，建萬世之功，固非愚儒所知。且越言，乃三代之事，何足法也？異時諸侯並爭，厚招游學，今天下已定，法令出一，百姓當家則力農，工士則學習法令辟禁，今諸生不師今而學古，以非當世，惑亂黔首。丞相臣斯昧死言：古者天下散亂，莫之能一，是以諸侯並作，語皆道古以害今，飾虛言以亂實。人善其所私學以非上之所建立。今皇帝并有天下，別黑白而定一尊，私學而相與非法教。人聞令下，則各以其學議之；入則心非，出則巷議；夸主以爲名，異取以爲高；率羣下以造謗。如此弗禁，則主勢降乎上，黨與成乎下。禁之便。臣請史官非秦紀皆燒之，非博士官所職，天下敢有藏詩書百家語者，悉詣首尉雜燒之。有敢偶語詩書，棄市；以古非今者，族；吏見知不舉者，與同罪；令下三十日不燒，黥爲城旦。所不去者，醫、藥、卜、筮、種樹之書。若欲有學法令，以吏爲師。”（史記秦始皇本紀）

而此，正是從申不害商鞅以來都沒有解決的一個問題，也是地主階級所無法解決的一個問題。因爲他們只可能有集中，而不可能同時有民主，所以便只能歸結爲中央集權的專制主義。

戊　“用民”和農業的經營組織

對於農民，他們也同舊封建主一樣，主張採取愚民政策。這在呂氏春秋著者如次的兩段話中說得明白：

"禹之決江水也，民聚瓦礫，事已成，功已立，爲萬世利。禹之所見者遠也，而民莫之知。故民不可與慮化舉始，而可以樂成功。"（樂成）

"先王之使其民，若御良馬，輕任新節，欲走不得，故致千里；善用其民者亦然。"（適威）

這和"民可使由之，不可使知之"的主張，基本上並無區別，同樣把農民只看作提供剩餘勞動的機器。但愚民政策雖屬是駕馭這種機器的一個武器，然而在農民和地主利益相互敵對的矛盾基礎上，那又如何才能使前者忍受剝削呢？呂氏春秋的著者認爲只要馭使得法，農民們便可以和勞動家畜一樣馴服；否則，便有發生階級鬥爭的危險。故說："民善之，則畜也，不善，則讎也。"（適威）從而他們認爲單靠威力和刑罰去壓迫，也是徒然的。因爲威力和刑罰只有消極的作用。用民篇說：

"亡國之主，多以多威使其民矣。故威不可無有，而不足專恃。"

雖說威力和刑罰，是統馭農民的必要武器，然而他們又認爲那只能充任軟性欺騙的後盾。可是這種軟性欺騙，只能從其所謂利己的本性上去引導；若違反這種本性，無論何種欺騙政策也都是無效的。爲欲篇說：

"使民無欲，上雖賢猶不能用。夫無欲者，其視爲天子也與爲輿隸同，其視有天下也與無立錐之地同，其視爲彭祖也與爲殤子同。……無欲者，不可得用也。"

因之，呂氏春秋的著者，認爲利己是人類的本性，刑罰是"治於人者"所惡、懼。從而他們認爲統治者只有從人們這種利己本性的基礎上，把欺騙政策和刑罰主義相互爲用，甚至前者還較重要，才能順利的實現統治農民的目的。用民篇說得明白：

"凡用民，太上以義，其次以賞罰。……民之用也有故；得其故，民無所不用。用民，有紀有綱，壹引其紀，萬目皆起；壹引其綱，萬目皆張。爲民紀綱者何也？欲也，惡也。何欲，何惡？欲榮利，惡辱害。辱害，所以爲罰充也，榮利，所以爲賞實也。賞罰皆有充實，則民無不用矣。"

從而便强制農民，除老死疾病而外，都終身無休止的去提供剩餘勞動。所謂"故敬時愛日，非老不休，非疾不息，非死不舍"（上農），便是這種剝削原則的說明。同時，爲提高剩餘勞動量，便盡量去提高農民的勞動生產性與防止既有勞動力的浪費與外流。上農篇接着說：

"上田夫食九人，下田夫食五人，可以益，不可以損。一人治之，十人食之，六畜皆在其中矣，此大任地之道也。故當時之務，不興土功，不作師徒，庶人不冠弁，娶妻嫁女享祀不酒醴聚衆。農不上聞，不敢私籍於庸，爲害於時也，然後制野禁。苟非同姓，農不出御，女不出嫁，以安農也。"

"老弱之力可盡起其用，日半，其功可使倍。"（任地）

在這裏，雖然他們是從提高剩餘勞動量出發，但其主張在農忙的季節，採取各種避免妨害農耕的步驟，却是具有積極作用的。

爲追究怎樣去提高農民的勞動生產性之一問題，便轉入到其有進步意義的農業經營組織論。地主們爲欲提高剩餘勞動生產量的所得，則在農業經營組織上提高生產技術，便成了一個重要的前提。

從初期封建制到後期封建制，在農業經營組織上，表現着生產力與生產技術一大步的前進。在呂氏春秋的上農、任地、辨土、審時等篇中，一面正在說明農業生產技術的進步，一面正在說明地主階級如何在講求農業生產技術的提高，以提高其所得的剩餘勞動生產量。下面略指述其對農業生產技術的講求。例如對土地的利用與其耕殖之深度，任地篇有如次的一段說明：

"凡耕之大方：力者欲柔，柔者欲力；息者欲勞，勞者欲息；棘者欲肥，肥者欲棘；急者欲緩，緩者欲急；溼者欲燥，燥者欲溼。上田棄畝，下田棄甽。五耕五耨，必審，以盡其深殖之度。陰土必得，大草不生，又無螟蜮。今茲美禾，來茲美麥，是以六尺之耜，所以成畝也；其博八寸，所以成甽也。耨柄尺，此其度也；其耨六寸，所以間稼也。地可使肥，又可使棘。人肥必以澤，使苗堅而地隙；人耨必以旱，使地肥而土緩。"（任地）

對於禾稼的栽培與鋤耨、深度的研究，辨土篇說：

"凡耕之道，必始於壚，爲其寡澤而後枯，必厚其靹，爲其唯厚而及鎗者，莛之堅者，耕之澤其靹而後之，上田則被其處，下田則盡其汙。無與三盜任地。夫四序參發，大甽小畝，爲青魚胠苗，若直獵地竊之也；旣種而無行，耕而不長，則苗相竊也；弗除則蕪，除之則虛，則草竊之也。故去此三盜者，而後粟可多也。"

"故晦欲廣以平，甽欲小以深。下得陰，上得陽，然後咸生。稼欲生於塵而殖於堅者，愼其種，勿使數，亦無使疏。於其施土，無使不足，亦無使有餘。熟有耰也，必務其培。其耰也植，植者其生也必先。其施土也均，均者其生也必堅。是以晦廣以平，則不喪本。莖生於地者，五分之以地。莖生有行，故遬長；弱不相害，故遬大。衡行必得，縱行必術。正其行，通其風；夬心中央，帥爲泠風。苗，其弱也欲孤，長也欲相與居，其熟也欲相扶。是故三以爲族乃多粟。凡禾之患，不俱生而俱死。是以先生者美米，後生者爲粃。是故其耨也，長其兄而去其弟。樹肥無使扶疏，樹墝不欲專生而族居。肥而扶疏則多粃，墝而專居則多死。不知稼者，其耨也去其兄而養其弟，不收其粟而收其粃。上下安則禾多死。厚土則孽不通，薄土則蕃轓而不發。壚埴冥色，剛土柔種，免耕殺匿，使農事得。”

對六穀的種植和收穫時節的研究，審時篇說：

“夫稼，爲之者人也，生之者地也，養之者天也。是以人稼之容足，耨之容耨，據之容手，此之謂耕道。是以得時之禾，長稠長穗，大本而莖殺，疏機而穗大，其粟圓而薄糠，其米多沃而食之彊，如此者不風。先時者，莖葉帶芒以短，衡穗鉅而芳，奪秙米而不香。後時者，莖葉帶芒而末，衡穗閱而青零，多粃而不滿。”

此外對黍、菽、稼等的節序性，均有同樣之說明。

這對於其時農業經營的技術程度，以及地主階級爲提高剩餘勞動的生產，對於農業經營技術悉心研究的情形，在這裏可以見出一個大略來。但這並不是根據他們憑空的臆想，而是當時農業經營組織和生產技術的最高水準的總結；他們所指出的較細密的農業經營辦法，不只在當時起了指導教育的作用，而且其經營技術，到人民大革命勝利前也還廣泛的被應用。

二　陸賈和賈誼

甲　陸　賈

到西漢，中國社會的思想，隨着封建主義之重新確立——由封建初期到後期之社會部分質變的完成——而發展爲諸對立物之統一的傾向。這傾向，到董仲舒的時代便完全實現了。從而代表掌握政權的地主階級的思想，從呂氏春秋到淮南子，便表現一個轉化的過程，即表現着向儒家學的轉化；在陸賈及賈誼的思想言論中，便代表着這一轉換點。陸賈和賈誼之所以被稱爲儒家，便在這裏。

陸賈在其政論上，首先對於從來新興封建地主階級代言者的變法主張，便以一種批判的態度去說明。在他看來，現代和古代的環境不同，法度的改變自屬必要；可是這種改變並不是本質的，即在階級構成的本質上却是同一的。故說：

"書不必起仲尼之門，藥不必出扁鵲之方；合之者善，可以爲法，因世而權行。"（新語術事）

"善言古者，合之於今，能術遠者，考之於近。……道近不必出於久遠，取其至要而有成。春秋上不及五帝，下不至三王，述齊桓晉文之小善。魯之十二公至今之爲政，足以知成敗之效，何必於三王？故古人之所行者，亦與今世同。……萬世不易法，古今同紀綱。"（同上）

"世殊而地絕，法合而度同。"（同上）

由於他們從前爲着和舊封建主爭奪政權，提出了一些較進步的主張，發表些較激烈的言論；到現在，他們自己掌握政權後，便認爲那對於他們自己也不適合了。這不只要求"變法"的改良主義者是這樣，在無產階級以前所有取得了政權的那些曾經是革命的階級也都是這樣。所以陸賈一面便承襲其前驅者的變法主張，同時又予以部分的否定和批評。即在一面，把其後期封建制的"法度"絕對化；一面又否定其從來"變法"運動中的進步思想、主張和言論，而改取保守的立場。

然而所謂古今同一的"紀綱"和"萬世不易"的"法"是什麼呢？那便是中國封建制基本大法的"三綱五常"，或等級宗法制度一類的東西。從這裏，陸賈便轉入到從來就充任封建統治原理的儒家學。這是他和申、商、韓非乃至呂不韋不同的地方。他說：

"修父子之禮以及君臣之序，乃天地之通道，聖人之所不失也。"(新語愼微)

"於是先聖乃仰觀天文，俯察地理，圖畫乾坤以定人道，民始開悟，知有父子之親，君臣之義，夫婦之道，長幼之序。於是百官立，王道乃生。"(新語道基)

"百姓以德附，骨肉以仁親，夫婦以義合，朋友以義信，君臣以義序，百官以義承。"(同上)

陸賈在這裏所說明的，就是"君臣"、"父子"、"夫婦"的"三綱"，和君臣、父子、兄弟、夫婦、朋友的"五常"，並把它强調爲"天地之通道"，"聖之所不失"，所以在這裏，他又承襲着孔丘、孟軻和荀卿。但是新興封建地主階層爲什麽在從前否認儒家的政治原理，現在的地主階級反與以接受呢？因爲儒家的政治原理是封建主義的統治原理。新興封建地主從前是附屬於封建主集團的沒有政權的階層，在這種原理下被支配着；現在的地主，自己成爲掌握政權的支配者，形勢已經倒過來，自己需要一種原理去支配其他的階級和階層。因而儒家的統治原理在原則上於他們便成爲必要了，——只是原則的，並不是原封原樣的抄襲。

從而他們把相對性的是非，在這裏也便與以絕對化。例如說："凡人莫不知善之爲善，惡之爲惡。"(新語資質)

另一方面，陸賈又承襲着老莊的"無爲"主義。例如他說：

"道莫大於無爲，……何以言之？昔虞舜治天下，彈五絃之琴，歌南風之詩，寂若無治國之意，漠若無憂民之心，然天下治。……故無爲也，乃無(不)爲也。"(新語無爲)

"是以君子握道而治，口德而行，席仁而坐，杖義而强。虛無

寂寞，通動無量。"（新語道基）

這在最主要的方面，是要取消鬥爭。從前新興封建地主和舊封建主爭奪政權，是不反對鬥爭的；現在成了統治者的地主階級，便要反對被統治者來對他們鬥爭了。在另一方面，他和呂氏春秋的著者應用同一邏輯，企圖拿無爲主義去防止專制主義原則下的暴君出現。同時，因爲長期的社會動亂和戰爭，尤其自公元前二〇九至二〇二年間的農民大暴動和各階級階層間的混戰，引起社會經濟的衰落和勞動人口的缺乏；成爲支配者的地主集團，爲昭蘇勞動人口和復興經濟，不得不採取"無爲"主義的政策，亦即所謂寬縱法網。所以陸賈說：

"秦非不欲爲治，然失之者，乃舉措暴衆而用刑太極故也，是以君子尙寬舒以苞身，行中和以統遠。民畏其威而從其化，懷其德而歸其境，美其治而不敢違其政。"（新語無爲）

這裏的主要意思，便在使民"懷其德而歸其境"。所以漢初的政治設施，皆本所謂"無爲"主義，即此之故。故其政治負責人，子房喜黃老，陳平則"好讀書，修黃老之言"（史記陳丞相世家）。在曹參，則史記樂毅傳云：

"樂臣公學黃帝、老子，其本師號曰河上丈人，不知其所出。河上丈人教安期生，安期生教毛翕公，毛翕公教樂瑕公，樂瑕公教樂臣公，樂臣公教蓋公，蓋公教於齊高密膠西，爲曹相國師。"

他如史記云："竇太后爲黃帝、老子言，帝及太子諸竇，不得不讀黃帝、老子，尊其術。"這種情形，到武帝時，隨着社會經濟的復興和勞動人口的增殖，乃不能不隨之而轉變了。因之史記云："武安侯田蚡爲丞相，絀黃老刑名之言。"武帝崇儒術，黜百家。這種意識形態轉變的過程，是十分明白的。

最後，陸賈理想中的政治秩序是這樣的：

"是以君子之爲治也，塊然若無事，寂然若無聲，官府若無吏，亭落若無民。閭里不訟於巷，老幼不愁於庭；近者無所議，遠者無所聽；郵驛無夜行之吏，鄉閭無夜名之征；犬不夜吠，鳥不夜鳴；老者息於堂，丁壯者耕耘於田；在朝者忠於君，在家者孝於親。於是賞善罰惡而潤色之，興辟雍庠序而教誨之。然後賢愚異議，廉鄙異科，長幼異節，上下有差，强弱相扶，小大相懷，尊卑相承，雁行相隨。不言而信，不怒而威。豈恃堅甲利兵，深刑刻法，朝夕切切而後行哉？"（新語至德）

這在基本上，不過是適應於漢初社會經濟條件下的孔孟政治原理的修改，以及在這種政治原理的基礎上，又採取着"無爲"主義的政策。——"無爲"主義，在他們只是一種政策。

乙 賈 誼

關於賈誼的思想，所謂賈子新書既難可信，現在便只有就史記秦本紀所載過秦論和漢書賈誼傳中的材料去探索。因之，想依此去復現賈誼思想的全貌是困難的。

依據現有材料，賈誼在認識論上，首先認爲宇宙間的一切物事都是變化不居的，故說："萬物變化，固亡休息；斡流而遷，或推而還。形氣轉續，變化而嬗；沕穆亡間，胡可勝言？禍兮福所倚，福兮禍所伏，憂喜聚門，吉凶同域。"（漢書賈誼傳）在這裏，他並同老聃一樣，接觸着辯證的觀點，知道從物事之矛盾對立的關係上去說明其變化。下面的一段話，是他對於宇宙總體的解釋。他說："且夫天地爲鑪，造化爲工，陰陽爲炭，萬物爲銅，合散消息，安有常則？千變萬化，未始有極；忽然爲人，何足控摶？化爲異物，又何足患？"（同上）這也是有點辯證法和唯物主義觀點的。其次，他對於人生的解釋說："縱軀委命，不私與己。

其生兮若浮，其死兮若休。澹虖若深淵之靚，氾虖若不繫之舟。不以生故自保，養空而浮。德人無累，知命不憂。細故蔕芥，何足以疑?"（同上）這在一方面，雖指斥了貪生怕死的狹隘的人生觀；但在另方面，他的人生觀的基本立場，却又有些迷惘、消極的因素。

從而他在政治論的出發點上，認爲社會制度也不是一成不變的，而是要因應時、空條件的變異而變異。故說：

"是以君子爲國，觀之上古，驗之當世，參以人事，察盛衰之理，審權勢之宜，去就有序，變化有時，故曠日長久而社稷安矣。"（史記秦始皇本紀引過秦論）

這是說，創造社會制度要根據歷史的經驗，當前的情況和適合時宜的方針。

其次，他認爲"定"天下以後和"取"天下時所不同的，首先便在於根據上述的原則，制定法度去"安定"社會；而秦之所以滅亡，不僅由於秦始皇是一個剛愎自用的獨夫，尤在於不知回過頭來，去制定守成的法度，不知把"王道""仁義"的統治精神去代替"私權"和"詐力"的精神；秦取天下和治天下只有一套。他說：

"秦王懷貪鄙之心，行自奮之智，不信功臣，不親士民。廢王道，立私權；禁文書而酷刑法，先詐力而後仁義，以暴虐爲天下始。夫幷兼者高詐力，安定者貴順權；此言取與守不同術也。秦離戰國而王天下，其道不易，其政不改。是其所以取之守之者異也。孤獨而有之，故其亡可立而待。借使秦王計上世之事並殷周之迹，以制御其政，後雖有淫驕之主，而未有傾危之患也。"（同上）

從而他力言，漢朝如仍不"順權"創立制度去安定統治，也必然會蹈襲秦朝的覆轍，要趨於滅亡的。故說："陛下即不定制，如今之勢，不過一傳再傳，諸侯猶且人恣而不制，豪植而大强，漢法不得行矣。"（漢書賈誼傳上文帝疏)"……立經陳紀，輕重同得，後可以爲萬世法程，雖有愚幼不肖之嗣，猶得蒙業而安，至明也。以陛下之明達，因使少知治體者得佐下風，致此非難也。……臣謹稽之天地，驗之往古，按之當今之務，日夜念此至熟也。雖使禹舜復生，爲陛下計，無以易此。"(同上治安策)他這種思想，正體現了地主階級在掌握全國政權後，需要建立一種確保其一統江山的統治權的要求。

然而他所謂法度是怎樣的內容呢？賈誼在這裏，曾有如次的說明。首先他主張一切權力集於中央的專制主義政體。他說："夫仁義恩厚，人主之芒刃也，權勢法制，人主之斤斧也。"(同上)在這一原則下，他極力主張削藩，例如他說：

"今或親弟謀爲東帝，親兄之子西鄉而擊，今吳又見告矣，……況莫大諸侯權力且十此者乎？然而天下少安何也？大國之王，幼弱未壯，漢之所置傅相，方握其事；數年之後，諸侯之王，大抵皆冠，血氣方剛，漢之傅相稱病而賜罷；彼自丞尉以上徧置私人。如此有異淮南、濟北之爲邪？此時而欲爲治安，雖堯舜不治。……

"假設天下如曩時，淮陰侯尙王楚，黥布王淮南，彭越王梁，韓信王韓，張敖王趙，貫高爲相，盧綰王燕，陳豨在代。令此六七公皆亡恙，當是時而陛下即天子位，能自安乎？臣有以知陛下之不能也。……高皇帝以明聖威武即天子位，割膏腴之地以王諸公，多者百餘城，少者乃三四十縣，悳至渥也。然其後，十年之間，反者九起。……然尙有可諉者曰疏。臣請試言其親者。假令悼惠王王齊，元王王楚，中子王趙，幽王王淮陽，共王王梁，靈王王燕，厲王王淮南，六七貴人皆亡恙，當是時，陛下即位，能爲治乎？臣又知陛下之不能也。若此諸王，雖名爲臣，實皆有布衣昆弟之心，慮亡不帝制，而天子自爲者；擅爵人，赦死辠，甚者或戴黃屋。漢法令非行也。雖行不軌如厲王者，令之不肯聽，召之安可致乎？……故疏者必危，親者必亂，已然之效也。其異姓負彊而動者，漢已幸勝之矣，又不易其所以然，同姓襲是跡而動，既有徵矣，其勢盡又復然。殃禍之變未知所移。明帝處之尚不能以安，後世將如之何？”（同上）

他更進而說明，凡諸侯的反叛，並不是由於人的個人原因，而是由於一種制度的必然。故又說：

“臣竊跡前事，大抵强者先反，淮陰王楚最强則最先反，韓信依胡則又反，貫高因趙資則又反，陳豨兵精則又反，彭越用梁則又反，黥布用淮南則又反，盧綰最弱最後反，長沙乃在二萬五千戶耳，功少而最完，勢疏而最忠，非獨性異人也，亦形勢然也。曩令樊酈絳灌據數十城而王，今雖以殘亡可也。令信越之倫列爲徹侯而居，雖至今存可也。”（同上）

但是他也並不是根本否定諸侯王的存在，不過他認爲他們的存在應在不妨害中央集權的條件下；從而他主張：諸侯或食邑而列居首都，或小其封邑而保留部分的行政權於中央，或則令居邊遠，使爲邊防藩障。故他繼續說：

“然則天下之大計可知已。欲諸王之皆忠附，則莫若令如長沙王；欲臣子勿葅醢，則莫若令如樊酈等；欲天下之治安，莫若衆建諸侯而少其力。力少則易使以義，國小則無邪心。令海內之勢，如身之使臂，臂之使指，莫不制從；諸侯之君不敢有異心，輻輳並進，而歸命天子。”（同上）

這完全是從那成爲支配階級的封建地主的階級要求出發的。因爲在他們土地佔有點面交叉的形式上，要求統治權力的集中，而不容那種具有獨立權力的封國存在，——這種封國是和他們的利益矛盾的。其次，從商人的立場上，當然要求排斥那種封邑的地域封鎖性。而此，即正是後期封建制自身的一種矛盾性。

其次，他主張重建"三綱五常"的系統，確定尊尊主義的等級身分制和適應封建後期家長制經濟的親親主義的宗法制。他說：

"夫立君臣，等上下，使父子有禮，六親有紀，此非天之所爲，人之所設也。夫人之所設，不爲，不立，不植，則僵；不修，則壞。筦子曰：'禮義廉恥，是謂四維。四維不張，國乃滅亡。'使筦子愚人也則可；筦子而少知治體，則是豈可不爲寒心哉？秦滅四維而不張，故君臣乖亂，六親殃戮，姦人並起，萬民離叛，凡十三歲而社稷爲虛。今四維猶未備也，故姦人幾幸，而衆心疑惑。豈如今定經制，令君君臣臣，上下有差，父子六親，各得其宜。姦人無所幾幸，而羣臣衆信上不疑惑。此業壹定，世世常安，而後有所持循矣。若夫經制不定，是猶渡江河無維楫，中流而遇風波，舩必覆矣。"（漢書賈誼傳治安策）

他認爲這在當時，是安定社會、鞏固統治的根本大法的創制原則。不過他的這種原則，一面是從來儒家學原則的承襲，沒有什麼本質的改變。一面却也適應後期封建經濟的情況而有所改變。在確立身分制的原則下，他一面主張確定地主階級的身分；一面又主張確立"刑不上大夫，禮不下庶人"的法律和身分的嚴格的階級性。故說：

"故古者，聖王制爲等列，內有公、卿、大夫、士，外有公、侯、伯、子、男，然後有官師小吏，延及庶人。等級分明，而天子加焉，故其尊不可及也。……廉恥節禮以治君子，故有賜死而亡戮辱，是以黥劓之辠，不及大夫。……若夫束縛之，係緤之，輸之司寇，編之徒官，司寇小吏，詈駡而榜笞之，殆非所以令衆庶見也。夫卑

賤者，習知尊貴者之一旦吾亦乃可以加此也，非所以習天下也，非尊尊貴貴之化也。"（同上）

"故古者，禮不及庶人，刑不至大夫，所以厲寵臣之節也。古者大臣有坐不廉而廢者，不謂不廉，曰簠簋不飾；坐汙穢、淫亂、男女亡別者，不曰汙穢，曰帷薄不修；坐罷軟不勝任者，不謂罷軟，曰下官不職。故貴大臣定有其辠矣，猶未斥然正以謼之也，尚遷就而爲之諱也。"（同上）

但是憑什麼去行使這種法度，而能使被統治者順從呢？在這裏，他也承襲着孔丘的先敎化後刑罰的主張，故說：

"及秦而不然，其俗固非貴辭讓也，所上者告訐也；固非貴禮義也，所上者刑罰也。"（同上）

"以禮義治之者積禮義，以刑罰治之者積刑罰。刑罰積而民怨背，禮義積而民和親。故世主欲民之善、同，而所以使民善者或異；或道之以德敎，或歐之以法令。道之以德敎者，德敎洽而民氣樂；歐之以法令者，法令極而民風哀。哀樂之感，禍福之應也。……今或言禮誼之不如法令，敎化之不如刑罰，人主胡不引殷周秦事以觀之也。"（同上）

他對於孔孟的這種承襲，自然又和孔孟有着多多少少的歧異，然這也正是和歷史自身變動相適應的。這種儒家學的自身的變化，到董仲舒而達到完成。

最後，賈誼認爲爲建設其大一統王國的尊嚴，與防止匈奴族的侵掠，便極力主張用武力去平服。他說：

"天子者，天下之首。何也？上也。蠻夷者，天下之足。何也？下也。今匈奴嫚侮侵掠，至不敬也；爲天下患，至無已也；而漢歲致金絮采繒以奉之。夷狄徵令，是主上之操也；天子共貢，是臣下之禮也。足反居上，首顧居下，倒懸如此，莫之能解，猶爲國有人乎？非亶倒懸而已，又類辟且病痱。夫辟者一面病，痱者一方痛。今西邊北邊之郡，雖有長爵，不輕得復；五尺以上，不輕得息；斥候望烽燧不得臥，將吏被介胄而睡。……陛下何忍以帝皇之號爲戎人諸侯，勢既卑辱，而禍不息，長此安窮！……臣竊料匈奴之衆，不過漢一大縣。以天下之大困於一縣之衆，甚爲執事者羞之。陛下何不試以臣爲屬國之官，以主匈奴。行臣之計，請必係單于之頸而制其命，伏中行說而笞其背；舉匈奴之衆，唯上之令。"（漢書賈誼傳治安策）

匈奴族當時雖還在原始公社制時期，但其對塞內漢族居民的原始性的軍事掠奪，却是侵害了漢族人民的生存權益；賈誼主張採取武裝自衛的手段，保障民族生存的空間和權益，是完全正確的。而他對於漢帝，向匈奴族軍事團體奴顏婢膝，輸款納貢的諷刺，也表現了漢族人民的氣節。不過賈誼的出發點，主要却在於漢"天子"和大一統王國的尊嚴。

三 "淮南子"所代表的政治思想

據前漢書，淮南、衡山、濟北王傳云："淮南王安，爲人好書鼓琴，不喜弋獵、狗、馬、馳騁；亦欲以行陰德，拊循百姓，流名譽。招致賓客方術之士數千人，作爲內書二十一篇，外書甚衆，又有中篇八卷言神仙黃白之術，亦二十餘萬言。"又漢高誘淮南子敍云："初安爲辨達，善屬文；皇帝爲從父，數上書，召見。孝文皇帝甚重之，詔使爲離騷賦，自旦受詔，日早食已。上愛而秘之。天下方術之士多往歸焉。於是遂與蘇飛、李尚、左吳、田由、雷被、毛被、伍被、晉昌等八人及諸儒大山、小山之徒，共講論道德，總統仁義而著此書。"是淮南子一書係安與其賓客蘇飛、李尚等所編述。

據漢書本傳及高誘敍，安爲漢高帝少子厲王的長子，卒於漢武帝元朔六年，即公元前一二三年。

淮南子一書雖係多人編述，然大體上亦有其一貫體系，此無用指申而自見者也。

甲　在認識論方面的"淮南子"

淮南子著者從動的觀點上，認爲宇宙萬物在最先都是不存在的；由"無有"中演化出宇宙，在宇宙形成以後，才派生出萬物。故俶眞訓說：

> "有始者，有未始有'有始者'，有未始有夫'未始有有始者'。有有者，有無者，有未始有'有無者'。……所謂'有始者'，繁憤未發，萌兆芽蘖，未有形埒垠堮，无无蠕蠕，將欲生興，而未成物類。有未始有'有始者'，天氣始下，地氣始上，陰陽錯合，相與優游競暢於宇宙之間，被德含和，繽紛蘢蓯，欲與物接，而未成兆朕。有未始有夫'未始有有始者'，天含和而未降，地懷氣而未揚，虛無寂寞，蕭條霄霓，無有彷彿，氣遂而大通冥冥者也。有有者，言萬物摻落，根莖枝葉，靑葱苓蘢，萑蔰炫煌，蠉飛蝡動，蚑行噲息，可切循把握，而有數量。有無者，視之不見其形，聽之不聞其聲，捫之不可得也，望之不可極也，儲與扈冶。浩浩瀚瀚，不可隱儀揆度，而通光耀者。有未始有'有無者'，包裹天地，陶冶萬物，大通混冥，深閎廣大，不可爲外，析毫剖芒，不可爲內，無環堵之宇，而生有無之根。有未始有夫'未始有有無者'，天地未剖，陰陽未判，四時未分，萬物未生，汪然平靜，寂然清澄，莫見其形，若光耀之，

閉於無有，退而自失也。”

“是故有生於無，實出於虛。天下爲之圈，則名實同居。”（原道訓）

“夫無形者，物之大祖也；無音者，聲之大宗也。其子爲光，其孫爲水，皆生於無形乎！”（同上）

然而在天地未形成以前的太空，是一種怎樣的形狀呢？從而是怎樣形成天地，又怎樣派生萬物以至人類呢？淮南子著者說：

“古未有天地之時，惟像無形，窈窈冥冥，澒濛鴻洞，莫知其門。有二神混生，經天營地，孔乎莫知其所終極，滔乎莫知其所止息。於是乃別爲陰陽，離爲八極，剛柔相成，萬物乃形。煩氣爲虫，精氣爲人。是故精神，天之有也，而骨骸者，地之有也；精神入其門，而骨骸反其根。”（精神訓）

“天墜未形，馮馮翼翼，洞洞灟灟，故曰大昭。道始於虛霩，虛霩生宇宙，宇宙生氣，氣有涯垠，淸陽者薄靡而爲天，重濁者滯凝而爲地。淸妙之合專易，重濁之凝竭難，故天先成而地後定，天地之襲精爲陰陽，陰陽之專精爲四時，四時之散精爲萬物。積陽之熱氣生火，火氣之精者爲日；積陰之寒氣爲水，水氣之精者爲月；日月之淫爲精者爲星辰。天受日月星辰，地受水潦塵埃。”（天文訓）

這是說，由始於“虛霩”之道生太空，太空生氣，裂爲陰陽而創天造地，以至派生萬物。而其最原始的獨自存在着的便是“道”，易言之，宇宙萬物都是“道”的派生物。故他認爲宇宙萬物是存在的，但同時又是被“道”所派生的。從而成爲問題的便是他之所謂“道”，是獨自存在的物質原素，還是精神的東西。淮南子的著者說：

“所謂無形者，一之謂也。所謂一者，無匹合於天下者也。……是故視之不見其形，聽之不聞其聲。……無形而有形生焉，無聲而五音鳴焉，無味而五味形焉，無色而五色成焉。是故有生於無，實出於虛。”(原道訓)

但是“一”仍是被“道”所派生的，而並不是最原始的，例如他說：“‘道’者，‘一’立而萬物生矣。是故‘一’之理施四海，一之解際天地。其全也，純兮若樸，其散也，混兮若濁。濁而徐清，冲而徐盈。澹兮其若深淵，汎兮其若浮雲。若無而有，若亡而存。萬物之總，皆閱一孔，百事之根，皆出一門。其動無形，變化若神；其形無迹，常後而先。”(原道訓)在這裏，他之所謂“一”是可以作爲星雲氣體來解釋的。不過在他，“一”却是“道”所派生的，故仍當進而追究他之所謂“道”。原道訓說：

“夫道者，覆天載地，廓四方，拆八極，高不可際，深不可測；包裹天地，稟授無形。原流泉浡，冲而徐盈；混混汨汨，濁而徐清。故植之而塞於天地，横之而彌於四海，施之無窮而無所朝夕。舒之幎於六合，卷之不盈於一握。約而能張，幽而能明，弱而能强，柔而能剛。横四維而含陰陽，紘宇宙而張三光。甚淖而滒，甚纖而維。山以之高，淵以之深，獸以之走，鳥以之飛，日月以之明，星歷以之行，麟以之遊，鳳以之翔。”

從這裏，當他追究到物質的東西，如“日月”之“明”，“星歷”之“行”，“動物”之“動”，與人類之有知覺等現象時，他從物質的本身上不能獲得解答，於是乃轉入二元論的見解，把“道”和存在的萬物對立起來，且從而達到“道”爲創造宇宙萬物主宰的結論。泰族訓說：“天設日月，列星辰，調陰陽，張四時。日以暴之，夜以息之，風以乾之，雨露以濡之。其生物也，莫見其所養而物長；其殺物也，莫見其所喪而物亡。此之謂神明。”

所以他在墬形訓中述一切存在的東西都是物質的東西；而一切

物質的東西的起源都是由於"氣"。在這裏，他已達到唯物主義的見解。但當他由一般的物質現象的追究而轉入到生物之所以"生"的一個問題時，便認爲凡生物除具有一個物質的形骸以外，還另有一個與之相對立的精神的東西存在。這在他敍述生物所以有生的問題時，說得明白：

> "凡人民禽獸萬物貞虫，各有以生，或奇或偶，或飛或走，莫知其情，惟知通道者能原本之：天一，地二，人三，三三而九，九九八十一，一主日，日數十，日主人，人故十月而生；八九七十二，二主偶，偶以承奇，奇主辰，辰主月，月主馬，馬故十二月而生；七九六十三（'七'北宋本誤爲'十'），三主斗，斗主犬，犬故三月而生；六九五十四，四主時，時主彘，彘故四月而生；五九四十五，五主音，音主猨，猨故五月而生；四九三十六，六主律，律主麋鹿，麋鹿故六月而生；三九二十七，七主星，星主虎，虎故七月而生；二九十八，八主風，風主虫，虫故八月而化。鳥魚皆生於陰，陰屬於陽，故鳥魚皆卵生。"（墬形訓）

從而在墬形訓又敍述動物界中的人類、"羽"類、"毛"類、"鱗"類、"介"類，植物界中的草本類、木本類、萍藻類，便認爲都是從這一原理而派生出來的。

因之當他追究"人"之所以爲"人"，即人類爲何有知覺這一問題時，他便從精神的我和物質的我之對立上去說明。例如他說："是故精神者，天之有也；而骨骸者，地之有也；精神入其門，而骨骸反其根。"（精神訓）又說：

> "今人之所以眭然能視，謍然能聽，形體能抗，而百節可屈伸，察能分白黑，視醜美，而知能別同異，明是非者，何也？'氣'爲之充而'神'爲之使也。何以知其然也？凡人之志，各有所在，而神有

所繫者，其行也，足蹟趎趌、頭抵植木而不自知也。招之而不能見也，呼之而不能聞也，耳目非去之也。然而不能應者，何也？神失其守也。”(原道訓)

“夫精神者，所受於天也，而形體者，所禀於地也。故曰一生二，二生三，三生萬物。萬物背陰而抱陽，冲氣以爲和。故曰一月而膏，二月而胅，三月而胎，四月而肌，五月而筋，六月而骨，七月而成，八月而動，九月而躁，十月而生；形體以成，五臟乃形。”(精神訓)

因而他認爲人之所以有知覺、行動，並不由於物質的形骸，而是由於精神，故精神轉而成了本體。假眞訓說：“是故神者，智之淵也，淵淸則智明矣。智者，心之府也，智公則心平矣。”不過他同時既然承認外界的存在，則精神和外界又是怎樣的聯系着呢？從這裏他又轉入客觀主義。原道訓說：“人生而靜，天之性也；感而後動，性之害也；物至而神應，知之動也。知與物接而好憎生焉。好憎成形而知誘於外。”

但是構成外界的物質的本源的氣，便也是“道”所派生的，故精神與物質在究極上又都是同源的，故原道訓說：“夫性命者與形俱出其宗。形備而性命成，性命成而好憎生矣。”他從這裏便轉入唯心主義的一元論，而達到只有精神是唯一存在着的；且從而便歸結到取消鬥爭的“無爲”主義，與莊周的“眞人”即“出世主義”的人生觀(見精神訓)。

他在認識論上的這種結論，一方面，由於當時社會諸階級地位變動的事實，以及淮南王安自身所遭的境遇，給予他達到唯物主義的認識；但另一方面，由於要維護其階級的支配地位，不能不在究極上，對變動的存在的東西與以靜止的玄學的說明，而歸結爲最高主宰權力的“道”。所以他終於達到精神和物質之對立的二元論，並由二元論而歸結到“道”的一元論的唯心主義，——本來二元論者在其本質上自始便是唯心主義的。

乙 在政治論方面的"淮南子"

從淮南子著者的認識論出發，人類既同等地受取精神本體於"天"及物質本體於"地"，便應該達到人類平等的結論，爲什麼又有"君子"和"小人"之分歧呢？在他看來，這分歧完全是由於後天的修養。君子知道修養去保全天性。俶眞訓云："是故聖人之學也，欲以反性於初而游心於虛也。"原道訓云："是故達於道者反於淸靜，究於物者終於無爲。以恬養性，以漠處神，則入於天門。"因此，他們便能成爲統治者。故說："修道理之數，因天地之自然，則六合不足均也。"（同上）反之，不知養眞復性的，便成爲小人，便應該期待那些"達於道"的人來統治。可是在老聃，這"道"之應用到政治上也是以"無爲"爲原則，對於儒家的所謂"仁義"也認作"有爲"而予以排斥。在他，把"仁義"也認作"道"所具有的東西，從這裏轉入到儒家學。因而他歸結到階級論上說：

"先本(仁義)後末(法度)，謂之君子；以末害本，謂之小人。君子與小人之性非異也，所以先後而已矣。"（泰族訓）

"君子非仁義無以生，失仁義則失其所以生；小人非嗜欲無以活，失嗜欲則失其所以活。"（繆稱訓）

"教本乎君子，小人被其澤；利本乎小人，君子享其功。"（同上）

"君子思義而不慮利，小人貪利而不顧義。"（同上）

這種階級理論，在本質上和孔丘、孟軻是完全一致的。認爲統治人是"君子"的專責，提供剩餘勞動是"小人"的本分。

關於"禮樂""法度"等政權的形式和文化狀態，他也和呂氏春秋著者的見解一樣，認爲是可以隨時勢而變更的。故說：

“先王之制，不宜則廢之；末世之事，善則著之。是故禮樂未始有常也。故聖人制禮樂而不制於禮樂。治國有常，而利民爲本；政敎有經，而令行爲上。苟利於民，不必法古；苟周於事，不必循舊。……故聖人法與時變，禮與俗化；衣服器械，各便其用；法度制令，各因其宜。故變古未可非，而循俗未足多也。”(氾論訓)

“世俗之人多尊古而賤今，故爲道者必託之於神農、黃帝而後能入說。亂世闇主高遠其所從來，因而貴之。爲學者，蔽於論而尊其所聞，相與危坐而稱之，正領而誦之。”(修務訓)

制度雖然要隨時、空條件的不同而變易，但又自有“常”“經”的，即“仁義”“本也”，是不可變動的；“法度”“末也”，是可以改變的。而法度的改變也是有限度的，因爲法度本身又有其“常”“經”。什麼是“法度”的常經呢？他說：

“中考乎人德以制禮樂，行仁義之道以治人倫，而除暴亂之禍。乃澄列金木水火土之性，故立父子之親而成家，別淸濁五音六律相生之數以立君臣之義而成國，察四時季孟之序以立長幼之禮而成官，此之謂參。制君臣之義，父子之親，夫婦之辨，長幼之序，朋友之際，此之謂五。乃裂地而州之，分職而治之，築城而居之，割宅而異之，分財而衣食之，立大學而敎誨之，夙興夜寐而勞力之，此治之綱紀也。”(泰族訓)

是他之所謂法度的常經，仍是從來的“三綱五常”。所以在這裏，他仍是把儒家的統治原理，在地主階級的後期封建制經濟的諸條件的基礎上，一一重新翻譯，同時把這個原理具體化而爲各個朝代的法度。

從這裏，他從維護其階級統治的立場上轉入到保守的觀點，把其當時的"法"的作用絕對化。說："法者，天下之度量，而人主之準繩也，縣法者，法不法也；設賞者，賞當賞也。法定之後，中程者賞，缺繩者誅，……"(主術訓)但是怎樣去推行法度呢？他也和其他儒家一樣，一面主張用欺騙的教育方式去麻醉人民，秦族訓說："民無廉恥不可治也；非修禮義，廉恥不立。民不知禮義，法弗能正也；非崇善廢醜而向禮義，無法不可以爲治也。不知禮義，不可以行法。"麻醉無效，然後再繼之以刑罰。故使"法"能有效力是鞏固統治的第一義，故說："有法者而不用，與無法等。是故人主之立法，先自爲檢式儀表。"(主術訓)

對於後期封建制的政體，他也同樣主張專制主義，讓君主成爲掌握階級政權的最高獨裁者，主術訓說："是故權勢者，人主之車輿也；大臣者，人主之駟馬也。"但怎樣能確保"人主"不違反其階級全體的利益呢？他說"法制禮義"的自身，就是對"人主"的一種約束，故主術訓又說："法籍禮義者，所以禁君，使無擅斷也。"然而若遇"不知禮義"、不守"法制"的"人主"，則這種主觀上的期望，事實上會是完全無效的。從這裏，他也同樣轉入到"無爲"主義，希望"人主"主觀的"清靜""無爲"以爲補救，故說："人主之術，處無爲之事，而行不言之教；清靜而不動，一度而不搖，因循而任下，責成而不勞。"(主術訓)"夫乘衆人之智，則無不任也；用衆人之力，則無不勝也。"(同上)"無爲者，非謂其凝滯而不動也，以其言莫從己出也。"(同上)但這對於問題的本身，依然沒有前進。

他的"無爲"主義之另一方面的意義，也同樣在着眼於勞動人口的復員與生產力的恢復，故說"非簡不可以合衆"(詮言訓)。又說：

"爲治之本務在於安民，安民之本在於足用，足用之本在於勿奪時，勿奪時之本在於省事，省事之本在於節欲，節欲之本在於反性，反性之本在於去載；去載則虛，虛則平，平者道之素也，

虛者道之舍也。"(詮言訓)

秦漢之際勞動人口的死亡逃散和社會生產的衰落，到漢文帝初年，還沒有完全恢復。休息生聚，恢復生產，是當時施政的主要方針。所以他又說：

"食者民之本也，民者國之本也，國者君之本也。是故人君者，上因天時，下盡地財，中用人力。是以羣生遂長，五穀繁殖。教民養育六畜，以時種樹；務修田疇，滋植桑麻；肥墝高下，各因其宜；丘陵阪險不生五穀者，以樹竹木。春伐枯槁，夏取果蓏，秋畜疏食，冬伐薪蒸，以爲民資。是故生無乏用，死無轉尸。"(主術訓)

他的"無爲"主義的最終目的，自然也同呂氏春秋的著者一樣，在取消鬥爭。

最後，他對君權的解釋，墮落到最反動的有神論，認爲一切自然現象都由於"道"即神的意志在主宰着，"人主"便是代表神來執行統治的。因而"人主"的舉動是否合於神意，便反映爲自然現象的變易；易言之，一切自然現象的變易，都是"天"對於"人主"的一種暗示。故說：

"人主之情，上通於天，故誅暴則多飄風，枉法令則多虫螟，殺不辜則國赤地，令不收則多淫雨。四時者，天之吏也；日月者，天之使也；星辰者，天之期也；虹蜺彗星者，天之忌也。"(天文訓)

"故國危亡而天文變，世惑亂而虹蜺見。萬物有以相連，精祲有以相蕩也。故神明之事，不可以智巧爲也，不可以筋力致也。"(泰族訓)

這不啻又重新提倡君權神授的說教；加之，在專制主義的原則下，爲防止暴君的擅斷，乃又捧出一個神來放到君主的頭上，給予以某種約束；同時，這又是後來讖緯符瑞說的一個端緒。——自然，這只是從那作爲一種宣揚神道讖緯符瑞說的意義上說的，至於符應迷信却並不始自此時。

不但君主的行事與神意相感而受其監視，一般"物類"的"相動"也是如此。故說："物類相動，本標相應。故陽燧見日則燃而爲火，方諸見月則津而爲水。虎嘯而谷風至，……賁星墜而渤海決。"（天文訓）這同時對於被統治者，在麻醉教育以外，又給予一種神道的威嚇。

最後，淮南子著者在墜形訓中所敍述的地理學，較之鄒衍和呂氏春秋的著者有其一步前進。同時在天文訓中對天文歷數學亦有其相當的發揮。

第二章　適應於專制主義封建經濟發展而來的董仲舒的政治學說

一　董仲舒的社會身分及其著作

據漢書董仲舒傳云："董仲舒，廣川人也，少治春秋，孝景時爲博士；下帷講誦，弟子傳以久次相授業，或莫見其面，蓋三年不窺園，其精如此；進退容止，非禮不行，學士皆師尊之。武帝即位，舉賢良文學之士，前後百數，而仲舒以賢良對策焉。"曾任武帝兄江都易王相，晚年曾爲膠西王相。史記儒林傳亦略有同樣記載。廣川一地，漢書卷五十六考證云："按志，廣川屬信都國。今直隸棗强縣有廣川鎮，與景州相近，即漢廣川故縣。"

據本傳所云："三年不窺園"；又云："及去位歸居，終不問家產業，以修學著書爲事。"是則他不但可以完全離開生產勞動而不虞衣食的缺乏，抑且"不問家產業"，那當然不需他親自過問，或有其使用在管理上的代理人。因此，他的家庭可能是地主。同時其時代正是以大地主成爲支配階層的條件完成的時代，所以他便以地主階級的代言人而出現，系統地提出後期封建制的統治原理而獲得所謂"漢代孔子"的地位。

其生卒年代，我此刻手下沒有可靠的材料來考定；即其“對策”之年，今亦疑而未决。據漢書卷五十六考證云：“按仲舒對策之年，先儒疑而未定；漢書武紀載於元光元年（前一三四年），與公孫弘並列，既失之太後；通鑑據史記武帝即位爲江都相之文載於建元元年（前一四〇年），與嚴助並列，亦失之太前。若以仲舒此文推之，則在建元五年也（前一三六年）。計漢元年（前二〇六年）至建元三年（前一三八年）爲七十歲，而五年始置五經博士，即傳所謂推明孔氏，抑黜百家，立學校之官也；至元光元年初令郡國舉孝廉各一人，即傳所謂州郡舉茂材孝廉也。若在建元元年，豈得云‘七十餘歲’乎？”東京三省堂世界年表亦謂仲舒爲江都相在建元元年，不知另有所據否？

其著作，本傳云：“仲舒所著，皆明經術之意，及上疏條教凡百二十三篇，而說春秋事得失，聞舉玉杯、蕃露、清明、竹林之屬復數十篇，十餘萬言，皆傳於後世，掇其切當世施朝廷者著于篇”，按今所傳春秋繁露內包玉杯、竹林等篇，今世學者多疑其係後人採綴而成，前人亦有作此種疑問者矣。然其能代表仲舒思想則無疑。此外“藝文志有公羊董仲舒治獄十六篇，王充曰：‘仲舒表春秋之義，稽合於律，無乖異者。’應劭曰：‘朝廷遣廷尉湯問得失，於是作春秋决獄二百三十二事，動以經對。’即其事也。隋唐志尚有十卷。”（漢書考證）

二　作爲董仲舒認識論的“天人合一”論與“性”說

董仲舒在其思想的出發點上，便把從來哲學上關於認識論的問題庸俗化，把自己扮演爲一個神學家的姿態，而出現了地主階級哲學。從楊朱以來的一點客觀主義或唯物主義因素的東西，由他又完全把它拋棄，而轉入到絕對唯心主義；原來的一點積極的東西，都在其神學的下面散失了。他不只從這一點上回到儒家，甚至把孔孟的東西也解釋得更庸俗。原來孔丘和孟軻對宇宙本體論的問題，沒有深入去探究，其解釋還是模糊的；但他從主觀唯心主義出發進入到宇宙論問題的追究上，便公然達到有神論的結論，把儒家學降低爲神學。這由於在其時代階級構成的基礎上，以及其政治的、經濟的構成形態上，作爲地主階級代言者的他，便要求給予這些社會諸構成以階級的說明，把社會諸階級地位的構成以及其階級的權利永恆化。

首先，他追究到人類思想意識歧異的問題。在這裏，他承襲着孟軻和荀卿的"性"說，又與以部分的否定和修改，而歸結爲所謂"性三品"說。他說：

"米出禾中，而禾未可全爲米也；善出性中，而性未可全爲善也。……繭有絲，而繭非絲也；卵有雛，而卵非雛也。……故謂性未善"。（深察名號）

"聖人之性，不可以名性；斗筲之性，又不可以名性；性者，中民之性。"（實性）

在他看來，"性"是有善有惡的，故又說"天兩有陰陽之施，身亦兩有貪仁之性"（深察名號）。這不但是孟荀的"性善""性惡"的折衷論，而且他劃出"性"的"三品"的階級性來——"性善"的"聖人"、"性惡"的"治於人者"、可以爲善又可以爲惡的"中人"。這完全和其時代的階級構成內容適應着。在初期封建時代，主要的階級構成，一面是支配的封建主集團，一面則爲農奴，而中間階層並不能顯現其何種作用。但在後期，由於以買賣形式去表現土地佔有的形態下，一面是佔有土地的地主階級，一面則爲佃耕的農民階級，同時自耕農、小商人等等中間階層却能表現其相當作用，——他們的地位，一面可以昇騰爲地主，一面可以沉落爲佃農，而動搖於二者之間。董仲舒適應於這種階級存在的內容上，從所謂"性三品"的見地上去確定社會諸階級的地位，而曲論地主階級之充任"治人者"和農民階級之成爲"治於人者"，看作先天的必然的歸結，把這兩個主要階級的地位凝固化；只有小所有者諸中間階層才是可"善"可"惡"的。

然而"性"是什麼呢？他說：

"今世闇於性，言之者不同。胡不試反性之名？性之名非生與？如其生之自然之資，謂之性。性者，質也。"(深察名號)

又說："性者謂之質，情者人之欲也。""質樸之謂性，……人欲之謂情。"(漢書本傳)是他之所謂"性"即是意識的本體，是有生俱來的，人類的意識便是從這作爲本體的"性"所引發出來的。因而從"斗筲之性"甚至"中人之性"所發生的意識，在他看來，當然是屬於"貪欲"和"奸邪"一類的意識，不能符合於地主階級的社會利益。從而便只有由性善的人們來掌握統制權力，用教化去陶養他們的天性，"糾正"其"錯綜複雜的思想意識"；創爲制度去管理他們，約束他們的活動。故說：

"明於天性，知自貴於物，知自貴於物，然後知仁誼，知仁誼然後重禮節，重禮節然後安處善，安處善然後樂循理，樂循理然後謂之君子。故孔子曰：'不知命，亡以爲君子也。'此之謂也。"(漢書本傳)

"天令之謂命，命非聖人不行；質樸之謂性，性非教化不成；人欲之謂情，情非度制不節。是故王者上謹於承天意，以順命也；下務明教化民，以成性也；正法度之宜，別上下之序，以防欲也。修此三者，而大本舉矣。"(同上)

"臣聞命者，天之令也，性者，生之質也，情者，人之欲也。或夭、或壽、或仁、或鄙，陶冶而成之，不能粹美，有治亂之所生，故不齊也。孔子曰：'君子之德風也，小人之德草也。草上之風必

偃'。"(漢書本傳)

這樣，一方面爲其階級的統治權力找着理論依據，一方面把其統治工具的"教化"和"制度"，解釋爲基於全社會公共福利而產生的東西，一若統治階級不是基於其剝削生活而存在，反而是爲着人民的生活利益而存在似的。從而不但把教化和制度所表現的階級統治的內容隱蔽着，麻醉着被統治階級的視覺，防止其階級意識的發展，且從而麻痹中間階層，把他們拉到自己的周圍。

但是"性"何自來呢？是自存的還是被派生的呢？他說"性者，生之質"，是"性"係隨人之"生"以俱來的。然而"人"何自來呢？從這裏他便轉入到神學，而歸結到"人"是上帝(天)所創造的結論。例如他說：

"天地之精所以生物者，莫貴於人。……天以終歲之數成人之身，故小節三百六十六，副日數也；大節十二分，副月數也；內有五臟，副五行數也；外有四肢，副四時數也；乍視乍瞑，副晝夜也；乍剛乍柔，副冬夏也；乍哀乍樂，副陰陽也。"(人副天數)

"天者，羣物之祖也，故徧覆包函，而無所殊。"(本傳)

"萬物非天不生。"(順命)

然而人都是天所創造，人所賦有的性，爲什麼有"三品"的分歧呢？他認爲人類社會各階級所賦有的不同之"性"，以及其各異的階級地位，也都是天——上帝所製定的。故說：

"夫天亦有所分予：予之齒者去其角，傅其翼者兩其足。是所受大者不得取小也。古之所予祿者，不食於力，不動於末。是亦受大者不得取小，與天同意者也。"(本傳)

於是把人類社會所存在的諸階級便藉着"天"——上帝的幽靈而把它凝固起來。

於是他從神學的立場上替其時代所行的階級的說教，歸結到所謂"天人合一"論。因爲在從前，由於僧侶封建主和世俗封建主間的分離，所以在孔孟，是把"天"和"人"相對來說的。但教權封建主自始就未能完全負起對農民精神統治的任務，俗權封建主，自始就自己履行了這種任務的一部分。加之在現在後期封建政權的構成形式下，僧侶貴族和世俗貴族，沒有各自的領邑去表現其分立性的統治的那種界限存在，而是混同在官僚制度的組織系統中，同在一個形式上類似於"統一國家"的下面被統一着。而且這時道教還才開始形成，即所謂神仙方士之術，佛教也沒有輸入，在階級矛盾日漸擴大的情況下，益趨式微的巫教更不能担負起對農民行使精神統制的任務。因之，俗權封建主便不能不直接去執行更多的教權的任務。因而"天""人"相對的觀念，也便在這些條件下面被統一起來，董仲舒因而作出"天人合一"的結論，並儼然把自己扮演爲一個教主的姿態出現。他說：

"爲生不能爲人，爲人者天也。人之人本於天，天亦人之曾祖父也。此人之所以乃上類天也。人之形體，化天數而成；人之血氣，化天志而仁；人之德行，化天理而義；人之好惡，化天之暖清；人之喜怒，化天之寒暑；人之受命，化天之四時；人生有喜、怒、哀、樂之答，春、秋、冬、夏之類也。……天之副在乎人，人之性情有由天者矣。"（爲人者天）

依照董仲舒，人的形體以及其精神上的各種表徵，完全符合於天自體；易言之，天依照其自己的構制而創製人類。

他又認爲具有這種創製人類萬物之權能的"天"，也和人間一樣，有"百神"在輔助它，而自爲最高的權力者。故說："天者，百神之君也，王者之所最尊也。"（郊義）"天者，百神之大君也；事天不備，雖百神猶無益也。"（郊祭）這完全是適應地主階級專制主義的政治形態上反映着的思維的構製。不過在他，在其理論上把自己首尾倒置，而迴繞於神學的幽靈下。

因而在他，"天"便是最高權力的上帝，人類便都是由上帝所創製的，又是上帝的兒孫。另一方面，上帝所創製的人類所形成的人間社會的組織，也完全是上帝所規定的，而符合於其"神"間的組織；同時在其"有所分予"的原則下，便亦替人間社會設立一個最高權力的君主去"替天行道"。他從這裏達到其地主階級的政權神授說的結論，故說："天以天下與堯、舜，堯、舜受命於天而王天下。"（堯舜湯武）"德侔天地者稱皇帝，天佑而子之，號稱天子。"（三代改制質文）"受命之君，天意之所予也，故號爲天子者，宜事天如父，事天以孝道也。"（深察名號）他們的政權，既係其"天父"所直接授予的，於是便只須對他們的"天父"負責。所以他說：

"臣聞天者，羣物之祖也，故徧覆包函而無所殊，建日月風雨以和之，經陰陽寒暑以成之。故聖人法天而立道，亦溥愛而亡私。布德施仁以厚之，設誼立禮以導之。春者，天之所以生也；仁者，君之所以愛也。夏者，天之所以長也；德者，君之所以養也；霜者，天之所以殺也；刑者，君之所以罰也。繇此言之，天人之徵，古今之道也。"（本傳）

從而"天父"的意旨（道），一由它的兒子，即"天子"，體現到人間社會內，便表徵爲"五常"、"三綱"、"六紀"和教育、刑罰……，這而且是一成不變的，從來如此的"古今之道"，故說："道者，所繇適於治之路也；仁、義、禮、樂皆其具也。"（本傳）"道之大原出於天，天不變，道亦不變。"（同上）從而他把從來的歷史進化說的理論，也完全在"天父"的幽靈下面與以否定；把現存的地主階級的社會制度，說成永恆化、靜止化、絕對化的東西。

不過"道"既是一成不變的，凡"天子"又都是"天父"的兒子，爲什麽在歷史上又有着興衰、存亡呢？他說，這不關“道”的本身，而是對“道”的體現有所“偏”“弊”之所致。故說：“臣聞夫樂而不亂，復而不厭者謂之道。道者，萬世亡弊，弊者，道之失也。先王之道，必有偏而不起之處，故政有眊而不行，舉其偏者以補其弊而已矣。三王之道所祖不同，非其相反，將以救溢扶衰，所遭之變然也。故孔子曰：‘無爲而治者，其舜虖？’改正朔，易服色，以順天命而已，其餘盡循堯道，何更爲哉？故王者有改制之名，無變道之實。”（本傳）依他看來，正由於對“道”的體現有“偏”“弊”，然後才有歷史上變制的事實；而這種變也只是表層的形式，而不是“道”的本體。

從而地主階級的階級剝削和統治，不但是從來如此的“古今之道”，而且完全是依照“天父”的意志在行使的。地主階級統治權的構成以及官僚系統的組織，也完全是“天父”意志的體現，和“天國”一致。如他所說天、地、人曰“三才”，日、月、星曰“三光”，而人間社會內的“三公”、“三卿”、“三大夫”、“三士”便都與之相適應而存在的；從而三三乃有“九卿”，三九乃有二十七大夫，九九乃有八十一元士。公、卿、大夫、士四個等級，則係和春、夏、秋、冬四個季次相適應的。對於獨裁君主及其左右，是由五行的道理配置起來的，他在五行相生篇說：“東方者木，農之本也，司農尚仁；……南方者火，本朝司馬尚智；……中央者土，君官也，司營尚信；……西方者金，大理司徒也，司徒尚義；……北方者水，執法司寇也，司寇尚禮。”

但是“天父”是什麽東西？它怎樣去對他的“兒子”們表示其意志呢？董仲舒說，“天父”是用“符瑞”和“災害”來向它的“兒子”們表示其意志。例如他說：

> “臣聞天之所大奉使之王者，必有非人力所能致而自至者，此受命之符也。天下之人同心歸之，若歸父母，故天瑞應誠而至。

書曰：'白魚入於王舟，有火復於王屋，流爲烏。' 此蓋受命之符也，周公曰：'復哉！復哉！' "（本傳）

"有非力之所能致而自至者，西狩獲麟，受命之符是也。"（符瑞）

"臣謹按春秋之中，視前世已行之事，以觀天人相與之際，甚可畏也。國家將有失道之敗，而天乃先出災害以譴告之，不知自省，又出怪異以警懼之；尙不知變，而傷敗乃至。以此見天心之仁愛人君，而欲止其亂也。自非大亡道之世者，天盡欲扶持而安全之，事在强勉而已矣。"（本傳）

"故治亂興廢在於己，非天降命，不得可反。"（同上）

"王者與臣無禮，貌不肅敬，則'木'不曲直，而夏多暴風；……言不從，則'金'不從革，而秋多霹靂；……視不明，則'火'不炎上，而秋多電；……聽不聰，則'水'不潤下，而春夏多暴雨；……心不能容，……則稼穡不成，而秋多雷。"（五行五事）

因而上帝設置君主，又對君主施行嚴密的監察，以防止其違反"天父"的意旨；並以各種災異來暗示其施政的得失，以防止其失敗。

從而在這裏，董仲舒把鄒衍的帶有唯物主義傾向的"五德終始"說的歷史觀，借尸還魂，而轉化爲陰陽讖緯之說，而充任了地主階級的支配理論。他便成了兩漢符瑞讖緯說的宗師。原始辯證唯物主義的"五行"哲學，到這時，便完全被曲解爲宣傳迷信的陰陽五行說。

三 對孔丘倫理社會觀的神學解釋

董仲舒從其神學的觀點出發，把孔丘以來的儒家所謂"倫理"，也進一步曲說爲人類的天性，而當作神意的表徵去說明，例如他說：

"人受命於天，固超然異於羣生，入有父子兄弟之親，出有君臣上下之誼，會聚相遇，則有耆老長幼之施，粲然有文以相接，驩然有恩以相愛，此人之所以貴也。"（本傳）

這和孔丘表現等級身分制的"尊尊"主義和表現家長制的"親親"主義，本質上是一致的。不過把初期封建制基礎上由封建主固定的家系世襲的等級身分制，在後期封建制的基礎上，在皇帝、貴族、官僚、地主、富商、豪紳所表現的身分差異之相異的形式上，又作成一個新的解釋。同時，孔孟還只從先驗主義去說明，他乃從有神論的觀點上去說明。從這種原則上，他並具體的演述爲所謂"三綱六紀"說：

"三綱者，何謂也？謂君臣、父子、夫婦也。六紀者，謂諸父、兄弟、族人、諸舅、師長、朋友也。故君爲臣綱，夫爲妻綱。又曰：敬諸父兄，六紀道行：諸舅有義，族人有序，昆弟有親，師長有尊，朋友有信。"（白虎通引述）

這在一方面，由於教育的組織形式和內容的改變，從前專爲封建主貴族子弟而設的宮庭教育，所謂庠序，至此已完全改變形式爲太學和私家教育，受教育者的範圍亦已由貴族地主而延長到小所有者。此其一。其次，在"選舉"和"養士"的階級政策下，"師"便是這一政策之直接執行者。——因而乃特別提出所謂"師道"來。一方面，由於土地佔有以至土地承襲形式的不同，前此所形成的宗法制度的公式，至此已不能完全適應，因而乃解釋爲所謂"六紀"之"諸父、兄弟、族人、諸舅"的新的"倫理"原則。一方面，爲適應於專制主義下君權高於一切的事實，而曲解爲所謂"移孝作忠"說。但是在他，並不是在君主的下面便沒有等級身分的存在；同樣從其社會之現實存在的根基上，身分上的尊卑貴賤也是他極力在說明而與以確定的，而且其所謂制度的一面，也便在確保這種等級的身分。故說："臣聞制度、文采、玄黃之飾，所以明尊卑、異貴賤，而勸有德也……然則宮室旌旗之制，有法而然者也。”（本傳）因而在董仲舒之所謂“三綱六紀”，便是孔丘以來儒家學的“尊尊”主義與“親親”主義的延長和擴大，是根據原來“三綱五常”的原則，而重新樹立起來的封建統治理論的新體系。董仲舒之所以成為“漢代的孔子”，便在這裏。

不過孔丘是以“仁”作為“倫理”說明的根據，孟軻則以“性善”說為根據，荀卿則以“性惡”與“僞”的理論為根據，他則從神學出發，歸結其決定作用於“天”，即上帝。所以在這裏，董仲舒也從“天人合一”的見解來說明。基義篇說：

“陽兼於陰，陰兼於陽；夫兼於妻，妻兼於夫；父兼於子，子兼於父；君兼於臣，臣兼於君。君臣、父子、夫婦之義，皆取諸陰陽之道……。天為君而覆露之，地為臣而持載之；陽為夫而生之，陰為婦而助之；春為父而生之，夏為子而養之。……王道之三綱，可求於天。”

於是作為束縛“治於人者”的“三綱六紀”，一方面，用刑罰去保證其實行，一方面，又奉着“天父”這個工具來保證其實行。另一方面，作為後期封建制的這種統治原理，也由董仲舒在這裏而獲得一個新的結論與解釋。

其次，所謂“五常”，在董仲舒也同樣從神學的範疇上去說明，而闡述其重要性。例如他說：

“夫仁、誼、禮、智、信五常之道，王者所當修飾也。五者修飾，故受天之祜而享鬼神之靈，德施於方外，延及羣生也。”（本傳）

“五常”為何有這樣的作用和神祕性呢？在董仲舒看來，因為這都是人“性”的表現；而人“性”却是原於“道”，而為“道”的體現。因而“仁、誼、禮、智、信五常之道”，正是“道”之在個人以及個人與個人相互間的人類社會諸關係中的表現。由此而表徵到政治上，便演化而成爲“仁義禮樂”的制度。

四　“大一統”與專制主義的政治論

在中國後期封建的政治形態下，地主階級一面要求形式上統一的國家，一面又要求政權集中於君主的專制主義。因而董仲舒一面從神學上說明君權神授說與君權高於一切的神學的根據，一面則轉入到政治論中，同樣從神學上去申述其“大一統”的見解，然而董仲舒却又以春秋公羊傳作依據而申說的。在春秋公羊傳的所謂“春王正月”的本意，原是“無甚高義”的；但一到董仲舒的眼中，便成爲富有神學內容的語句了。例如他對於公羊傳“春王正月”的內容解釋說：

“臣謹按春秋之文，求王道之端，得之於‘正’。‘正’次‘王’，‘王’次‘春’；‘春’者，天之所爲也，‘正’者，‘王’之所爲也。其意曰：上承天之所爲，而下以正其所爲，正王道之端云爾。然則王者欲有所爲，宜求其端於天。天道之大者在陰陽；陽爲德，陰爲刑，刑主殺而德主生。是故陽常居大夏而以生育養長爲事；陰常居大冬，而積於空虛不用之處。以此見天之任德不任刑也。天使陽出布施於上而主歲功，使陰入伏於下而時出佐陽；陽不得陰之助，亦不能獨成歲，終陽以成歲爲名，此天意也。王者承天意以從事，故任德教而不任刑。刑者不可任以治世，猶陰之不可任以成歲也。爲政而任刑不順於天，故先王莫之肯爲也。……孔子曰：‘不教而誅謂之虐’，虐政用於下而欲德教之被四海，故難成也。臣謹按春秋一元之意，一者萬物之所從始也，元者辭之所謂大也。謂一爲元者，視大始而欲正本也。春秋深探其本而反自貴者始。

故爲人君者，正心以正朝廷，正朝廷以正百官，正百官以正萬民，正萬民以正四方，四方正，遠近莫敢不壹於正，而無有邪氣奸其間者。”（本傳）

依此，董仲舒從“春王正月”一語，一面引申到神學的領域，一面又引申到政治論的領域，以致曲述其政治之神權的內容。從而歸結到“大一統”的專制主義的結論，故他又說：“春秋大一統者，天地之常經，古今之通誼。”（本傳）

在專制主義的原則下，他一面提出統制思想，企圖把從來動亂時代各派思想都統一於他所解釋的所謂“孔子之術”下面，以達到精神統治的目的，和思想的一元化。但所謂“孔子之術”是在適應於中國後期封建制的基礎上由他而作了一次新的解釋與修正的“孔子之術”。同時，到漢武帝時代，以地主爲支配的後期封建制經濟，已由安定而獲得其相當的發展了，因而便又否定地主階級自身前此所持的改制論，且堅決的予以排斥。所以董仲舒繼着又說：

“今師異道，人異論，百家殊方，指意不同。是以上無以持一統。法制數變，下不知所守。臣愚以爲諸不在六藝之科，孔子之術者，皆絕其道，勿使並進。邪僻之說滅息，然後統紀可一，而法度可明，民知所從矣。”（本傳）

所以他從一“統紀”明“法度”的立場上，主張“罷黜百家”，“一”於其所謂“孔子之術”。但在事實上，“百家”的有利於其統治的“指意”，却仍是被吸取在其所謂“孔子之術”的體系中，例如對於黃老無爲主義的政治原理，地主階級爲取消鬥爭，爲防止專制主義下的暴君專橫，反而成爲其“孔子之術”的一個重要因素。所以董仲舒又常說：“以無爲爲道。”（離合根）“人君者，居無爲之位，行不言之教。”（保位權）又如所謂“法”的思想，則完全是承襲楊朱以來的所謂“法家”的理論。

因此，其所"罷黜"的，一是在前此動亂時期所存在的敵對階級的代表理論，因爲那對於統治階級的統治原理，自始便是一種本質的對立的東西；一是新興封建地主這一社會階層，在前此動亂期中作爲政爭的理論武器，那不但包含着一些進步的論點、激烈的主張、鬥爭的意識；而且不是作爲一種當權者用作統治的原理而出現的；一是其他不符合其統治要求的東西。

另一方面，董仲舒所謂"孔子之術"，並不是孔丘學說的翻譯；而是他承襲孔丘以來的儒家學的原則，在以地主階級爲支配的中國後期封建制社會的——經濟的諸條件下由他而重新體現出來的統治原理。這原理，在本質上，仍然和孔丘沒有二致。因爲只有儒家學是代表中國封建統治的最高原理，所以在新興封建地主階層前此發動對封建主集團爭取支配權時，他們反對儒家學；在地主階級自己獲得統治權力後，他們便轉而要求儒家學。自然，董仲舒的儒家學，對孔丘的儒家學而說，已有着部分的修改和性質的改變。

其次，在前此爲復蘇勞動力與恢復生產而採取無爲主義，即表現爲所謂"黃老之術"的統治上的溫和主義；至此則因社會經濟的發展，同時又招來了階級間矛盾的發展，爲鎮壓"治於人者"，溫和性的統治已不適用，不能不轉而採取麻醉的教化主義與懲治主義。因而"無爲"主義便喪失了實際政策上的意義，便只有作爲取消鬥爭與防範暴君的教育意義了。因而董仲舒的這種主張，和公孫弘之罷黜黃老百家而尊崇儒學的主張，易言之，即由曾作爲其階級政策的"黃老之術"而轉入到"孔子之術"的歷史原因，便在這裏。

現在再進而一述董仲舒的階級觀。如前所述，他從"性"作出發點而確認所謂"性三品"，從而引申到政治上，便基此而劃分地主（大夫）和農民（庶人）爲兩個本性懸殊的階級，而構成其欺騙性的階級理論。

他說：

“夫皇皇求財利，常恐匱乏者，庶人之意也；皇皇求仁義，常恐不能化民者，大夫之意也。”（本傳）

因而在他看來，“大夫”是天生成的“治人者食於人”的階級，“庶人”便是天生成的“治於人者食人”的階級了。所以他又說：

“爲政而宜於民者，固當受祿於天。”（本傳）

“今之郡守縣令，民之師帥，所使承流而宣化也。”（同上）

從而倒是因爲“求財利”的“庶人”需要管理，上帝才特別創設這一羣“求仁義”的“大夫”來管理他們。“大夫”爲履行管理“庶人”的任務，於是便也體會其“天父”的意旨而創造出教化和刑罰來。從這裏他轉入到孔丘的“道之以德，齊之以禮，有恥且格”。“道之以政，齊之以刑，民免而無恥”的原由，而引申爲麻醉的教化主義與刑罰的懲治主義之兩個相互爲用的統治的武器。同時並强調的說明，前者是鞏固統治的最根本辦法，而後者則只是濟前者之窮的消極辦法。故說：

“道者，所繇適於治之路也，仁義禮樂皆其具也。故聖王已沒，而子孫長久，安寧數百歲，此皆禮樂教化之功也。……故王者功成作樂，……樂者，所以變民風，化民俗也。其變民也易，其化人也著。故聲發於和而本於情，接於肌膚，臧於骨髓。故王道雖微缺，而管絃之聲未衰也。”（本傳）

依此，他確論麻醉教化的作用是十分重大而有效的。而且在他看來，統治者想怎樣去軟化被統治階級，便可以把他軟化爲一種什麼樣模型的順奴。故他又說：

“孔子曰：‘君子之德，風也，小人之德，草也，草上之風必偃。’故堯舜行德，則民仁壽；桀紂行暴，則民鄙夭。夫上之化下，下之從上，猶泥之在鈞，唯甄者之所爲；猶金之在鎔，唯冶者之所

鑄。綏之斯倈，動之斯和，此之謂也。”（本傳）

但是董仲舒不懂得，階級意識的懸殊，是基於一定生產關係之上的階級地位和彼此利益矛盾的基礎上而生長起來的。農民階級是曉得他們生活的實際利益才是眞實的；統治階級對他們所施用的欺騙，對他們的生活意識上的影響，並不能發生何種根本性的作用，至多只能給予暫時的痲醉。這是從來的統治階級所不肯了解的。

董仲舒又認爲對於“性惡”的被統治者，光靠嚴刑酷罰是無法防止其反抗的。因而他明白的說：

“夫萬民之從利也，如水之走下，不以敎化隄防之，不能止也。是故敎化立而姦邪皆止者，其隄防完也；敎化廢而姦邪並出，刑罰不能勝者，其隄防壞也。古之王者明於此，是故南面而治天下，莫不以敎化爲大務。立太學以敎於國，設庠序以化於邑。漸民以仁，摩民以誼，節民以禮。故其刑罰甚輕而禁不犯者，敎化行而習俗美也。”（本傳）

所以敎化是主要的，而刑罰只是濟敎化之窮的東西。

從這裏又進入到其所謂“養士”和“選擧”。在其所謂“養士”和“選擧”的政治作用上，一方面作爲調和階級矛盾的武器。董仲舒從其所謂可善可惡的“中人之性”的見解上，認爲那些地位常在動搖中的諸中間階層，在“養士”或“選擧”這一階級的政策下，給以參加政權的希望，便能痲痹其階級意識，把他們拉到自己的周圍。同時還可以間接去痲痹農民的階級意識，不但使之努力向小所有者的前途掙扎，去爭取這一遙遠的目標；而且除文士以外，還有奇材異能的武士的選拔，給農民以爬上統治地位的幻想。他說：

“臣聞聖王之治天下也，少則習之學，長則材諸位，爵祿以養其德，刑罰以威其惡。故民曉於禮誼而恥犯其上。”（同上）

由這一原則的引申，後來便展開一個長期所謂"選士"的考試制度，作爲網羅異動者與痲痺"被治者"階級覺悟的一種惡毒手段，藉以和緩階級的矛盾。這是此後統治者所施行的一個最毒辣的政策，並間接妨害了中國學術的發展。

這——"養士"和"選舉"——在另一方面的作用，便在作爲調協其階級內部政權分配的方式。在以地主作爲支配階級的中國後期封建制政治經濟的組成上，非同於初期封建時代之領地的組織。因而在前此，各封建主在其各自領邑內的政治權力，爲家族的各自的世襲；在現在，在地主階級之官僚制度的政治組織下，表現其政權的管理機關，爲地主階級之共同的組織，而不是各別地主之各別的單獨組織。因而一面不是每個地主都能同時去充任官僚，一面不是每個地主以其官僚地位爲家族的直接承襲，而是階級的世襲。因而便歸結到"選舉"和"養士"這一妥適的方式，作爲推選其政治代理人與階級內部均等的去參加政權的途徑，而確立其階級政權之階級世襲的制度。董仲舒基此而提出其辦法說：

"故養士之大者莫大乎太學。太學者，賢士之所關也，教化之本原也，今以一郡一國之衆對亡應書者，是王道往往而絕也。臣願陛下興太學，置明師，以養天下之士；數考問以盡其材，則英俊宜可得矣。今之郡守縣令，民之師帥，所使承流而宣化也。故師帥不賢，則主德不宣，恩澤不流。今吏旣無教訓於下，或不承用主上之法，暴虐百姓，與奸爲市；貧窮孤弱，寃苦失職，甚不稱陛下之意。是以陰陽錯繆，氛氣充塞，羣生寡遂，黎民未濟，皆長吏不明使至於此也。夫長吏多出於郎中，中郎吏二千石子弟，選郎吏又以富訾，未必賢也。……臣愚以爲使諸列侯、郡守二千石各擇其吏民之賢者，歲貢各二人以給宿衞，且以觀大臣之能。所貢賢者

有賞，所貢不肖者有罰。夫如是，諸侯吏二千石皆盡心於求賢；天下之士，可得而官使也。"（本傳）

這是說，一面由國家興辦太學，敎育大地主、貴族、官僚的子弟；一面由諸侯、郡守二千石每年從其所屬地主的子弟甚至人民中選送二人。後來班固敍述這制度施行的經過說："及仲舒對册，推明孔氏，抑黜百家。立學校之官，州郡舉茂材孝廉，皆自仲舒發之。"（本傳）

最後應附帶略爲述及者，在董仲舒所代表的地主階級內部，大地主不必都同時是商人，而富商却同時均是大地主。這兩個社會階層在其利益關係上有其內部的矛盾，自不待言。董仲舒却以貴族大地主的政治代言人而出現的。到董仲舒時代，大地主—商人的經濟力大爲發展，對貴族地主階層成爲一種壓倒的形勢；在其盛行着土地的兼幷這一點上，尤威脅着貴族地主階層和中小地主階層的利益。於是董仲舒乃提出"限田"的主張。他說：

> "古者，稅民不過什一，其求易供；使民不過三日，其力易足。民財內足以養老盡孝，外足以事上供稅，下足以畜妻子極愛。故民說（悅）從上。至秦則不然，用商鞅之法，改帝王之制，除井田，民得買賣。富者田連阡陌，貧者無立錐之地；又專川澤之利，管山林之饒；荒淫越制，踰侈以相高。邑有人君之尊，里有公侯之富，小民安得不困。又加月爲更卒，已復爲正；一歲屯戍，一歲力役，三十倍於古；田租口賦鹽鐵之利，二十倍於古。或耕豪民之田，見稅什五。故貧民常衣牛馬之衣，而食犬彘之食。重以貪暴之吏，刑戮妄加。民愁無聊，亡逃山林，轉爲盜賊，赭衣半道，斷獄歲以千萬數。漢興循而未改。古井田法雖難卒行，宜少近古，限民名田，以贍不足，塞兼幷之路。鹽鐵皆歸於民。去奴婢，除專殺之威；薄賦斂，省徭役以寬民力，然後可善治也。"（漢書食貨志董仲舒

疏文)

他並進而反對官僚地主兼營商業。故又說:

"身寵而載高位,家溫而食厚祿,因乘富貴之資力以與民爭利於下,民安能爲之哉?是故衆其奴婢,多其牛羊,廣其田宅,博其產業,畜其積委。務此而亡已,以迫蹴民,民日削月朘,寖以大窮。富者奢侈羨溢,貧者窮急愁苦。窮急愁苦而上不救,則民不樂生。民不樂生尙不避死,安能避罪?此刑罰之所以蕃,而奸邪不可勝者也。故受祿之家,食祿而已,不與民爭業,然後利可均布而民可家足。此上天之理,而亦太古之道,天子之所宜法以爲制,大夫之所當循以爲行也。"(本傳)

這充分表現了兩者間的矛盾,並明白地表明了董仲舒的立場。在百年戰爭後的專制主義封建制的法國,貴族地主也提出過重農抑商的主義,並實行了重農抑商的政策。這種階級內部利益衝突的事實,每每使人們誤看作兩個階級的鬥爭。

這在後來,又展開兩者之激烈論爭。鹽鐵論便是這種利益不調協的論爭的系統表演。今古文學派的鬥爭,也正是這種利益衝突的反映。

第三章　貴族地主自救運動的指導原理——劉歆的復古主義

一　劉歆傳略、階級性及其時代

據漢書楚元王傳，劉歆，字子駿，爲劉向少子。向父德，爲陽城侯，德父辟彊，爲光祿大夫，辟彊爲楚元王子休侯富子，元王爲漢高帝"同父少弟"。自辟彊至向世爲宗正。因之，劉歆之家世爲屬於貴族地主階層，無容考辨。

劉歆之生年及卒年，漢書無記載，僅言向年"七十二卒，卒後十三歲而王氏代漢"。按王莽居攝爲公元六年，稱帝爲公元八年；如所謂"王氏代漢"，指王莽之正式稱帝，則劉向之卒應爲哀帝建平二年即公元前五年。漢書同文又云，歆"少以通詩書，能屬文，召見成帝待詔宦者，署爲黃門郎。平河中受詔與父向領校秘書，講六藝、傳記、諸子、詩、賦、數術、方技無所不究"。按成帝紀年自公元前三十二年至公元前七年；紀平河年號爲公元前二八——二五年。是平河元年劉向當爲四十二歲，成帝即位之年爲三十八歲。劉歆爲劉向少子，平河朝與其父同領校秘書時，其年事當不出二十歲左右。因之其生年當爲公元前二十年至三十年之間。

劉向爲有名之經今文公羊學者，歆則好"經古文春秋左氏傳"，爲經古文派一大宗師。左傳、毛詩、逸禮、古文尙書，殆皆經其手校；出自漢代之僞書，亦大抵皆與他有關。漢志說：

"至成帝時，以書頗散亡，使謁者陳農求遺書於天下，詔光祿大夫劉向校經、傳、諸子、詩、賦……每一書已，向輒條其篇目，撮其意旨，錄而奏之。會向卒，哀帝復使向子侍中奉車都尉歆卒父業，歆於是總羣書而奏其七略：有輯略、有六藝略、有諸子略、有詩賦略、有兵書略、有術文略、有方技略。"

又今本周禮一書，據並世學者考證，大抵都認爲係劉歆託古改制的僞作。因而劉歆復古主義的政治論，亦充分表現在此書中。

中國後期封建經濟，到西漢末，由於經濟的發展而帶來其內部矛盾的發展，地主階級的政治地位，便在這種矛盾的基礎上而開始動搖。然而在最初，在地主階級內部之貴族地主和商人地主兩階層間利益的不一致，而表現其政見上的歧異，並表現爲兩派的論爭。但到後來，隨着階級地位的動搖，這兩者更各從其自身利益上，想從危機中逃避出來，於是在政見上便形成"安劉"與復古之相互衝突的兩派。所以在對付被統治者反抗這一點上，他們是一致的；但在如何去和緩矛盾、壓服反抗，便因有其利益條件的不一致，而構成兩種不同的主張。在貴族地主階層，則企圖去恢復初期封建時期的莊園制，把失去土地等生產條件的農民重新編制起來，藉以和緩當前的階級矛盾，而挽救其階級的統治，於是發動復古運動，在學術思想上表現爲經古文派。但這和商人地主階層以及中小地主階層的利益却是矛盾着的，因而他們便在"安劉"的口號下，企圖維持現狀，於以表現爲經今文派。這兩派之正式的分裂，是開始於漢哀之末，即公元前一二十年代間。劉歆正是前者的一個代表。另一方面，歆父劉向却爲經今文派。蓋前此兩者均以"安劉"爲維護其階級政權的共同主張；此後才分裂爲"安劉"與復古兩個主張的。所以從貴族地主立場出發的地主階級儒學大師董仲舒，却也不妨其爲經今文學家。

所謂經今文派，是用陰陽讖緯之說，解釋"劉氏"政權的歷史根據，即謂不可"易姓"是由於"天父"的意旨。經古文學派，則認爲"六經皆史"，都不過是一些往事之記載，且從符讖去解釋"易姓改制"之必然。其根本立場之分歧如此，留下再說。

二　讖緯說和"復古改制"的理論根據

以董仲舒爲師承的經今文學，便首先以"天"爲一個人格神，同時確定這個人格神是君主的後台；在劉向所倡的"三統"說，却謂"天命所授者博，非獨一姓也"(漢書楚元王傳)。以此作爲對君主的一種警告。然而一到後來劉秀等人手中，這個人格神的"天父"便專門在充任"劉氏"政權的後台了。因而對自然界的一切現象，不但均解釋爲"天父"意志的表現，且認爲都是"天父"對君主的警告和暗示，教他們如何去反省自己，檢查施政得失，以鞏固其階級的政權。

在陰陽讖緯之學的一般原則上，是把一切自然界的現象都牽拉和政治現象聯結起來去解釋，一若一切自然現象都是政治現象的反映。同時從其各種不同的立場上，各作出那利於其自己的解釋。例如在董仲舒的時候，商人地主階層爲要求商路的開闢，便慫動武帝把對外自衛戰爭轉化爲侵略戰爭，但此却與貴族地主階層的利益相反。因而在"春秋桓公十四年八月壬申，御廩災"，"春秋桓公十一年秋，宋大水"兩條記事中的"御廩災"和"大水"，董仲舒便把它和兵禍連結起來，認係由於戰爭所招致的"百姓愁怨"的惡果，天故以之示戒的徵兆

(見漢書五行志)。但到成哀之際，在"劉氏"政權內所發現的現象，一是后戚專擅，一是權臣專擅，因而從擁護"劉氏"政權出發的緯書，便都以自然現象和這種政治現象聯結起來去解釋。例如：

"虹不時見：女謁亂公。"(易通卦驗)

"聰明蔽塞：政在臣下；婚戚干朝，君不覺悟：虹蜺貫日。"(易九厄讖)

"歲星入月中：相以妃黨之譖出。"(春秋緯文耀鈎)

"偏任權柄，大臣擅法：則日有青黑子。"(同上)

"熒惑守天紀：幸臣執權，有兵起，王者有憂。"(同上)

"熒惑入營室：專於妻妃。"(同上)

"塡星守須：女后宮有喜，賤女暴貴，若后宮專改，女謁橫行。"(同上)

"主勢集於后族，羣妃之黨橫僭爲害：則日盈。"(春秋緯運斗樞)

"后黨專擅：月生芒。"(同上)

"彗星出織女：女主之黨反。"(同上)

"后妃專：則日與月並照。"(春秋緯感精符)

"后族專政：則日月並照。"(同上)

"妃黨縱橫，佞臣持世：則蜮生。"(春秋緯漢含孳)

"壬子日蝕：后妃專恣，女謀主。"(春秋緯潛潭巴)

"地生光：女謁行。"(同上)

"后族專權，謀爲國害：則日晝昏。"(春秋緯元命苞卷下)

"彗星出魚星：后黨反。"(同上卷下)

"日冠戊己：妻黨貴寵極也。"(孝經雌雄圖)

"鹿者獸中陰，貴臣之象，鹿應陰言角也。夏至，太陽始出，陰

氣始升；陰陽相向，君臣之象也。今失節不解，臣不應君之象，故爲貴臣作奸也。”（易通卦驗）

“孔子曰：‘需之始發大壯始，君弱臣强從解起’。”（易坤靈圖）

“百川沸騰從陰進，山冢萃崩人無仰，高峯爲谷賢者退，深谷爲陵小臨大。”（詩緯推度災）

“强臣擅命，夷狄內侮，后妃專恣，刑殺無辜：則天雨雹。”（春秋緯考異郵）

其次適應於農民“叛亂”的社會現象連續出現，緯書又轉而以自然現象與這一社會現象聯結起來去解釋，例如春秋緯文耀鉤說：

“熒惑犯翼，若守之：天下大亂，車騎無極，大兵起，四海匈匈於無命。”

“熒惑守天紀：幸臣執權，有兵起，王者有憂。”

“熒惑入卷舌，若守之：天下大旱，有兵起。”

“塡星犯箕，若在宮中：天下大亂，兵大起。”

“太白入居守天市中：驚國有謀兵，斧鉞用，兵大起，期不出三年。”

“彗入斗，辰守房，天庫虛，狼弧張：期八年，王伯起，帝產亡，后黨嬉。”

然此均從擁護“劉氏”政權出發的；認爲這些徵兆，正是“天”意識地在譴告“劉氏”，教他們自己反省，暗示他們如何去挽救統治地位。

但到劉歆時代之貴族地主階層的見解，便完全兩樣了。他們對這種自然現象所加的解釋，認爲那正是“易姓改制”之“天意”的表徵。例如春秋緯合誠圖說：

“五星鬭：天子去。”

"君殺妻誅，而天下笑。"

"司危如太白有目：以爲乖事之徵見，則主失法、期百年，豪傑起，天子以不義失國，有聲之臣行主德也。"

由於前後政治環境的各異，因而從同一貴族地主階層的立場上，對同一自然現象而達到根本不同的解釋——各以之符合其在一定時間內的要求去解釋。其實，這正是這一社會階層之自己歷史的辯證法。但這在機械論者或實驗主義者流亞看來，不是成爲一個不可解釋的問題，便會認作歷史的奇蹟去誇張的。話再說回來，據漢書五行志的記載：

甲、"春秋桓公十四年，八月壬申，御廩災。

"董仲舒以爲先是四國共伐魯，大破之於龍門。百姓傷者未瘳，怨咎未復，而君臣俱惰，內怠政事，外侮四鄰。非能保守宗廟，終其天年者也。故天災御廩以戒之。

"劉向以爲御廩：夫人八妾所舂米之臧，以奉宗廟者也。時夫人有淫行，挾逆心。天戒若曰：'夫人不可以奉宗廟。'桓不寤，與夫人俱會齊。夫人譖桓公於齊侯，齊侯殺桓公。

"劉歆以爲御廩，公所親耕藉田以奉粢盛者也。棄法度亡禮之應也。"

乙、"春秋桓公十一年秋，宋大水。

"董仲舒以爲時魯宋比年爲乘丘鄑之戰，百姓愁怨，陰氣盛，故二國俱水。

"劉向以爲時宋愍公驕慢，睹災不改；明年與其臣宋萬博戲，婦人在側，矜而罵萬，殺公之應。"

丙、"春秋昭公二十五年，夏，有鸜鵒來集。

"劉向以爲象季氏將逐昭公，去宮室而居外野也。

"劉歆以爲羽虫之孽，其色黑；又黑，祥也，視不明，聽不聰之罰也。"

五行志所載，要皆類此的例子。請讀者直接去參閱五行志。

對同一自然現象，董仲舒則從其時貴族地主的立場上，藉讖緯去非難商人地主所支持的開發商路的戰爭；劉向則從貴族地主的立場上，從而着眼於安定其階級統治權的觀點上，藉讖緯去非難那搗動階級內部糾紛，製造政治危機的后宮、外戚和權臣的專擅；劉歆則以同一的階級立場，却藉讖緯去說明"易姓改制"之徵兆，而作爲其復古改制運動的根據。這是活生生的歷史，並不是偶然的。

三　復古的政治論

漢代地主階級所支配的社會，到公元前後半世紀，一方面由於長期向四周各族進行戰爭，戰費的鉅大支出與農民頻繁的軍役供應，而引起農村經濟的窮乏和生產的衰落，大部分農民賣妻鬻子，小所有者也相率喪失土地；在相反的方面，却是土地集中於少數大地主，尤其是商人地主之手。從而便引發農民相繼的起義。地主階級爲鎮壓農民起義，又增加農民之軍事負担；益加在反對農民軍的戰爭中對農民施行殘酷的壓迫——殺害、家財沒收、"沒坐爲奴"……等等無情的毒辣手段，益促速社會生產的解體。因之，地主階級的統治便愈呈動搖。

以王莽、劉歆等人爲首的大地主貴族一羣，認爲要維繫其統治而使當時嚴重的局勢得到和緩，只有給予農民以份有地，使其相安於一種較常態的剝削關係。集中在大地主手中的土地，自然不可能給予農民；王莽、劉歆一羣，也並不是肯主張無條件的放棄土地，給予農民，消除剝削。恰恰相反，他們的主張，正在爲着如何使這種剝削關係得以繼續。因之，在劉歆等人看來，認爲只有恢復到初期封建制度時代莊園制的組織。他們以爲這樣，一方面使農民均一一獲得"份有地"，一方面在地主自身仍能保持其土地佔有權，而繼續其剝削生活；以爲社會的矛盾，從而便能和緩下來，階級間的關係仍可以照樣維持下去。因而以初期封建制爲底本而寫成的周禮的那種圖式便出現了。

在初期封建制下面的土地諸形態和勞動編制，便是其所謂"井田"式的莊園制（在劉歆的所謂"井田"，是承襲着孟軻的解釋而演繹的。但在西周所謂"井田"的本義，並不是一種土地制度，而是關於經營技術上一種水利制度。詳請參看拙著殷周時代的中國社會，即中國社會史綱第二分册），因而貴族地主階層，便想把這種構想的圖式拉到中國後期封建制經濟的諸條件下來實現。不過中國封建制的社會生產力一發展到漢代，由於土地的肥沃磽瘠程度不同，從而其所提供的生產成果之差異，不能不提起他們的注意。因之給予農民以"份有地"的面積，便有如次之較精密的三個標準：

一、"凡造都鄙，制其地域而封溝之，以其室數制之。不易之地家百畝，一易之地家二百畝，再易之地家三百畝。"（周禮大司徒）

二、"上地夫一廛，田百畝，萊五十畝，餘夫亦如之；中地夫一廛，田百畝，萊百畝，餘夫亦如之；下地夫一廛，田百畝，萊二百畝，餘夫亦如之。"（周禮遂人）

三、"乃頒比法於六鄉之大夫，……乃均土地，以稽其人民而周知其數。上地家七人，可任也者家三人；中地家六人，可任也者二家五人；下地家五人，可任也者家二人。"（周禮小司徒）

這是給予農民以份有地的土地分配原則，亦即企圖以這種初期封建制的方式，把農民束縛於土地之上，重現其勞動編制。

在這種圖式下面的份地的組織，即土地的區劃和其經營的組織，劇揭示如次之一個構想圖式：

"凡治野，夫間有遂，遂上有徑；十夫有溝，溝上有畛；百夫有洫，洫上有涂；千夫有澮，澮上有道；萬夫有川，川上有路，以達於畿。"（周禮遂人）

"匠人爲溝洫，耜廣五寸；二耜爲耦，一耦之伐，廣尺深尺，謂之甽；田首倍之，廣二尺，深二尺，謂之遂。九夫爲井，井間廣四尺，深四尺，謂之溝。方十里而成，成間廣八尺，深八尺，謂之洫。方百里爲同，同間廣二尋，深二仞，謂之澮，專達於川，各載其名。凡天下之地勢，兩山之間，必有川焉，大川之上，必有涂焉。"（周禮匠人）

但在西周，决沒有這樣規模宏大和如此整列的莊園組織。而劉歆的這種圖式的構製，一方面顯然是把原來領邑的組織理想化；一方面又以漢代郡縣之區域大小作爲其背景。

然而在這種土地分配和勞動編制的原則下，又怎樣去實現其剝削呢？易言之，課與領有份地的農民以何種義務呢？周禮小司徒說：

"乃經土地而井牧其田野，九夫爲井，四井爲邑，四邑爲丘，四丘爲甸，四甸爲縣，四縣爲都，以任地事而令貢賦凡稅斂之事。

"乃會萬民之卒伍而用之：五人爲伍，五伍爲兩，四兩爲卒，五卒爲旅，五旅爲師，五師爲軍，以起軍旅，以作田役，以比追胥，以令貢賦。乃均土地以稽其人民，而周知其數。……凡起徒役，毋過家一人；以其餘爲羨，唯田與追胥竭作。"

因而一方面，農民所提供於地主的剩餘勞動，仍是用徭役和賦稅的形態去表現；一方面，在莊園組織之上，仍保留着郡縣的組織，農民在這裏，較原來更多一層國役和國稅的負担，且受到更多的人身的約束。從而其所謂役，包括着兵役和其他徒役；賦則爲勞役地租或實物地租，稅則為如次之一個標準：

"凡任地，國宅無征，園廛二十而一，近郊十一，遠郊二十而三，甸、稍、縣、都皆毋過十二，唯其漆林之征，二十而五。"（周禮載師）

担任徭役和賦稅的農民，"國中自七尺以及六十，野自六尺以及六十有五，皆征之。"（周禮鄉大夫）另一方面，"國中貴者、賢者、能者、服公事者"（同上）便當然沒有這種義務。實際上，農民担任賦役的年齡標準，只要他還有勞動能力，是不容逃避的；除非他已完全喪失其勞動能力，才得幸免，亦即所謂"老者疾者皆舍"（同上）是也。

然而在地主的土地佔有的實況上，各人佔有的土地面積，却並不是相等的，這又如何去處置呢？劉歆在這裏，認為應依照其土地佔有面積之大小而分為"諸公之地"、"諸侯之地"、"諸伯之地"、"諸子之地"、"諸男之地"（大司徒）與"士田"（載師）六個等級。其餘原有的公地，則留作國有——即君主所有——或賞賜。從而又照應各人土地面積佔有的多少而確定等級不一的爵位，把現存的等級身分制重新理想化。且從而給予大地主在其佔有土地上以相當獨立的政治的經濟的權力——類似於原來的封建主。

但是在漢代，手工業者階層事實上已獨立存在，商業在經濟領域中亦已有其一定的地位和作用，易言之，已有較複雜的分業的存在。這種現實的存在，不是憑人類的主觀意志可任意去決定去取的。劉歆在這裏，為適應這種既存事實，主張把這種經濟因素加以改造，以期符合其理想的政治、經濟的組織圖式，因而他揭示如次之處理方式：

"以九職任萬民：一曰三農，生九穀；二曰園圃，毓草木；三曰虞衡，作山澤之材；四曰藪牧，養蕃鳥獸；五曰百工，飭化八材；六

曰商賈，阜通貨賄；七曰嬪婦，化治絲枲；八曰臣妾，聚斂疏材；九曰閒民，無常職，轉移職事。"（大宰）

"頒職事十有二於邦國都鄙，使以登萬民：一曰稼穡、二曰樹藝、三曰作材、四曰阜蕃、五曰飭材、六曰通財、七曰化材、八曰斂材、九曰生材、十曰學藝、十有一曰世事、十有二曰服事。"（大司徒）

尤其爲約束商業資本的活動，而與以"肆長"①、"賈師"②、"泉府"③之設置。自然，這可說是一種企圖拿着歷史往回走的主觀主義的典型。

由劉歆等人之手而把這一圖式畫出後，於是便在以王莽爲首的復古運動中，在其政權的出現後，一面便申述當時社會矛盾所反映的諸現象，認爲不改變現狀已無法安定社會這個見地上而闡明其復古的立場。所以在王莽的第一篇詔書中說：

"古者，設廬井八家，一夫一婦田百畝，什一而稅，則國給民富而頌聲作。此唐虞之道，三代所遵行也。秦爲無道，厚賦稅以自供奉，罷民力以極欲；壞聖制，廢井田。是以兼幷起，貪鄙生；强者規田以千數，弱者曾無立錐之居。又置奴婢之市，與牛馬同闌，制於民臣，顓斷其命。姦虐之人，因緣爲利，至略賣人妻子。逆天心，誖人倫，繆於'天地之性人爲貴'之義。……漢氏減輕田租，三十而稅一，常有更賦，罷癃咸出。而豪民侵陵，分田刼假，厥名三十稅一，實什稅五也。父子夫婦終年耕耘，所得不足以自存。故富者犬馬餘菽粟，驕而爲邪，貧者不厭糟糠，窮而爲姦俱陷於辜，刑用不錯。"（漢書王莽傳）

一方面，便同時把周禮的圖式宣佈出來實行。王莽始建國元年

① ② ③ 參看周禮各本條。

(公元九年)詔云:

"今更名天下田曰王田……不得賣買。其男口不盈八而田過一井者,分餘田與九族鄰里鄉黨。故無田,今當受田者,如制度。敢有非井田聖制,無法惑衆者,投諸四裔,以禦魑魅,如皇始祖考虞帝故事。"(同上)

貴族地主階層依照這樣一個圖式把初期封建制系統地重現了。但是一,歷史是不能往回轉的;二,這與商人地主以及中小地主階層的利益有矛盾;三,已由莊園內的農奴而轉化到了佃耕制時代的農民,令他們再回到莊園內去,除去再加重政治上的人格之愈被束縛外,加在駱駝背上的重負也是有增無減的,因而復古同時並不能取得農民的同情。所以這一復古運動的悲喜劇,也不能不"曇花一現"地便歸於消失了。

此外在這一派的代言人中,在認識論方面,揚雄較劉歆有其較高的成就,有一點唯物主義的因素,但其在政治論上,並沒有新的原則的發現,故不具論。讀者要知道揚雄思想的內容,請參閱揚子法言,便可以概見其輪廓。

第四章　地主階級內部各派思想的昇沉與其統一

一　今古文學派的對立與調和

隨着貴族地主所支持的王莽復古運動的失敗，一時在意識形態上取得支配地位的經古文學派，乃亦不能不隨之而消沉。繼起的後漢政權，係發生於商人地主階層的反王莽復古運動，從史實上考察，是十分確切的。據後漢書光武本紀，王莽地皇三年，即公元二十二年，光武"因賣穀於宛，宛人李通等以圖讖說光武，云：'劉氏復起，李氏爲輔'"，"遂與定謀"。是劉秀本人爲囤積糧食的商人地主。又李通傳云："李通……南陽宛人也，世以貨殖著姓。"又據前漢書地理志所載，潁川、南陽在前漢末，已成爲"俗……好商賈漁獵藏匿"之區。而在劉秀軍事集團中的所謂"二十八宿"，又大皆出身於潁川、南陽一帶。是後漢的政權，係在商人地主階層的支持下而樹立起來的。他們在農民大暴動的火燄中，僞裝聯合農民軍又出賣了農民軍。這一階層在後漢便成爲政治上、經濟上的支配階層。從而在社會意識形態上，經今文學也便代之而取得支配地位。故自公元三十年代至馬融、鄭玄出世前，經古文學派在學理上並沒有什麼發揮。後漢書鄭玄傳云：

"時任城何休好公羊學，遂著公羊墨守、左氏膏肓、穀梁廢疾。玄乃發墨守，鍼膏肓，起廢疾。休見而嘆曰：'康成入吾室，操吾矛以伐我乎？'初中興之後，范升、陳元、李育、賈逵之徒爭論古今學後，馬融答北地太守劉瓌，及玄答何休，義據通深，由是古學遂明。"

然在後漢政權成立初的公元三十年代至六十年代間，桓譚從經古文學派的立場上，曾極力攻擊商人地主。首先，他們極力非難政府的政策法令，及商人地主階層的猖狂。桓譚說：

"夫理國之道，舉本業而抑末利。是以先帝禁人二業；錮商賈不得宦爲吏。此所以抑并兼長廉恥也。今富商大賈多放錢貨，中家子弟爲之保役。趨走與臣僕等勤，收稅與封君比入。是以衆人慕効，不耕而食；至乃多通侈靡，以淫耳目。今可令諸商賈自相糾告，若非身力所得，皆以臧畀告者。如此則專役一己，不敢以貨與人，事寡力弱，必歸功田畝，田畝修，則穀入多而地力盡矣。

"又見法令決事，輕重不齊，或一事殊法，同罪異論。姦吏得因緣爲市，所願活則出生議，所欲陷則與死比。是爲刑開二門也。"（後漢書桓譚傳疏陳時政）

這不只表現了貴族地主的要求，在這方面並反映了中小地主的要求。

一方面，則極力攻擊經今文學。桓譚又說：

"今諸巧慧小才伎數之人，增益圖書，矯稱讖記，以欺惑貪邪詿誤，人主焉可不抑遠之哉！臣譚伏聞陛下窮折方士黃白之術，甚爲明矣；而乃欲聽納讖記，又何誤也。其事雖有時合，譬猶卜數隻偶之類，陛下宜垂明聽，發聖意，屏羣小之曲說，述五經之正義；略靁同之俗語，詳通人之雅謀。"（本傳）

而經今文學，却正是商人地主政治的指導原理。因此，桓譚的"時政"主張，當然不能獲得商人地主階層所支配的政府的容納。所以譚本傳所云桓譚前後三次上疏光武：初則"失旨不用"，再則"書奏不省"，三則"帝省奏愈不悅"，在最後更遭受一次極嚴重的壓迫，以至被斥謫，抑鬱而死。桓譚傳說："其後有詔會議靈臺所處，帝謂譚曰：'吾欲讖決之，何如？'譚默然良久曰：'臣不讀讖。'帝問其故，譚復極言讖之非經。帝大怒曰：'桓譚非聖無法。'將下斬之。譚叩頭流血，良久乃得解。出爲六安郡丞，意忽忽不樂，道病卒。"

另一方面，在光武四年，即公元二十八年，因韓歆疏請"欲爲費氏易左氏春秋立博士"之一問題，而展開兩者的論戰；代表經今文學的范升，認爲"左氏不祖孔子，而出於丘明，師徒相傳，又無其人"；代表經古文學的陳元，則謂"丘明至賢，親受孔子；而公羊、穀梁傳聞於後世"。光武皇帝爲和緩兩者的糾紛，曾承允設置左氏學博士；然却引起舉朝一致的反對，"諸儒以左氏之立，議論讙譁；自公卿以下數廷爭之"，故結果，又隨即裁廢。（以上均見後漢書鄭范陳賈張列傳）

這正在反映着地主階級內部兩個階層政治上衝突的過程，亦即經今文學派利用其在朝派的政治地位，壓制經古文學派。在野派的經古文學派由於在政治上被排斥，便轉向學術方面去發展。所以到後漢末，經古文學比經今文學在學術上的成就還要大，特別是產生了馬融、鄭玄（康成）那樣經古文學的大師。

但從公元六十年代後，到馬融、鄭玄的經古文學抬頭以前的期間，貴族地主階層在政治上、經濟上都成了前者的附屬，因而表現在意識形態上，所謂經古文學，在政治論上亦無異成了經今文學的一個支流。從而以經古文學家的代表權威而出現的賈逵，其所謂經古文學却不惜自己掩蓋其獨立的宗派性，自貶立場而曲附於所謂經今文學家之神學的說教。賈逵一面曲解其左氏學同於公羊，例如他說："臣謹擿出左氏三十事尤著明者，斯皆君臣之正義，父子之紀綱；其餘同公羊者什有七八，或文簡小異，無害大體。"（公元七十六年上章帝條奏，見漢書本傳）一面把左氏曲解爲圖讖之學，例如他說："至光武皇帝奮獨見之明，與立左氏穀梁，會二家先師不曉圖讖，故令中道而廢"，"五經家皆無以證圖讖，明劉氏爲堯後者；而左氏獨有明文。五經家皆言顓頊代黃帝，而堯不得爲火德；左氏以爲少昊代黃帝，即圖讖所謂帝宣也。如令堯不得爲火，則漢不得爲赤。其所發明補益實多。"（同上）另一方面，"神雀集宮殿"，他迎合商人地主，曲解爲"胡降之徵"（同上）。因此，所謂經古文學派，在這方面，無異成爲經今文學派之一支流。自此約歷數十年之久，不曾表現有所謂經今古文派之激烈爭持。

然至二世紀三十年代以後，由於社會的階級矛盾復趨緊張，地主階級統治地位復呈動搖——一方面，土地財富集中於大地主之手；一方面，農民羣衆普遍貧窮化，益以天災疊至，因之便不斷發生農民暴動與流亡的現象（請參閱拙著中國大學的中國經濟史講義）。從而，一面又引起內政紛亂，特別是外戚和太監迭起擅權；一面引起境內其他種族和部落的離貳；一面又引起中間階層的不滿。因而在維護其統治的同一立場上，却又重新引起地主階級內部各派見解和主張的衝突，特別表現爲貴族地主階層在政治上的反攻、中小地主階層發出不滿的呼聲。但他們間的衝突，不僅更滋長了外戚和太監的竊奪權利，而地主階級內部除李膺陳蕃等少數稍有正義感的人士外，他們爲着排斥異己，甚至不擇手段，反而和太監勾結，致誣成"黨錮之禍"與摧殘知識分子的大屠殺慘局。

但在後漢後期以至桓靈時代（桓帝紀自公元一四七至一六八年；靈帝紀自公元一六九至一八八年），階級矛盾劇烈化，尤其農民暴動此仆彼起，寖假全國均捲入於暴動的洪流。因而地主階級內部各階層間的對立，便在這種嚴重情勢下復歸於統一。從而反映在意識形態上之相互對立的經今古文學派，也在階級內部統一的方針下復歸於統一了。——自然，這不是說其內部的對立性便不存在了。例如荀悅說：

"仲尼作經，本一而已。古今文不同，而皆自謂眞本經。古今先師，義一而已。異家別說不同，而皆自謂古今。（此處有誤）仲尼邈而靡質，昔先師歿而無聞，將誰使折之者。秦之滅學也，書藏於屋壁，義絕於朝野。逮至漢興，收摭散滯，固已無全學矣。文有磨滅，言有楚夏，出有先後，或學者先意有所借定，後進相放，彌以滋蔓。故一源十流，天水違行，而訟者紛如也。執不俱是，比而論之，必有可參者焉。"（申鑑時事）

荀悅的這種意見，反映了當時地主階級的一種要求的傾向。然而由於地主階級內部各階層的存在，經古文和今文學派思想的統一，却是不能實現的。所以地主階級仍只能在挽救統治和鎮壓農民暴動這一點上，達到共同的主張。

二　關於政治論上的各派見解

地主階級內部各派，從同一階級立場而要求維護其統治的主張，是完全一致的。而所謂後漢一百九十六年間的經濟，可說是前漢的延長，所以其政治思想，基本上是承襲着董仲舒。如在階級論上，他們也沒有跳出董仲舒"性三品"論的教條。這在反映中小地主的利益和要求的王符也說："夫性惡之民，民之豺狼"，"善人君子被侵怨而能至闕庭自明者，萬無數人。"（後漢書本傳引潛夫論述赦）仲長統也說："夫人待君子然後化……君子非自農桑以求衣食者也。"（同上本傳引昌言損益)是皆從所謂人性論去曲論地主和農民兩個階級。在基本政策上，他們也同樣遵守教化與刑罰並用的原則。而所謂教化的內容，也只在解釋董仲舒"三綱六紀"的原則，只是在刑罰的原則上，適應於階級鬥爭情勢的開展，便更强調其重要性；在董仲舒是以刑罰去作爲所謂教化的保障與補助，現在則轉而爲刑罰第一主義了。王符說：

"爲國者，必先知民之所苦，禍之所起，然後爲之禁，故姦可塞而國可安也。今日賊良民之甚者莫大於數赦贖，赦贖數，則惡人昌而善人傷矣。……其輕薄姦軌，既陷罪法，怨毒之家，冀其辜戮以解畜憤，而反一概悉蒙赦釋，令惡人高會而誇咤，老盜服臧而過門，孝子見讎而不得討，遭盜者睹物而不敢取，痛莫大焉。夫養稂莠者傷禾稼，惠姦軌者賊良民。書曰：'文王作罰，刑茲無赦。'先王之制刑法也，非好傷人肌膚，斷人壽命；貴威姦懲惡，除人害也。故經稱'天命有德，五服五章哉！天討有罪，五刑五用哉！'"(潛夫論述赦)

仲長統說：

"肉刑之廢，輕重無品，下死則得髡鉗，下髡鉗則得鞭笞，死者不可復生，而髡者無傷於人。髡笞不足以懲，中罪安得不至於死哉？夫雞狗之攘竊，男女之淫奔，酒醴之賂遺，謬誤之傷害，皆非值於死者也。殺之則甚重，髡之則甚輕。不制中刑以稱其罪，則法令安得不參差，殺生安得不過謬乎？今患刑輕之不足以懲惡，則假臧貨以成罪，託疾病以諱殺。科條無所準，名實不相應，恐非帝王之通法，聖人之良制也。或曰：過刑惡人可也，過刑善人，豈可復哉？曰若前政以來，未曾枉害善人者，則有罪不死也。是爲忍於殺人也，而不忍於刑人也。今五刑有品，輕重有數，科條有序，名實有正，非殺人逆亂鳥獸之行甚重者，皆勿殺。嗣周氏之秘典，

續呂侯之祥刑，此又宜復之善者也。”（後漢書本傳引昌言損益）

只是貴族地主及中小地主從其自身的利益上，仍執持着相異於商人地主的重農抑商的主張，這在王符和仲長統的著作中也都表現得明白。王符說：

“今舉世舍農桑趨商賈，牛馬車輿塡塞道路，游手爲巧充盈都邑。治本者少，浮食者衆。商邑翼翼，四方是極。今察洛陽資浮末者什於農夫，虛僞游手什於浮末。則是一夫耕百人食之，一婦桑百人衣之。以一奉百，孰能供之？天下百郡千縣，市邑萬數，類皆如此。本末何足相供，則民安得不饑寒。饑寒並至，則安能不爲非，爲非則姦宄，姦宄繁多，則吏安能無嚴酷，嚴酷數加，則下安能無愁怨。愁怨者多……則國危矣。夫貧生於富，弱生於强，亂生於治，危生於安。”（潛夫論浮侈）

“國之所以爲國者，以有民也；民之所以爲民者，以有穀也；穀之所以豐殖者，以有人功也；功之所以能建者，以有日力也。……孔子稱：庶則富之，旣富則敎之。是禮義生於富足，盜竊起於貧窮。富貴生於寬暇，貧窮起於無日。”（同上愛日）

仲長統說：

“漢興以來，相與同爲編戶齊民而以財力相君長者，世無數焉。而淸潔之士，徒自苦於茨棘之間無所益損於風俗也。豪人之室，連棟數百；膏田滿野，奴婢千羣，徒附萬計；船車賈販，周於四方，廢居積貯，滿於都城；琦賂寶貨，巨室不能容，馬牛羊豕，山谷不能受；妖童美妾，塡乎綺室；倡謳妓樂，列乎深堂；賓客待見而不敢去；車騎交錯而不敢進；三牲之肉臭而不可食；淸醇之酎敗而不可飮；睇盼則人從其目之所視；喜怒則人隨其心之所慮。此皆公侯之廣樂，君長之厚實也。苟能運智詐者則得之焉。苟能得之者，人不以爲罪焉，源發而橫流，路開而四通矣。求士之舍榮樂而居窮苦，棄放逸而赴束縛，夫誰肯爲之者邪？夫亂世長而化世短，亂世則小人貴寵，君子困賤。”（後漢書本傳引昌言理亂）

“井田之變，豪人貨殖館舍布於州郡，田畝連於方國。身無半通靑綸之命，而竊三辰龍章之服。不爲編戶一伍之長，而有千室名邑之役。榮樂過於封君，勢力侔於守令。財賂自營，犯法不坐。刺客死士爲之投命。至使弱力少智之子，被穿帷敗，寄死不斂，寃枉窮困，不敢自理。雖亦由網禁疏闊，蓋分田無限使之然也。今欲張太平之紀綱，立至化之基址，齊民財之豐寡，正風俗之奢儉，非井田實莫由也。”（同上損益）

這在一方面，極力攻擊商人地主享受特權、集中財富、兼併土地、壟斷經濟以及其豪奢腐化生活和支配社會的權勢；一方面强調了中小地主的情况和要求，客觀上也反映了人民的一些生活狀況；同時也主張復行“井田”制。

三　調和各派之荀悅的折衷論

到後漢末，地主階級內部的矛盾，在階級對立的嚴重情勢下便趨於緩和了。在意識形態上，荀悅便是代表這種傾向而出現的思想家。

如前所述，荀悅從折衷的立場上企圖調協經今古文學派，取得兩者在學術宗派上之統一。

各派長時間在政見上所爭持的一個中心問題：即商人大地主主張任令人們對土地自由買賣和兼併；其他階層則主張“限田”，甚而恢復所謂“井田”。荀悅在這裏，便從其折衷的立場上說：

“諸侯不專封；富人民田踰限，富過公侯，是自封也。大夫不專地；人賣買由己，是專地也。或曰，復井田與？曰，否。專地非古也，井田非今也。然則如之何？曰：耕而勿有，以俟制度可也。”（申鑑時事）

這種模稜兩可的折衷論，是完全沒有實際意義的。所謂“耕而勿有，以俟制度”的建議，也只是一種沒有具體內容的模糊概念。

構成各派在政治上之另一主要爭點，即一派主張支持商業要求，其他各派則主張重農抑商。荀悅在這裏，也採取折衷的立場。例如他說：

“或問貨。曰：‘五銖之制宜矣。’曰：‘今廢如之何？’曰：‘海內既平，行之而已。’曰：‘錢散矣，京畿虛矣，其勢必積於遠方。若果行之，則彼以無用之錢，市吾有用之物，是匱近而豐遠也。’曰：‘事勢有不得官之所急者，穀也。牛馬之禁不得出百里之外；若其他物，彼以其錢取之左，用之於右，貿遷有無，周而通之，海內一家，何患焉？’曰：‘錢寡矣。’曰：‘錢寡民易矣。若錢既通而不周於用，然後官鑄而補之。’或曰：‘收民之藏錢者，輸之官牧，遠輸之京師，然後行之。’曰：‘事枉而難實者，欺慢必衆，奸僞必作，爭訟必繁，刑殺必深。吁嗟紛擾之聲，章乎天下矣。非所以撫遺民，成緝熙也。’曰：‘然則收而積之與？’曰：‘通市其可也。’或曰：‘改鑄四銖？’曰：‘難矣。’或曰：‘遂廢之？’曰：‘錢實便於事用，民樂行之，禁之難。今開難令以絕便事，禁民所樂，不茂矣。’曰：‘起而行之，錢不可，如之何？’曰：‘尙之廢之，弗得已，何憂焉’。”（同上）

荀悅在這裏，企圖照顧兩方面；但却只是一些無補實際的空論，對當前情況，並未能引起何種改變。

荀悅的根本見解，並無多少新東西，只不過把董仲舒以來的地主階級各派理論加了些解釋。例如在階級論的出發點上，他也承襲着所謂"性三品"說，申鑑雜言下篇說："有三品焉：上下不移；其中則人事存焉爾，命相近也，事相遠也。""純德無慝，其上善也；伏而不動其次也，動而不行，行而不遠，遠而能復，又其次也；其下者，遠而不近也。"從這裏而解釋其階級統治的根據，故說"善治民者，治其性也……凡器可使與顏、冉同趨。"(同上政體)從而便轉入到其所謂法度敎化說："性雖善，待敎而成；性雖惡，待法而消。唯上智下愚不移；其次善惡交爭，於是敎扶其善，法抑其惡。得施之九品：從敎者半，畏刑者四分之三，其不移大數，九分之一也；一分之中，又有微移者矣。然則法敎之於化民也，幾盡之矣。及法敎之失也，其爲亂亦如之。"(同上雜言下)因此，在他看來，刑罰是專用以"治小人"，即農民，而地主階級却是生成的"純德無慝"的治人者；唯有在"上智"與"下愚"之間的小所有者，乃需要禮敎去敎化，刑罰去鞭策。故政體篇又說：

> "君子以情用，小人以刑用。……故禮敎榮辱以加君子，化其情也；桎梏鞭扑以加小人，治其刑也。君子不犯辱，况於刑乎，小人不忌刑，况於辱乎？若夫中人之倫，則刑禮兼焉。敎化之廢，推中人而墜於小人之域；敎化之行，引中人而納於君子之途，是謂章化。"

同時對於"中人"，他又同樣主張用考選制度去羅拔。這自然是一種欺騙性的階級政策，表現其在地主階級的立場上，提出爭取中間階層的要求。

依照他的理論邏輯，"君子"便成了生成的依他人勞動以爲生的階級，"小人"便是生成的應提供剩餘勞動去供養君子的階級，故說："君以至美之道道民，民以至美之物養君。"(同上)"上以功惠綏民，下以財力奉上。"(同上)從這裏，把人剝削人之階級的內容隱蔽着，而達到如次之一欺騙的國家論的結論："天下國家一體也：君爲元首，臣爲

股肱，民爲手足。”（申鑒政體）

國家的目的是什麼呢？他說，第一在制止“偸竊”和“掠奪”；其次在“序”“高下”、“固”“班級”。怎樣去完成這種目的呢？他說：“凡政之大經，法敎而已矣。敎者，陽之化也；法者，陰之符也。仁也者，慈此者也；義也者，宜此者也；禮也者，履此者也；信也者，守此者也；智也者，知此者也。”（同上）

但是這種“法敎”爲什麼在當時完全喪失效力呢？在這一現實的問題上，由於代表的社會階層不同，所處的時代情況的變化，便使他達到如次之一比董仲舒較進步的見解，時事篇說：

“古今之法也，民寡則用易足，土廣則物易生，事簡則業易定，厭亂則思治，創難則思靜。或曰：三皇民至敦也，其治至淸也。天性乎？曰：皇民敦，秦民弊，時也；山民樸，市民玩，處也。桀紂不易民而亂，湯武不易民而治，政也。……奚唯性。”

在這裏，他知道從時間、地點、條件去了解政治情況和民俗；並以之與主觀上政治措施關聯起來，去說明時代的治亂。這是一種比較切近實際的見解。但他又繼續說：

“不求無益之物，不蓄難得之貨，節華麗之飾，退利進之路，則民俗淸矣。簡小忌，去淫祀，絕奇怪，則妖僞息矣。致精誠，諸求己，正大事，則神明應矣。放邪說，去淫智，抑百家，崇聖典，則道義定矣。去浮華，舉功實，絕末伎，同本務，則事業修矣。”

這在一方面，雖在非難那種豪奢腐化生活；另方面，却又不啻在反對社會經濟、文化的進步，反對開通民智，而又主張統制思想，這却是保守的。

第五章　農民派的政治學說

一　王充的批判主義

甲　王充傳略

據論衡自紀篇云："王充者，會稽上虞人也，字仲任。其先本魏郡元城一姓，孫一幾世嘗從軍有功，封會稽陽亭。一歲倉卒國絕，因家焉。以農桑爲業。世祖勇任氣，卒咸不揆於人。歲凶，橫道傷殺，怨讎衆多；會世擾亂，恐爲怨讎所擒，祖父汎舉家檐載，就安會稽，留錢塘縣，以賈販爲事。生子二人，長曰蒙，少曰誦，誦即充父。祖世任氣，至蒙誦滋甚，故蒙誦在錢塘勇勢凌人；末復與豪家丁伯等結怨，舉家徙處上虞。"又云："貧無一畝庇身，……賤無斗石之秩，……居貧苦而志不倦。"又云："充細族孤門，或啁之曰：'宗祖無淑懿之基，文墨無篇籍之遺……吾子何祖？其先不載。況未嘗履墨涂，出儒門……'""章和二年，罷州家居，年漸七十，時可懸輿，仕路隔絕，志窮無如，……貧無供養，志不娛快。……"又後漢書王充傳云："充少孤……，師事扶風班彪，……家貧無書，常於洛陽市肆閱所賣書"，很明白，王充的家世，是屬於被壓迫的窮苦的人民。自紀篇又曰："建武三年充生。"按光武建武三年即公元二十七年。又云："章和二年，罷州家居，年漸七十。"按章帝章和二年爲公元八十八年。又本傳云："永元中病卒於家。"若其年事爲七十左右，則其卒年當在公元八十九年至九十七年左右。

按中國社會自公元一世紀三十年代至二世紀三十年代間，地主農民間的階級鬥爭形勢雖漸呈緩和；而階級間的矛盾，由於大地主一商人的土地兼併，及高利貸與商品掠奪的疾急進行，又迅速地在發展着。其次，由於科學技術知識的進步以及手工業與商業的發展，給予人類對自然界的認識以較豐富的條件。在這種社會和文化諸條件的基礎上，便產生較進步的王充的農民派哲學。

作爲王充思想的代表著作，今所傳者僅論衡。論衡一書，本傳云八十五篇，二十餘萬言，今傳者亦八十五篇；崇文總目三十卷，世所傳本或爲二十七卷。今各種版本文字亦間有出入。此或因諸本繕寫及輾轉流傳之所致。後漢書註解云：

"袁山松書曰：充所作論衡，中土未有傳者，蔡邕入吳始得之，恆祕玩以爲談助；其後王朗爲會稽太守又得其書……由是遂見傳焉。抱朴子曰：'時人嫌蔡邕得異書，或搜求其帷中隱處，果得論衡，抱數卷持去。邕丁寧之曰：唯我與爾共之，勿廣也'。"

依此，今本論衡或因折轉流傳而有所改易，亦事勢之難於避免的。而況被統治者著作的出版、發行，從來就遭受着令人難以想像的困難。

此外本傳及自紀篇均云更有性書十六篇；自紀篇並云："充既疾俗情，作譏俗之書；又閔人君之政，徒欲治人，不得其宜，不曉其務，愁精苦思，不睹所趨，故作政務之書；又傷僞書俗文，多不實誠，故爲論衡之書。"同時更有實論之作。但所謂"譏俗之書"、"政務之書"及"實論"均與論衡並列，當爲論衡以外之其他著作，惜今皆已失傳。

余因思在當時，王充諸著作，或亦被視同"洪水猛獸"而遭禁止，故蔡邕私有此書而不傳；直至後漢末王朗始以之公佈。此殊爲出身於被統治階級之文人，無間古今而同一遭遇者也。

乙　作爲認識論的唯物主義

王充從勞苦人民實際生活的基礎上，對宇宙間、社會間一切現象的認識，基本上是從生活的現實情況出發的，雖然他不能不受到其時代的歷史條件的限制。因而他對於從來統治階級各派之充滿欺騙性的唯心主義和神學的說教，均一一從客觀存在的基礎上去給以批判，而暴露其欺騙性；甚至對早期農民派的墨翟哲學也與以部分的否定。以此在論衡的全書中，完全爲批判精神所貫注，從批判的立場上建立其自己的理論體系。所以在知識論上，他通過了從來各派的學說，同時又否定了從來各派的學說。

唯其因爲他的學說是採取着批判的立場、貫穿着思想鬥爭的精神，故在其抨駁他派學說時，不惜用各種詞句去反詰。所以研究王充哲學的人們，若從其各種反詰的詞句去摸索，那便無法接近其理論的實質。

王充在其思想的出發點上，便確認宇宙是自己存在的客體；天體爲雲烟質，地體爲土質（自然），這都是一種實際存在的形體。故說：“夫天體也，與地無異諸有體者。”（變虛）而這種形體，又都是由本質和現象之兩者的統一而構成的。“本質”和“現象”在王充哲學的範疇中，便是所謂“氣”和“形”。故他說：“形、氣性，天也。……人以氣爲壽，形隨氣爲動。氣性不均，則於體不同。”（無形）所以形體的差異，是由其所構成的物本質的差異而發生的。因之，他認爲宇宙的本體是一種無感覺無意志的東西，並沒有什麼神道的作用存在其間。故自然篇說：

“……何以天之自然也？以天無口目也。案有爲者，口目之類也，口欲食而目欲視，有嗜欲於內，發之於外，口目求之，得以爲利欲之爲也。今無口目之欲，於物無所求索，夫何爲乎？何以知天無口目也？以地知之。地以土爲體，土本無口目……使天體乎？宜與地同。使天氣乎？氣若雲烟。雲烟之屬，安得有口目？”

因而凡存在於宇宙間的一切東西，也都是客觀地存在着的，故說：“人，物也；物，亦物也。”（論死）“人禽皆物也，俱爲萬物。”（寒溫）而這種存在的客體的東西，又都是自生自滅的，並不是假手於所謂什麽神意的創造或命數。故說：

“春觀萬物之生，秋觀其成，天地爲之乎？物自然也。如謂天地爲之，爲之宜用手；天地安得萬萬千千手，並爲萬萬千千物乎？諸物在天地之間也，猶子在母腹中也。母懷子氣，十月而生，鼻口耳目，髮膚毛理，血脈脂腴，骨節爪齒，自然成腹中乎？母爲之也。”（自然）

“天之行也，施氣自然也。施氣則物自生，非故施氣以生物也。不動氣不施；氣不施，物不生。”（說日）

從而他認爲，由於天體自己的運動而引起天體中各種物質原素（氣）的運動，萬物便從這種物質原素的運動中而發生出來的；但此却並非天的有意志的行爲，故自然篇又說：

“天之動行也，施氣也；體動氣乃出，物乃生矣。由人動氣也，體動氣乃出，子亦生也。夫人之施氣也，非欲以生子；氣施而子自生矣。天動不欲以生物而物自生，此則自然也。施氣不欲爲物而物自爲，此則無爲也。謂天自然無爲者何？氣也。”

但是天何以會自動呢？在這裏，他沒有給予明確的解釋。在他，或者對雲烟狀態的天體，而直觀的肯定其爲流動性。

從而他說運動的物質原素的東西，在其運動的進程中，一遇到異質性的東西便拼合相革而生他物，故說：“凡物能相割截者，必異性者也；能相奉成者，必同氣者也。是故離下兌上曰革，革，更也。火金殊氣，故能相革，如俱火而皆金，安能相成？”（譴告）在這裏，他不僅把握了同質相成、異質相革的物理學原理，——雖則還沒把握着由量變到質變的原理，——並觸着了辯證的觀點。

同時，他便達到如次之一結論：存在於宇宙間的各種物質原素（氣），因天自體的運動而引起運動，萬物便都是從這種運動中的錯合而生起的。因此他歸結到萬物的發生和其生成說：“夫天覆於上，地偃於下，下氣蒸上，上氣降下，萬物自生其中間矣。”（自然）

這種自生的萬物，並都有其自生自成自滅的一個全過程。例如他說：“夫物以春生；夏長；秋而熟老，適自枯死，陰氣適盛與之會遇。何以驗之？物有秋不死者，生性未極也。”（偶會）但是物雖順着春、夏、秋、冬的季節順序去完成其發展的過程，却不是天故爲創設春、夏、秋、冬來支配萬物，故自然篇說：

> “天道無爲，故春不爲生，而夏不爲長，秋不爲成，冬不爲藏。陽氣自出，物自生長；陰氣自出，物自成藏。汲井決陂，灌溉園田，物亦生長；霈然而雨，物之莖葉根垓，莫不洽濡，程量澍澤，孰與汲井決陂哉？”

然而天何以有春、夏、秋、冬四時之分呢？在這裏，他達到天文學上之可驚的成就，他認爲天之所以有四個季節的分別，完全由於太陽在其周轉的運行上，即他所謂“轉運之衡”上離地面的距離遠近而派生的。不消說，在這裏，他已接觸到地圓說的見解（其天文學的見解主要見於說日篇），其次，雲雨等現象又何自發生呢？關於這，他給予如次之一個唯物主義的解釋：

“儒者又曰：‘雨從天下’，謂正從天墜也。如當論之，雨從地上，不從天下。見雨從上集，則謂從天下矣，其實地上也。……夫雲則雨，雨則雲矣。……雲霧，雨之徵也；夏則爲露，冬則爲霜，溫則爲雨，寒則爲雪。雨露凍凝者，皆由地發，不從天降也。”（說日）

再進入到他的人生論。他確認人類的生成也和其他萬物一樣，並沒有什麽神秘，而是由陰陽兩氣的遇合而轉化出來的。故說：“夫人所以生者，陰陽氣也；陰氣主爲骨肉，陽氣主爲精神。”（訂鬼）於是他進而批評封建統治階級的代言者儒家說：

“儒者論曰：‘天地故生人’。此言妄也。夫天地合氣，人偶自生也；猶夫婦合氣，子則自生也。夫婦合氣，非當時欲得生子，情欲動而合，合而生子矣。且夫婦不故生子，以知天地不故生人也。然則人生於天地也，猶魚之於淵，蟣虱之於人也，因氣而生，種類相產。萬物生天地之間，皆一實也。……夫天地不能故生人，則其生萬物亦不能故也。天地合氣，物偶自生也。”（物勢）

另一方面，他又從社會現實的階級剝削關係上，給與統治階級的階級理論以有力的反駁。他說，如果“人”是“天地故生”的，那便該“令其相親愛”，而不該有人剝削人的“相賊害”的事實存在。故物勢篇說：“如天故生萬物，當令其相親愛，不當令之相賊害也。或曰：‘五行之氣，天生萬物；以萬物含五行之氣，五行之氣更相賊害。’曰：‘天自當以一行之氣生萬物，令之相親愛；不當令五行之氣，反使相賊害也’。”這對於他的見解的說明，是十分明白的。

在王充看來，雖然“人”由於“天地合氣”而“偶自生”的，但這係經過一個較複雜的過程，逐漸演變而來，並不是“卒成暴起”的，例如道虛篇說：“且夫物之生長，無卒成暴起，皆有浸漸。”所以係由天地先生出萬物，由萬物然後又轉而演化出人來，故說：“天地，夫婦也。天施氣於地以生物，人轉相生。”（怪奇）這達到一個較正確的蓋然性的結論。

他於是進而追究到動物界的活動之所以發生，認爲是由於爲獲得生活物資而引發的；易言之，人類自其有生以來，便具有自體的生存和種族的繁殖之兩種本領。故說：

"萬物之生，含血之類，知饑知寒，見五穀可食，取而食之，見絲蔴可衣，取而衣之。或說以爲天生五穀以食人，生絲麻以衣人，此謂天爲人作農夫桑女之徒也，不合自然，故其義疑未可從也。"(自然)

"且夫含血之類，相與爲牝牡。牝牡之會，皆見同類之物，精感欲動，乃能授施；若夫牡馬見雌牛，雄雀見牝雞，不相與合者，異類故也。"(怪奇)

因之，人類攫取自然物以爲其生活的物質資料，那却不是自然爲養人而特設的。從而人類爲獲得這種物質資料，便不能純依賴自然，便不能不因着自然的條件去行使其加工的工作，而從事勞動，藉勞動去創造其自己的生活，故自然篇說："然雖自然，亦須有爲輔助，耒耜耕耘，因春播種者，人爲之也。及穀入地，日夜長，夫人不能爲也。"這種見解，正是多方面受着自然力支配的農民，對農業生產之唯物主義的解釋。

但是人類既都同是物質的構成體，爲什麼又有壽、夭、智、愚、賢、不肖之別呢？在這裏，他係從人類所受的不同體力的强度上去說明的。他認爲同樣被派生的人類，而各人所賦有的體質却不是齊一的，而人的年齡的壽夭，知識的高下，便都是從這個基礎上發生出來的。故說："天地爲鑪，造化爲工，稟氣不一，安能皆賢。"(自然)"若夫强、弱、夭、壽，以百爲數；不至百者，氣自不足也。夫稟氣渥則其體强，體强則其命長；氣薄則其體弱，體弱則命短，命短則多病……人之稟氣，或充實而堅强，或虛劣而軟弱。充實堅强，其年壽；虛劣軟弱，失棄其身。天地生物，物有不遂；父母生子，子有不就。物有爲實，枯死而墮；人有爲兒，夭命而傷。使實不枯，亦至滿歲；使兒不傷，亦至百年。"（氣壽）同時，在不能遂其自然發展，遭受外來的偶然原因喪生的，那却不是決定於其內在的原因。這在王充，即所謂"兵、燒、壓、溺"的"觸値之命"（同上）。同時他在無形篇又極力從體強的增減上去判定人壽的增減，作出種種說明，去確證其壽夭之決定於體氣渥薄的見解。

另一方面，在人類的品質上，爲什麼有所謂"善惡"的分歧呢？在這裏，他也同樣從人所賦受的體質不齊一這一點上去說明的，例如率性篇說：

"稟氣有厚泊，故性有善惡也。

"人受五常含五臟，皆具於身。稟之泊少，故其操行不及善人，猶或厚或泊也。非厚與泊殊其釀也，麴蘗多少使之然也。是故酒之泊厚，同一麴蘗；人之善惡，共一元氣。氣有少多，故性有賢愚。"（同上）

依此，他雖然認人性有善惡之分，但並不是以之看作神秘的本質歧異的東西，而只是看作由體質的歧異上而發生的歧異，在其本質上仍被視作同一的。這雖然沒有從階級的基礎上去說明，却也表現了他和從來唯心主義者的見解根本不同。從這個基本的分歧點上，他給予從來唯心主義者的"性"論以嚴厲的批判。雖然他也從當時現實的階級構成上，而作出如次的一個結論："孟軻言人性善者，中人以上者也；孫卿言人性惡者，中人以下者也；楊雄言人性善惡混者，中人也。"（本性）這在形式上，恍似同於董仲舒的性"三品"說；實際上，他之所謂"中人"、"中人以上"、"中人以下"，只是從人的資性或品德而說的；且他之所謂"性"的內容，也和唯心主義者所謂"性"的內容是兩樣的。在他，"性"並不是所謂精神的本體，而是人類的思想意識。所以他之所謂"性"，是在受着不同時間、空間、條件等環境的歧異而被決定的。例如他說：

"楚越之人，處莊嶽之間，經歷歲月，變爲舒緩，風俗移也，故曰：'齊舒緩，秦慢易，楚促急，燕戇投。'以莊嶽言之，四國之民更相出入，久居單處，性必變易。"(率性)

"人間之水污濁，在野外者清潔。俱爲一水，源從天涯，或濁或清，所在之勢使之然也。"(同上)

"譬猶練絲，染之藍則青，染之丹則赤。十五之子，其猶絲也。其有所漸化爲善惡，猶藍丹之染練絲，使之爲青赤也。……人之性善，可變爲惡，惡可變爲善，猶此類也。蓬生麻間，不扶自直；白紗入緇，不練自黑。彼蓬之性不直，紗之質不黑，麻扶緇染，使之直黑。夫人之性，猶蓬紗也，在所漸染而善惡變矣。"(同上)

在這裏，他進入了環境決定論。但從環境決定論的立場上，一方面，却偏到教育第一主義的結論，故又說："穀之始熟曰粟，舂之於臼，簸其粃糠，蒸之以甑，爨之以火，成熟爲飯，乃甘可食。可食而食之，味生肌腴，成也。粟未爲米，米未成飯，氣腥未熟，食之傷人。"(量知)從這段話的本文看，是沒有什麼錯誤的；但他以之喻爲教育對於人性的改造作用，却是不妥當的，是誇大了的。所以他從這裏又誤入唯心主義的泥沼。自然，這不只由於受着其時代歷史條件的限制，而且由於他是一個脫離革命實際行動的知識分子，使他無法達到更徹底的唯物主義的認識論。

另一方面，王充從環境決定論的見解上，一觸到貴、賤、貧、富、身分、財產、地位的懸殊時，他又陷入定命論的謬誤。他在命福篇認爲人類的貴、賤、貧、富、地位的懸殊，是非人力可以左右的命定着的。雖然，他在他處又是這樣的說着：

"俱稟元氣，或獨爲人，或爲禽獸。並爲人，或貴或賤，或貧或富；富或累金，貧或乞食；貴至封侯，賤至奴僕。非天稟施有左右也，人物受性有厚薄也。"（幸偶）

"賜（子貢）本不受天之富命，所加貨財積聚，爲世富人者，得貨殖之術也。夫得其術，雖不'受命'，猶自益饒富。"（率性）

這仍沒有從階級關係上去說明，而只是從人所稟受的知識能力上去說明。所以在這裏，他縱然想勉强支持其唯物主義的立場，然而也已經陷入唯心主義了。在命福篇中的論點，是緣他感於當時社會的現實情況，一方面據着高貴地位而握着社會財富的地主商人，却不少是懶惰愚拙的分子；另一方面，終生勤勞的善良農民，無論他們具有何種知識以至怎樣勤奮，終久也並不能改善其貧而賤的地位。在幸偶篇和率性篇的論點，是由他看到幸運兒地位的上升，特別是一些小所有者分子地位的上升。但對這種現狀的存在，王充看不見階級關係的內容，不知從這種內容上去說明，而從自然主義的觀點上誤入定命論。從而他的理論的鬥爭性，又在這種定命論的下面打了折扣。所以王充始終都沒有成爲一個積極行動的戰鬥家，而只表現爲思想鬥爭上的一個批判主義者。——雖然，他的批判主義也是有着相當的鬥爭內容的。

雖然，在從來支配階級的欺騙教義下所支持的種種神學的唯心主義的迷信，以及依託於社會、歷史各別現象的虛僞的說教，無論是經今文學派或經古文學派，在王充唯物主義的面前第一次受到系統的批判。——自然，這裏只是說，在中國，由王充才作了一個系統的批判。所以王充雖在某些個別論點上誤入唯心主義，而其在中國哲學史的地位上，是有着其光榮篇幅的。

丙　唯物主義的政治論

轉入到政治論上的王充，從其唯物主義的認識論出發，首先他認爲不論是地主階級（連君主在內）或農民階級……的人們，只要是人，便都是由陰陽兩氣結合而成的，大家在本質上都是同一的。故說："夫人，物也；雖貴爲王侯，性不異於物。"（道虛）這給予地主階級的"天生聖人"與所謂"帝王受命"說以有力的批駁，而達到人本主義的論斷。於是進而給地主階級的讖緯符瑞說以無情的抨擊，以之反對地主階級的政權。首先他批判地主階級代言人所誇張的"帝王受命"的符瑞說說道：

"文王得赤雀，武王得白魚赤烏。儒者論之，以爲雀則文王受命，魚烏則武王受命。文武受命於天，天用雀魚烏命授之也。……如實論之，非命也。命，謂初所稟得而生也，人生受性則受命矣。性命俱稟，同時並得，非先稟性後乃受命也。……當漢祖斬大蛇之時，誰使斬者？豈有天道先至而乃敢斬之哉？勇氣奮發，性自然也。夫斬大蛇，誅秦殺項，同一實也。周之文武受命伐殷，亦一義也。高祖不受命使之將，獨謂文武受雀魚之命，誤矣。"（初稟）

他認爲所謂符瑞，不過是從來統治階級代言人借託一些偶然性的現象去支持其階級的說教罷了。故初稟篇又說："文王當興，赤雀適來；魚躍烏飛，武王偶見。非天使雀至白魚來也。"其次，他認爲從來統治階級代言者爲欲把帝王扮演爲與衆不同的神聖，因而便依託一些偶然的現象去附會，其實，那些現象的本身，却都是有其自身的因果關係的。偶會篇說：

"鴈鵠集於會稽，去避碣石之寒，來遭民田之畢。蹈履民田，喙食草糧，糧盡食索，春雨適作，避熱北去，復之碣石。象耕靈陵，亦如此焉。傳曰:'舜葬蒼梧,象爲之耕;禹葬會稽,鳥爲之佃。'失事之實,虛妄之言也。"

其次,地主階級假託神意去行使統治,而創造着所謂天人感應說。他便從其時天文學醫學等科學基礎上,暴露其欺騙性。他說:

"四十二月日一食,五十六月月亦一食,食有常數,不在政治。百變千災皆同一狀,未必人君政教所致。"(治期)

"論災異者,謂古之人君爲政失道,天用災異譴告之也。……曰:此疑也。夫國之有災異也,猶家人之有變怪也;……血脈不調,人生疾病;風氣不和,歲生災異。災異謂天譴告國政,疾病天復譴告人乎?釀酒於罌,烹肉於鼎,皆欲其氣味調得也;時或鹹苦酸淡不應口者,猶人勺藥失其和也。夫政治之有災異也,猶烹釀之有惡味也;苟謂災異爲天譴告,是其烹釀之誤得見譴告也。"(譴告)

依此,王充確認一切自然現象的發生,都有其自身的因果關係。而"天"却是無知的東西;一切社會現象和政治現象,無知的天並不能有什麼感應。故自然篇說:"……災變時至,氣自爲之;夫天地不能爲,亦不能知也。"

另一方面,他認爲一切社會現象和政治現象,也同樣有其社會的因果關係;至於自然間的某種現象和社會間的某種現象相照應,都是偶然的,在其間,並無何種因果的聯系。故說:

"或難曰:'洪範庶徵曰:急恆寒若,舒恆燠若。……人君急則常寒順之,舒則常溫順之。寒溫應急舒,謂之非政如何?'夫豈謂急不寒,舒不溫哉?人君急舒而寒溫遞至,偶適自然,若故相應。……人謂天地應令問,其實適然。"(寒溫)

其次,他便進而揭破統治階級用以欺騙人民的所謂感報說。如他解釋人民所迷信的雷神劈人的現象說：

"雷者，太陽之激氣也。何以明之？……陰陽分事，則相校軫；校軫則激射，激射爲毒，中人輒死，中木木折，中屋屋壞，人在木下屋間偶中而死矣。何以驗之？試以一斗水灌冶鑄之火，氣激礬裂若雷之音矣；或近之，必灼人體。天地爲鑪，大矣，陽氣爲火，猛矣，雲雨爲水，多矣，分爭激射，安得不迅？中傷人身，安得不死？當冶工之消鐵也，以土爲形，燥則鐵下，不則躍溢而射，射中人身，則皮膚灼剝。陽氣之熱，非直消鐵之烈也；陰氣激之，非直土泥之濕也；陽氣中人，非直灼剝之痛也。夫雷火也，氣剡人，人不得無迹，如炙處狀似文字，人見之，謂天記書其過以示百姓，是復虛妄也。使人盡有過，天用雷殺人，殺人當彰其惡以懲其後，明著其文字，不當闇昧。……"(雷虛)

"夫論雷之爲火有五驗，言雷爲天怒無一效。"(同上)

在這裏，他不僅正確地駁斥了雷公擊人說的謊謬，而且達到了陰氣和陽氣相激而生雷的近於科學的解釋。這是王充天才的創見。從而他歸結到無神論的進步的結論。所以他又說天是物，不得爲神。"春秋之時，五石隕於宋。五石者，星也。……星去天不爲神。"(儒增)認隕石爲星，也是一種近於科學的解釋。其次說到所謂人死後爲鬼的問題，他說人也同樣是物，在其死後，構成人體的物質原素乃分解而還原爲各種原素，並不能轉變出什麼"鬼"來。"生"，不過是由於其生機的聚處；"死"，不過是由於構成生機的物質體的崩解。論死篇說：

"人，物也；物，亦物也。物死不爲鬼，人死何故獨能爲鬼？……人之所以生者，精氣也；死而精氣滅。能爲精氣者，血脈也；人死血脈竭。竭而精氣滅，滅而形體朽，朽而成灰土，何用爲鬼？……夫人死不能爲鬼，則亦無所知矣。何以驗之？以未生之時無所知也。人未生，在元氣之中；既死，復歸元氣。元氣荒忽，人氣在其中。人未生無所知，其死歸無知之本，何能有知乎？"

說人死"而形體朽，朽而成灰土，何用爲鬼"，也是一種近於科學的解釋。因之，他認爲要有"鬼"，除非"鬼"也是一種動物；而人謂有見"鬼"者，則係人之精神衰弱的一種錯覺。（見訂鬼篇）

這是王充從勞動人民的立場上，對統治者所加於人民的充滿欺騙性的統治手段的暴露。最後他又總結說："六經之文，聖人之語，動言天者，欲化無道，懼愚者之言。……"（譴告）這可說是對於儒家學本質的一種具體明確的說明。

然而，國家治亂遞至的現象，又該怎樣去說明呢？他從這裏，達到其唯物主義的遠見。他認爲"世之治亂"，是由社會經濟情勢所決定的，在人民衣食足飽的經濟情況下，社會便自然安定，反之，社會便必然趨於混亂。這而且都有其必然性，不是政治上的主觀力量所能左右的（"在時不在政"）。所以治期篇說：

> "世之治亂，在時不在政；國之安危，在數不在教。……夫世之所以爲亂者，不以盜賊衆多，兵革並起，民棄禮義，負畔其上乎？若此者，由穀食乏絕，不能忍饑寒。夫饑寒並至，而能無爲非者寡；然則溫飽並至，而能不爲善者希。傳曰：'倉廩實，民知禮節；衣食足，民知榮辱。'讓生於有餘，爭起於不足。穀足食多，禮義之心生；禮豐義重，平安之基立矣。故饑歲之春，不食親戚；穰歲之秋，召及四鄰。不食親戚，惡行也；召及四鄰，善義也。爲善惡之行，不在人質性，在於歲之饑穰。由此言之，禮義之行，在穀足也。案穀成敗，自有年歲；年歲水旱，五穀不成。非政所致，時數然也"。

這是說，國家的治亂，完全被決定於人民的現實物質生活的根基上，人民的物質生活條件有保障，自然會"安居樂業"；否則，社會羣衆的生活若陷於貧乏的境地，他們爲其現實生活所迫促，便勢必"鋌而走險"，而發生"畔亂"。所以統治階級手中的教化和刑罰，只有在人民衣食充足的情況下才能發生效力；對於饑寒交迫的人民，是完全沒有效力的，因爲只有物質生活才是他們的最現實的要求。

在物質生活失去保障的情勢下，所謂君臣、父子、兄弟、夫婦、朋友等倫常關係，也必然的隨之解體；易言之，這種倫常關係的存在與否，是以現實的物質生活作條件的。因此，他認爲統治階級代言人的種種倒果爲因的說教，那完全是一種無補實際的欺騙與無智。故他批判孔丘說：

"傳曰：'倉廩實知禮節，衣食足知榮辱。'讓生於有餘，爭生於不足。今言'去食'，'信'安得成？春秋之時，戰國饑餓，易子而食，析骸而炊。口饑不食，不暇顧恩義也。夫父子之恩，'信'矣；饑餓棄'信'，以子爲食。孔子教子貢去'食'存'信'如何？夫去'信'存'食'，雖不欲'信'，'信'自生矣；去'食'存'信'，雖欲爲'信'，'信'不立矣。"（問孔）

這是說，意識形態並不能獨自存在，而是被決定的東西；孔丘所謂"去'食'存'信'"的說法是倒果爲因的，"信"是被現實物質生活所決定的。他於是進而說明，所謂"禮義"那些意識形態的東西，在人民現實的物質生活上，並不是必需的條件；倒是人民之現實的物質生活，決定其意識的一切。因說："故禮義在身，身未必肥；而禮義去身，身未必瘠而化衰。以謂有益，禮義不如飲食。"（非韓）

從而他又進一步說明，在離開羣衆現實物質生活條件的基礎上，去敷設一些所謂德教的魔術，即作爲統治階級軟化大衆的所有手段，都是徒然的。易言之，無論政治的內容如何，其本身並不能起基本的决定作用；它在基本上反而是被决定的東西。故說：

“興昌非德所能成，然則衰廢非德所能敗也。興衰昌廢皆天時也。……賢不賢之君，明不明之政，無能損益。世稱五帝之時，天下太平，家有十年之蓄，人有君子之行。或時不然，世增其美；亦或時政致。”（治期）

因之，他認爲政治本身不能左右時代的環境；倒是時代環境在左右政治。自然，正確的說來，基於一定的生產關係之上的階級關係才是最主要的决定的東西。

他於是又進而否定統治者的人治主義。人治主義者把政治的結果，當作人的主觀條件的作用去說明，而歸結爲個人之功罪，他認爲那完全是倒果爲因的說法。故說：“世謂古人君賢，則道德施行，施行則功成治安；人君不肖，則道德頓廢，頓廢則功敗治亂。古今論者，莫謂不然。……如實論之，命期自然，非德化也。吏百石以上，若升食以下，居位治民，爲政布教，教行與止，民治與亂，皆有命焉。”（同上）所以無論君主以至政治上負責之任何個人，只能在順應其時代趨向的基礎上給予時代以推進作用，並不能離開這個基本方向，而能產生好的作用的；同時他們都無力改變社會的客觀趨向。故說：

“國當衰亂，賢聖不能盛；時當治，惡人不能亂。”（同上）

“夫賢君能治當安之民，不能化當亂之世。良醫能行其針藥，使方術驗者，遇未死之人，得未死之病也，如命窮病困，則雖扁鵲末如之何。夫命窮病困之不可治，猶夫亂民之不可安也。藥氣之愈病，猶教導之安民也。皆有命時，不可令勉力也。……由此言之，教之行廢，國之安危，皆在命時，非人力也。夫世亂民逆，國之危殆……賢君之德不能消却。”（同上）

王充的所謂“時”，就是時代的情况，所謂“命”，就是時代的客觀趨向或規律。這種見解是有着相當進步意義的。不過一方面，王充只"知其然，而不知其所以然"，不知也不可能從生產力和生產關係的矛盾關係上、從階級的現實關係的根基上去說明；一方面，他只知所謂"時"與"命"的决定作用，而完全抹殺了人類的主觀創造性。所以他的政治論，最後也歸結到自然主義和宿命論的見解。在這裏，他沒有指示政治鬥爭的出路，並無異忽視了政治鬥爭的必要性。

因此，王充在政治論上，有許多進步的唯物主義見解，但由於其時代歷史條件的限制，特別由於他和革命的實踐行動脫了節，故未能達到徹底的唯物主義的說明，只能作出經濟主義的唯物主義的說明。

所以在王充的全部思想體系中，從其所反映的農民的階級性以及其時代說，實在不能不承認其思想的高邁；然律之以今日的科學，又不免表現其落後性，——這自然是無可避免的。

二　在農民階級實際運動中所表現的政治思想與政治綱領

甲　在"太平清領書"中所表現的農民的政治教條

在王充的政治學說中，主要還只盡了對地主階級的批判任務，他沒有直接把理論應用到實踐的政治鬥爭中去。

隨着階級間矛盾的發展，到二世紀八十年代，農民階級由主觀的覺悟而轉入實際行動的政治鬥爭，爆發為中國歷史上一次有名的農民大戰爭。這次農民所執持的前仆後繼的英勇鬥爭，縱貫了由二世紀八十年代至三世紀二十年代的一長時間。〔按三國志魏志張魯傳註引典略云："熹平中（一七二——一七七年）妖賊大起，三輔有駱曜，光和中（一七八——一八三年）東方有張角，漢中有張修。”按後漢書皇甫嵩傳所載，張角所領導之黃巾軍，爆發於公元一八四年，即靈帝中平元年，繼黃巾軍而起的最大集團，則爲所謂“五斗米”集團等。直至公元二一五年，即獻帝建安二十年，“五斗米”領袖張魯爲地主階級（曹操）所收買而叛降（見張魯傳）。〕由大規模的農民戰爭轉而分散爲游擊小集團。在這長時間農民戰爭中，農民階級在行動中所表現的政治理想，以至作爲行動指導的政治綱領，是託於宗教的形式去表現的。可惜沒有充分的材料遺留，使我們無法把這種偉大的農民戰鬥集團的政治理想作全面之敍述。

這種農民的政治運動，是藉宗教的團結去發動的，政治理想和要求，也是藉宗教的信條去表現的。而這所憑藉的宗教的宗派是依託於“黃老”。襄楷上桓帝書說：

“……又聞宮中立黃老浮屠之祠，此道淸虛，貴尚無爲，好生惡殺，省慾去奢。……或言老子入夷狄爲浮屠，浮屠不三宿桑下，不欲久生恩愛，精之至也。天神遺以好女，浮屠曰：‘此但革囊盛血。’遂不眄之。其守一如此，乃能成道。”（後漢書襄楷傳）

襄楷在一方面，曾詆譭農民階級的教義，例如他說：“臣前上琅玡宮崇受于吉神書，不合明聽”（同上）一方面，其自身却又相當受着這種教義的影響，故當時貴族地主攻擊他說：“楷……假借星宿，僞託神靈，造合私意，誣上罔事。”（同上）

因此，所謂“道”學，在這種場合，已完全變質而與所謂“老莊之道”成了本質不同的東西了。

農民的這種具有政治內容的宗教，在階級矛盾發展的過程中，曾經過一個長期秘密結社的地下活動和醞釀，到公元二世紀前半期，便形成爲一種農民的宗教——一種團結農民的政治組織，于吉便充任了這種宗教的教主，或農民運動的領袖。襄楷傳註引江表傳云：

"時有道士琅琊于吉，先寓居東方，來吳會立精舍，燒香讀道書，製作符水以療病，吳會人多事之。孫策常於郡城樓上請會賓客，吉乃盛服趨度，門下諸將賓客三分之二下樓拜之，掌客者禁訶不能止。策即令收之。諸事之者，悉使婦女入見策母請之。母謂策曰：'于先生亦助軍作福，醫護將士，不可殺之。'策曰：'昔南陽張津爲交州刺史，舍前聖典訓，廢漢家法律，常著絳袙頭鼓琴，焚香讀邪俗道書，云以助化，卒爲蠻夷所殺。此甚無益，諸君但未悟耳。今此子已在鬼錄，勿復費紙筆也。'即催斬之，懸首於市。"

依此，孫策之殘殺于吉，一因其"舍前聖典訓，廢漢家法律"，一因其能獲得羣衆的信仰。很明白，于吉是用教義去號召農民，用"太平道"去組織農民，圖謀發動農民戰爭而中途失敗的一個農民領袖。于吉雖然被慘殺，他所領導的農民組織，却仍繼續在發展；他的太平清領書，也成了其時農民階級的"聖經"，所以在其後的農民領袖，如張角等人的手中，都有此書，太平清領書就是"太平道"的教義。張角的"太平道"就是于吉的正統。襄楷傳說：

"初，順帝時（一二六——一四四年），琅玡宮崇詣闕上其師于吉於曲陽泉水上所得神書百七十卷，皆縹白素、朱介、青首、朱目，號太平清領書，其言以陰陽五行爲家，而多巫覡雜語，有司奏崇所上，妖妄不經，乃收藏之。後張角頗有其書焉。"

太平清領書的內容如何，因書已失傳，無從詳細考知。白雲霽所編道藏中收入之所謂太平清領書，學者均認爲後人僞作，不足憑信。上揭襄楷傳所謂"其言以陰陽五行爲家，而多巫覡雜語"。後漢書襄楷傳註引太平清領書的一段話說："天上有常神聖要語，時下受人以言，用使神吏應氣而往來也。人衆得之，謂神咒也。咒百中百，十中十。其咒有可使神爲除災疾，用之，所向無不愈也。”這均係片段而抽象，只能說明其依託神道設教這一點。大抵在資本主義出現前的階級運動史上，有組織和有計劃的農民階級的政治運動，幾無不依託宗教作爲團結羣衆的工具，藉宗教的信條去表現其政治要求，如有名的德國農民戰爭中之“千年太平教”，便是一例（參閱恩格斯德國農民戰爭）。因之，太平淸領書所表現的政治思想、主張和要求，便只有從“太平道”和“五斗米道”的行動中所表現的一些事跡去考察。而“太平道”和“五斗米道”農民戰爭的史料，也只能從地主階級的文獻中，尋找片斷的記載，而且是被歪曲了的。

乙 “太平道”、“五斗米道”的政治運動及其空想社會主義的綱領

自于吉首倡後，作爲農民運動的宗教勢力，在階級矛盾發展的基礎上，繼續在農民羣衆中間發育滋長。這到二世紀七十年代末，便從羣衆中間，而躍出一羣以教主姿態出現的農民領袖，——駱曜、張角、柳根、王歆、李申等——從而這種宗教式的結社運動，也同時急速的流注了全國的農村，在農民羣衆中建立了廣大深厚的基礎。關於這，在此後一位地主階級的代言者葛洪追述當時的情形說：

> “俗所謂（按當有脫字），……既不能修療病之術，又不能返其大迷；不務藥石之救，唯專祝祭之謬。祈禱無已，問卜不倦。……富室竭其財儲，貧人假舉倍息；田宅割裂以訖盡，篋櫃倒裝而無餘。或偶有自差，便謂受神之賜；如其死亡，便謂鬼不見赦。幸而誤活，財產窮罄。……曩者有張角、柳根、王歆、李申之徒……遂以招集姦黨，稱合逆亂。……或至殘滅良人，或欺誘百姓，以規財利，錢帛山積，富喻王公。……刺客死士，爲其致用，威傾邦君，

勢凌有司。亡命逋逃，因為窟藪。"（抱朴子內篇道意）

自然，葛洪是戴了一副地主階級的眼鏡在敍述的。但我們從他的敍述中，可以看出當時農民的宗教式的政治結社，在廣大的農村羣衆中，有着極雄厚的政治力量。

在農民宗教集團中，兩個最大的組織，便是所謂"太平道"和"五斗米道"。關於"太平道"和"五斗米道"的組織內容以及其運動的發展過程，後漢書皇甫嵩傳有如次的簡單敍述：

"初，鉅鹿張角自稱大賢良師，奉事'黃老'道；畜養弟子，跪拜首過，符水呪說以療病，病者頗愈，百姓信向之。角因遣弟子八人使於四方，以善道教化天下，轉相誑惑；十餘年間，衆徒數十萬，連結郡國，自青、徐、幽、冀、荊、揚、兗、豫八州之人，莫不畢應。遂置三十六方，方猶將軍號也；大方萬餘人，小方六七千，各立渠帥。訛言蒼天已死，黃天當立，歲在甲子，天下大吉。以白土書京城寺門及州郡官府，皆作甲子字。中平元年（一八四年）大方馬元義等先收荊揚數萬人，期會發於鄴。元義數往來京師，以中常侍封諝徐奉等為內應，約以三月五日內外俱起。未及作亂，而張角弟子濟南唐周上書告之，於是車裂元義於洛陽，靈帝以周章下三公司隸使鉤盾，令周斌將三府掾屬案驗宮省直衛及百姓有事角道者，誅殺千餘人。推考冀州，逐捕角等，角等知事已露，晨夜馳勑諸方，一時俱起，皆著黃巾為標幟，時人謂之'黃巾'，亦名為'蛾賊'。殺人以祠天，角稱天公將軍，角弟寶稱地公將軍，寶弟梁稱人公將軍。所在燔燒官府，刼略聚邑；州郡失據，長吏多逃亡；旬日之間，天下響應，京師震動。"

三國志魏志張魯傳註引典略云：

"熹平中妖賊大起，三輔有駱曜；光和中東方有張角。漢中有張修(疑衡之誤)。駱曜教民緬匿法，角爲太平道，修爲五斗米道。太平道者，師持九節杖爲符祝，教病人叩頭思過，因以符水飲之；得病或日淺而愈者，則云此人信道；其或不愈，則云不信道。修法略與角同，加施靜室，使病者處其中思過；又使人爲姦令祭酒，祭酒主以老子五千文使都習，號爲姦令爲鬼吏，主爲病者請禱，請禱之法，書病人姓名，說服罪之意，作三通，其一上之天，著山上，其一埋之地，其一沉之水，謂之三官手書。使病家出米五斗以爲常，故號曰五斗米師。實無益於治病，但爲淫妄。然小人昏愚，競共事之。”

所謂“修法略與角同”，說明“五斗米道”也與“太平道”是同樣以于吉的太平清領書爲教條的。因而，“太平道”的政治主張和要求，原則上也必然同於“五斗米道”。“五斗米道”在張魯叛變以前，農民軍佔領巴漢二十年中(張魯傳云，魯雄據巴漢垂三十年，按自公元一九六至二一五年)，據現有的片斷材料考究，他們曾一度實行一種空想社會主義的綱領。例如典略又云：

“後角被誅，修亦亡。及魯在漢中，因其民信行修業，遂增飾之，教使作‘義舍’，以米肉置其中以止行人；又教使自隱有小過者，當治道百步則罪除；又依月令春夏禁殺又禁酒，流移寄在其地者不敢不奉。”

又張魯傳云：

“張魯……祖父陵，客蜀學道鵠鳴山中，造作道書以惑百姓，從受道者出五斗米，故世號‘米賊’。陵死，子衡行其道；衡死，魯復行之。……據漢中以鬼道教民，自號師君；其來學道者，初皆名鬼卒；受本道已信號祭酒，各領部衆，多者爲治頭大祭酒。皆教以誠信不欺詐，有病自首其過，大都與黃巾相似。諸祭酒皆作‘義舍'，如今之亭傳；又置義米肉縣於'義舍'，行路者量腹取足——若過多，鬼道輒病之。犯法者，三原；然後乃行刑。不置長吏，皆以祭酒爲治。民夷便樂之。"

因此，他們當時所實行的，在經濟上，是否認私有財產，不限於"道"內或"道"外，實行了天下人平等消費，即各取所需的原則；在政治上，是打破階級的統治形式，實行平等的自管自治的原則；社會的組織，是以"祭酒"爲單位的地區組織。"師君"、"治頭大祭酒"、"祭酒"，就是各級組織的執事首長，他們都不是"長吏"，而是人民自己的自治領袖；"師君"、"治頭大祭酒"、"祭酒"所領導的自治區域，或者就是相當於原始公社制的聯盟、部落和氏族。這雖然是一幅空想社會主義的圖畫，却獲得當時人民的贊成，連地主階級的史家也不否認，而認爲"民夷便樂之"。自然，在封建的農業經濟的基礎上，並不曾具備着實現社會主義的條件，實行復古的原始公社制更不可能，他們的理想是終於失敗了的。所以說，沒有進步階級的領導，農民是沒有解放其自己的正確的政治方向的。同時，"五斗米道"當時又號召其"道"內幹部和道友，保證對"道"的忠忱和坦白，即"自首其過"、不"自隱""小過"，保證其對"道"和道友間互相的"誠信不欺詐"，這表現了生產階級的優良品質。

我們讀到這時期的農民戰爭史，張魯雖然像德國農民戰爭中的路德一樣，終於出賣了階級，投降曹魏；張角所領導的一個集團，也終於和多瑪斯·苗曹(Muenser)一樣的結局(只是德國農民戰爭發生在資本主義革命時代，而這時的中國，却還沒有資本主義的因素存在，這是兩者本質不同的地方)，然而社會內在的矛盾，並沒有從此解除，農民戰爭的洪潮，便分散爲無數的細流，在此後的一個長時間，斷續地激蕩着。

第七編　矛盾鬥爭擴大期中的各派政治思想

後漢末的"太平道"和"五斗米道",由於地主階級的暴力鎮壓、威脅、利誘、分化以及張魯等人的出賣羣衆,所以他們把後漢地主階級的政權粉碎後,自己的龐大集團也便隨着而解體了。然而存在於地主階級社會內部的矛盾,並不因此就得到解決,相反的乃更爲擴大了。"太平道"和"五斗米道"的大集團雖然瓦解了,却轉而出現了各個封建集團間的互鬥。由於地主階級無力解決社會矛盾,以及其階級內部矛盾的存在,互鬥並沒有解決問題。

隨着地主階級挽救其階級地位的企圖,於一再嘗試失敗後,也感覺其自身完全無力去解決社會矛盾,終於在四世紀及五世紀之初,先後又引起原來"入居塞內"的各部族和部落集團的反晉及各集團間的戰爭,演成所謂"五胡亂華"的數百年"五胡"各族統治集團此仆彼起的落後的統治局面(公元三一六年西晉亡,劉曜稱漢帝始,至五八八年陳亡,北中國全陷於這種落後的統治下)。而落後各族統治集團的統治,不但表現着原始性的殘暴掠奪,生產力遭受嚴重破壞,大量勞動人口遭受屠殺,而且使中國社會的發展陷於遲滯的、逆轉的形勢。這不但擴大了社會矛盾,不斷掲起農民的起義;其和地主階級的利益,尤其是商人地主,也是有矛盾。因而社會的矛盾反更其深刻,形勢更加複雜——矛盾鬥爭的內容更加擴大,不只延長了階級鬥爭爲各部族和部落集團間的鬥爭,且形成兩種鬥爭形勢交錯的複雜情況。各部族和部落集團間的鬥爭雖是當時主要的矛盾,然由於漢族地主階級,或只爲着眼前利益而與各族統治集團合流;與之對抗的,也只看見狹隘的階級利益而不得人心，復增加了混亂複雜的程度。

到隋代，第一由於長期不斷的戰爭，特別是各族統治集團的殘暴破壞和野蠻屠殺，引起生產力的衰退和大量人口的死亡與流散；第二由於大量漢人向南方遷移，和緩了農民的土地要求；第三由於五胡各族的漢化，漸已消失了原來的部族的集團間的矛盾。從而和緩了生產力和生產關係的矛盾，階級間的矛盾，便暫時緩和了下來。同時，由於北朝經濟的進步，趕上了南朝的發展，北朝的經濟秩序，也能符合南人地主的要求，於是統治者的內部又達到統一。

因此，自魏晉至隋（公元三世紀五十年代至七世紀十年代間）以前數百年間的社會各派思想，就地主階級說，經過三國時各封建集團間的長期分立，他們仍無法穩定其階級地位；相反的，社會經濟反表現波紋式的衰落，階級地位反日趨動搖。地主階級在這種情勢下，由積極的自救運動一再失敗後，而轉趨悲觀，因而形成魏晉時代的"享樂主義"和"頹廢""放任"的人生觀。前者在其僞造的列子一書中、及所謂"竹林七賢"等人爲代表的實際生活中，充分的表現着；後者在何晏王弼以至葛洪（抱朴子）等人的思想中充分表現着。因而所謂經今文學，隨着後漢的沒落，已漸失去其存在的重要性，所以自三國滅亡後，便跟着寂沉了。所謂經古文學派，也隨着地主階級自救運動的失敗，隨"清談"之來而渺逝了。所以儒學在這時期，也是很消沉的。只有在西晉太康前後，由於生產有相當的恢復，大量的財富集中帝都，以致在帝都所在的中心區域，一時呈現經濟復蘇的景象。這興奮了地主階級，認爲其階級地位的恢復是完全有望的。所以有反"清談"的傅玄等人以儒家學的姿態而出現。然而隨着剝削的加緊而來的"繁庶"的過去，也便曇花一現的消逝了。

原來"入居"在"塞內"的各部落和種族，一面對朝廷納稅，一面（除拓跋外)還保持其原始公社制的生活。各族的上層集團在北中國取得統治權後，便根據其原始公社制的組織原理來組織統治，在北魏則形成奴隸制與專制主義封建制兩種生產方式的矛盾。這雖不能改變中國專制主義封建制的本質，却附加了一些特殊色彩。因此，“十六國”和北朝的秩序，只部分的符合於貴族地主的要求，對於商人地主的利益更是矛盾的。因此引起地主階級內部分裂爲對抗派（如王謝諸族）和妥協派(如張賓王猛之流)。前者成爲東晉和南朝政權的支柱，後者則充任“十六國”和北朝御用的臣僕。在“十六國”那樣殘破和北朝那樣莊園式以至一時在若干方面存在着的奴隸制經濟組織的基礎上，一面生活着中國原來那種頹廢的貴族地主，一面生活着居於統治地位的原係落後的各族。他們最容易接受佛教的思想。加之長期的戰爭和騷亂，所加於人們生活的威迫，也最適合於佛學在落後人民中的發展條件。因而在各族統治集團和貴族地主的倡導下，佛教便成爲北朝的國教，佛學乃取得在意識形態上的支配地位。另一方面，在南朝對北朝的鬥爭意識的發展，他們乃以儒、道爲其自己的地盤，於是形成儒、道和佛的對立。後者且從漢族的立場上去攻擊佛教，拿儒、道作爲反對落後統治的思想武器；前者則從其奴才立場上，曲說佛的故鄉爲天下之“中國”(如所謂天竺，即中國也)；攻擊儒、道爲佛的一個支派。他們以顛倒是非的奴才道理來反駁儒道派，去擁護落後的統治，但這並不是說南朝就沒有佛，北朝就沒有儒和道；只是說南朝是儒道思想佔統治，北朝是佛家思想佔統治。事實上，南朝的貴族地主，特別是感受政治無出路的王室，都是佛教和佛學發展的很好地盤。爲戰爭所苦惱的落後羣衆，也最容易接受小乘教的迷信宣傳。

到隋代，由於五胡各族同化於漢族，由於統治各階層內部的統一，於是乃反映爲儒、佛、道合一的思想。這在以周公、孔子自命的不會使許多地主貴族對自己地位的悲觀失望。因而代表沒落貴族的道家思想，在封建統治階級的意識形態上，復獲得其發展的條件，而形成其支配的地位。從而所謂儒家，不但今古文學的派別鬥爭趨於沉寂，而且儒學已喪失了支配地位，甚至成爲道學的附庸。因以形成三國魏晉時代的淸談派。淸談派的理論，即是以道學爲主的道、儒兩種學說的混合品，而淸談派便是道儒兩家的混血兒。

從道、儒兩者混合而形成的淸談派，最初抬頭於魏正始中（二四〇——二四八年，即蜀後主延熙三年——十一年），其思想的代表者爲何晏（平叔）和王弼（輔嗣）；代表何晏思想的著作爲道德論和論語集解，王弼的代表著作則爲周易注和老子注。

他們採取莊子出世主義的人生論，以發泄其空虛、黯淡、頹廢的情緒；但他們和老莊不同，因爲他們還沒有喪失統治地位，所以還有不甘沒落的一面。晉書王衍傳說：

> "魏正始中，何晏王弼等祖述老莊立論，以爲天地萬物皆以'無'爲本。'無'也者，開物成務，無往不存者也；陰陽恃以化生，萬物恃以成形，賢者恃以成德，不肖恃以免身。'無'之爲用，無爵而貴矣。"

實際上，這種解釋，和老莊是有出入的——尤其與莊子。老莊的"無"是比較消極的東西，而這裏却含有一點所謂"開物成務""移風易俗"的要求，雖然兩者之所謂"無"，同是一種哲學的內容。因爲老莊是已沒落的貴族思想的代表，而何晏王弼所代表的地主，却是還不曾喪失統治地位的階級。所以在另一方面，他們又把地主階級統治原理的儒家學拿來和道學結合。這緣他們同時還需要繼續去維持其統治地位，還需繼續去對農民行使統治。所以何晏在另一方面又說：

> "善爲國者，必先治其身，治其身者，順其所習。所習正，則其

第一章　矛盾擴大期中地主階級各派思想的演變

一　反映地主階級頹廢思想的儒、道學的合一

在中國，所謂"道家"思想的老莊哲學，原係代表沒落封建貴族的一種意識形態；而所謂"儒家學"，却係代表封建統治階層的一種統治原理——並隨着封建社會的發展變化而發展變化的。這均已在前面研究過。所以在先秦，兩者間是有其統一物內部的對立性存在。到漢初，由於封建統治者採取道家"無爲"的原則，變質爲寬法簡政的政策，即作爲恢復生產與復蘇勞動人口的一種手段；同時以之作爲取消鬥爭的教育宣傳和調劑專制主義下帝王的權力。所以自賈誼董仲舒以至荀悅等儒家學者的思想中，都吸收"無爲"主義的一點成分。然經過二世紀八十年代至三世紀二十年代間長期的農民戰爭和軍閥混戰〔暫斷自熹平中（一七二——一七七年）駱曜所領導的所謂"妖賊"大暴動起至二二〇年的後漢滅亡止〕，轉入到三國時代（二二一——二六四年）。農民與地主的戰爭以及地主階級內部的長期混戰，更動搖了他們的統治。這期間，地主階級諸階層，初則從階級自救的立場出發，而趨於統一，在一再的自救企圖失敗後，又轉入到三國的分裂，這

不曾使許多地主貴族對自己地位的悲觀失望。因而代表沒落貴族的道家思想，在封建統治階級的意識形態上，復獲得其發展的條件，而形成其支配的地位。從而所謂儒家，不但今古文學的派別鬥爭趨於沉寂，而且儒學已喪失了支配地位，甚至成爲道學的附庸。因以形成三國魏晉時代的清談派。清談派的理論，即是以道學爲主的道、儒兩種學說的混合品，而清談派便是道儒兩家的混血兒。

從道、儒兩者混合而形成的清談派，最初抬頭於魏正始中（二四〇——二四八年，即蜀後主延熙三年——十一年），其思想的代表者爲何晏（平叔）和王弼（輔嗣）；代表何晏思想的著作爲道德論和論語集解，王弼的代表著作則爲周易注和老子注。

他們採取莊子出世主義的人生論，以發泄其空虛、黯淡、頹廢的情緒；但他們和老莊不同，因爲他們還沒有喪失統治地位，所以還有不甘沒落的一面。晉書王衍傳說：

> "魏正始中，何晏王弼等祖述老莊立論，以爲天地萬物皆以'無'爲本。'無'也者，開物成務，無往不存者也；陰陽恃以化生，萬物恃以成形，賢者恃以成德，不肖恃以免身。'無'之爲用，無爵而貴矣。"

實際上，這種解釋，和老莊是有出入的——尤其與莊子。老莊的"無"是比較消極的東西，而這裏却含有一點所謂"開物成務""移風易俗"的要求，雖然兩者之所謂"無"，同是一種哲學的內容。因爲老莊是已沒落的貴族思想的代表，而何晏王弼所代表的地主，却是還不曾喪失統治地位的階級。所以在另一方面，他們又把地主階級統治原理的儒家學拿來和道學結合。這緣他們同時還需要繼續去維持其統治地位，還需繼續去對農民行使統治。所以何晏在另一方面又說：

> "善爲國者，必先治其身，治其身者，順其所習。所習正，則其

身正，身正則不令而行；所習不正，則其身不正，其身不正，則雖令不從。是故爲人君者，所與遊，必擇正人；所觀察，必察正象。放鄭聲而勿聽，遠佞人而弗近。然後邪心不生，即正道可容也。"

這顯然是蛻化於孔丘的正名主義和大學修己、正人的原則。他在論語集解中，更坦率的拿他自己的意識去意識孔丘，例如他註釋論語"吾從先進"句道："將移風易俗，歸之淳素。先進猶近古風，故從之。"

王弼的見解完全和何晏一樣，不贅引。

老莊的人生論和儒家的政治論在邏輯上是有矛盾的。而何晏王弼把它們結合一起，形成其一種和現實背離的蹈空的思想。這由於他們對現實煩悶、失望，而至於逃避現實，不敢面對現實，只肯兩眼朝天，從冥冥的空想中去尋求精神的安慰，藉空談去消逝其有閒的無聊歲月，於以捲起清談之風。所以文章敍錄說：

"晏能清言，而當時權勢，天下談士多宗尚之。"（世說新語文學類何晏條註引）

世說新語文學類說：

"何晏爲吏部尚書，有位望，時談客盈坐。王弼未弱冠，往見之。晏聞弼名，因條向者勝理語弼曰：'此理僕以爲極，可得復難否？' 弼便作難，一坐人便以爲屈。於是弼自爲客主數番，皆一坐所不及。"

這種成爲風尚的"清談"，輾轉至三世紀七十年代以後的西晉時代（二六五——三一六年），便變本加厲了。在西晉，生產從破局中未到相當恢復又趨衰退，再加皇族間階級間民族間的矛盾鬥爭所演成的政局的混亂、動蕩，大地主仍陷於對現實絕望的境地，於是逃避現實的任情、放縱、頹廢的人生觀，受到當時士大夫的普遍提倡，形成士流和閭閻間的一種惡劣風尚。這在晉初，在所謂"竹林七賢"——阮籍、嵇康、阮咸、山濤、向秀、王戎、劉伶等的生活意識和行動中，表現得最典型。他們以避開現實的"浮誇"、"任情"、"放達"、"自恣"爲高逸，猶之今日的沒落封建殘餘分子，從談佛的玄想中去偸度其無聊生活一樣。另一方面，在西晉的後半期，王衍又把何晏王弼所謂"祖述老莊"的"淸談"之學，大加提倡，並愈加"玄虛"化。晉書王衍傳說得明白，以何晏王弼爲宗之"淸談"學，"衍甚重之。惟裴頠以爲非，著論以譏之。而衍處之自若。"又云："(衍)口不論世事，唯雅詠玄虛而已。""妙善玄言，唯談老莊爲事，每捉玉柄麈尾與手同色，義理有所不安，隨即改更。世號口中雌黃。朝野翕然，謂之一世龍門矣。……後進之士，莫不景慕倣效，選舉登朝，皆以爲稱首。矜高浮誕，遂成風俗焉。"這正反映着這時期大地主們醉生夢死的生活。所以王衍傳謂衍爲石勒所擒，臨刑前說："嗚呼！吾曹雖不如古人，向若不祖尙浮虛，戮力以匡天下，猶可不致今日。"當時中國地主階級，並沒有走到其歷史的末日，如果肯努力振作，情況當然還可能好一點。不過王衍不懂得，他們那種生活意識的形成並不是偶然的，從一個腐老貴族的立場上，去進行移風易俗的事業，是大不容易的。

另一方面，西晉數十年間，在所謂"太康"前後的繁榮一忽地過去後，社會生產益形衰落，從而一方面繼"八王之亂"而起的各族武裝集團的興起、分立和互相敵對，烽火瀰漫於北中國；一方面，農民暴動的形勢，也隨着在擴大。全社會陷於一種更複雜、更混亂的鬥爭形勢中。例如：公元二八〇至二八九年(太康)以後，匈奴、羌、胡及饑民相繼騷動。二九四年叛變的有郝散，至二九六年立齊萬年爲帝。二九八年漢川流民十萬口入蜀。三〇三年義陽蠻張昌等招集江河間饑民三萬起兵據江夏。三〇七年東萊王彌集流民起靑徐，三〇八年與石勒之貧民軍合兵。三〇九年潁川、襄城、汝南、河南流民數萬響應王彌。

三一〇年兗冀農民九萬餘口從石勒；雍州流民入南陽，嚴嶷侯脫等聚衆與之合，以王如爲首領，響應石勒。三一一年，石勒、王彌破洛陽，西晉亡。（羽按：石勒曾爲傭農，初參加農民暴動；後爲狹隘觀念支配，變成爲對漢族實行報復主義者與壓迫者。）

地主階級在這種情勢下，從現實的失望中，乃轉而求援於上帝，反映爲神仙方士之術的盛行。原來哲學性的老莊學，便同時由清談之旁又化粧爲神仙、煉丹等方士術而出現了；老聃同莊周，也便被裝扮爲"道德君""眞人"而登台——莊周的所謂"眞人"，至此乃完全神化。

葛洪，即抱朴子，便是這種思想的代表者。在他的著作中（據他自述，著有抱朴子內篇二十篇，外篇五十篇，碑頌詩賦百卷，軍書移檄章表箋記三十卷，神仙良吏隱逸集異等傳各十卷，又抄五經七史百家之言方技雜事三百一十卷，金匱藥方一百卷，肘後要急方四卷。——參見晉書本傳），表現他把老莊學充分演化爲神仙方士之術。但他同樣也沒有完全放棄那作爲統治原理的儒家學——這也同樣在表現其階級意識的矛盾性。在抱朴子裏面，他思想上表現着三個要點：

一、他仍是主張以道學爲主的道、儒學合一。這種見解、立場，是和何晏王弼以同樣的階級境遇爲前提而相承襲的。故他說：

"仲尼，儒者之聖也；老子，得道之聖也。"（內篇塞難）

"道者，儒之本也；儒者，道之末也。"（內篇明本）

這是他從道學的立場上去統一儒學，比何晏王弼的解釋更要明白些。所以他的全部思想，是以道學爲主的儒、道學的混合品。

二、較何晏王弼以來的"清談"派更進一步的玄虛化，超離對現實的追求，更進一步地轉入於空想幻冥的境界，希圖從所謂內心的修養上，去追求延年益壽的福果。例如內篇道意說：

"人能淡默恬愉，不染不移，養其心以無欲，頤其神以粹素，掃除誘慕，收之以正，除難求之思，遺害眞之累；薄喜怒之邪，滅愛惡之端，則不請福而福來，不禳禍而禍去矣。何者？命在其中，不繫於外；道存乎此，無俟於彼也。……夫福非足恭所請也，禍非禋祀所禳也。若命可以重禱延，疾可以豐祀除，則富姓可以必長生，而貴人可以無疾病也。……明德惟馨，無憂者壽；嗇寶不夭，多慘用老。自然之理，外物何爲？……俗所謂□，率皆妖僞，轉相誑惑，久而彌甚；……不務藥石之救，惟專祝祭之謬……什物盡於祭祀之費耗，穀帛淪於貪濁之師巫。既歿之日，無復凶器之直、衣衾之周，使尸朽虫流，良可悼也。愚民之弊，乃至於此哉！"

這在一方面，表現其對現實解決之完全無力，由失望而至絕望，以至轉入於從內心追求寄託的非非冥想。一方面好像他反對宗教和迷信，其實他所反對的，只是農民宗教的"太平道"及"五斗米道"。同時他自己却又在宣傳宗教和迷信。

三、從所謂內心修養的非非冥想的境界，又轉入到神仙方士的長生術。內篇辨問說：

"聖人不必仙，仙人不必聖。聖人受命，不值長生之道；但自欲除殘去賊，夷險平暴，制禮作樂，著法垂教，移不正之風，易流遁之俗，匡將危之主，扶亡徵之國。刊詩書，撰河洛，著經誥，和雅頌，訓童蒙；應聘諸國，突無凝烟，席不暇煖。其事則鞅掌罔極，窮年無已；亦焉得蔽聰掩明，內視反聽，呼吸道引，長齋久潔，入室煉形，登山採藥，致息思神，斷穀淸腸哉？至於仙者，惟須篤志至信，勤而不怠，能恬能靜，便可得之，不待多才也。有入俗之高眞，乃爲道者之重累也。得合一大藥，知一養神之要，則長生久視，豈若聖人之所修爲者云云之無限乎？"

他在這裏，把經世治民的聖人和長生不老的仙人，看得同等重要。這在一方面，正表現其並不忽視"治人"的要求，還要求為其統治地位而掙扎，一方面在大地主們苟且偸生的現實生活中，反映着一種頹喪的階級意識；想從現實的苦惱中逃脫，轉而從精神方面去追求其冥想的前途，於是表現爲煉丹求仙的方士思想。這經世治民和煉丹求仙之兩種矛盾的意識，在其階級之現實的矛盾生活下面結合起來；猶之前此把"經世"的儒家學和作爲"淸談"的道家學之結合一樣。

但是這種內的修養何以能達到神仙長生的前途呢？在葛洪，認爲由內的修養的方術，去吸取日、月、山、川、草、木……的精華，而歸結爲所謂"煉丹術"。所以內篇金丹說：

"合此金液九丹，既當用錢，又宜入名山，絕人事，故能爲之者少。"

"九丹誠爲仙藥之上法，然合作之，所用雜藥甚多。若四方淸通者，市之可具；若九域分隔，則物不可得也。又當起火晝夜數十日，伺候火力，不可令失其適。勤苦至難，故不及合金液之易也。合金液，惟金爲難得耳；古秤金一斤，於今爲二斤，率不過値三十許萬；其所用雜藥差易具，又不起火，但以置華池中，日數足便成矣。都合可用四十萬而得一劑，可足八人仙也。"

很明白，這種煉丹術，所需要的時間和金錢等條件，却不是饑寒交迫，而又無法脫離勞動的農民階級所能想像，只有握有社會財富的有閒的大地主們才具備這種修煉的條件。所以他之所謂煉丹求仙也不啻只是大地主們的特權。——自然，所謂煉丹術，只是一種騙人的神話。

另一方面，這種所謂煉丹術，依葛洪說來，不但可以煉丹成仙，而達到其不老長生的冥想前途；同時還能煉出黃金去補助其階級的豪奢消費。故內篇黃白說："黃山子曰：'天地有金，我能作之；二黃一赤，立成不疑。'龜甲文曰：'我命在我不在天，還丹成金億萬年。'古人豈欺我哉；但患知此道者多貧，而藥或至賤而生遠方，非亂世所得也。"這種幻想的發生，主要係由於其時生產力衰退，剩餘勞動生產量減少，地主階級的國家財政和經濟的窮困等現象，因而引出這種想入非非的奇蹟的幻想；同時也正表現了地主一商人階級黃金崇拜的心理；其次，則爲自公元前三世紀的後半世紀以來，冶金術的發展，在這時，隨社會生產力的衰落而又衰落的結果。

依葛洪煉丹術之第三種可能，便是所謂"房中術"，以煉丹去補助放縱性慾的大地主的羸弱體力。這正由於一種變態自殺的縱慾生活所反映出來的幻想。

從這裏，葛洪把老莊的道學，降低到神學的地位；葛洪自己的學說，便成了道教的教義，替道教預備好了條件。而此又說明了一件事實，即由於農民宗教，所謂"妖道"的盛行，地主階級便要求創立一個敵對"妖道"的"正教"。

二　迴光一忽的傅玄反清談的儒術論

如前所述，魏（二二〇——二六四年）末數十年間，在意識形態的領域中，儒學已喪失其支配的地位，甚至喪失其獨立地位而成爲道學的附庸。所以魚豢魏略說：

"從初平元年（一九〇年）至建安之末（二二〇年），天下分崩，人懷苟且；綱紀旣衰，儒道尤甚。……正始中（二四〇——二四八年），有詔議圜丘，普延學士，是時郎官及司徒領吏一萬餘人，……而應書與議者，略無幾人。……嗟乎！學業沉隕，乃至於此！”

隨着時代轉入西晉，以司馬氏爲首班的地主階級政權，由於採取一些改良辦法去恢復生產，以及對吳蜀各地的無情搜刮，而得來大量的財富，使中原經濟一度轉呈活躍的現象，於是形成所謂太康（二八〇——二八九年）之際的繁榮。不過這種所謂繁榮，一忽間便又消逝了。在這經濟復蘇的時際，反映到地主階級的思想意識上，却認爲是儒家政治復興的象徵。於是企圖復興統治地位的儒家學，乃應時而放出一道反照的迴光，並給與那表現頽喪思想的“清談”派以猛烈的抨擊。這種思想的代表者，便是劉寔（二一九——三一〇年）、傅玄（約爲二一〇年左右——二七〇年左右）等。

劉寔，字子眞，平原高唐人，著有春秋條例二十卷（晉書本傳）。傅玄字休奕，北地泥陽人，著書名“傅子，爲內外中篇，凡有四部六錄，合百四十首，數十萬言；並文集百餘卷”（同上本傳）。惟其書今多佚亡，現有長沙葉德輝輯傅子、傅玄集各三卷。

劉寔，一面從春秋條例上去覓取“三綱五常”的解釋，重新闡明官僚系統中之君臣的名分與其隸屬性等；一面爲適應於魏晉之所謂“禪讓”的事實，便從儒家“禪讓”說的底本上，而申述其所謂賢能政治的原理。他企圖拿儒家學的理論指導地主階級去創立“中興”事業，同時恢復儒學的地位。

傅玄則從儒家學的立場上，一面給相習成風的“清談”派以自我的批判，一面又提出“中興”事業的主張和意見。據晉書傅玄傳所載，在其上晉武的疏文中，極力主張匡扶風氣排斥“清談”派。他說：

“先王之臨天下也，……道化隆於上，清議行於下。……近者，魏武好法術，而天下貴刑名；魏文慕通達，而天下賤守節；其後綱維不攝，而虛無放誕之論盈於朝野，使天下無復清議。而亡秦之病，復發於今。”

的確，魏晉之際那班脫離實際誇誇其談的“清談”派，不只遺誤地主階級自身，並遺誤了民族。他們不只以虛無放誕的教條去混淆是非，顚倒黑白，而且提倡消極的人生觀，教人們迴避一切現實的鬥爭。

同時，傅玄又根據儒家學，特別是所謂“中國政治哲學的寶貝”大學八目，提出致力中興的主張。首先他說：

“立德之本，莫尚乎心正。心正而後身正，身正而後左右正，左右正而後朝廷正，朝廷正而後國家正，國家正而後天下正。故天下不正，修之國家；國家不正，修之朝廷；朝廷不正，修之左右；左右不正，修之身；身不正，修之心。所修彌近，而所濟彌遠。禹湯罪己，其興也勃焉，心正之謂也。心者，神明之主，萬理之統；動而不失正，天地可感，而況於人乎？況於萬物乎？夫有正心，必有正德。以正德臨民，猶樹表望影。不令而行。大雅云：‘儀刑文王，萬邦作孚’，此之謂也。”（傅子正心）

這在基本上，完全是大學八目公式的承襲。所以他也和孔丘以來的其他儒家學者一樣，把一切社會的一政治的中心問題，都歸根於人類的主觀意識。他認爲社會的混亂和封建統治階級地位的動搖，主要原因乃在於人類思想意識的錯誤和複雜，在於人心的陷溺。因而他在仁論篇又極力闡發孔丘所謂“仁”的哲學內容；依他的演述，“仁”本體的主要表現便是“忠”和“孝”。從這裏，他又轉入到“侍親”、“奉君”、“待人”的禮制，以此去穩定家族制度和尊卑制度。因此，他認爲當時政治問題的中心，在於“回人心”“轉風氣”。

其次，當時的最嚴重現象：一面仍是農業勞動力缺乏，地主階級田園的荒蕪；一面是大衆仍是饑寒交迫和社會糧食缺乏。因此，如何去獲得勞動人口，恢復農業的生產組織，解決糧食問題，歸根到底則在於提高地主階級剩餘勞動生產物的收入，便成了傅玄中興策的一個重要部分。他下面的一段話說得明白：

"前皇甫陶上事，欲令賜拜散官，皆課使親耕，天下享足食之利。禹稷耕稼，祚流後世。是以明堂月令著帝籍之制。伊尹古之名臣，耕於有莘；晏嬰齊之大夫，避莊公之難，亦耕於海濱。昔者聖帝、明王、賢佐、俊士，皆嘗從事於農矣。王人賜官，宂散無事者，不督使學，則當使耕，無緣放之使坐食百姓也。今文武之官既衆，而拜賜不在職者，又多加以服役爲兵，不得耕稼，當農者之半；南面食祿者三倍於前。使宂散之官農而收其租稅，家得其實，而天下之穀可以無乏矣。"（晉書本傳）

在這裏，重要的，並不在使宂散之官親耕，而在使他們共同去恢復農業生產組織。同時在當時的情勢下，他又主張政府用全力去恢復農業生產，並從細耕的基礎上，提高勞動生產性和勞動強度，去增加剩餘勞動的生產量。同時，賦稅太重，不獨減低農民的生產熱情，而又不能防止農民的逃亡，妨害勞動人口的增殖，所以他主張減輕賦稅。故又說：

"其一曰：耕夫務多種，而耕暵不熟，徒喪功力而無收。又舊兵持官牛者，官得六分，士得四分；自持私牛者，與官中分。施行來久，衆心安之。今一朝減持官牛者，官得八分，士得二分；持私牛及無牛者，官得七分，士得三分。人失其所，必不懽樂。臣愚以爲宜佃兵持官牛者與四分，持私牛與官中分。則天下兵作懽然悅樂，愛惜成穀，無有損棄之憂。其二曰：以二千石雖奉務農之詔，猶不勤心以盡地利。昔漢氏以墾田不實，徵殺二千石以十數。臣愚以爲宜申漢氏舊典，以警戒天下郡縣，皆以死刑督之。其三曰：以魏初未留意於水事，先帝統百揆，分河堤爲四部，並本凡五，……今謁者一人之力，行天下，諸水無時得徧。伏見河堤謁者車誼不知水勢，轉爲他職，更選知水者代之，可分爲五部，使各精其方宜。其四曰：古以百步爲畝，今以二百四十步爲一畝，所覺過倍。近魏初課田，不務多其頃畝，但務修其功力。故白田收至十餘斛，水田收數十斛。自頃以來，日增田頃畝之課，而田兵益甚，功不能修理，至畝數斛，已還或不足以償種。非與曩時異天地，橫遇災害也，其病正在於務多頃畝而功不修耳。"（晉書本傳）

依此，第一他主張減輕地租，去和緩地主與農民間的矛盾，提高農民的生產熱情；同時提倡細耕，去改良經營組織，提高勞動强度，去增高剩餘勞動量。第二他主張考察墾田，以限制官吏大地主的侵併和私佔。第三他認爲農業的衰退與水利的破壞有關；復興農業，政府便該用全力去振興水利。

他又强調地提出"民富則安，貧則危"（傅子），民貧，又係由於賦役負担過重的意見。傅子曲制篇說：

"天下之福，莫大於無欲；天下之禍，莫大於不知足。無欲則無求，無求者所以成其儉也；不知足，則物莫能盈其欲矣。莫能盈其欲，則雖有天下，所求無已，所欲無極矣。海內之物不益，萬民之力有盡。縱無已之求，以減不益之物；逞無極之欲，而役有盡之力。此殷士所以倒戈於牧野，秦民所以不期而同叛。"

這不只在主張用輕稅寬役的辦法，去和緩嚴重的社會矛盾；尤在提起那班貪欲無厭、剝削無度的地主們的警惕。這從統治階級的立場說，的確是懸崖勒馬的一個聰明辦法。

不過傅玄的主張，並沒有得到當時地主階級政府的全部採納。而在"太康"繁榮的消逝後，連他的主張也隨同消逝了。

繼劉寔、傅玄以後，在東晉時代（三一七——四一八年）的儒家學，是更加式微了，其中出現於孝武帝朝（三七三——三九六年）的范甯，便是這一時期最著的代表者。范甯的儒學，是東晉朝和“亂華”“五胡”的矛盾在意識形態上的反映；但也由於大地主們的苟安，沒有積極振作和恢復失地的打算，所以范甯的儒學也很少戰鬥內容，甚至連“尊王攘夷”的儒家學精神，也沒有很好的繼承下來。

三　各部族集團間矛盾與道、儒學和佛學的對立

佛教輸入中國，據魚豢魏略西戎傳說①，早在前漢末公元前二年。因爲在前漢，自武帝（公元前一四〇——八七年）以後，中國和印度的商路已經打通；因而佛學也便隨同商人輸入中國。佛教的創始者，據云爲釋伽牟尼，他係印度王子，大抵爲爭王位繼承權被排斥，從而對現實失望，從逃避現實的生活過程而創造佛教——作爲封建統治階級的宗教。但是佛學在印度，最初是較低級的（後來並從其中產生和佛學相反的唯物主義派）；自傳入中國後，經過長時期的發展，特別在唐朝，佛學的哲學內容乃達到唯心主義的較成熟形態，在世界各派唯心主義哲學中，形成獨自的一個流派。故在實際上，論到世界佛學，當首推中國，次爲日本；而其發源地的印度，却反而落後了。

然最初，誦佛經和奉佛教者，據後漢書說，只限於宮庭貴族②，在這裏，也正表現它是封建貴族的一種意識形態。而翻譯佛經，却也是

① “漢哀帝元壽元年（公元前二年），博士弟子秦景憲以月氏王使伊存圖浮受諸經。”他史則稱佛教之輸入中國，始於漢明帝時（公元五八——七五年）。

② 如後漢書楚王英傳“英……晚節更喜黃老學，爲浮屠齋戒祭祀。（永平）八年（六五年）……詔報（英）曰：楚王誦黃老之微言，尙浮屠之仁祠，潔齋三月，與神爲誓；何嫌何疑？尙有悔吝！其還贖以助伊蒲塞桑門之盛饌”。又襄稽傳襄稽於公元一六四年上桓帝疏有云：“聞宮中立黃老浮屠之祀”。

後漢末才有的事情①；同時，建立佛寺與奉立佛像，亦始於這一時期②。到魏代(二二〇——二六四年)佛學已漸趨發展，在中國貴族地主的信奉下，於是乃有派遣專人西去求法的事情，同時佛徒和尙—僧侶貴族也便隨着而出現了③。

佛教在因果報應的神道說教這一點上，爲封建統治者對農民行使精神統治的無上武器；因爲在農業生產的基礎上，受着自然力相當支配的農民，最易爲那種迷信宣傳所迷惑。

其次，佛教在印度形成後，由於中國和印度之不斷商業交通的聯結上，在西北各族中，也已傳佈了種子。其小乘教義，對於那受自然力支配更大的落後部落，在他們的意識中，也最易發生影響。

又次，在背離現實的高深而玄虛之大乘佛學的哲理上，較道學爲一種"玄之又玄"的形態，對於有閑的貴族地主，是一種最符合其腸胃消化的精神娛樂品；尤其在政治上感覺苦悶、無出路的他們，便最易接受那種蹈空的"出世"思想。

基於上述諸條件，所以貴族地主所投靠的北方拓跋等統治集團，尤其是拓跋魏，在北中國取得統治權後，佛教便成了他們共同的宗教，並獲得國教的地位；佛學思想在統治者的意識中和在文化思想上，便成了支配的東西。從而僧侶貴族在政治上、經濟上，便都獲取

① 文獻通考云："至桓帝時（一六〇年頃）有安息國沙門安靜齎經至洛，翻譯最爲通解。靈帝時(一六八——一八九年)，有月氏沙門支讖，天竺沙門竺佛朔等，並翻佛經；而支讖所譯泥洹經二卷，學者以爲大得本旨。"

② 後漢書陶謙傳云："丹陽人，……同郡人笮融……督廣陵、下邳、彭城運糧遂斷三郡委輸，大起浮圖寺，上累金盤，下爲重樓，……作黃金塗像。"(按其時爲公元一九五年)

③ 文獻通考云："(魏)甘露(二五六——二五九年)中，有朱士行者，往西域，至于闐國，得經九十章，晉元康中至鄴，譯之，題曰：放光般若經。"歷代三寶記卷三年表甘露五年條下註云："朱士行出家爲漢地沙門之始。"

了决定的重要作用。同時，由於世俗貴族——連帝王在內——多有出家爲僧的事情。他們兼具世俗貴族和僧侶貴族的兩重人格——更促成了寺院在經濟—政治領域中的支配地位，從而產生一種高度的寺院文化。教堂建築的宏偉，和遍地教堂林立的情況，在北魏朝（四〇四——五三三年）的洛陽一隅，據洛陽伽藍記所載種切，便可以概見一般。這也能表現出佛教的勢力。

另一方面，在拓跋族統治集團統治下，殘破或逆轉的“莊園式”經濟組織及“三長制”管理機構妨礙商業的生存，對於商人地主階層的利益，更有很大的矛盾性。晉朝王室和一部分大地主，其中不少的官僚、地主、商人三位一體的大地主的南遷，又建立起漢族自己的東晉（三一七——四一九年）政權，以至延長爲宋、齊、梁、陳（四一九——五八八年）。他們憑藉着東南的富源，繼續秦漢以來的社會組織與形式。因而形成這時期的南北各異的社會形勢，——兩者雖同屬封建性的，但有着不同的情況，——同時前者是漢族自己的政權，後者是統治漢族的拓跋等族統治集團爲主的政權，因以構成彼此的對立。這不只表現爲部族集團間的對立，而且表現爲漢族人民和賣身投靠的奴才大地主的對立。在這種對立關係的根基上，反映着意識形態的對立。在南朝，道、儒學佔着思想領域中的統治地位，且反映爲儒道與佛的對抗。不過在這裏，由於這種新的矛盾關係的展開，儒道的位置又漸次倒回過來了。但是南朝的統治集團，對抗北朝的鬥爭，並不積極，僅只穿上一層反拓跋鬥爭的外衣。他們雖曾號召着漢族起來鬥爭——反對違反歷史前進動向的實行部族的集團壓迫和野蠻殘暴的統治，這是農民大衆所迫切要求的——但始終不肯忘情其狹隘的階級利益和苟安生活。他們鬥爭行動上的有氣沒力，反映在意識形態上的排佛的論爭，也是不够有力的。如有相當理論的范縝的反佛論旨，反受到他們的非難；其餘便多是沒有理論基礎的，甚至直截了當，只是說佛不是漢族自己的東西。下面便是幾種代表意見：

如在南齊，竟陵王子良（武帝子）信佛，而范縝反佛。子良語范云："君不信因果，世間何得有富貴？何得有貧賤？"范縝云："人之生，譬如一樹花，同發一枝，俱開一蒂，隨風而墮。自有拂簾幌，墜於茵席之上；自有關籬牆，落於溷糞之側。墜茵席者，殿下是也；落糞溷者，下官是也。貴賤雖復殊途，因果竟在何處？"（梁書范縝傳）范縝的見解是有唯物主義因素的。他如梁劉勰滅惑論云：

"惑造'三破論者……'第一破曰入國而破國者，誑言說僞，興造無費，苦剋百姓，使國空民窮不助國，生人減損。況人不蠶而衣，不田而食。國滅人絕，由此爲失，日用損費，無纖毫之益。五災之害，不復過此。……第二破曰入家而破家。使父子殊事，兄弟異法，遺棄二親，孝道頓絕。憂娛各異，歌哭不同，骨肉生讎，服屬永棄。悖化犯順，無昊天之報。五逆不孝，不復過此。……第三破曰入身而破身。人生之體，一有毀傷之疾，二有髡頭之苦，三有不孝之逆，四有絕種之罪，五有亡體從誡。唯學不孝，何故言哉？誡令不跪父母，便競從之，兒先作沙彌，其母後作阿尼，則跪其兒。不禮之教，中國絕之，何可得從？"

宋顧歡夷夏論云：

"五帝三皇，不聞有佛，國師道士，無過老莊；儒林之宗，孰出周孔？若孔老非聖，誰則當之？……道濟天下，故無方而不入；智周萬物，故無物而不爲。其入不同，其爲必異；各成其性，不易其事。是以端委搢紳，諸華之容；剪髮曠衣，羣夷之服。擎跽磬折，侯甸之恭；狐蹲狗踞，荒流之肅。棺殯槨葬，中夏之風；火焚水沉，西戎之俗。全形守禮，繼善之教；毀貌易性，絕惡之學。……雖舟車均於致遠，而有川陸之節，佛道齊乎達化，而有夷夏之別。若謂其致既均，其法可換者，而車可涉川，舟可行陸乎？今以中夏之性，效西戎之法……捨華效夷，義將安取？"（南史本傳）

劉勰所引的三破論和顧歡的反佛論旨，雖然表現着一種反對民族壓迫與落後統治的民族思想，但只是一種沒有積極鬥爭意義的空談，只是一些過左的激烈議論；而且他們還表現着從宗派立場上去反佛的狹隘觀點。最後他們甚至造出所謂老子化胡經（王浮所作）一類的怪論。例如顧歡在夷夏論中引述所謂玄妙內篇云：

"老子入關之天竺維衛國，國王夫人名曰淨妙，老子因其晝寢，乘日精入淨妙口中。後年四月八日夜半時，剖左腋而生，墜地即行七步。於是佛道興焉。"（同上）

這種漫駡式的論爭，是不能發生什麼力量的！對反拓跋統治集團的殘暴壓迫和落後統治的鬥爭，這並不能盡其思想上的組織和指導作用。

站在北朝拓跋族統治集團和奴才集團立場上的代言者們，也極端無恥地提出其反詰。例如謝鎮之的折夷夏論、朱昭之的難夷夏論、朱廣之的諮夷夏論、釋慧通的駁夷夏論等，皆從打破"夷夏之防"的歪論出發，不消說，這在當時都是一種奴才理論。他們從擁護北朝落後統治的奴才立場上，給佛教和佛學以無恥的誇張，力證佛教是人間最崇高的宗教，佛學是人間最高深的哲理。這是說，體現佛的權力的拓跋的集團壓迫與落後統治，不是漢族的恥辱。他們甚至從奴才觀點來侮謾漢族，例如釋僧愍反詰顧歡說："君責以中夏之性，效西戎之法者，子出自於井坂之淵，未見泛湖之望矣。如經曰：佛據天地之中，而清導十方，故知天竺之土，是中國也。"這眞是一種最無恥的奴才理論。不過從狹隘的部族觀念和文化閉關主義出發的顧歡等人的論點，也誠然給了那羣無恥奴才以反詰的空隙。他們沒有把反對外族壓迫和不拒絕外來文化思想兩個問題區別開。也不知把漢族的過時的該葬送的死東西和優良傳統的東西區別開。

這種意識形態上的鬥爭，反映着以南朝和北朝作背景的複雜的矛盾情況。而此也只就南朝或北朝意識形態上的支配形勢來說的。所以並不是儒、道思想不存在於北朝的統治下，佛教和佛學思想不存在於南朝的統治下。誰若是這樣說，那便完全是一種機械論的空想。如前所述，佛學能適合於衰落過程中貴族地主的精神要求，所以在南朝也同樣有佛學和佛教的地盤；在北朝的統治下，也同樣有儒、道的地盤，特別是儒，從周朝以來，對人民精神生活的支配，已敷下了深厚的根基。

這種意識形態的對立，即思想鬥爭，直繼續到入主各族的完全被同化，漢族統治權的恢復和北隋經濟政治秩序之地主階級化，——即符合秦漢以來專制主義的封建主義秩序，——從而由各種矛盾的對立基礎上而展開的鬥爭，至此又由矛盾統一的基礎上而達到南北朝的統一，統治者內部各階層的利益，復獲得協調。從而建築於其上層的意識形態的東西，便亦隨着而趨於統一。因而王通便又以儒、佛、道三教合一的立場（即後二者被統一於前者之下）而出現了。

關於佛學的發展過程及其理論的內容，不在這裏叙述；在這裏，我只指出其學說的實質。佛學或佛教教義的根本精神，是依着一種因果觀、即主觀唯心主義神學的因果觀，去解釋世界。他們把世間一切現象，區分爲所謂苦諦、滅諦、集諦、道諦等四諦。以“無生”爲眞的解脫，達到“眞如”。他們認爲一切現象或物質境界，非客觀存在的而只是幻境，甚至連精神境界也是幻境，只有精神，即其所謂“佛”才是眞實的境界；可是也不承認那是一種可以作爲何種具體形態的想像，而只能作爲一種玄妙的想像，——自然，他們連這種想像也給否定了的。所以說"不生"即"不滅"，一切皆無有，又是一切皆有的"妙"境，解脫知識——有所謂八識——才能入慧，由慧入妙，便是"眞如"——佛境。所以在他們，一切都是不存在的，一切都是幻境，所謂"無色無相"，"萬法俱空"。因而，連自己的老婆，自己的孩子，連自己本身在內，也都是不存在的幻境。這幻境從哪裏來的呢？他們說，這都是世間的魔障，世間一切"色"、"相"、"法"都是魔障。解脫魔障便是佛境。所以佛是一切的根源，這根源就是精神。這是大乘教義的基本論點，最能符合貴族地主精神生活的要求。小乘教義便比較庸俗，是佛教教義的最初步形態，從所謂"因果善惡"的基礎上，宣傳萬物的生死輪迴，人和物的靈魂交相轉化，以及所謂"天堂"、"地獄"等迷信說教，這是統治階級對農民精神統治的最兇惡武器。今日中國民間庵院，大多是這種小乘教教堂，所謂俗僧俗尼，便都是小乘教徒。

佛教的流派，在中國約可分爲三教十宗。一、小乘教："俱舍宗"、"成實宗"；二、教大乘教："律宗"、"法相宗"、"三論宗"；三、大乘教："華嚴宗"、"天台宗"、"眞言宗"、"淨土宗"、"禪宗"等。

四　反映階級內部統一的王通儒佛道三教合一論

如上所述，到隋朝（五八一——六一八年）隨着地主階級內部的統一，反映到意識形態上，便表現爲"三教"合一的傾向。王通便是代表這一時代傾向而出現的封建地主階級的代言人。作爲王通思想的代表著作爲文中子。實驗主義的疑古者，以文中子的文句類似論語而斷定其爲僞造。這種武斷式的論斷，完全由於他們不懂得社會科學原理，以及對中國史的發展過程的無知。文中子一書，如說後人有所纂改，或根據其語錄的輯集，那都是可能的；但是作爲表現一個時代的社會意識形態看的該書，却是移到其他任何時代都不妥適的。現在進而考察王通的學說。

王通從其階級利益統一的根基上出發，在文中子周公篇說："通其變，天下無弊法；執其方，天下無善教。"他從這種調和的觀點上，闡明統一地主階級各派思想的"三教"合一的論旨。問易篇說：

"程元曰：'三教何如？'子曰：'政惡多門久矣！'曰：'廢之何如？'子曰：'非爾所及也。眞君建德之事，適足推波助瀾，縱風止燎耳。'子讀洪範，讜議曰：'三教於是乎可一矣。'程元魏徵進曰：'何謂也？'子曰：'使民不倦'。"

因又進而說明"三教"的敎旨都有可取；謂其流弊之發生，其咎不在於各敎敎旨本身。他從這裏去覓取調和三敎的論點。故又說："詩書盛而秦世滅，非仲尼之罪也；虛玄長而晉室亂，非老莊之罪也；齋戒修而梁國亡，非釋伽之罪也。"（周公）因而在他的理論體系中，便表現其冶三者於一爐的內容。故在立命篇說："蓋上無爲，下自足故也。"係承襲老子"無爲而治"的論點，又係秦漢以來儒家學的一貫論點；另一方面，在述史篇所謂"問知"，曰："無知"；"問識"，曰："無識"。係源自佛學的唯識論論旨；立命篇所謂"氣爲上，形爲下，識都其中，而三才備矣"云云，則爲佛學和道學觀點的合成品。

然而他的基本立場，却是封建統治原理的儒學。所以他說："如有用我者，吾其爲周公所爲乎？""千載而下，有申周公之事者，吾不得而見也；千載而下，有紹宣尼之業者，吾不得而讓也。"（天地）很明白他以"繼周公"，"紹宣尼"的道統自期。因而在他的政治論上，便承襲着孟軻的所謂"王道"。王道篇說：

"二三子皆朝之預議者也，今言'政'而不及'化'，是天下無

'禮'也；言'聲'而不及'雅'，是天下無'樂'也；言'文'而不及'理'是天下無'文'也。王道從何而興乎?"

依此，他所謂"王道"的內容，不外：一方面，主張嚴格維持封建身分制，體現這種封建身分制的便是"禮"，所以他首先就强調"禮"，禮樂篇說："冠禮廢，天下無成人矣；昏禮廢，天下無家道矣；喪禮廢，天下遺其親矣；祭禮廢，天下忘其祖矣。嗚呼！吾未如之何也已矣。"一方面，又主張維持宗法家族制，述史篇說："宗祖廢，而氏姓離矣。"這在基本上，是孔丘孟軻董仲舒以來的"尊尊"主義和"親親"主義的原則承襲。"親親"，是封建的家長制經濟的社會結合；維護"親親"的家族制，即所以維護宗法的家長制經濟的政治條件，宗法的家長制經濟却是中國封建財產的基本形態。等級的身分制，是封建主義所表現的主要特徵之一，是封建政治構成的一個主要形態，——自然，這也是建基於等級的經濟地位之上的。到王通時代，由於地主階級階級利益的調和與內部矛盾的緩和，從而其生產力漸次獲得恢復。長期的社會騷動，部族和部落集團間、階級間的戰爭，使農村受到空前的破壞，建基於家長制經濟基礎上的宗法制、身分制，曾表現動搖，到隋代才重新獲得安定。從而在社會意識形態上，統治階級不只要求把人民在動亂時期的思想意識匡救過來，而在社會情況變化的基礎上，也要跟着變化的。王通便是適應於這種情勢的要求而出現的。

因而王通在這裏，採取着和孟軻同樣的自信態度，認爲封建地主經濟政治的復興，是完全可能的；問題只在於地主階級的當道是否能實行他的主張。故說："人能弘道，苟得其行，如反掌爾。"(立命)但是，他也並不是從現實的社會情況出發，而是從唯心主義的基礎上立論的。所以他把"教化"和"人"的主觀作用，看作最主要的東西，所謂："治亂相易，澆淳有由。興衰資乎人，得失在乎教。其曰太古不可復，是未知先王之有化也。"(立命)從而他也並不了解身分制和宗法制的存在,是依存於社會的經濟構造而受其決定的東西,他反而認爲完全是決定於人類的主觀心理。所以他從這裏又達到孔孟之所謂"仁"和"性"的唯心主義的說教,例如他說:"仁……五常之始也;性……五常之本也。"(述史)這又歸結到中國封建制的根本大法"三綱五常"。在他這裏,"仁"是最本源的東西,即精神,"性"便是"仁"的屬性。而"三綱五常"則由這個最本源的"仁"和其至善的屬性所規定的。

由於在當時,地主階級還沒臨到其歷史的末日,所以王通的政治學說,在隋唐之際,便由其門徒魏徵等人拿到實踐中去,充任了唐朝的開國和唐初政治的指導原理。在地主階級經濟政治復興上,起了相當的作用。唐朝三百年間(六一八——九〇七年)的學術思想,王通的學說也起了相當的啓發作用。

第二章　在矛盾鬥爭擴大期中作爲農民派政治學說的鮑敬言的無政府主義

在魏、晉及南北朝（二二〇——六一七年）這一長期的矛盾鬥爭擴大期中，和地主階級的儒佛道三家思想相對立的，有農民階級的政治學說。鮑敬言的無政府主義可以反映這時期農民階級的一些思想和要求。

鮑敬言與葛洪同時，其生卒年代已不可考，其著作亦無從考究，大概已被當時統治者所消滅。因而我們今日要想窺見其思想的全貌，把它重新復現出來，不但是困難，而且已成爲不可能了。我們今日，只能從抱朴子詰鮑篇中所引述他的無君論去把握其輪廓。自然，經過敵對階級代言者的引述，僅此小部分或亦可能有失其本來面目的地方。

就詰鮑篇所引述，鮑敬言從生產階級現實生活的實踐出發，認爲國家在其本質上，便是統治者所組織的剝削機關，是跟着階級的出現而出現的，並認爲階級是歷史的產物。封建統治階級的代言者儒家說階級和國家是神所開創的，是隨着人類的出現而俱始的論說，他指斥那完全是一個大騙局。他說：

“儒者曰：‘天生烝民而樹之君。’豈其皇天諄諄言，亦將欲之者爲辭哉？夫强者凌弱，則弱者服之矣；智者詐愚，則愚者事之

矣。服之，故君臣之道起焉；事之，故力寡之民制焉。然則隸屬役御，由乎爭强弱而較智愚。彼蒼天果無事也。”（抱朴子詰鮑）

很明白，在這裏，鮑敬言是把國家的成立，放在階級分裂的基礎上。雖然他沒能正確地把握着階級的起源，然這出之兩千年前的思想家，可說是一種偉大的觀念。在這一點上，他把儒家“五帝三王”、“開天闢地”的神學騙局揭破了。

他說在人類的內部，隨着發生“强凌弱”、“智詐愚”的事實，於是分裂爲愚、弱、力寡之民受制於智、强、力多之民，即開始分裂爲支配和被支配的階級，從而才發生“君臣之道”，或國家的出現。自國家形成後，從而統治者乃完全依剝削他人勞動以爲生，便形成社會一方面的驕奢淫逸，一方面的飢寒交迫。故他繼續說：“夫役彼黎烝，養此在官，貴者祿厚，而民亦困矣。”（同上）“君臣既立，而變化遂滋。夫獺多則魚擾，鷹衆則鳥亂；有司設則百姓困，奉上厚則下民貧。壅崇寶貨，飾玩台榭。食則方丈，衣則龍章。內聚曠女，外多鰥男。採難得之寶，貴奇怪之物；造無益之器，恣不已之欲。非鬼非神，財力安出哉？夫穀帛積，則民有飢寒之儉；百官備，則坐靡供奉之費。宿衛有徒食之衆，百姓養遊手之人。民乏衣食，自給已劇；況加賦斂，重以苦役？下不堪命，且凍且飢。冒法斯濫，於是乎在。”（同上）依此，他認爲生產羣衆的窮困，是由於統治階級無厭的剝削；而統治階級驕奢、淫逸、豪華的生活，“非鬼非神”，不來自剝削，“財力安出哉？”所以靠剝削勞動人民以爲生的統治階級的存在，是違害羣衆生存利益的。因之，便必然會不斷的發生階級鬥爭。故他又說：

> “勞之不休，奪之無已；田蕪倉虛，杼柚乏空；食不充口，衣不周身。欲令勿亂，其可得乎？”（同上）

另一方面，他認爲：攘奪、貨財、盜賊、戰爭……等等矛盾現象的發生，在這種人剝削人的社會制度下面，都是不可避免的，而且又都是階級出現後才有的現象。他說：

“降及杪季，智用巧生。道德既衰，尊卑有序——繁升降損益之禮，飾紱冕玄黃之服，起土木於凌霄，構丹綠於棼撩。傾峻搜寶，泳淵採珠。聚玉如林，不足以極其變；積金成山，不足以贍其費。澶漫於淫荒之區，而叛其大始之本，法宗日遠，背朴彌增。尙賢，則民爭名；貴貨，則盜賊起；見可欲，則正直之心亂；勢利陳，則刼奪之塗開。造剡銳之器，長侵割之患。弩恐不勁，甲恐不堅，矛恐不利，盾恐不厚，若無凌暴，此皆可棄也。”（同上）

這是說，社會一切矛盾現象，都是從階級剝削關係的基礎上發生出來的。階級剝削的結果，便是一方面掠奪着大量財富，恣爲窮奢極慾的享受；另方面被剝削而至於飢餓、窮困、失業、死亡、流爲盜賊。……不斷的階級鬥爭便都是從這個基礎上發生的。同時從這個基礎上，又常常發生統治者相互的衝突、攘奪、火併和混戰。特別是其相互間的戰爭，又加重了生產羣衆的負担和痛苦，在這裏又表現了農民反對非正義戰爭的要求。

在階級矛盾的基礎上，統治者爲維護其階級統治，乃從而對被統治者的反抗，企圖用刑罰去制止，用教育去感化。在鮑敬言，他認爲這完全是徒勞無用的勾當，且不啻是“火上加油”，增長矛盾。所以他說：

“君臣旣立，衆慝日滋，而欲攘臂乎桎梏之間，愁勞於塗炭之中。人主憂慄於廟堂之上，百姓煎擾乎困苦之中。閑之以禮度，整之以刑罰，是猶闢滔天之源，激不測之流，塞之以撮壤，障之以指掌也。”（同上）

“所以救禍，而禍彌深；峻禁，而禁不止也。關梁所以禁非，而猾吏因之以爲非焉；衡量所以檢僞，而邪人因之以爲僞焉；大臣

所以扶危，而奸臣恐主之不危；兵革所以靖難，而寇者，盜之以爲難。此皆有君之所致也。”（抱朴子詰鮑）

在這裏，他不但暴露了封建政治的黑暗和官吏的貪污，而且一切罪惡、矛盾在階級和國家存在的基礎上，亦即在所謂“有君”的基礎上，認爲都是無法解除，無法避免的。而統治階級所採取的“彌亂”、“非禁”等步驟，却只會引出相反的結果。

因爲有階級和國家的存在，便造成一部分人手中的“强制權力”；他們憑藉其手中的“强制權力”去行使其階級的殘酷壓迫和統制，從而把人類社會推入非理性的慘局中。因而鮑敬言說：

“使夫桀紂之徒得燔人、辜諫者、脯諸侯、葅方伯、剖人心、破人脛、窮驕淫之惡、用炮烙之虐；若令斯人，並爲匹夫，性雖凶奢，安得施之？使彼肆酷恣欲，屠割天下，由於爲君，故得縱意也。”（同上）

他從專制主義政治形態的矛盾現象出發，便達到其否定“强制權力”的無政府主義的結論。因又進一步說：

“白玉不毀，孰爲珪璋；道德不廢，安取仁義。”（同上）

“夫死而得生，欣喜無量，則不如向無死也；讓爵辭祿以釣虛名，則不如本無讓也。天下逆亂焉，而忠義顯矣；六親不和焉，而孝慈彰矣。”（同上）

是在鮑敬言，認爲容許社會有“强制權力”的存在，然後再去講求各種治術；則不如根本消滅“强制權力”，光明幸福的社會就會出現的。在這裏，他又從人類歷史上去說明，確認人類社會在原先，本是沒有所謂國家和階級，從而更沒有“强制權力”，其時的人類，便都是平等幸福的生活着，而那種社會却正是極幸福的社會。所以他緊接着又說：

"曩古之世，無君無臣。穿井而飲，耕田而食；日出而作，日入而息。汎然不繫，恢爾自得；不競不營，無榮無辱。山無蹊徑，澤無舟梁。川谷不通，則不相兼幷；士衆不聚，則不相攻伐。……勢利不萌，禍亂不作；干戈不用，城池不設。萬物玄同，相忘於道。癘疫不流，民獲考終。純白在胸，機心不生。含哺而熙，鼓腹而遊。其言不華，其行不飾。安得聚斂以奪民財？安得嚴刑以為坑穽？"（同上）

這種以原始公社爲其理想方向的無政府主義，是人類史上無產階級出現前的革命農民階級政治意識的特色。鮑敬言在這裏，更從而說明人類在本質上原來就是平等的。他說：

"夫天地之位，二氣範物。樂陽則雲飛，好陰則川處。承柔剛以率性，隨四八而化生，各附所安，本無尊卑也。君臣旣立，而變化遂滋。"（同上）

他從人的本質平等、即人本主義的基礎上去否定階級，這是他的無政府主義的出發點，也是其歸結點。

僅就抱朴子所引述的無君論這段文字看，他便同墨翟一樣，給了我們以社會主義思想的傳統，也給了我們以民主精神的思想傳統。不管他的無政府主義，在本質上是空想的，而且在今日看來是落後的，但也包含着一些有生命的、積極的、進步的因素。

第八編　地主階級經濟復興時代的各派政治思想

中國封建地主階級的社會，經過長期的動盪——各部族、部落集團間、階級間、封建集團相互間的長期混戰，戰爭在一方面給予生產力以巨大的破壞，一方面却預備了生產力之進一步發展的地盤。在長期混戰中，一部分大地主商人爲避免戰禍，率着一些熟練手工業者，紛紛遷往日本，好多士大夫和人民遷移到長江以南，乃至福建、兩廣，同時也由於其他原因，而出現大量無主的荒地；自五世紀之初開始，給予農民以份有地及世業地之封建勞動編制，寖漸使要求土地的少數農民都獲得小塊所有地，——這種小土地所有制的擴大，在積極作用上，也促進農業生產經營的細密化程度。在七世紀初中間階層和農民暴動的復起，一面是在反抗過重的徭役賦稅負担和要求土地，一面小土地所有者却叉要求確保其小塊所有地，而厭絕戰爭。因而以"唐公李淵"爲代表的地主階級集團，一面在小土地所有者的積極援助下，一面在出身流氓無產階級的農民軍領袖被收買的情勢下，便創造其大唐王國，而恢復地主階級的政權。

從而在這次"烟塵"遍地的戰爭過程中，地主階級一面爲酬庸軍事集團的左右將官及被收買的流氓領袖，一面爲安定小土地所有者與農民，乃於公元六二四年（武德七年），頒佈所謂"均田制"。"均田制"在法令上，爲：

"丁男中男給一頃，篤疾廢疾給四十畝，寡妻妾三十畝，若爲戶者加二十畝。所授之田，十分之二爲世業，八爲口分。世業之田，身死則承戶者便授之；口分則收入官，更以給人。"（舊唐書食

貨志上)

國家各級政權機關置"官廨田",功臣及官吏則給予"職分田"。這是數世紀以來,地主階級爲恢復其生產與勞動編制,累相試行的成法。實際上,在唐代,這也僅限於無主的荒地;而對於原來有主的大地主所有地,以至小所有者的所有地,都一概照舊承認其佔有權,並承認土地兼併。

從而把社會諸階級在從來的原則下,重新編制爲大土地所有者(僧侶地主和世俗地主……)、中小地主、自耕農、中小商人、私家手工業者、半佃農、佃農、傭農……、長期以來的動亂局面,乃重新獲得穩定,社會經濟又重新發展起來,尤其由於自耕農成爲一個數量相當大的階層,對農業生產經營和商業的發展,起了推進的作用,特別是提高了農業經營的細密化程度。同時也擴大了中小地主階層的後備。

從而反映在意識形態上,代表封建統治階級的儒家學,便又獲得統治地位。故史稱太宗立杜如晦、房玄齡、虞世南等十八人爲學士,——太宗功臣中的文人,大都爲王通門徒(命顏師古補正五經脫誤,孔穎達作五經疏——即五經正義)。一方面爲適應新的情況要求,又重新製定禮制和法律。

但隨着社會生產的恢復和"均田制"推行的結果,中間諸階層,便形成相當大的數量。這其中,除原有漢族人民外還有先後被同化的各族人民。但是受"職分田"的功臣、官吏、被收買的流氓領袖,及原來的世俗地主和僧侶地主所構成的大地主集團,他們並不是讓中間階層逃脫剝削,而是以高利貸和商品去行使壓榨外,幾乎把國家的賦役——租、庸、調的全額,完全放到自耕農等乃至中小地主的肩上(自然,中小地主又盡可能以之轉嫁於農民),不獨其自己完全逃脫賦役負担,其蔭庇下的農民(佃客、佃奴……)也只允供他們直接剝削,不供應國家的賦役。因而不只形成農奴式的農民與地主之間的矛盾，且形成農民的上層與地主階級中下層及中小工商業者等階層和大地主之間的利害矛盾。但在寺院形式下的僧侶大地主，他們雖然佔有大量土地和財富，却自北魏以來，早已不担負國家的賦役，而視爲固然。所以中間諸階層和大地主間的矛盾，形式上，便直接表現爲他們和世俗大地主間的衝突。

另一方面，正因爲寺院在國家的賦役負担外，於是許多中間階層分子和農民爲期減輕賦役負担，去重就輕，便紛紛投靠寺院。例如舊唐書一七四卷李德裕上敬宗（八二五——八二六年）奏文說：

> "（徐州節度使）王智興於所屬泗州置僧尼戒壇，自去冬於江淮以南，所在懸榜招置，江淮自元和二年（八〇七年）後不敢私度。自聞泗州有壇，戶有三丁，必令一丁落髮。意在規避王徭，影庇資產。自正月以來，落髮者無算；臣今於蒜山渡點其過者，一日一百餘人；勘問唯十四人是舊日沙彌，餘是蘇常百姓，亦無本州文憑，尋已勒還本貫。訪聞泗州置壇次第，凡僧徒到者人納二緡，給牒即迴，別無法事。若不特行禁止，比到誕節，計江淮以南，失却六十萬丁壯，此事非細。"（按李德裕係從世俗地主之立場上反佛最力者。）

同時，佛教從前在所謂"五胡"各族中，早有相當影響；從而那些原先出身各該族中的中間階層分子和農民，便更普遍的投靠沙門，因而構成世俗大地主階層和寺院僧侶大地主階層間的利益矛盾。

從而反映到意識形態上，地主階級的內部，一面便產生了代表世俗大地主的韓愈、李翱等人的儒學，一面產生了僧玄奘等人的佛學，而形成儒佛的對立。這時的道家，他們雖然也是寺院僧侶地主，却有着不少的俗化成分，所以其和世俗地主之間雖也有利益矛盾，然而並不如其與佛門僧侶地主間矛盾的尖銳。因之，他們便作了世俗地主的附庸，道學亦成了儒學的附庸。便又形成反佛的儒道聯合戰綫。所以李淳風等人所代表的道學，實際都是儒學和道學的混血。另一方面，從中間諸階層、特別從中小地主利害立場上出現的代言人，便有柳宗元等人的"三教合一"論。地主階級內部意識形態的鬥爭，到自由商人集團形成以後的宋代（九六〇——一二七九年），便孕育出冶儒佛於一爐的兩宋理學。

另方面，在階級敵對關係的基礎上，便激發了農民階級政治意識的發展。這，我們雖然還不能從可靠的文獻中指出其一個有力的代表人物來，可是一方面明白的表現在杜甫等人的文學作品中，一方面也表現在呂才唯物主義的道家學中。而王仙芝、黃巢等人所領導的農民暴動，其行動的指導方針和其政治綱領，我們已無法看見，只能從統治階級的文獻中，發現一些零片。

第一章　隨着地主階級社會秩序重新安定而來的禮制和刑法的製定

隨着地主階級社會秩序的重新安定,"尊尊"的社會身分制和"親親"的宗法家長制、封建制的這兩個基本原則,也便予以重新確定;爲適應新的條件和情況,並給以部分的發展和改變。唐朝地主階級政府首先一個重要設施,便是所謂"制禮",即所謂"貞觀修禮"。同時爲適應更複雜的社會情況,又製定與頒佈"刑法"。故舊唐書刑法志開宗明義便說:

"古之聖人爲人父母,莫不制禮以崇敬,立刑以明威。防閑於未然,懼爭心之將作也。"

這在原則上,和從來封建統治階級的"禮樂、教化"和"刑罰",本質上並沒有兩樣。

"禮"的作用與內容是怎樣呢?開元二十三年(七三五年)太子賓客崔沔建議曰:

"竊聞大道旣隱,天下爲家,聖人因之,然後制禮。禮教之設,本爲正家;家道正,而天下定矣。正家之道,不可以貳;總一定議,禮歸本宗。"(舊唐書禮儀志七)

開元五年(七一七年)右補闕盧履冰議云:

"周易家人卦云:'利女貞。'女正位於內,男正位於外;男女正,天地之大義。家人有嚴君焉,父母之謂也。父父、子子、兄兄、弟弟、夫夫、婦婦。家道正,而天下正矣。禮:'女在室,以父爲天;出嫁以夫爲天。'又'在家從父,出嫁從夫,夫死從子'。……即喪服四制云:'天無二日,土無二王,國無二君,家無二尊,以一理之也'。"(舊唐書禮儀志七)

這在基本上,仍是從來"三綱五常"的精神,不過在唐朝社會經濟政治的情況下,給了更具體更明確的解釋,特別把父家長的家族制與尊卑的身分制與以重新的說明和確定。只是在武則天的時候(六八四——七〇五年),喪禮上,曾把母系一時提到與父系平等的地位。隨着李唐的復辟,婦女的地位,便又被壓回到原來的地方。武則天在這一點上,却對中國女權運動起了先驅作用。

另一方面,和"禮"相追隨,而專爲被統治階級設置的,便是"刑法"的製定。據舊唐書刑法志載稱:

"高祖(六一八——六二七年)初起義師於太原,即布寬大之令。百姓苦隋苛政,競來歸附,旬月之間,遂成帝業。既平京城,約法爲二十條:惟制殺人、刧盜、背軍、叛逆者死,餘並蠲除之。"

"及受禪,詔'納言'劉文靜與當朝通識之士,因開皇律令而損益之,盡削'大業'所由煩峻之法,又制五十三條格……尋又……撰定律令,大略以開皇爲準……惟正五十三條格入於新律,餘無所改。……"

"及太宗即位(六二七——六四九年),又命長孫無忌、房玄齡與學士法官更加釐改;戴胄、魏徵又言舊律令重,於是議絞刑之屬五十條,免死罪,斷其右趾。……太宗尋又愍其受刑之苦,……於是又除斷趾法,改爲加役流三千里居作。二年(六二八年)又舊條疏，兄弟分後，蔭不相及；連坐俱死，祖孫配沒。……更令百僚詳議……玄齡等遂與法司定律五百條，分爲十二卷：一曰名例、二曰衞禁、三曰職制、四曰戶婚、五曰廐庫、六曰擅興、七曰盜賊、八曰鬥訟、九曰詐僞、十曰雜律、十一曰捕亡、十二曰斷獄。有笞、杖、徒、流、死爲五刑：笞刑五條，自笞十至五十；杖刑五條，自杖六十至杖一百；徒刑五條，自徒一年遞加半年至三年；流刑三條，自流二千里遞加五百里至三千里；死刑二條，絞、斬。大凡二十等。……又定令一千五百九十條爲三十卷，貞觀十一年（六三七年）正月頒下之，又刪武德貞觀以來勅格三千餘件，定留七百條以爲格十八卷，留本司施行。"

據新唐書載稱：到永徽二年（六五一年），又由長孫無忌等重新刪定爲永徽律，計十二卷；異年修疏三十卷，即今之所謂唐律疏議一永徽律疏。

地主階級的學者，稱唐律一永徽律"得古今之平"。其內容究竟如何呢？在其本質上，却無例外地係從地主階級，特別是大地主階層立場上出發，充分表現其爲維護封建剝削關係的階級統治的工具。我們試從以下幾方面，擇要研討：

一、其內容，是"三綱五常"的律格化、條文化；其主要目的，在束縛被統治階級，防止被統治階級的反抗。作爲對被統治者的這種鎮壓手段，他們唯恐不够嚴密，在律格正文以外，又附以十惡之條。舊唐書刑法志說：

"又有十惡之條：一曰謀反，二曰謀大逆，三曰謀叛，四曰謀惡逆，五曰不道，六曰大不敬，七曰不孝，八曰不睦，九曰不義，十曰內亂。其犯十惡者，不得依議請之例。"

這是唐律的一個根本特徵。

二、在一般條文之下，犯罪者得依其身分、地位、官職、貴族親故等關係，而有依次減免的伸縮性。所以刑法志又說：

"又有議請減贖當免之法八：一日議親，二日議故，三日議賢，四日議能，五日議功，六日議貴，七日議賓，八日議勳。八議者，犯者死罪，皆條所坐，及應議之狀奏請議定奏裁。流罪以下減一等。若官爵五品以上及皇太子妃大功以上親應議者，周以上親犯死罪者，上請，流罪以下亦減一等。若七品以上官爵，得請者之祖、父、母、兄、弟、姊、妹、妻、子、孫，犯流罪以下各減一等；若應議請減及九品以上官，若官品得減者之祖父母、父母、妻、子、孫犯流罪以下聽贖。其贖法：笞十贖銅一斤，遞加一斤，至杖一百則贖銅十斤；自此以上，遞加十斤，至徒三年，則贖銅六十斤；流二千里者，贖銅八十斤；流二千五百里者，贖銅九十斤；流三千里者，贖銅一百二十斤。又許以官當罪，以官當徒者，五品以上犯罪者，一官當徒二年；九品以上一官當徒一年；若犯公罪者，各加一年，以官當流者，三流同比徒四年；仍各解見任除名者，比徒三年；免官者，比徒二年；免所居官者，比徒一年。"

依此，一方面有地位和財產的大地主們，便永遠生活在法律之外；法律便露骨的完全成爲對付被統治階級而設的。一方面從爵位官階的高下去請議，那不過表現其在於維護等級身分制度的作用，易言之，把社會的等級身分制度藉法律把它體現出來。其次，唐律所規定的有：主毆部曲奴者，不論；反之，奴毆主者，斬；奴毆主期親者，絞；毆他人奴者，杖二十；奴毆良人者，杖六十；凡人相毆者，杖四十；毆佐職者，徒一年；毆六品以下者，徒一年半；流外毆議貴者，徒二年；民毆長官者，徒三年；又有奴奸良人女者，徒二年半；反之，良人奸婢者，杖九十。雜戶官戶奸良人女者，徒二年；反之，良人奸官戶雜戶女者，杖一百；良人奸良人女者，徒一年半。這也完全表現了法律的階級性，以及階級中之各異的階層等級性。這是唐律的第二個主要特徵。

三、法律之父家長的宗法制度的體現；易言之，法律的另一個主要作用，在維護宗法制和其家族制。這是唐律的第三個主要特徵。例如刑法志載房玄齡等議定書云：

"案禮，孫爲王父尸；案令，祖有蔭孫之義。然則孫重而兄弟屬輕；蔭重反流，合輕翻死。據禮論情，深爲未愜。今定律，祖孫與兄弟緣坐，俱配沒，其以惡言犯法不能爲害者，情狀稍輕，兄弟免死配流爲允。從之。"

唐律規定依親故關係實行連坐與議請減免諸原則，係按照宗法的喪服系統製定的，它體現了後期的宗法系統。

四、制止中間諸階層的逃稅和農民的逃亡，是唐律的第四個特徵。因爲中間階層的逃稅，是各別大地主的間接損失，國家的直接損失；農民的逃亡等等情事，爲地主們的直接損失。這都是被統治者對付他們的一個消極反抗的回答。這對地主階級的統治也是有損害的。而這種情況，在唐朝却特別嚴重。因而地主階級便製定如次的條文：

"脫戶——家長徒三年，里正州縣各有罰。"

"脫口——一口徒一年，罪止三年。"

"漏無課役口——四口爲一口，罪止徒一年半。"

"相冒合戶——徒二年。"

"應別立戶而不聽別——主司杖一百。"

五、防止"私度"，爲唐律的第五個特徵。這是世俗大地主拿法律去對寺院僧侶引渡人口的一個回答——同時，在這裏，也正表現了這兩者間利益矛盾的深刻。唐律關於這方面的條文有：

"私入道及度之者——杖一百。"

"已除貫者——徒一年。"

"犯法合出寺觀，經斷不還俗者——從私度法。"

"監臨之官私輒度人者——一人杖一百，二人加一等。"

最後，其對於被統治階級又有適用"徒"和"贖"的條文。這是直接提高榨取額，和榨取無償勞動的又一種殘酷手段。例如"徒"，便是課以無償的徒，役即所謂官奴婢的一個主要來源。所謂"贖"，一方面作爲統治階級自身逃出"刑法"的一個最後空隙；一方面則作爲對被統治者之一種掠奪，故刑法志說："盜及傷人，亦收贖。"同時，這對於貪官汚吏，也大開了方便之門。

唐律雖是地主階級的法律，但其系統是相當嚴密的，全世界任何封建國家，都沒有產生這樣一種系統嚴密的封建法典。然唐律的產生，和唐朝商業的發展也是有關聯的。

第二章　反映地主階級內部衝突之世俗大地主的政治學說——韓愈、李翺的排佛論

一　韓愈的政治學說

韓愈（七六八——八二四年）字退之，昌黎人。其著作有文集四十卷（舊唐書韓愈傳），外集十卷。惟其作品以詩文爲多；表現其哲學思想方面的作品，則有原道、原性、諫佛骨表、與孟尙書書等篇。

他在學派上，自謂完全從儒家出發的。數百年來，社會長期的動盪，儒家學也便隨同衰落。從而，在唐朝地主階級經濟復興的基礎上，也預備了儒家學復興的地盤。所以韓愈便公然以復興儒學，繼承“堯、舜、禹、湯、文、武、周公、孔子、孟軻”的道統自居。故本傳說：“大抵以興起名教，弘獎仁義爲事。”他自己更說得明白：

“漢氏以來，羣儒區區修補。百孔千瘡，隨亂隨失，其危如一髮引千鈞，綿綿延延，寖以微滅。於是時也，而唱釋老於其間，鼓天下之衆而從之。嗚呼！其亦不仁甚矣！釋老之害過於楊墨，韓愈之賢不及孟子；孟子不能救之於未亡之前，而韓愈乃欲全之於已壞之後。嗚呼！其亦不量其力，且見其身之危，莫之救以死也！雖然，使其道由愈而粗傳，雖滅死，萬萬無恨。”（與孟尙書書）

不過在事實上，韓愈的儒家學，不僅不是孔丘、孟軻、荀卿、儒家學的抄襲，或董仲舒、劉歆儒家學的抄襲；而是適應於唐代社會情況下，爲孔丘、孟軻、荀卿、董仲舒等人以來的儒家學之又一次修正，對原來的儒家學有所修改，也有其新的內容。

他的儒家學論點大綱，在原道篇中表現得相當明白：

"其文：詩、書、易、春秋；其法：禮、樂、刑、政；其民：士、農、工、賈。其位：君臣、父子、師友、賓主、昆弟、夫婦。其服：麻、絲。其居：宮、室。其食：粟、米、果、蔬、魚肉。其爲道易明，而其爲教易行也。是故以之爲己，則順而祥；以之爲人，則愛而公；以之爲心，則和而平；以之爲天下國家，無所處而不當。是故生則得其情，死則盡其常；郊焉：而天神假，廟焉：而人鬼饗。"

在這裏，所謂"其法"，基本上仍是"三綱五常"和統治者手中的教育和刑法；所謂"其食"，就是說社會經濟爲父家長制的農業經濟；所謂"其民"，是在說士、農、工、商爲社會必要的分工，所謂"士"，就是官吏和候補官吏的士大夫，農、工、商是包括地主、自耕農、佃戶、行東、幫伙、店東、店伙、僱農、僱工而說的，這是一種隱蔽階級內容的搶法；所謂"其文"，是說社會文化思想是以儒家古典教條爲中心的文化思想。韓愈認爲只有這種社會構成，才是合於"道統"原則的。

怎樣去實現和維繫這種社會呢？韓愈在這裏，把教化抬到最首要的地位，他認爲要用教化教導人民遵守這種"道統"原則去生活。教以什麼呢？從這裏引入到他的認識論。他說：

"夫所謂先王之教者何也？博愛之謂仁，行而宜之之謂義，由是而之焉之謂道，足乎己無待於外之謂德。"（原道）

這是說，"博愛"是人的先天的善良本性，也叫作"仁"；人的生活活動完全符合於先天的"仁"所給予的規範，就是"義"；"仁"至"義"盡就合於"道"所給予的規範,"道"是最本源的東西,"仁"也是由"道"派生的;體會這個"仁",行合於這個"義",以達於"道",不是能從外在去追求,而要從內心的修養去追求,追求得了就是"德"。這就是韓愈所倡的"仁"、"義"、"道"、"德"的內容。所以韓愈在認識論上是唯心主義者,他這種唯心主義,最後並下降到承認"天神"和"神鬼"存在的有神論。

那末,那種先天存在的善良本性,是不是一切人的天賦呢?在給予這個問題的回答上,他把孟軻的人人秉賦齊一的性善論,降低爲董仲舒的"性三品"論。他認爲在人的本性中,原來就有一種不同的因素存在。這不只構成其自己的矛盾,而又表現其一種强詞奪理的階級論。原性篇說:

"性也者,與生俱生也;情也者,接於物而生也。性之品有三,而其所以爲性者五;情之品有三,而其所以爲情者七。何也?曰:性之品有上、中、下三;上焉者,善焉而已矣,中焉者,可導而上下也,下焉者惡焉而已矣。其所以爲性者五:曰仁、曰禮、曰信、曰義、曰智。上焉者之於五也,主於一而行於四;中焉者之於五也,一不少有焉,則少反焉,其於四也混;下焉者之於五也,反於一而悖於四。性之於情,視其品。情之品有上、中、下三;其所以爲情者七:曰喜、曰怒、曰哀、曰懼、曰愛、曰惡、曰欲。上焉者之於七也,動而處其中;中焉者之於七也,有所甚,有所亡,然而求合其中者也;下焉者之於七也,亡與甚,直情而行者也。情之於性,視其品。"

這完全適應於地主階級、中間階層、農民等社會諸階級的存在而說教的。在韓愈看來,地主階級尤其大地主階層的"性"是上品,他們內在的本性便是"仁",表之於外,便爲"義"、"禮"、"智"、"信",從而並能自己統制其"接於物"的"情"，即意識，所以他們是生成的統治階級。中間諸階層的社會地位是動搖的，所以他們的性是可上可下，其意識（情）也是間於兩者之間的（在這裏所謂中間階層，包括各種自耕農民、手工業者和中小商人等）；佃耕地主土地的農民以至工匠，是重視其自己物質生活的現實利益的，對統治階級，從其本質上便立於完全對立的關係上。所以在地主階級看來，他們的本質（性）便是"惡焉而已矣"的下品的；從而其意識（情）也完全和地主階級相反（的確，地主階級的階級意識，在農工的腦子裏，誠然無所覓取）。因此，他們便應該是生成的被統治階級。同時由於社會經濟生活關係較複雜，而引起較複雜的生活意識的發展，使韓愈能較董仲舒以來的儒家在唯心主義的哲學上深入了一步，而達到其所謂"七情"的意識論。這構成地主階級的階級論。

從而由這種諸階級構成的社會，依照韓愈的邏輯，一面便不能不由"性上品"的地主階級去掌管統治權，一面"性下品"的農民階級便不能不置於被統治的地位（這正是隔着一道鴻溝的兩個主要的階級）；"性中品"的，間於中間的中間諸階層，却是可以由統治者對之施以教化，使之躋於"性上品"的統治者，如其趨變爲"性下品"，那便係其自己沉澱到被統治的地位。這是從中間諸階層的社會地位、階級意識在兩階級間搖擺的現實情況作爲其立論的根據的。另一方面，對於"性下品"的農民，因爲他們的社會地位是不能根本變動的，從而其意識也不能有本質的變化，所以統治階級對於他們，便只能用種種方法去防止其階級意識的發展，以維持其剝削關係。所以在韓愈，便認爲對於"性下品"的農民，一方面應由統治者對他們去施以教化，以防止其"亡與甚"的"情"，即意識的發展，對於本質的"性"，那却是先驗的不可改造的東西。但是那種空洞的教化是沒有積極保證的。所以另一方面，在教化喪失效力時，便還有强制權力去保證。因而在特設的教化外，同時又特設着“刑法”去作防障。故說：“爲之政以率其怠勸，爲之刑以鋤其强梗。”（原道）而歸納出儒家從來主張的教化痲痹政策和刑罰懲治政策的並行，亦即韓愈所謂“堯以是傳之舜，舜以是傳之禹，禹以是傳之湯，湯以是傳之文、武、周公，文、武、周公傳之孔子，孔子傳之孟軻，軻之死不得其傳焉”的“道統”之一面。而教化和刑法的目的，則是：“民者，出粟、米、痲、絲、作器皿、通貨財以事其上者也……民不出粟、米、痲、絲、作器皿、通貨財以事其上，則誅”的一件明白的事情。

另一方面，適應其時代較複雜的社會生活關係，而達到其對“性”和“情”，即本質和意識的唯心主義的分析。這在儒學以外的條件上，却又係受着佛學之“慧”與“識”的唯識論的影響。在這一點上，韓愈和李翺又作了後來兩宋（九六〇——一二七八年）理學的前驅。

其次，在當時，僧侶地主用“私度”的形式從世俗大地主手中去爭奪其對中間諸階層、特別是對農奴式的農民的支配，這形成其和世俗大地主利益矛盾的主要內容。韓愈從世俗大地主的立場上，而提出維護“道統”，反對釋、道的主張。他反對道家說：

> “今其言曰：‘聖人不死，大盜不止；剖斗折衡，而民不爭。’嗚呼！其亦不思而已矣。”（原道）

對於寺院僧侶地主這一集團的佛家，便更是不讓步的去加以反對。他說：

> “傳曰：‘古之欲明明德於天下者，先治其國；欲治其國者，先齊其家；欲齊其家者，先修其身；欲修其身者，先正其心；欲正其心者，先誠其意。’然則古之所謂正心而誠意者，將以有爲也。今也欲治其心而外天下國家，滅其天常，子焉而不父其父，臣焉而

不君其君，民焉而不事其事。"（原道）

其實，在佛家的立場上，他却並不否定封建的尊卑身分制度和父家長的宗法制度，恰恰相反，而是與以維護的。韓愈在這裏，是僅從佛教的黃教僧侶爲所謂"出家人"這一點上來批評的，這緣他沒有把教權和俗權在統治上的任務分別開，也沒有懂得儒佛在統治作用上的同與異。韓愈所複述的大學"八目"，本質上也和佛家所揭的統治原理無何歧異，不過對"治國""平天下"那"兩目"的表現形式，而有教權和俗權的不同；俗權是以直接掌握治國平天下的政權面目出現，而教權則是以"宣揚佛化"的面目來加以贊助。其次，韓愈也從民族的觀點上，從"夷夏"的立場上去排斥佛學。他說：

"佛本夷狄之人，與中國言語不通，衣服殊製，口不道先王之法言，身不服先王之法服，不知君臣之義，父子之情。假如其身至今尙在，奉其國命來朝京師，陛下容而接之，不過宣政一見，禮賓一設，賜衣一襲，衞而出之於境，不令惑衆也。況其身死已久，枯朽之骨，凶穢之餘，豈宜令入宮禁。……乞以此骨付之有司，投諸水火，永絕根本，斷天下之疑，絕後代之惑……佛如有靈，能作禍祟；凡有殃咎，宜加臣身，上天鑒臨，臣不怨悔。"（元和十四年上憲宗諫佛骨表）

實在的，封建主義的印度和封建主義的"大唐王國"，是有其各自不同的情况和特殊條件的；從而其意識形態的東西在作風氣派等方面，也有其各自的特殊色彩和特殊性質。不過韓愈的論點却不在這裏，而是基於世俗和僧侶兩個大地主階層的利益衝突。所以他在諫佛骨表中又說到：

"天子大聖，猶一心敬信；百姓微賤，於佛豈合惜身命？所以灼頂燔指，百十爲羣；解衣散錢，自朝至暮；轉相仿傚，惟恐後時；

老幼奔波，棄其生業。若不即加禁遏，更歷諸寺，必有斷臂臠身以爲供養者。傷風敗俗，傳笑四方，非細事也。”

劉昫叙述當時的情形也說：

“王公士庶，奔走捨施，惟恐在後；百姓有廢業破產，燒頂灼臂而求供養者。”（舊唐書韓愈傳）

韓愈主張排佛的第二個政治意義，由於天寶（七四二——七五五年）時鬧起“安史之亂”的各種族和部落人民，不少信奉佛教；“安史亂”後，許多已同化於漢族的他族人民都投靠寺院。這是韓愈等人從漢族立場上發揮其排佛論之又一理由。

顧歡等人的反佛，是從當時現實的各部族部落集團間的矛盾基礎上出發，曾有着反對他族統治集團的殘暴燒殺與落後統治的積極意義。到韓愈的時候，佛學和佛教早已成爲漢族地主階級自己掌握的東西。他也從“夷夏”的立場立論，只不過是建基於狹隘的階層利益上，表現爲狹隘的種族觀點和文化閉關主義的思想。佛教和佛學自然也同樣是地主階級的保守的東西，對漢族人民曾起了麻醉的作用，但從漢朝以來相繼輸入的印度文化，對中國哲學和藝術的發展，也起了相當的影響作用。

二　李翺的政治學說

李翺，字習之，卒於文宗會昌中（八四一——八四六年），曾受業於韓愈，又曾問道於藥山禪師。據其自述問道經過詩云：“鍊得身形似鶴形，千株松下兩函經。我來問道無餘說，‘雲在青山水在瓶’。”其著作有李文公集十八卷；可爲其思想代表者，爲復性書三篇。

李翺的基本立場，係完全同於韓愈；思想體系基本上也和韓愈相同，其學說來源，也主要是儒家學，並參有佛學成分；但對於佛學與佛教，也和韓愈一樣，是堅决反對的。例如他在答泗洲開元寺僧澄觀書中有云：

"吾之銘是鐘也（僧澄觀請他爲作鐘銘），吾將明聖人之道焉，則於釋氏無答也。吾將順釋氏，教而述焉，則惑乎天下甚矣！何貴乎吾之先覺也？"

他反佛的政治意義，也和韓愈是同一的，無庸申述。

所以李翺較之韓愈，只有在論"性"一點上，有更進一步的深入——達到唯心主義的更高形態。在出發點上，他的論"性"也同於韓愈，首先認爲"性"是先驗着的東西，而且也把性（本質）和情（意識）分開。照他，"性"是本源的內在的東西，"情"爲其外在的表現。所以復性書說：

"情者，性之動也。"（上篇）

"情者，性之邪也。"（中篇）

"無性，則情無所生矣。是情由性而生；情不自情，因性而情。"（上篇）

只是他認爲"性"都是善的，只有"情"是滅性亂性的；而性之"匿"，則是緣於情而來的；即情給與性的反作用。在這一點上，他不同於韓愈。他說：

"人之所以爲聖人者，性也；人之所以惑其性者，情也。喜、怒、哀、懼、愛、惡、欲七者，皆情之所爲也；情既昏，性斯匿矣，非性之過也。"（同上）

"水之渾也，其流不清；火之烟也，其光不明，非水火清明之過。沙不渾，流斯清矣；烟不鬱，光斯明矣。"（同上）

這在從外在的感染去决定"性"的"明""匿"這一點上，是接近於環境决定論的見解的。可是在李翺，却從這裏又達到其"滅情復性"的主觀唯心主義的說教。他認爲把"情"完全除去，"性"自然恢復了，從而便能達到"本性清明，周流六虛"(中篇)。"廣大清明，照乎天地"(上篇)的境界。他這種見解，在一方面是受着佛家存"慧"去"識"的論點的影響；一方面他感覺當時社會各階級階層意識的複雜，主要是被統治階級反抗意識的發展，以及地主階級各階層思想意識的矛盾。無知的統治階級，却本末顚倒地把一切矛盾鬥爭歸源於"思想的複雜"而要求"統一思想"，因之，便構成李翺這種主觀的玄想。但是怎樣去"滅情"呢？他說首先在齋戒其心。如何去齋戒其心呢？他說："弗慮弗思，情則不生；情既不生，乃爲正思。正思者，無慮無思也。"(中篇)然而到這裏，却不能就把"情"滅去，所以他繼續又說："此齋戒其心者也，猶未離於靜焉。有靜必有動，有動必有靜；動靜不息，是乃情也。……方靜之時，知心無思者，是齋戒也。"(同上)但是這樣，却還有"思"，有"思"便是"情"的活動，而且人都有"知"，"思"和"知"又是相聯系的；而"知"又是由於人的有"生"命，怎能把它分離開呢？這構成李翺自己的一個矛盾。在這裏，他一面陷入到佛家的"慧"和"識"的說教，以及道家所謂"動"和"靜"的說教的泥沼中；一面也正表現他和佛學更接近了一步(李翺的這個企圖，希特勒和其信徒也曾打算過；但李翺沒能解决的矛盾，他們也無法解决。據說希特勒曾企圖如何把無產階級的思想意識消滅掉，但同時却要他們還能够勞動。希特勒手下的劊子手們都不能回答這個問題，後來希特勒御用的科學家，經過艱苦的研究和實驗後，也都給了他否定的回答)。無法解决矛盾的李翺，却正從這裏又回到儒家，而達到如次一個獨斷論的結論。他說：

"知本無有思。動靜皆離，寂然不動者，是至誠也。"(中篇)

依此，則其所謂"誠"的究極上，不把人類的生機和知覺完全凝固着，使成爲"槁木死灰"的化石，是不可能的。然而李翺從這裏，却又從佛學所謂"眞如"意境的影響下，而作出其玄學的解釋。例如他說：

"不睹不聞，是非人也，視聽昭昭，而不起於見聞者，斯可矣。無不知也，無弗爲也，其心寂然，光照天地，是誠之明也。"（中篇）

所謂"誠之明"，亦即所謂"我以心通"（同上），他這種解釋，便成了完全喪失實踐內容的玄學空談。從而他和佛家不同的，就是佛家連這"我相"也不承認，他却還執着一個"我相"。他這種唯心主義的論點，對於那冶儒佛於一爐的兩宋"理學"，却盡了更大的先驅作用。

可是李翺的玄學，一方面雖受着佛老學的相當影響；而其從世俗地主現實的統治要求上，他又和孔孟一樣，把"性命"論聯系到"禮樂刑政"，即把"三綱五常"安置在"性命"的基礎上，又轉而排斥佛老，而返於其所謂"中庸之道"。他說：

"嗚呼！性命之書雖存，學者莫能明；是故皆入於莊、列、老、釋。不知者，謂夫子之徒，不足以窮性命之道，信之者皆是也。"（復性書上篇）

他在玄學上，不能達到佛家那樣"四大皆空"的境界，仍不能破除所謂"我執"，正表現世俗地主不同於僧侶地主的一點社會特性。

不過這對於李翺，問題依然不曾獲得解決。那羣終年終日從事生產勞動的人民，他們不能有如許空閑時間去"坐定"、"冥想"，去從事"誠之明"的"參禪"工夫；易言之，從事那種內的修練工夫，只有離開肉體勞動的有閒階級才有可能。而且李翺所當作主要問題的，不，一切統治者所當作主要問題的，也正在如何去鞏固其剝削關係，如何使生產階級能馴順的進行其被剝削的勞動；他們並不需要生產階級知識水準的提高，只要求其勞動强度的提高。所以問題一進到這裏，李翺便亦不能不歸結爲如次之一個醜惡的結論，把人類分作"晝作""夕休"的"凡人"和"無作""無休"的"非類於凡人"。在他哲學詞典中的"凡人",便是担當生產勞動的勞動人民;而所謂"非類於凡人",便是有閒的地主階級。下面說得明白:

"晝而作,夕而休者,'凡人'也。作乎作者,與萬物皆作;休乎休者,與萬物皆休。吾則'不類於凡人',晝無所作,夕無所休;作非吾作也,作有物;休非吾休也,休有物。作耶?休耶?二者離而不存;予之所存者,終不亡且離也。人之不力於道者,昏不思也。天地之間,萬物生焉。人之於萬物,一物也;其所以異於禽獸蟲魚者,豈非道德之性乎哉?"(下篇)

依此,他的所謂"滅情復性"的課題,對於生產階級不啻又根本取消了。從而又無異把他自己所追究的問題也根本取消了。所以李翺對他自己所提出的問題,從唯心主義的圈子中繞來繞去,依舊逃回到出發點,對問題依然沒有得到絲毫的解決。

孟軻已提出"性"和"情",即本質和意識的區別;但到韓愈和李翺才作了較系統的分析。韓李在這一點上豐富了中國哲學的範疇。其次,他們吸收佛家學的一些因素,來充實儒家學的內容,把儒家學者的思維力提高了一步,給兩宋理學的發展,預備了一些條件。這是他們的貢獻。

三　儒道思想的統一與對立

現在應進而把握作爲一個宗派的道家學。

道家在唐初,在政治上、經濟上,都有其重要的作用。可是道家所代表的那一社會階層,即另一羣僧侶地主的社會性,基本上是寺院僧侶地主,所以他們生活的主要來源靠寺院財產;但又有同於世俗地主的方面，即他們此外還可以購置私產，娶妻生子，受官封爵，子孫並有繼承權。舊唐書方伎列傳載，玄宗（七一三——七五五年）給道士張果的制令云："今特行朝禮，爰畀寵命，可銀青光祿大夫，號曰玄通先生。"又爲"造棲霞觀於隱所"（張果傳）。又方伎列傳道士葉法善傳云："睿宗（七一〇——七一五年）即位，稱法善有冥助之力，先天二年拜鴻臚卿，封越國公，仍依舊爲道士，止於京師之景龍觀。又贈其父爲歙州刺史。"又道士薛頤傳云："（頤）大業中爲道士……秦王奏授太史丞，累遷太史令，……頤後上表請爲道士，太宗爲置紫府觀於九嵏山，拜頤中大夫行紫府觀主事。"又明崇儼傳云："（崇儼所主）潤州栖霞寺，是其五代祖梁處士山賓故宅。"這不過是一些例子。他們和世俗地主間，也有着俗教的矛盾；然從其同於世俗地主的那些特權說，兩者間又是統一的。他們和另一宗派即佛教僧侶地主集團間，在爭奪教權這一點上，自始就有着兩者間的衝突，其次由於他們有同於世俗地主的屬性，這也有着兩者間的矛盾。因而反映到意識形態上，一方面，仍表現儒、道的對立，所以有韓愈等人的排佛而又同時排道。另一方面，又表現儒、道的調和和其思想的交流。這在其時一些"道士"和儒家學者的著作中都表現得明白，例如道士李嗣眞（著有明堂新禮十卷，孝經摘要、詩品、書品、畫品各一卷）、孟詵（著有家祭禮各一卷、喪服要二卷、補養方、必效方各三卷）等，都是從道家學去溝通儒家學，把儒、道學冶於一爐（以上均見舊唐書方伎列傳）。又如以儒家學爲宗派的傅奕（著有老子注、音義，又集魏晉以來反佛的儒道學者的言論行事爲高識傳十卷）、傅仁均等，則從儒家學去溝通道家學，是和李嗣眞在學術思想上達到許多共同點的儒家學者。傅奕在"臨終（六三九年）誡其子曰：'老莊玄一之篇，周孔六經之說，是爲名教，汝宜習之。妖胡亂華，舉時皆惑，唯獨竊嘆，衆不我從。悲夫！汝等勿學也'。"其態度尤爲顯明(以上均見舊唐書列傳第二十九)。同時，對於佛家學的排斥，則成爲儒道兩家共同的要求。例如方伎列傳云，道士葉法善"排擠佛法，議者或譏其向背；以其術高，終莫之測"。傅奕的排佛論(見本傳)，尤能代表這一共同的立場。代表這一共同立場的傅奕的排佛論，包括着如次的四點主要內容：

一、指摘佛教是擾害華族的工具。例如傅奕說："自漢明夜寢，金人入夢，傅毅對詔，辨曰胡神。後漢中原，未之有信。魏晉夷虜，信者一分，笮融託佛齋而起逆，逃竄江東；呂光假征胡而叛君，峙立西土。降斯已後，妖胡滋盛，太半雜華。搢紳門裏，翻受禿丁邪戒；儒士學中，倒說妖胡浪語。曲類蛙歌，聽之喪本；臭同鮑肆，過者失香。"(廣弘明集卷十一道宣箴傅奕上廢省佛僧表)

二、指摘佛教破壞中國社會制度，尤其是"尊尊"和"親親"的社會倫理制度。例如傅奕說："海內勤王者少，樂私者多。乃外事胡佛，內生邪見。剪剃髮膚，迴換衣服。出臣子之門，入僧尼之戶。立謁王庭，坐看膝下。不忠不孝，聚結連房。且佛在西域，言妖路遠；統論其教，虛多實少。捨親逐財，畏壯慢老。重富强而輕貧弱，愛少美而賤耆年。以幻惑而作藝能，以矯誑而爲宗旨。然佛爲一姓之家鬼也，作鬼不兼他族。豈可催驅生漢供給死胡，賤此明珠，貴彼魚目，違離嚴父，而敬他人，何有跪十個泥胡而爲卿相，置一盆殘飯得作帝王？據佛邪說，不近人情，且佛滑稽大言，不及旃孟，奢侈造作，罪深桀紂。入家破家，入國破國者也。"(廣弘明集卷十一法琳對傅奕廢佛僧事)實際上，在寺院，亦自有一個類似於父家長宗法制的宗派系統，和其隸屬性的身分等級制。

三、指摘佛教寺院聚集財產，蔭庇稅戶。例如傅奕說："不忠不孝，削髮而揖君親；遊手遊食，易服以逃租賦。演其妖言，述其邪法；僞啓三途，謬張六道；恐嚇愚夫，詐欺庸品。凡百黎庶，通識者稀；不察根源，聽其矯詐。乃追既往之罪，虛規將來之福，布施一錢，希萬倍之報；持齋一日，冀百日之糧。”（武德七年表，見舊唐書本傳）又云：“廣置伽藍，壯麗非一。勞役工匠，獨坐泥胡。撞華夏之洪鐘，集番僧之僞衆；動淳民之耳目，索營私之貨賄。女工羅綺，剪作淫祀之旛；巧匠金銀，散雕舍利之冢；秔粱麵米，橫設僧尼之會；香油蠟燭，枉照胡神之堂。剝削民財，割截國貯。朝廷貴臣，曾不一悟。良可痛哉！”（廣弘明集卷十一道宣文）其實，只有這一點最爲重要，爲其彼此矛盾的中心所在。

四、指摘佛教寺院爲策動叛亂的淵藪。例如傅奕說：“寺饒僧衆，妖孽必作：如後趙沙門張光，後燕沙門法長，南涼道密，魏孝文時法秀，太和時惠仰等，并皆反亂者。”（廣弘明集卷十一法琳文）又說：“西晉以上，國有嚴科，不許中國之人，輒行髡髮之事。洎于苻、石、羌、胡亂華，主庸臣佞，政虐祚短，皆由佛教致災也。梁武、齊襄，足爲明鏡。昔褒姒一女妖惑幽王，尙致亡國；况天下僧尼數盈十萬，翦刻繒綵，裝束泥人而爲厭魅，迷惑萬姓者乎？”（武德七年表，見舊唐書本傳）

最後傅奕又說：“佛是胡中桀黠，欺誑夷狄，初止西域，漸流中國，遵尙其教，皆是邪僻小人，模寫莊老玄言，文飾妖幻之教耳。”（見同上本傳對太宗語）很明白，他說佛學的本身是從道學派生出來的無甚高論的東西，故與其宗外來的佛教，何如宗土生土長的道教。

這表現儒家學和道家學之共同的排佛立場。

其實，這時國境內的所謂“胡”人，基本上已同化於漢族，同時在前唐，唐朝地主階級是由自衛而轉爲擴張，漢族不是被侵略者，所以葉法善、傅奕等拿着嚴華夷之界的口號去反佛，是沒有實際意義的，也同樣只是從大漢族觀點出發的一種文化閉關主義思想。

第三章　寺院僧侶地主和中間諸階層的政治思想

一　寺院哲學的"入世"主義傾向

佛教寺院的僧侶地主，自兩晉南北朝開始發展，到唐朝，在社會經濟領域中也已形成了一股力量；寺院佔領大量土地，集中着大量財產，並有大量的勞動農民在其直接支配下，從而產生了繁盛的佛教寺院文化。代表其意識形態的佛學，亦得到空前的發展。同時，作爲僧侶地主代言人的佛法大師，也均於此時相繼出現，其中最著聞者，有僧玄奘（六〇六——六六一年）、僧神秀（卒於七〇六年，即大通禪師，爲其時所謂"北宗"）、僧慧能（即所謂"南宗"之宗，與神秀同學）、普寂（六五一——七三九年，即大照禪師）、義福（卒於七三二年，即大智禪師，普寂之師）、僧一行（七二三——七七二年，爲襄州都督郯國公張公謹之孫，大照禪師之徒，諡大慧禪師）等，對於佛學理論均有高深的成就，在佛學思想史上佔有極重要的地位。（以上均見舊唐書方伎列傳）

佛學原來是沒落封建貴族的一種意識形態；所以其教義直接應用在俗權政治方面，並沒有積極的內容，只是在維護封建統治的立場上，對被統治階級去盡其痲醉作用——對那些愈受自然力支配的人們，愈能發揮其作用。所以對於封建時代的農民，小乘教教義下的"天堂"、"地獄"、"輪迴"、"因果報應"……的神道說教，便較容易給以痲醉作用。因此，小乘教是封建統治階級作爲精神統治的最好武器在使用。在中國，遍於窮鄉僻壤的無數寺院，大抵都是小乘教的寺院。至於其高級形態的大乘教教義，却只有有閒的地主們才能接受。

不過到唐代，由於佛教寺院在社會經濟領域中部分支配力量的形成，從而更形成其在對俗權政治的相當支配作用，於以表現其在意識形態上的"入世"主義傾向，故唐史所載，許多僧侶地主曾直接參加政權，敷陳時政，例如舊唐書僧一行傳載："一行至京，置於光太殿。上數就之，訪以安國撫人之道；言皆切直，無有所隱。"又云"其諫爭""但依常禮"，這只是一個例子。又據廣弘明集釋法琳答李仲卿云：

"夫澄神反性，入道之要門；絕情棄欲，登聖之遐本。……昔何尙之言：釋氏之化，無所不可。……夫行一善，則去一惡；去一惡，則息一刑。一刑息於家，則萬刑息於國。故知五戒十善，爲正治之本矣。"（辯正論）

依此，法琳明顯的把佛教教義，解釋爲治國的最高原理。廣弘明集所載，不少類此的議論。這表現了其時佛教教義的"入世"主義傾向。

但由於佛教寺院在經濟組織上的特殊性——當然和世俗地主有其一般上的共同性——以及寺院運用獨有的特權，特別是應用其特殊權利實行所謂"私度"，去擴大其自身的權利（這同時便危害了世俗地主的利益），便形成其與世俗地主間的利益衝突。從而反映到意識形態上的鬥爭，便形成其和儒家學針鋒相對的論戰。同時在教權爭奪的宗派鬥爭上，又形成了佛道間的鬥爭。

〔儒、佛、道間的鬥爭，在此後的長期間繼續着，並擴大到各方面，這不獨反映在哲學思想上，並反映在文學、戲劇、藝術等各方面，如依據那有反封建內容的神話故事寫成的白蛇傳，以及十三妹等作品，便都是有這種內容的作品。日寇的宣傳員秋澤修二和其在中國的應聲蟲，說中國史上缺乏俗教的鬥爭，是完全不合歷史事實的法西斯宣傳。不過秋澤是從日寇對華侵略的立場，來曲說中國沒有內在的積極動力；其應聲蟲則以之去響應日寇。——增補〕

但從六朝以後，有關佛教方面的文學、戲劇、藝術等，却有許多很成功的作品；文學如西遊記、白蛇傳，戲劇如盤絲洞、雷峯塔，藝術如雲岡石佛（這自然是通過勞動人民的手所創作，是中國人民偉大藝術天才的表現）等，都是較成功的，尤其雲岡石佛是罕與倫比的中世偉大作品。有關道家方面的東西不免"相形見絀"，例如封神榜就遠不如西遊記，八仙會就遠不如雷峯塔。……

二　中小地主階層的政治學說——柳宗元的三教調和論

柳宗元（七六三——八一九年）字子厚，河東人，與韓愈同時，有文集四十卷（舊唐書本傳）。其中送元十八山人南遊序、天說、封建論、曹溪第六祖賜謚大鑒禪師碑、大明和尙碑、送僧浩初序等篇，可爲其思想的代表作。

當時中小地主階層，他們一面也剝削他人的剩餘勞動，另一面，其自身同時又受大地主大商人的剝削，尤其是國家賦役的重負。所以他們在一方面，要求維護現存的社會秩序，不要求其本質的變更；另一方面，却又主張部分的改良，要求解除大地主所給予他們的壓迫，減輕賦役負担，取消大地主階層的特權，改善自己的政治地位。同時他在這裏也反映其他中間諸階層的要求。

但當時中間階層以至農民，爲逃避苛重的賦役，便紛紛求"私度"於佛教寺院，而作爲其蔭庇戶。這已構成世俗地主和寺院僧侶地主的衝突，並表現爲儒佛的鬥爭。而中小地主階層最感不平的，是國家賦役的負担。因而對前者的利害矛盾比較直接，對後者則不那麼顯著，甚至有不少小地主爲逃避負担而投靠寺院的。因而反映在意識形態上，在他們也便表現爲依附佛學立場去反詰儒學。所以柳宗元說：

"孔子無大位，沒以餘言持世；更楊、墨、黄、老益雜，其術分裂；而吾浮圖說後出，推離還源，合所謂生而靜者。……其教人，始以性善，終以性善……生而性善，在物而具；荒流奔軼，乃蕩其趣。匪思愈亂，匪覺滋誤。"（曹溪第六祖賜謚大鑒禪師碑）

在這裏，他不是同於孟軻的性善論；恰恰相反，乃在反駁儒家一貫的人"性"論，尤在針對韓愈的"性三品"論，確論人們，尤其中小地主階層和大地主階層在本性上原是平等的。故說："生而性善，在物而具；荒流奔軼，乃蕩其趣。"

不過中小地主階層，在對於他人勞動的剝削這一點上，他們却和大地主階層同樣，要求維持現狀；並不要求改變社會秩序，只在爭取其自己利益的增進。所以他們並不願意根本否定儒家學，只是從折衷的調和的立場，解釋三教同旨。故柳宗元說：

"太史公嘗言：'世之學孔氏者，則黜老子；學老子者，則黜孔氏。道不同，不相爲謀。'余觀老子，亦孔氏之異流也，不得以相抗。……其後有釋氏，固學者之所駭怪、舛逆，其尤者也。今有河南元生者……悉取向之所以異者，通而同之；搜擇融液，與道大適；咸伸其所長，而黜其奇衺，要之與孔子同道。"（送元十八山人

南遊序)

"儒以禮立仁義，無之則壞；佛以律持定慧，去之則喪。"(大明和尚碑)

這在一方面，他確認儒家學，尤其是"禮"，是統治上的唯一原理，舍此便無以維持社會秩序；但在作爲精神統治武器，即思想意識的支配工具，則佛家學是唯一的。另一方面，他也不像儒道佛各家一樣，堅守宗派的門戶，而主張"咸伸其所長，而黜其奇衺"；這就是說，儒道佛各家學說，根本上都有可取也都有缺點，這不但在表現其改良主義色彩，也正在表現其模稜性。

因之，他不但對世俗地主的儒家學有反駁，即對於寺院僧侶的佛家學，也同樣有批評。例如他對於佛教寺院，"不爲耕農蠶桑"，而云"活人"的說教，也予以尖刻的批評。他對於儒家，在其和韓愈的論戰中，表現得更激烈。送僧浩初序說：

"浮屠誠有不可斥者，往往與易論語合。誠樂之，其於性情，爽然不與孔子異道。退之好儒，未能過揚子；揚子之書，於莊、墨、申、韓皆有取焉。浮圖者，反不及莊、墨、申、韓之怪僻險賊耶？曰：'以其夷也。'果不信道，而斥焉以夷，則將反惡來、盜跖而賤季札、由余乎？非所謂去名求實者矣，吾之所取者，與易論語合；雖聖人復生，不可得而斥也。退之所罪者，其迹也。曰：髡而緇，無夫婦父子；不爲耕農蠶桑，而活乎人。若是，雖吾亦不樂也。退之忿其外而遺其中，是知石而不知韞玉也。"

他認爲對文化思想，只看其是否合於地主階級統治的需要，不管其是否國產。從這裏，他批評韓愈，說他不看內容，只看形式，只問是否國產。在這裏表現了他的一種客觀主義的論點。

他於是進而對各家神道天命的說教，便都與以抨擊。因爲儒釋道各家的唯心主義哲學，在其究極上，都是歸結到有神論的；例如對於社會各階級階層的地位，儒家學從所謂"天命"或人性論去解釋；佛家學則從善惡因果等神道感報上去解釋，道家學則從"天道"等去解釋。這和中間諸階層尤其中小地主階層改良自己地位的要求，都是矛盾的。大地主階級把社會各階級的現實地位凝固於神道下面，而他們則要求這種現實地位的改善。從而他們便不能不試圖去否定"天"的神化性。故柳宗元說：

"上而玄者，世謂之天；下而黃者，世謂之地；渾然而中處者，世謂之元氣；寒而暑者，世謂之陰陽。……其烏能賞功而罰禍乎？功者自功，禍者自禍。欲望其賞罰者，大謬；呼而怨，欲望其哀且仁者，愈大謬矣。"（天說）

這在一方面，由於在大地主支配下，當時中小地主和中間階層也無論怎樣安"命"聽"天"，都並不能獲得上帝——"天"的救助；無論怎樣的虔奉佛法，也不能獲得"我佛慈悲"的援助。而且當時若干中小地主都相繼淪於農民和破產的地位。柳宗元從這種實際生活中體念出上帝——"天"原是無知覺的東西，從而達到其接近於唯物主義的結論。

從這裏轉入到他的政治論，他指出社會諸階級階層及等級地位的分化，係由於强制權力，並不是什麼"天定"的界限。故他在其有名的封建論中說：

"由是君長刑政生焉，故近者聚而爲羣。羣之分，其爭必大。大而後，有兵有德。又有大者，衆羣之長，又就而聽命焉，以安其屬，於是有諸侯之列。……則其爭又有大者焉，德又有大者，方伯連帥之類，又就而聽命，以安其人，然後天下會於一。是故有里胥而後有縣大夫，有縣大夫而後有諸侯，有諸侯而後有方伯連帥，有方伯連帥而後有天子。"

依此，他認爲等級制的發生和各級權力的形成，完全是由於"力"和"爭"，而並不是一種自然的產物。這構成其較進步的歷史觀和政治思想。在這些地方，他的觀點是接近於勞動人民的。

第四章　作爲農民階級意識形態的呂才的道學論

和地主階級基本對立着的農民階級，從現實的社會生活對立的根基上，必然的發展爲政治鬥爭，並反映爲思想鬥爭。在唐朝，農民階級所遭受的租、庸、調或兩稅以至商業資本、高利貸資本（這在其時是帶有國際性的）的層層剝削，是分外殘酷的，因而曾引發黃巢等人所領導的農民大暴動，時間長達十餘年，即自僖宗乾符迄中和（八七四——八八四年）的全時期，暴動的範圍幾普遍了全中國，黃巢所領導的農民軍，曾先後進出於魯、蘇、浙、閩、粤、湘、鄂、豫、陝、甘等中國各主要地區（據舊唐書黃巢傳）。在這一長期的大規模軍事行動中，農民軍的行動綱領，已屬文獻無徵；唯據舊唐書列傳一百五十所載：朱泚"輕財好施，每征戰所得賞物，輒分與麾下將士"（朱泚傳）。"賊陷京師，時巢衆累年爲盜，行伍不勝其富；遇窮民於路，爭行施遺。既入春明門，坊市聚觀，尙讓慰曉市人曰：'黃王爲生靈，不似李家不惜汝輩，但各安家。'巢賊衆競投物遺人。"（黃巢傳）這雖是經過統治階級改造過的，但也可以概見當時的農民軍，是公開地反對私有財產制度的。黃巢所領導的農民軍於公元八八一年佔領長安（大唐王國的首都），粉碎了地主階級政權的中央權力機關，即在長安（今西安）樹立自己階級的政權，可惜其詳細內容已無材料可資考證；唯云同時並置"四相"（以上均見黃巢傳），則似係帶有一種古代民主主義的色彩。

此外，在若干程度上反映了這時期農民階級意識形態的，有呂才（卒於六六五年，修撰陰陽書五十三卷，並舊書四十七卷。見舊唐書本傳）的"道"學論。

呂才思想的出發點，基本上是唯物主義的。他確認客觀是獨自存在着的眞實的東西，並認爲一切客觀事物的發生，都是物自身運動的結果。他說：

"且天覆地載，乾坤之理備焉；一剛一柔，消息之義詳矣。或成於晝夜之道，或感於男女之化；三光運於上，四氣通於下，斯乃陰陽之大經，不可失之於斯須也。"（舊唐書呂才傳）

在這裏，他否定了大地主階層唯心主義的神學本體論。同時，他從乾坤、剛柔、晝夜、男女等對立的範疇立論，這是他的唯物主義還包含着辯證法的一些因素。

從而他進一步確定人類的歷史，是由低級向高級進化而來的，不是一成不變的。故說："易曰：'上古穴居而野處，後世聖人易以宮室。'……迨於殷周之際，乃有卜宅之文。"（叙宅經，見本傳）又說："易曰：古之葬者，衣之以薪，不封不樹，喪期無數。後世聖人易之以棺槨。"（叙葬書，見同上）由穴居到宮室，由野葬到棺槨，是與歷史情況符合的。

他從唯物主義的立場上，又進而否定統治階級的祿命生成說。舊唐書本傳載其叙祿命篇說：

"謹案史記，宋忠、賈誼譏司馬季主云：'夫卜筮者：高人祿命，以悅人心；矯言禍福，以盡人財。'又案王充論衡云：'見骨體而知命祿，睹命祿而知骨體。'此即祿命之書行之久矣，多言或中，人乃信之。今更研尋，本非實錄。”

“今時亦有同年同祿，而貴賤懸殊；共命共胎，而夭壽更異。案春秋：魯桓公六年七月，魯莊公生。今檢長歷，莊公生當乙亥之歲，建申之月。以此推之，莊公乃當祿之空亡，依祿命書法，合貧賤；又犯勾絞六害背驛馬三刑，當此生者，並無官爵。火命七月，生當病鄉，爲人尪弱，身合矬陋。今案齊詩譏莊公：‘猗嗟昌兮，頎若長兮，美目揚兮，巧趨蹌兮。’唯有向命一條，法當長命。依檢春秋，莊公薨時，計年四十五矣。此則祿命不驗一也。……”

祿命生成論，正是地主階級宣傳迷信的重要形式。他從歷史上眞憑實據的事實，來揭穿祿命生成論的毫無根據，暴露其欺騙性。這反映了勞動人民的一點覺醒意識。

另一方面，他更從而否定地主階級所謂“五聲”五姓配合之神道論的說教。本傳載敘宅經云：

“至於近代師巫，更加五姓之說。言五姓者，謂宮、商、角、徵、羽等。天下萬物悉配屬之；行事吉凶，依此爲法。至如張、王等爲商，武、庾等爲羽，欲似同韻相求；及其以柳姓爲宮，以趙姓爲角，又非四聲相管。其間亦有同是一姓，分屬宮商；後有複姓數字，徵羽不別。驗於經典，本無斯說，諸陰陽書亦無此語。直是野俗口傳，竟無所出之處，惟堪輿經黄帝對於天老，乃有五姓之言。且黄帝之時，不過姬姜數姓，暨於後代，賜族者多，至如管、蔡、成、霍、魯、衛、毛、聃、郜、雍、曹、滕、畢、原、酆、郇，並是姬姓子孫，孔、殷、宋、華、向、蕭、亳、皇甫，並是子姓苗裔，自餘諸國，準例皆然，因邑因官，分枝布葉，未知此等諸姓是誰配屬？又檢春秋，以陳、衛及秦並同水姓；齊、鄭及宋皆爲火姓，或承所出之祖，或繫所屬之星，或取所居之地，亦非宮商角徵共相管攝。此則事不稽古，義理乖僻者也。”

依此，對於地主階級“五德”配合的政權神授說，也便連同給以否定了，——雖然，在這裏，他沒有直接的說明。

再次，他對於地主階級浪費累時的厚葬以及風水迷信，從農民階級現實的要求上，在叙葬書也與以較激烈的抨擊。

在最後，他認爲充任地主階級宣教師的巫師等，一面倡導迷信，去愚惑無知的農民，一面則藉此對農民行使搾取。他也作了嚴正的批評。

我們對呂才的思想，雖已無從考究其全部內容，然依此却能概見其思想的傾向。根據我手邊材料的研究，其所表現的傾向，是反映了農民階級意識的。在當時，地主階級不可能有這種進步思想，自由商人集團還沒有形成；而他的理論，又不似中間階層的東西。但由於我手邊材料不够，對呂學階級性的估定，還只是暫時的；俟有充分材料時，當加以重新研究和估定。

第九編　封建主義衰落期的各派政治思想(一)

在"五代"十國（九〇七——九六〇年）的混亂局面下，有着部分人口的死亡和遷移。又呈現許多無主荒地，在戰爭中的各個政權，也未能去進行清理土地。因之，一部分農民原來的小塊"份地"或租地，便漸次成爲"世業"；同時，也有不少的士兵和下級軍官，由於在戰爭中積有一些錢財，成了小有產者。所以到後周（九五一——九六〇年）前後，成了小有產者的農民和士兵及其下級軍官，他們却轉而厭惡戰爭，要求統一了。宋朝的統一和趙匡胤的"杯酒釋兵權"，便是由於這種社會趨勢和趙匡胤掌握了這種小有產者的要求。因之，時代一轉入宋朝，小有產者的經濟，在社會經濟的比重上已較前大增。同時，在小有產者經濟的基礎上，都市商人基爾特和手工業者基夫特，便都跟着發展了起來，開始排演"中世"末期所謂"都市經濟"的日程。尤其是自由商人開始形成集團，開始來和官僚、地主一體的商人對抗。他們在本質上是現代資產階級的前身，是社會內部之一新的因素。原來那種官僚、地主、商人三位一體的商業，是保守的封建性的壟斷商業。當時由農村排擠出來能自由出賣自己勞動力的人羣也已經存在。只是它與自由商人的資本（這兩種社會新因素）還沒能在社會生產上相結合。

另一方面，大地主階級在社會經濟領域中，還保持其支配地位；但由於小有產者層數量的擴大和自由商人集團的形成，以及所謂都市行會手工業的發展，大地主經濟的支配地位便開始動搖，從而大地主內部的衝突便緩和了下來，——自然，在其統一物內部的對立性並非不存在，而是同時繼續着的；同時部族集團間的矛盾也比較突出，形成了武裝對抗的緊張局勢。反映到地主階級的意識形態上，便構成儒佛的交流，而產生那達到唯心主義哲學上之較高形態的周敦頤、張載、程顥、程頤等的“理學”。理學的產生和發展，是以生產的發展、社會諸矛盾之愈形複雜爲基礎，以都市的發展，人口向都市集中（得以容納那些專門從事學術研究的人們，使之在研究上能獲得諸種便利），以及印刷術等科學技術的發明和提高等等爲條件的。

又一方面，小土地所有者、農民上層的自耕農數量，比唐朝大爲擴大，在社會經濟領域中獲得相當的比重，便引發其對自己利益的積極要求。尤其在大地主階層完全不負担國家賦役，愈加重了他們的負担，便擴大了他們和大地主間的矛盾。同時，在大地主以官僚和商人的資格而出現的場合，他們藉着“邸店”和國家的權力及官營的手工業工場並通過與之相結合的那種手工業基夫特，壟斷商業上的利益，不但無情的對農村小有產者和農民肆行剝削，而且無情的壓制自由商人。因而自由商人和農村小有產者又極大地感受“邸店”和手工業基夫特的壓迫和束縛。在這一點上，又構成自由商人以至小有產者和“邸店”及與之相結合的那種手工業基夫特的對立。農村小有產者和自由商人也正在這一點上有其共同的利害。地主階級中下層的中小地主在宋朝的比重也增大了，但依然沒有享受特權。由於大地主不負担賦稅和徭役，也加重了他們的負担，所以在反對大地主的特權這一點上，他們是與農村小有產者及自由商人有相同要求的。在反對契丹奴隸主集團野蠻的燒殺、掠奪與殘暴壓迫方面，彼此間也有相同的要求。這反映到意識形態上，便形成那代表中小地主也反映了中間諸階層一些要求的王安石學說和其改良主義。另一方面，却也產生了司馬光等大地主的政治上的保守主義。

但當時經濟政治的權力，實際上掌握在大地主集團手中。因而在中小地主、小有產者與自由商人對大地主鬥爭的時候，皇帝反要求去利用他們，圖增强自己的權力；他們也要求利用皇帝去實現自己的主張和獲得特權。因而出現了公元一〇六九年（神宗熙寧二年）的王安石"變法"。由於中小地主、小有產者、自由商人和皇帝的聯盟，一面從政府的首腦部增强皇帝的權力，一面實施適合中小地主及小有產者、自由商人一些要求的"變法"（例如於是年中國寅曆二月，創置三司條例司，七月行均輸法，九月行青苗法，十一月置諸路提舉官等）。不過這種"變法"的本質，並不是社會制度的改變，主要只是適合中小地主要求的一種社會改良；地主階級社會的基礎，並不曾因此動搖。因而"變法"的結果，並沒有把大地主集團克服，恰恰相反，愈加深了相互間的矛盾。所以通過兩宋的整個時期（九六〇——一二七八年），形成兩者在政治上互相起落的明爭暗鬥的局勢。從而反映在意識形態上，也繼續其兩派的鬥爭。

隨着契丹、金、蒙古諸奴隸所有者集團相繼南下，和宋朝南渡後（一一二七年），由於社會各階級階層對其野蠻的軍事掠奪與殘暴壓迫有着不同的利害（雖然只是程度的不同），而它對於社會生產的破壞、與阻滯歷史前進的反動作用是極端嚴重的，彼此間的利害基本上却是共同的；然由於少數眼光短淺、不顧漢族共同利害的大地主，甘心投靠，因而在地主階級內部也分裂爲"戰"、"和"兩派（後者又有公開投降和主和之分）。而自王安石"變法"後，一方面中小地主、小土地所有者以至自由商人都獲得比較有利的條件；但"變法"失敗後，在封建制內在規律的基礎上，那不但未能防止土地的兼併，而在都市經濟發展的情況下，無寧又加速了中間諸階層的分化，加之小有產者的地位，原有其向兩極分化的自身的矛盾性。因而存在於他們與大地主集團間的矛盾反日益擴大。在宋朝，階級關係與各部族間的關係都較爲複雜，農民與地主間的矛盾也較尖銳，這早在北宋初就引發了農民戰爭。宋朝統治集團如不適當處理階級階層間的矛盾，是無法解決部族間的矛盾問題的。王安石"變法"，在這方面是較進步的措施。這種諸階級、階層間的矛盾，直至遼、金南下，雖已引起形勢的改變，却仍沒有引起大地主集團方針政策的根本改變。

在原先，王安石"變法"後，大地主階層在感受到中小地主、小有產者、自由商人和皇帝聯合勢力的進攻，以及農民的發動，便先後去勾結遼、金統治集團，企圖假手於他們的武力來重新奠定其統治地位。劉豫、張邦昌、秦檜等之或以傀儡式的政權而出現，或爲政治上、軍事上內應的奸細，便是這種可恥的階級陰謀的露骨表現。然而在遼金相繼統治下的北方，在其具有特殊形式的社會經濟的構成上，尤在其對被統治漢族的殘酷壓迫和榨取上，於農民、自由商人、小土地所有者，連同中小地主在內，都是最不利的；而其所謂"明安穆克"、"頭下軍州"等類似莊園的形式下，又直接在排擠商業、中小地主和小有產者。對於大地主階層的寺院僧侶地主以至貴族地主的利益，雖能獲得其暫時的相當的調協，而對於那握有"邸肆"特權的商人這一大地主階層，在其商業的利益上也是受着損害的。這樣，在政治上更引起社會各階級以至地主階級內部的分化。因而大宋王國的內部，又分裂爲部分貴族大地主、寺院僧侶地主的"主和"，農民、自由商人、小土地所有者、中小地主、商人一大地主的"主戰"。宋史上所載關於投降的劉豫，主和的陳堯叟、汪伯彥、秦檜等，大都均屬於前者的社會階層，主戰派的寇準、岳飛、吳璘、韓世忠、李綱、陳東等，大多係屬於後者的社會各階層。因而便產生了從中小地主立場出發的朱熹的折衷派的政治學說，從主戰的共同要求上去調協各階層的利益，——雖然，農民却沒有爲朱熹所重視。另一方面，在主和派的政策不能完全實現，遼金不能完成對南方的統治，在南方，主戰陣營內部的矛盾，大地主統治集團却由口頭的主戰而成爲公開的妥協、甚至甘爲"藩臣"去換取"偏安"。因而從南宋大地主的立場出發，便又產生了陸象山的主觀唯心主義哲學，和中小地主的朱熹派相對立。

可是農民、小有產者、自由商人、中小地主等，在反抗遼金等統治集團的野蠻殘暴的侵掠與反動統治這一點上，雖有其"主戰"的共同要求，但存在於其相互間的矛盾並不能因此消除。加之地主階級仍不肯顧全大局，致在南宋（一一二七——一二七八年）一百五十二年間，相互間的衝突，特別是新舊派的權利爭奪，仍繼續在發展着。同時自由商人的經濟，經過北宋一百七十年間的發展，在社會經濟的領域中已開始形成其獨立性的雛形。因而在意識形態上，葉適（一一五〇——一二二七年）的批判主義和陳亮（一一四三——一一九七年）的"事功"論，便能反映出他們的一些樸素的要求。

鍾相、楊么等的"貴賤平等，貧富均平"，是起義農民在實際行動中所表現的空想社會主義綱領；康與之的昨夢錄，是這種空想社會主義思想的系統表現。這均表現了這時期勞動人民的偉大觀念和創造。

蒙古統治者南下後，全中國陷於其野蠻殘暴反動落後的統治下，幾歷一個世紀之久（自一二七八年南宋亡，至一三六七年元亡，翌年大明王國成立）。在元朝的統治下，不只對漢族等各族人民施行了極殘酷的軍事統治和部族的集團壓迫，人民的生命財產完全失去保障；而且破壞了生產的組織，屠殺了大量人口。這對中國歷史的發展，是一個逆轉的形勢。因而在橫跨歐亞的大蒙古王國的統治下，國際貿易的發展獲得空前的有利條件，而給予都市以空前的發展與繁榮。但是商業資本的支配者，却不是中國的商人，而是外來的中亞細亞和意大利商人——他們並參加元朝的統治，直接得到政治上的特權保障。因而都市的繁榮與發展的另一面，正是中國農民、小有產者、自由商人，甚至連地主階級在內都是嚴酷地被榨取。這種嚴酷的榨取，完全是依靠那種最野蠻的軍事政治的强制權力去實現的。從而社會文化思想，也轉入黑暗時代。一部分不明大義的貴族大地主，他們依附於這種殘暴統治下，去苟且偸生。而他們在文化思想上，也同樣是受束縛的。所以其"碩果僅存"的許魯齋、吳草廬等人的理學，也只是不絕如縷的存續。其他一部分士大夫，雖相率砥礪氣節，但也失去了戰鬥性，或遁跡山林逃避現實，在學術思想上沒有什麼建樹。各種小有產者、自由商人和農民，在那樣殘酷的政治和經濟雙重的壓榨下，必然引發其反抗意識的發展，是不待說的。在元末，白蓮教"妖人集團"之有計劃的行動，便表現着農民階級反元的政治覺悟之高漲。朱元璋和其他農民反元軍，多得到自由商人和小有產者乃至一些愛國地主的援助，並表現爲與回族等各族人民的聯合行動，這表現反對元朝的反動統治是當時各民族人民、尤其是漢族人民共同的要求。但關於他們當時的政治主張和表現其立場的思想言論，却已無文獻可考。不過在當時，蒙古統治者，對漢人文化思想的摧殘，也是極其野蠻殘暴的。漢人的思想言論，不獨受到嚴密的監視；而表現反抗思想的文字，很難有出版的可能，尤其很難留存下來。

另一方面，蒙古統治者，在南下建立其統治前，在公元一二〇六年才完成奴隸制度的革命。南下後，便以奴隸制里社組織的世界原理，來敷設其統治的基層機構，而構成元朝社會之一特殊的形相與機構。這不僅給中國末期封建制以特殊的色彩，且阻滯了中國社會的發展。在這種社會的基礎上，代表僧侶地主的佛教和道教的寺院哲學，便獲得其在意識形態上的支配地位。其次代表中亞細亞和意大利商人利益的、各教的寺院神學，也相當囂張。易言之，在意識形態上佔統治地位的東西，在元朝是佛教和道教的寺院哲學，回教和"景教"教義以及儒家學的"理學"還是次要的。

到十四世紀七十年代末，由於各族人民，尤其是漢族各階級階層人民的協力，即反元的各族人民統一戰綫的鬥爭勝利，歷史又恢復到了兩宋以來的發展軌道。不過勝利的果實，被地主階級獨吞了，恢復的仍是、也只能是封建國家。從而建築於其上層的意識形態的東西，才又接續兩宋的發展。這留待下編再說。

第一章　代表地主階級意識形態之理學的發展

一　展開形而上的理學端緒之周敦頤的“太極圖說”和張載的復古主義

甲　周敦頤的“太極圖說”

據宋史道學傳周敦頤傳及四朝學案濂溪學案，周敦頤字茂叔，又號濂溪先生，道州營道（今湖南道縣）人。生於宋眞宗大中祥符九年（一〇一六年），卒於神宗熙甯六年（一〇七三年）。著有太極圖說及通書，後者可算是對前者的說明。作爲宋代地主階級的“理學”，由他而創始其體系，易言之，他是宋明理學的開山。

周敦頤的太極圖說，即爲其哲學體系中的宇宙論。在思想的來源上，係承自易傳和佛學。在儒家學中關於宇宙論的問題，由他而作了一個劃時代的發展。

他的時代，一方面，正是自由商人集團開始形成，中小地主及小有產者向大地主爭奪政權的時代；一方面，正是地主階級自己的社會基礎從其內部開始崩潰，階級地位開始變動的時代；另方面，各部族間的矛盾已比較突出，宋遼間形成了長期的武裝敵對局面。他從這一社會現實矛盾和變動的基礎上，而獲得一個正反對立的辯證的觀點；從這種觀點出發去理解自然界，便認爲宇宙也是由正反對立的法則而形成而發展的。所以他論究宇宙的起源說：

"無極而太極。太極動而生陽；動極而靜，靜而生陰，靜極復動。一動一靜，互爲其根；分陰分陽，兩儀立焉。陽變陰合，而生水、火、木、金、土。五氣順佈，四時行焉。五行一陰陽也，陰陽一太極也，太極本無極也。五行之生也，各一其性。無極之眞，二五之精，妙合而凝，乾道成男，坤道成女。二氣交感，化生萬物；萬物生生，而變化無窮焉。"（濂溪學案下太極圖說）

依此，他認爲宇宙和人類不是自始就存在着的；在宇宙還沒有存在以前，由一種他名爲"太極"的那種東西的內部演化出對立的陰陽，由陰陽之對立的鬥爭或"二氣交感"而演化出水、火、木、金、土等五種物質原素，且從而化生萬物以至"變化無窮"。通書理性命篇又說："二氣五行，化生萬物，五殊二實，二本則一。是萬爲一，一實萬分。萬一各正，小大有定。"這是符合於辯證法觀點的。問題只在他的所謂"太極"。如若其所謂"太極"而如黃梨洲所說，"無非一氣而已"（太極圖講義），則周敦頤便是一個素樸的辯證唯物主義者；照朱熹和陸象山的解釋，却"殊途同趨"的是唯心主義的。這在宋明的學者曾不斷引起廣泛的爭論，而不曾獲得一個一致的結論。然而作爲派生陰陽的獨自存在的"太極"，究竟是存在着的物還是什麼呢？通書說：

"動而無靜，靜而無動，物也；動而無動，靜而無靜，神也。動而無動，靜而無靜，非不動不靜也。物則不通，神妙萬物。水陰根陽，火陽根陰，五行陰陽，陰陽太極，四時運行，萬物終始，混兮闢兮，其無窮兮。"（動靜）

他在這裏，明顯的把首尾顚倒過來了，認爲本體是"動而無動，靜而無靜"的"神也"；"物也"却是"動而無靜，靜而無動"的東西。把"物"本身和"物"的"動"或"物"的"靜"對立起來。這樣，他和一般唯心主義的哲學者一樣,達到精神决定存在的結論。從而只有"太極"是獨自存在的,其他的一切,便都是由其派生的。

唯其因爲他的辯證法是唯心主義的辯證法,所以物的運動和發展,並不是物自己在運動和發展,因之一論證到究極上,便歸結到停止辯證的發展之他的所謂"誠"的結論,故說:"誠者,聖人之本。大哉乾元,萬物資始,誠之源也。"(誠上)"誠五常之本,百行之源也。靜無而動有,至正而明達也"(誠下),"誠無爲"(誠幾德),"寂然不動者誠也"(聖)。他之所謂"誠"的訓義,在這裏係同於佛家之所謂"眞如",道家的所謂"無爲",即"誠無爲"。到這裏鬥爭便被取消了。從而轉入到政治論上,便認爲只要人們的意識在"誠"的下面凝固着,一切矛盾衝突和鬥爭便會停止了。這留後再說。

其次,他認爲人也和其他萬物一樣,是由太極演化出來的,故說:"二氣交感,化生萬物,萬物生生而變化無窮焉;惟人也,得其秀而最靈。"(太極圖說)但是人何以有性命呢?他繼續說:"形旣生矣,神發知矣,五性感動而善惡分,萬事出矣。"通書誠上篇說:"誠者,聖人之本。大哉乾元,萬物資始,誠之源也。乾道變化,各正性命,誠斯立焉。純粹至善者也。故曰:'一陰一陽之謂道',繼之者善也,成之者性也。元亨誠之通,利貞誠之復。大哉易也!性命之源乎?"是他認萬物都有性命,且其性命是隨生而俱來的,而且在其本源上都是純粹至善的。但是,一同由太極所派生的萬物,爲什麼人獨並有性命與知覺,而不同於其他無生物甚至生物呢?從這裏,他轉入唯心主義,通書聖篇說:"寂然不動者,'誠'也;感而遂通者,'神'也;動而未形,有無之間者,'幾'也;'誠'精故明,'神'應故妙,'幾'微故幽。'誠'、'神'、'幾'曰聖人。"但是人賦有同樣的性命和知覺,爲什麼在現實的社會中又有身分地位的不同與思想意識的歧異呢?他說:"五性感動而善惡分,萬事出矣。"從這裏他更進而達到如次的說明：

"性者：剛、柔、善、惡、中而已矣。不達曰剛善：爲義、爲直、爲斷、爲嚴毅、爲幹固；惡爲猛、爲隘、爲强梁；柔善：爲慈、爲順、爲巽；惡：爲懦弱、爲無斷、爲邪佞；惟中也者：和也，中節也，天下之達道也，聖人之事也。故聖人立教，俾人自易其惡，自至其中而止矣。"(師)

依此，"性"係由觀念自身之正反對立的發展而派生出"善"、"惡"，"惡"却並不是由最本源的"太極"所付與的，易言之，非先驗的，而是後天的感染、即環境的影響。但在他，運動到這裏便停止了。因而他主張用內省的工夫去回復到"純粹至善"的本來，居"誠"以持性，"神"感以通物，於以知造化之幾微，從而便是他之所謂"中"的境界。到這裏，正反對立的鬥爭也完全殭化了。因之，他的辯證的觀點，從這裏又回到獨斷論。同時他也正從這裏達到其階級的說教，而解釋其統治階級之存在的社會根據。另一方面，所謂"剛、柔、善、惡、中"的"性"的歧異的論旨，却正是當時社會複雜的階級關係現實的反映。

但是人怎樣去恢復其"純粹至善"的"性"的本然呢？在這裏，他也同樣在玩弄着從來的一套騙人魔術。他說由"養心"着手，"養心"的工夫則由寡欲到無欲，然後漸進至"誠立、明通"的境界，便算成功了。故養心亭記說：

"孟子曰：'養心莫善於寡欲。其爲人也寡欲，雖有不存焉者寡矣；其爲人也多欲，雖有存焉者寡矣。'予謂養心不止於寡焉而存爾；蓋寡焉以至於'無'，'無'則'誠立、明通'。'誠立'，賢也；'明通'，聖也。"

從這裏，便生出那些離開生產勞動、專去研討精神生活（正確的說，即專門爲研究統治和剝削方法而生活着）的"聖人"來。不過這種

"聖人"，依他說來，却不是先天生成的，是從學養而來的，所以他說"聖人"是可學而至的。可是怎樣去學呢？他指出如次的一個圖式：

"'聖可學乎？'曰：'可。''有要乎？'曰：'有。''請聞焉。'曰：'一爲要。一者無欲也；無欲則靜虛，動直。靜虛則明，明則通；動直則公，公則溥。明、通、公、溥，庶矣乎！'"（通書聖學）

這樣，從精神勞動和體力勞動的分歧上去定出統治者和被統治者的分工；同時更以"聖爲可學"的騙局去隱蔽階級分裂的內容，反而把統治階級對於社會的重要性，爲過分的强調與誇大，一若統治階級不是由於剝削關係而存在，反而是爲着被統治者需要教化和統治而存在似的。而統治階級的教育原則，也便在"聖人立教，俾人自易其惡"。從這裏轉入到他的政治論，一樣是教化和刑法的兩套辦法。故通書說：

"天以陽生萬物，以陰成萬物。生，仁也；成，義也。故聖人在上，以仁育萬物，以義正萬民。天道行而萬物順，聖德修而萬民化。大順大化，不見其迹，莫知其然，之謂神。"（順化）

"十室之邑，人人提耳而敎且不及；况天下之廣，兆民之衆哉？故曰：純其心而已矣！仁、義、禮、智四者，動、靜、言、貌、視、聽無違之謂純。心純則賢才輔，賢才輔則天下治。純心要矣，用賢急焉。"（治）

在他的哲學詞典中，仁、義、禮、智等的訓義是："'誠'無爲，'幾'善惡，'德愛'曰'仁'，'宜'曰'義'，'理'曰'禮'，'通'曰'智'，'守'曰'信'。"（誠幾德）自然，這種釋義，在意識形態自身的發展過程上，有其時空條件之內在關聯的。不過他又說：

"禮，理也；樂，和也。陰陽理而後和。君君、臣臣、父父、子子、兄兄、弟弟、夫夫、婦婦，萬物各得其理然後和。故禮先而樂後。"

（禮樂）

是所謂“禮”的內容，仍不外是身分制和宗法的家長制爲中心的“三綱五常”。不過他把這種“三綱五常”解釋爲源於人的本性的“理”之當然。而其所謂敎化，也是“三綱五常”的敎條主義的敎化，並沒有什麼新的內容。

然而魔術式的敎化，對於被統治階級不能引起其興趣時，又怎樣去“濟治道之窮”呢？在這裏，周敦頤也同樣轉入到懲戒政策。通書刑篇說得明白：

“天以春生萬物，止之以秋。物之生也，旣成矣，不止則過焉，故得秋以成。聖人之法天，以政養萬民，肅之以刑。民之盛也，欲動情勝利害，相攻不止，則賊滅無倫焉，故得刑以治。情僞微曖，其變千狀，苟非中正明達果斷者，不能治也。訟卦曰：‘利見大人’，以剛得中也，噬嗑曰：‘利用獄’，以動而明也。嗚呼！天下之廣，主刑者，民之司命也，任用可不愼乎？”

“春秋正王道，明大法也。孔子爲後世王者而修也。亂臣賊子誅死者於前，所以懼生者於後也。宜乎萬世無窮，王祀夫子，報德報功之無盡焉。”（孔子上）

從而他歸結爲自孔丘、孟軻、董仲舒以來之一貫的結論道：

“古者聖王制禮法，修敎化，三綱正，九疇叙，百姓大和，萬物咸若，乃作樂以宣八風之氣，以平天下之情……天下化中，治之至也。是謂道配天地，古之極也。後世禮法不修，政刑苛紊，縱欲敗度，下民困苦……故有賊君棄父，輕生敗倫，不可禁者矣。嗚呼！樂者，古以平心，今以助欲；古以宣化，今以長怨。不復古禮，不變今樂，而欲至治者遠矣。”（樂上）

“治天下有‘本’，身之謂也，治天下有‘則’，家之謂也。‘本’

必端，端'本'，誠心而已矣。'則'必善，善'則'，和親而已矣。家難而天下易，家親而天下疏也。……是治天下觀於家，治家觀於身而已矣。"（家人睽復无妄）

依此，周敦頤的政治主張，不獨是保守的，並有着復古主義的傾向。

但是周敦頤，在儒家學的基礎上，吸收了佛家學和道家學的一些因素，豐富了論理的範疇，把中國哲學在思維觀念能力上，提高了一步，開闢了宋明理學的先河。同時，他的辯證法，縱然是首尾倒置的，不完成的，却也是他哲學體系中的積極的東西，是一種偉大的觀念。這就是他對中國哲學的貢獻。

乙 張載的封建復古論

據四朝學案橫渠學案，張載字子厚，世居大梁，因僑居鳳翔郿縣（今陝西郿縣）之橫渠鎮，故又稱橫渠先生。卒於宋神宗熙寧十年，年五十八。從而其生年當爲眞宗天禧四年。換算爲公元一〇一二至一〇七七年。但宋史道學傳張載傳則稱其爲長安人。其籍貫究爲大梁（今河南開封）或長安，待證。本傳對其生卒年代亦未詳載。其著作，本傳稱"著書號正蒙，又作西銘……"學案云："所著曰東銘、西銘、正蒙（雲濠案謝山學案劄記有云：橫渠易說十卷）。"實則尙有經學理窟十二篇，語錄文集各一卷。東銘、西銘則朱熹從正蒙中抽出者。他和周敦頤同爲宋明"理學"的"開山"；在哲學上的成就和周敦頤相伯仲，其在政治論上，則有更明白的主張——復古論。

在張載的思想體系中，也貫穿了一種不完成的辯證的觀點。其所以形成這種觀點，基本上，是與周敦頤一樣，從相同的階級立場與歷史條件下產生的。現在來考察他的辯證觀。他說：

"日月相推而明生，寒暑相推而歲成。神易無方體，一陰一陽。陰陽不測，皆所謂通乎晝夜之道也。"（正蒙太和）

"兩不立，則一不可見；一不可見，則兩之用息。兩體者：虛實也，動靜也，聚散也，淸濁也。其究一而已。"（同上）

"氣本之虛，則湛本無形。感而生，則聚而有象。有象斯有對，對必反其爲；有反斯有仇，仇必和而解。"（同上）

他從這種辯證的原理去認識宇宙，說明宇宙的起源，認爲一切萬物都是由陰陽"二端"之對立鬥爭而演化出來的。陰陽二端是什麼呢？他說是"一於氣而已"。但是氣何以演化爲對立的陰陽二端呢？他說由於"氣"自身的運動。例如說：

"氣坱然太虛，升降飛揚，未嘗止息。易所謂絪緼，莊生所謂生物以息相吹野馬者。與此虛實動靜之機，陰陽剛柔之始，浮而上者陽之淸，降而下者陰之濁。其感遇聚散，爲風雨，爲霜雪，萬品之流形，山川之融結……"（同上）

依此，他認爲由氣自身的運動而演化爲陰陽二氣，由於陰陽二氣的升降聚散而演出宇宙萬物。故歸結出一切物的本質都是"氣"，故說："凡可狀者，皆有也，凡有，皆象也，凡象，皆氣也；氣之性本虛而神。則神與性乃氣所固有，此鬼神所以體物而不可遺也。"（乾稱）故物的生死存亡是由於氣的聚散，而"氣"本體却是獨自存在而不曾有消滅的。故說："物之初生，氣日至而滋息；物生旣盈，氣日反而游散。""氣於人，生而不離，死而游散者，謂魂；聚成形質，雖死而不散者，謂魄。"（動物）氣何自來呢？他說"氣"是自己存在的，太和篇說："太虛無形，氣之本體。"乾稱篇說："太虛者，氣之體。"是所謂"太虛"，也便是本質的氣體。但是"氣"何以有"升降""浮沉""聚散"的運動呢？他說："凡圜轉之物，動必有機；旣謂之機，則動非自外也。"（參兩）在這裏，他達到“動非自外”的進步見解。因此，問題便在於他之所謂“機”，在他，“機”亦即其所謂“性”，這“性”是“氣”所賦有的。故說：

“‘太和’所謂‘道’，中涵浮沉、升降、動靜相感之‘性’，是生絪緼相蕩勝負屈伸之始。其來也，幾、微、易、簡，其究也，廣、大、堅、固。起知於易者，乾乎？效法於簡者，坤乎？散殊而可象，爲‘氣’，淸通而不可象，爲‘神’。不如野馬絪緼，不足謂之‘太和’。”（太和）

“太虛者，‘氣’之體。‘氣’有陰陽屈伸相感之無窮，故‘神’之應也無窮；其散無數，故‘神’之應也無數。雖無窮，其實湛然；雖無數，其實‘一’而已。陰陽之‘氣’，散則萬殊；人莫知其‘一’也；合則混然，人不見其殊也。形聚爲物，形潰反原。反原者，其游魂爲變歟？所謂變者，對聚散存亡爲文，非如螢雀之化，指前後身而爲說也。”（乾稱）

在這裏，他已接觸到唯物主義的觀點。但當他再進一步去追究時，便把“氣”自體和所謂“性”對立起來。從而又把所謂氣本體的“太虛”，和其運動變化的“客形”對立起來，故說：

“太虛無形，氣之本體，其聚其散，變化之客形爾；至靜無感，性之淵源，有識有知，物交之客感爾。客感客形，與無感無形，惟盡性者一之。”（太和）

他從這裏轉入到唯心主義。故最後歸結到“凡天地法象，皆神化之糟粕耳”（同上）之一結論。因而操縱陰陽二氣之運動的，他雖然避免有一個人格神的存在，然而却不可避免的要達到一個“神化”的結論。從而“氣”雖屬獨自存在的，而氣的運動在究極上却是被給予的，所以萬物都是被派生的，故又說：“惟神爲能變化，以其一天下之動也。”（神化）

從這裏轉入到人"性"論，他便歸結出所謂"本然之性"與"氣質之性"的兩種因素。他之所謂"本然之性"是先驗的、獨自存在着的，即所謂生之理，在人未生前即已存在着，故說："性者，萬物之一源，非有我之得私也，惟大人爲能盡其道。"(誠明)因而他反對告不害的"生之謂性"說："以生謂性，旣不通晝夜之道，且人與物等。"(同上)因之他認爲"本然之性"不是隨人的生而俱生，也不是隨人的死而俱滅，而是獨自存在的。在這一點上，不但把人"性"和人的肉體對立起來，也就是把所謂精神和物質對立起來了。反之，與人的生死俱來而俱逝的，在他，那便是所謂"氣質之性"。故誠明篇說："形而後有氣質之性。善反之，則天地之性存焉。故氣質之性，君子有弗性者焉。"因而他認爲"本然之性"是純粹至善的；而人的性質的歧異以及情欲等等，那都是由於"氣質之性"的偏稟而來的。故說：

"性於人，無不善。繫其善反不善反而已。"(同上)

"人之剛柔緩急，有才與不才，氣之偏也。天本參和不偏。養其氣反之本而不偏，則盡性而天矣。"(同上)

由稟氣的偏除這一見解上，又達到其命定論的見解。故說："德不勝氣，性命於氣；德勝其氣，性命於德。窮理盡性，則性天德，命天理。氣之不可變者，獨死生修夭而已。故論死生則曰有命，以言其氣也；語富貴則曰在天，以言其理也。"(同上)"命於人無不正，繫其順與不順而已。行險以僥倖，不順命者也。"(同上)

但在他的"本然之性"和"氣質之性"對立的前提下，他主張應該革去"氣質之性"而還原到"本然之性"。從這裏，一面構成他復古的政治主張的哲學基礎，一面則過分誇大"窮理盡性"的精神勞動的作用，把它估計爲"聖人"的事業，以其玄學的理性知識去概括一切。

怎樣去回復到"本然之性"呢？他說：有"性"，自然便隨着而有知能和感覺，故說："感者，性之神；性者，感之體（在天在人，其究一也）。"（乾稱）這是說，感覺是"性"的作用，"性"是感覺的本體。有外界的存在和內在的"性"接觸，就會發生意識，故說："有形則有體，有性則有情。"這是有着客觀主義內容的。但他又說："發於性則見於情；發於情則見於色。以類而應也。"（性理拾遺）在這裏，他把意識即"情"規定爲人類對於外界的感覺，把本體即"性"規定爲不假外感的內在的智能，並認爲由外界通過感覺獲得的東西都是邪惡的，只有內心的性理是中正的。而前者正對應於其所謂"氣質之性"，後者則源於"本然之性"，他說：

"有無一，內外合（庸聖同），此人心之所自來也。若聖人則不專以聞見爲心，故能不專以聞見爲用。無所不感者，虛也；感即合也，咸也。以萬物本一，故一能合異。以其能合異，故謂之感。若非有異，則無合。天性，乾坤陰陽也，二端，故有感；本一，故能合。天地生萬物，所受雖不同，皆無須臾之不感，所謂性即天道也。"（乾稱）

"上智下愚不移：充其德性，則爲上智；安於見聞，則爲下愚。不移者，安於所執而不移也。"（語錄）

"虛心，則無外以爲累。"（同上）

"由象識心，徇象喪心。知象者，心存象之心，亦象而已，謂之心可乎？"（大心）

"人謂己有知，由耳目有受也；人之有受，由內外之合也。知合內外於耳目之外，則其知也，過人遠矣。"（同上）

在這裏，他接觸到把感性知識提高到理性知識的論點。但又從這裏，他轉而反對實踐經驗，反對感性知識，而墮落到主觀唯心主義和絕對主義。大心篇說得明白：

"大其心，則能體天下之物；物有未體，則心爲有外。世人之心，止於聞見之狹。聖人盡性，不以見聞梏其心；其視天下，無一物非我。孟子謂盡心則知性知天。以此天大無外，故有外之心，不足以合天心。見聞之知，乃物交而知，非德性所知；德性所知，不萌於見聞。"

似此，"天下之物"都盡於此"心"，則客觀存在的東西，便都成了不是實際存在的幻景了。以後陸九淵的"萬物皆備於我"的論點，正是從這裏來的。

但這是"惟大人能盡其道"，那末在張載看來，"小人"便只有永"陷溺"於"氣質之性"與"聞見之知"的"人欲"中。從而能"盡性"的"大人"宜乎永爲統治者！不能"盡性"的"小人"，宜乎永爲被統治者！這是張載理論的必然歸結。宜乎其被謚爲"明公""封"爲"郿伯"，萬世"從祀孔子廟庭"！他把精神勞動和體力勞動之對於社會存在的重要性首尾顚倒了過來，把理性知識看作超離感性知識的、由內心得來的東西。這不獨是本末顚倒，而且把理論看作完全從實踐游離開的東西。

而"大人"所作的由"虛心"以至"盡性"的"虛心"，即佛家之所謂滌除一切見、聞、知，這豈不把生人約束得像槁木死灰嗎？難道說，吃飯、穿衣、老婆、孩子，……那都是觀念着的東西麼？能把它一一從感覺中排除去麼？張載也不肯這樣說的。於此，他說那叫作"心死"，不是"虛心"。故說："學者有息時，一如木偶，人牽搖則動，舍之則息，一日而萬生萬死；學者有息時，亦與死無異，是心死也，身雖生，身亦物也。"（理窟氣質）這在他的意境上，蓋即佛家之所謂"入定"，由"入定"而悟到"眞如"之意，也是他和佛家同樣陷在無以自解的矛盾中。而在這裏，他不但主張停止對立物的矛盾發展，而且主張要從內心去消滅它，使之回復到所謂"本然"。這正是和他的留戀過去而提出復古論的見解相照應的。

現在進而論究其復古主義的政治論。

張載從地主階級的立場上，要求擁護一切封建的秩序，以及其支配的意識形態。但在他的當時，地主階級的支配地位，已開始動搖。一方面，表現在經濟上，和地主階級的財產佔有相鬥爭的：有小有產者的財產以及作爲社會新因素而出現的自由商人之財產。從而表現在政治上，便形成這三者間的衝突和鬥爭；表現在意識形態上，則同樣演化爲三者的對立。另一方面，則存在於地主和農民之階級間的矛盾上，尤表現着嚴重的對立形勢。而以司馬光爲首的大地主的舊黨，在政治上已完全表現無力，而地主階級內部的衝突和政治派別的複雜，也表現爲從來未有的壞現象。因而張載從擁護其階級地位的立場上，認爲矛盾之構成的根基，係發生於土地問題的諸關係之上，易言之，即一方面爲土地的兼併和農民對於土地的要求，一方面則爲溢出大地主直接支配的小土地所有形態的普遍存在。所以他認爲在不妨害其本階級的利益上，停止土地兼併的進行，掃除小土地所有形態的存在，……矛盾便自歸消滅了。故他在政治論上，解釋一般封建的秩序與其精神形態之必要性外（其政治論主要見橫渠學案下），特別提出恢復封建的領地制和典型宗法制。其目的，是企圖拿初期封建的土地佔有形態去恢復其對小土地所有者的支配，從而拿那給農民以"份有地"的辦法去緩和農民的階級要求；拿典型的宗法制度去抵制自由商人以至各種小有產者，並把封建統治階級在這個基礎上去重新安排。

現在進而研討他的復古的封建主義的理論。他說：

"所以必要封建者，天下事之分得簡，則治之精；不簡則不精。故聖人必以天下分之與人，則事無不治者。聖人立法，必計後世子孫。使周公當軸，雖攬天下之政，治之必精，後世安得如此？

且爲天下者，奚爲紛紛必親天下之事。今便封建，不肖者復逐之，有何害？豈有以天下之勢，不能正一百里之國，使諸侯得以交結以亂天下？自非朝廷大不能治，安得如此？而後世乃謂秦不封建爲得策，此不知聖人之意也。”（理窟周禮）

但是怎樣去重現這種分封辦法呢？擁有土地的地主和小土地所有者，又如何肯容許以其視同私有的土地拿去分封呢？在這裏，他主張第一步，按土地佔有的多少列爲等級的“有田之家”，去充任各級的“田官”，作爲提供其土地來分立封建的交換條件；第二步然後“擇賢”而封爲各級封建領主。故說：

“井田至易行，但朝廷出一令，可以不笞一人而定。蓋人無敢據土者，又須使民悅從，其多有田者，使不失其爲富。借如大臣有據土千比者，不過封與五十里之國，則已過其所有；其他隨土多少，與一官，使有租稅。人不失故物。治天下之術，必自此始。今以天下之土，棊畫分布，人受一方，養民之本也。後世不制其產，止使其力，又反以天子之貴專利；公自公，民自民，不相爲計。‘百姓足，君孰與不足？百姓不足，君孰與足？’其術自城起首，立四隅，一方正矣，又增一表，又治一方。如是，百里之地，不日可定，何必毀民廬舍坟墓？但見表足矣。方既正，表自無用。待軍賦與治溝洫者之田，各有處所，不可易旁加損，井地是也。百里之國，爲方十里者百。十里爲成，成出革車一乘，是百乘也。然開方計之，百里之國，南北東西各三萬步。一夫之田，爲方步者萬。今聚南北一步之博，而會東西三萬步之長，則爲方步者三萬也。是三夫之田也。三三如九，則百里之地得九萬夫也。革車一乘，甲士三人，步卒七十二人，以千乘計之，凡用七萬五千人，今有九萬夫，故百里之國，亦可言千乘也。以地計之，足容車千乘。然取之不如是之盡，

其取之亦什一之法也。其間有山陵林麓不在數。"(理窟周禮)

"井田亦無他術,但先以天下之地,棊布畫定,使人受一方,則自是均。前日大有田產之家,雖以其田受民,然不得如分種、如租種矣。所得雖差少,然使之爲田官以掌其民。使人既喻此意,人亦自從,雖少不願,然悅者衆而不悅者寡矣,又安能每每恤人情如此?其始雖分公田與之,及一二十年猶須別立法,始則因命爲田官,自後則是擇賢。欲求古法,亦先須熟觀文字,使上下之意通貫,大其胸懷以觀之。井田卒歸於封建,乃定封建功。有大功德者然後可以封建。當未封建前,天下井邑當如何爲治?必立田大夫治之。今既未可議封建,只使守令終身亦可爲也。"(同上)

這構成張載的封建主義的理想圖式和恢復封建主義的理想辦法。他這種辦法的中心意義,一在對農民爲"制其產""使其力",一在清除小土地所有者的土地所有;對"大有田產之家",則無異給他們自己去管理其佔有地的經營組織——勞動編制,且使其爲"田官",與以政治上、軍事上獨立支配權。這不過在企圖把各級地主還原爲各級封建領主而出現。同時,在這種組織上,封建領主對鹽鐵的支配和"邸店"對商業的壟斷,也依舊可以繼續。

適應於這種理想的封建經濟的構成上,他便主張加强家族制度的經濟機構,重建典型的宗法系統,一以對自由商人的發展和其政治要求築一道隄防,一以對農民階級反抗意識的發展,再築高"宗法"的隄防。從而他主張恢復原來的宗法制度。故說:

"管攝天下人心,收宗族,厚風俗,使人不忘本,須是明譜系世族,與立宗子法。宗法不立,則人不知統系來處,古人亦鮮有不知來處者。宗子法廢,後世尙譜牒,猶有遺風。譜牒又廢,人家不知來處,無百年之家,骨肉無統,雖至親恩亦薄。"(理窟宗法)

"宗子之法不立，則朝廷無世臣。……今日大臣之家，且可方宗子法：……朝廷有制，曾任兩府，則宅舍不許分。"（同上）

由於中國初期封建的財產承襲制，是和這種宗法制相適應的；不有這種宗法制，是不能復現與維持西周制度的。

只是張載不了解：中國封建社會生產力發展到宋代，再也無法去適應初期封建的領地制與莊園組織；小土地所有者的存在，是封建社會歷史自身之必然的副產物，特別是封建經濟末期的必然現象；城市自由商人、即後來資產階級的前身，從封建社會的母胎內蛻出而開始其發展，作爲否定封建社會自身的新因素，正是封建主義自身發展的辯證法。總之，張載從其認識論上，他不能了解歷史是不能倒退的這一鐵的法則，猶之他不理解"氣"——"太虛"那一物質世界是自己運動和發展，其過程是不容逆行的，而且並沒有什麼不變不動的東西在那裏支配它一樣。

張載在中國哲學史上與周敦頤有同等的貢獻。其思想的深刻性還有超過周敦頤的地方。

二　周張哲學的初步發揮——二程哲學

甲　二程傳略

據宋儒學案明道學案："程顥，字伯淳，世居中山，後徙爲河南人。"宋史道學傳程顥傳則謂"後從開封徙河南"，即今河南洛陽；又云："哲宗立，召爲宗正丞，未行而卒，年五十四"；學案亦云："哲宗立，召爲宗正丞，未行而卒。元豐八年六月十五日也。年五十四。"是其生年爲公元一〇三二年，卒年爲一〇八五年。又據伊川學案及程頤傳，程頤爲程顥之弟，字正叔。本傳云卒年七十五，學案云："大觀元年九月庚午卒於家，年七十五。"是其生年爲公元一〇三三年，卒年爲一一〇七年。

其家世，據明道學案，"高祖羽，太宗朝三司使，父珦，大中大夫。"程顥"踰冠中進士第"，累官鄠縣主簿，晉城令，太子中允，監察御史裏行，簽書鎮寧軍判官，太常丞，知扶溝縣。又據伊川學案，程頤累官崇政殿說書、宣義郎。是其家世世爲官僚地主。另一方面，他們對於王安石的"新法"始終是反對的；例如明道學案云："王安石執政，議更法令，言者攻之甚力。先生被旨赴中堂議事，安石方怒言者，厲色待之。先生徐曰：'天下事，非一家私議，願平氣以聽。'安石爲之媿屈。"新法既行，先生言："智者若禹之行水，行其所無事也。……自古興治立事，未有中外人情交謂不可而能有成者。……使徼倖小成，而興利之臣日進，尙德之風浸衰，尤非朝廷之福。"本傳則更有"未有中外人情交謂不可，而能有成者；況於排斥忠良，沮廢公議，用賤陵貴，以邪干正者乎？"之語。又伊川學案云：程頤"年十八上書闕下，勸仁宗黜世俗之論，以王道爲心。"在這裏，也表現他們是大地主階層的代言人。

其著作，有二程全書六十六卷，主要爲明道文集（五卷）、伊川文集（八卷）、易傳、春秋傳、二程遺書（二十八卷）、二程外書（十二卷）。其哲學思想，主要表現在語錄中，政治論則主要表現在陳奏中。

在其時代的階級關係下，他們繼周敦頤、張載、胡瑗等而充任地主階級的代言人。同時，周敦頤、張載、胡瑗並充任他們之直接的師承，不過他們更趨於保守了。

乙 "心"一元論的認識論

十一世紀到十二世紀初的唯心主義哲學——理學，一方面，由"二程"而更加庸俗；一方面，他們又由客觀主義轉入到主觀主義。因而他們在認識論上，便都很明顯的揭出"心"一元論來。例如程顥說：

"天位乎上，地位乎下，人位乎中；無人則無以見天地。書曰：'惟天地，萬物父母；惟人，萬物之靈。'易曰：'天地設位，而易行乎其中。乾坤毀則無以見易，易不可見則乾坤幾乎息矣'。"(二程遺書)

"與其非外而是內，不若內外之兩忘也。兩忘則澄然無事矣。"(明道學案定性書)

程頤說：

"聖人之心未嘗有在，亦無不在。蓋其道合內外，體萬物。"(伊川學案語錄)

"問：舍則亡，心有亡，何也？曰：否，此是說心無形體。才主著事時便在這裏；才過了，便不見。"(同上)

"心即道也，在天爲命，在人爲性。論其所主爲心，其實只是一個道。"(同上)

"學也者，使人求於內也；不求於內而求於外，非聖人之學也。"(同上)

"心兮本虛，應物無迹。"(同上四箴)

依此，他們同樣認爲客觀的存在，並不是眞實的存在，而是全由人的心理的感覺作用。這表現着"唯我論"的傾向。所以程顥又說："萬物皆備於我。不獨人耳，物皆然，都自這裏出去。只是物不能推，人則能推之。雖能推之，幾時添得一分；不能推之，幾時減得一分……元來依舊。"(明道學案語錄)

但是人何以能具備這種感覺作用呢？人自身是否又是客觀存在着的呢？程顥說："生之謂性，性即氣，氣即性，生之謂也。"(同上)"天地之大德曰生，天地絪緼，萬物化醇。生之謂性。""蓋人亦物也。"(二

程遺書)程頤說:

"眞元之氣，氣之所由生，不與外氣相雜，但以外氣涵養而已。……人居天地氣中……至於飲食之養，皆是外氣涵養之道。出入之息者，闢闔之機而已。所出之息，非所入之氣，但眞元自能生氣。所入之氣，正當闢時隨之而入，非假此氣以助眞元也。若謂既反之氣，復將爲方伸之氣，必資於此，則殊與天地之化不相似。天地之化，自然生生不窮，更復何資於既斃之形，既返之氣，以爲造化。……人氣之生，生於眞元。天地之氣，亦自然生生不窮……往來屈伸，只是理也。……天地中如洪爐，何物不銷鑠?"(伊川學案語錄)

是他們都認爲由"性"在表現"生"的作用的。且從而認爲萬物是一體的；不過其所謂"物"，却並不是客觀地存在着的物自身，而是由人的主觀感覺作用所發生出來的觀念着的，最本源的東西"只是理"，即精神。不過這樣，不是連人的自身也不是客觀地存在着的東西了吧?哲學上的所有"唯我論"者，無不在這裏自陷於矛盾的。

然而天地何緣而生萬物呢?在這裏，他們也同樣從一個不完成的辯證的觀點去理解的。程顥說:

"天地萬物之理，無獨必有對，皆自然而然，非有安排也。"(明道學案語錄)

"萬物莫不有對:一陰一陽，一善一惡。陽長則陰消，善增則惡減。斯理也，推之其遠乎?!人只要知此耳。"(同上)

"質必有文，自然之理;必有對待，生生之本也。有上則有下，有此則有彼，有質則有文。一不獨立，二則爲文。非知道者，孰能識之。天文，天之理也；人文，人之理也。"(同上)

程頤說:

"天地之化，旣是兩物，必動已不齊。譬之兩扇磨行，便其齒齊不得；齒齊旣動，則物之出者何可得齊？從此參差萬變，巧歷不能窮也。"（伊川學案語錄）

"鑽木取火，人謂火生於木，非也。兩物相戛，用力極則陽生。今以石相軋，便有火出，非特木也，蓋天地間無一物無陰陽。"（同上）

依此，他們認爲客觀世界的萬事萬物，都依照辯證的規律演化出來的，即一切東西都有其敵對的矛盾因素才能存在，而矛盾的敵對鬥爭，便產生新事物。這就是他們之所謂易的原理。這是二程思想的進步部分，開始觸着了眞理的邊際。然而當他們一追究到這種對立鬥爭的東西，何從而發生的問題時，便又從眞理的邊沿上繞回去了。程顥說："生生之用則神也。"程頤說："心，生道也。有是心，斯有是形以生。""自理言之謂之天，自稟受言之謂之性，自存諸人言之謂之心。""亦無太虛，遂指虛曰皆是理，安得謂之虛？天下無實於理者。""性即理也；所謂理，性是也。"（伊川學案語錄）這亦即其所謂"道"。這仍是說，只有"理"是最本源的東西。從而把有形和無形、客觀和主觀、精神和物質對立起來。例如大程說："有形總是氣，無形只是道。""凡有氣莫非天，凡有形莫非地。"（明道學案語錄）小程說："離了陰陽更無道，所以陰陽者，是道也。陰陽氣也，氣是形而下者，道是形而上者。"（伊川學案語錄）然而"氣，虛也"。"有形"的東西，也不是客觀地獨自存在的。因之，所謂對立物的鬥爭，並不是客觀存在的物自身，而是觀念形態的矛盾的發展。因而他們便歸結爲：只有理是獨自存在的、絕對的東西。故又說："理在天下只是一個理，故推之四海而皆準，須是質諸天地，考諸三王不易之理。""寂然不動，感而遂通者，天理具備，元無欠少，不爲堯存，不爲桀亡。父子君臣常理不易。何曾動來？因不動，故言寂然；唯不動，感而使通，感非自外也。”在這裏，認爲物自身“何曾動來？”而所謂“動”只是“非自外”的內在的感覺作用罷了。於是把“四海”“萬世”的一切事物，都由“理”貫穿着，而與以永恆化；從而矛盾對立的鬥爭到這裏便完全停止了。所以從這裏便達到他們的“中”的結論。

從而轉入到人性論，也同樣把精神的我和物質的我對立起來。“精神的我”是先天的，至善的；即程顥所謂：“萬物之生，意最可觀。此元者善之長也，斯所謂仁也。人與天地一物也，而人特自小之何哉？”（明道學案語錄）程頤之所謂“眞元”、“物質的我”是後天的，是善惡混的。在他們看來，這是由於“氣”。故程頤說：“氣有善有不善，性則無不善也。人之所以不知善者，氣昏而塞之耳。”（伊川學案語錄）但“氣”緣何有善惡呢？程顥說：“浩然之氣，乃吾氣也。”（明道學案語錄）程頤則謂有“眞元之氣”與“外氣”之別。“吾氣”和“眞元之氣”在其所自來的過程中一雜入“外氣”，便構成爲所謂“氣質之性”。從這裏構成其人性論的出發點。

在人性論上，他們認爲人一出生便被賦予“性”，從而情，即知覺的本體與意識。故程頤說：“才有生識便有性，有性便有情；無性安得情？”而“此性”之於“人”，又都是同一的，故他又說：“夫人之性一也。”這種被先天賦予之“性”並同是至善的，故又說：“稱性之善謂之道，道與性一也。以性之善如此，故謂之性善。性之本謂之命，性之自然者謂之天，性之有形者謂之心，性之有動者謂之情，凡此數者皆一也。”（伊川學案語錄）

但是性又何以有善惡呢？他說那只是關於“氣質之性”而說的；從“氣質之性”的根基上，被外感所賦予的一切而引發爲人欲。故程頤說：“天地之間，只有一個感與應而已，更有甚事。”“學者先務固在心志，有謂欲屏去聞、見、知、思，則是絕聖棄智；有欲屏去思慮，患其紛亂，則須是坐禪入定。如明鑒在此，萬物畢照，是鑒之常，難爲使之不照。人心不能不交感萬物，亦難爲使之不思慮。"（同上）所以這外感又是聖人與凡人所共同而不能避免的。但是那些外感的東西，在程頤，却不是眞有其物，"只是自內感"。故又說：

"冲穆無朕，萬象森然已具。未應不是先，已應不是後。"（同上）

"寂然不動，萬物森然已具，感而遂通。感則只是自內感，不是外面將一件物來感於此也。"（同上）

雖然是同受外感的人類，一則爲"物欲"所蔽；一則"……心有主，如何爲主，敬而已矣。有主則虛，虛謂邪不能入；無主則實，實謂物來奪之。"（同上）"敬勝百邪。"（明道學案語錄）從而便演化出後天的"才"的善惡來。故程頤說：

"性相近也，習相遠也。性一也，何以言相近？曰：此只言氣質之性也，如俗言性急性緩之類。性安有緩急？此言性者，生之謂性也。又問上智下愚不移，是性否？曰：此是才。須理會得性與才所以分處。乃若其情，則可以爲善；若夫爲不善，非才之罪。此言人陷溺其心者，非關才事。才猶言材料，曲可以爲輪，直可以爲棟梁。若是毀鑿壞了，豈關才事！"（伊川學案語錄）

"問：人性本明，因何有蔽？曰：此須索理會也。孟子言人性善是也。雖荀、楊亦不知性也。孟子所以獨出諸儒者，以能明性也。性無不善，而有不善者才也。性即是理，理則自堯舜至於塗人一也。才禀於氣，氣有清濁；禀其清者爲賢，禀其濁者爲愚。"（同上）

從而"知"也便有所分別了。程頤說："聞見之知，非德性之知。物交物，則知之非內也；今之所謂博物多能者是也。德性之知，不假見閉。"(伊川學案語錄)從這裏，一面便達到其"君子"與"小人"之所由分別的結論說："君子役物，小人役於物。"(同上)而明示其階級的立場。一面則由去"人欲"而回復"本然"的"天理"，構成其復古主義的哲學基礎。所以他們那種不完成的辯證法，也是首尾倒置的。

丙　二程的政治論

二程從其認識論轉入到政治論方面，便認爲社會的一切變化，都只是現象，其本質都是不變的。於以達到他們的否定歷史的運動、進步和變化的結論。從而便把封建社會的一切文物制度永恆化。因之，一方面雖然說："聖人創法，皆本諸人情，通乎物理。二帝三王之盛，曷嘗不隨時因革稱事爲制乎?"另一方面，却肯定的接着說："然至於爲治之大原，牧民之要道，理之所不可易，人之所賴以生，則前聖後聖，未有不同條而共貫者。"(明道學案陳治法十事)

在人類社會方面，什麼東西是永恆不變的"大原"和"要道"呢?他們認爲在意識形態上，仁、義、禮、智是原於人的本性，是一成不變的靜化的東西，那正和靜化的"天理"相適應。同時，孝弟也是本於"性命"："問：'行狀云：盡性至命，必本於孝弟，不識孝弟，何以能盡性至命也?'曰：'後人便將性命別作一般事說了。性命孝弟，只是一統的事，就孝弟中便可盡性至命……'。"(伊川學案語錄)這就是說，"孝弟"也是和人的性命不能分離的本性。而本性又是"理"所賦予的。因之，在他們，"三綱五常"便成了最本源的"理"所決定的規律。從而又說："夫有物必有則：父止於慈，子止於孝，君止於仁，臣止於敬。萬物庶事，莫不各有其所；得其所則安，失其所則悖。聖人所以能使天下順治，非止爲物作則也。唯使之各得其所而已。"(同上)這樣，便把中國封建社會的根本大法"三綱五常"，解釋爲永恆不變的法則和規律，也就是把父家長的宗法制，人格從屬的等級制，……都還原爲一成不變的東西。又說："人往往見禮壞樂崩便謂禮樂亡，不知禮樂未嘗亡也。如國家一日存時，尙有一日之禮樂，蓋由有上下尊卑之別也。除是禮樂亡盡，然後國家始亡。""天尊地卑，乾坤定矣。"（同上）程顥在其陳治法十事中，不獨反覆曲說了一切文物制度不變的見解，而且表現了他全部政治主張的輪廓：

"古者，自天子達於庶人，未有不須師友而成其德者。故舜、禹、文、武之聖，亦皆有所從受學。今師傅之職不修，友臣之義不著，而尊德樂善之風未成，此非有古今之異者也。王者奉天建官，故天地四時之職，二帝三王未之或改，所以修百度而理萬化也。唐存其略而紀綱小正。今官秩淆亂職業廢弛。太平之治，鬱而未興，此非有古今之異者也。天生烝民，立之君，使司牧之，必制之常產以厚其生，經界必正，井地必均，此爲治之大本也。唐尙存口分授田之制，今益蕩然，富者田連阡陌，跨州縣而莫之止；貧者日流離餓殍而莫之卹，倖民猥多，衣食不足，而莫爲之制，將生齒日繁，轉徙日促。制之之道，所當漸圖，此亦非有古今之異者也。古者，政教始乎鄉里，其法起於比、閭、族、黨、州、鄉、酇、遂，以聯屬統治其民，故民安於親睦，刑法鮮犯，廉恥易格。此亦人情之自然，行之則效，非有古今之異者也。庠序學校之教，先王所以明人倫，化成天下者也。今師道廢而道德不一，鄉射亡而禮義不興。貢舉不本於鄉里，而行實不修；秀士不養於學校，而人材多廢。此較然之事，亦非有古今之異者也。古者，府吏胥徒，受祿公上，而兵農未始判也。今驕兵耗國力，匱國財極矣。禁衛之外，不漸歸之於農，將大貽深患。府吏胥徒之毒徧天下，而目爲公人，舉以入官，不更其制，何以善後？此亦至明之理，非有古今之異者也。古者，國有三十年之通，餘九年之食，以制國用，無三年之食者，則國非其國。今天下耕之者少，食之者衆，地力不盡，人功不勤，雖富室强宗，鮮有餘積；况其貧弱者乎？一遇年歲之凶，即盜賊縱横，饑羸滿路。如不幸有方三二千里之災，或連年之歉，當何以處之？宜漸從古制，均田務農；俾公私交務於儲餘，以豫爲之備，未可以幸爲恃也。古者，四民各有常職，而農者十居八九，故衣食易給，而民無所苦。今京師浮民，數逾百萬，游手游食，不可貲度。其窮蹙辛苦，孤貧疾病；變詐巧僞，以自求生，而常不足以生，日益歲滋。宜酌古變今，均多卹寡，漸爲之業，以振救其患。聖人奉天理物之道，在乎六府；六府之任，列之五官，山、虞、澤、衡，各有常禁。夫是以萬物阜豐，而財用不乏也。今五官不修，六府不治；用之無節，取之不時；林木焚赭，斧斤殘傷；而川澤漁獵之繁，暴殘耗竭，而侵尋不禁。宜修古虞衡之職，使將養之，以成變通長久之利。古冠婚喪祭，車服器用，差等分別，莫敢踰僭；故財用易給，而民有常心。今禮制未修，奢靡相尚；卿大夫之家，莫能中禮；而商販之類，或踰王公。禮制不足以檢飭人情，名教不足以旌別貴賤。詐虞攘奪，人人求厭其欲而後已，此大亂之道也。因先王之法，講求而損益之，凡此皆非有古今之異者也。”（明道學案）

這是說，師道、官制、“三綱五常”爲中心的教化、封建主的土地佔有制、農奴兵役制、重農抑商的父家長的農業經濟、等級從屬的身分制即“禮制”，都是“非有古今之異”的永恆不變的東西。後世不遵行這種成規，所以“紀綱不正”。

這在一方面，由於其時封建制度根基的動搖，他們企圖由復古的辦法去鞏固統治；一方面，正和其只認萬古不變的“天理”是本源的至善的這一見解相照應——正確的說，這正是被反映着的。所以認爲初期封建制度，是至完美的制度。而其時，中小地主對大地主的衝突，小有產者的政治要求，特別是自由商人集團的形成，農民和地主間階級鬥爭形勢的嚴重，以及父家長制和身分從屬制開始動搖……他們對這些現象，都倒果爲因的認爲是由於失去古制的結果。從而認爲歷史上朝代的興亡，政治的好壞，社會的治亂，……便都由於對古制保留的程度如何以爲轉移。所以又說："故後世盡其道，則大治；用其偏則小康，此歷代彰灼著明之效也。"（同上）這構成其復古主義的政治論，同時又達到歷史的本質不變論的結論。從這裏，兩程又同樣在重複"天生民而立之君"的階級的說教，認人類社會一開始便有國家、有階級；而掌握政權的統治者，便都是替天來宣化的——即君權神授的俗調。

只是程顥等的復古派，和以蘇軾爲代表的現狀維持派又有其相互的矛盾，特別由於其時地主階級內部，在封建的地方性的基礎上，由於社會矛盾的複雜與鬥爭的劇烈，從而在其理論戰綫上，又分裂爲"洛社"、"蜀社"、"朔社"的相峙。這是應該附帶述及的。

三　司馬光的保守主義

甲　司馬光傳略及其政黨

據宋史列傳九十五司馬光傳及四朝學案涑水學案，司馬光字君實，陝州夏縣人。生於宋眞宗天禧元年（一〇一七年），卒於哲宗元祐元年（一〇八六年）。父池，天章閣待制。司馬光甫冠登仁宗寶元初進士甲科，歷官直秘閣、開封府推官、修起居注、判禮部、同知諫院、幷州通判、龍圖閣直學士、翰林學士、端明殿學士、知永興軍、尙書左僕射兼門下侍郎，贈太師溫國公，謚文正。本傳又云："洛中有田三頃，喪妻賣田以葬。"是其父子兩代相繼爲顯宦，爲官僚兼地主之家世。

其著作，涑水學案稱其有"文集八十卷，他著述二十種五百餘卷"；馮雲濠謂其遺文名傳家集；蘇東坡爲其作行狀說，有文集八十卷、外有資治通鑑三百二十四卷、考異三十卷、歷年圖七卷、通歷八十卷、稽古錄二十卷、本朝百官公卿表六卷、翰林詞草三卷、注古文孝經一卷、易說三卷、注繫辭二卷、注老子道德論二卷、注太玄經八卷、大學中庸義一卷、注揚子十三卷、文中子傳一卷、河水諮目三卷、書儀八卷、家範四卷、續詩話一卷、遊山行記十二卷、醫問七篇、潛虛一卷。又謝山學案劄記云有温公易傳三卷，又一卷。潛虛一卷可以代表司馬光的哲學思想。

司馬光的時代，正是封建制度已經走入了衰落期，中小地主及小有產者和大地主階層的政爭正劇烈的展開，自由商人集團也開始提出政治要求。在這種矛盾的基礎上，孕育出所謂"新黨"和"舊黨"兩者的對立。司馬光和呂公著便充任了後者，即保守派的首領。

"舊黨"的政治路綫，在保持大地主的階級利益，敵抗中小地主及小有產者"新黨"的"變法"，主張保守。司馬光的保守主義思想，可爲其代表。

新舊兩黨在北宋政府的內部，形成不斷的衝突和在政權上互相起伏的爭持。"新黨"最初由於和皇帝聯合，於神宗熙甯三年（一〇七〇年），參入政府的內部掌握着政權，開始實行符合其自身利益的"新法"；熙甯七年（一〇七四年）王安石罷政後，便由其同黨韓絳、呂惠卿等繼起，翌年王安石又再度執政；相繼而起的，則爲吳充、王珪、蔡確、章惇、張璪等，蔡確、韓縝、章惇相次以新黨爲主要而構成的內閣首腦部，推行其所謂"新政"。這樣，使兩黨的爭持便更趨激烈。但"新黨"由於得到神宗皇帝的合作，能組織其歷屆內閣。因而在神宗棄世時（一

○八五年)，"舊黨"便進行一種復辟的陰謀，乘機把太皇太后高氏(哲宗祖母)捧上舞台。但這個陰謀沒有完全實現，僅實現了新舊兩黨的混合內閣——"新黨"蔡確、韓縝、章惇，與"舊黨"司馬光、呂公著爲首班的混合內閣。但繼着便完全把新黨排除，組成以司馬光、呂公著、文彥博、范純仁等相次爲相的"舊黨"內閣。從而爲恢復大地主的利益，便次第推翻"新法"，例如元豐八年(一〇八五年)罷"保甲"、"保馬"、"市易"等新法，次年免"青苗"及"免役法"。至元祐八年(一〇九三年)，和新黨相提携而恢復權位的哲宗"親政"後，新黨又重新參入內閣，歷紹聖(一〇九四——一〇九七年)、元符(一〇九八——一一〇〇年)、崇寧(一一〇二——一一〇六年)諸朝，直至宣和(一一一九——一一二五年)、靖康(一一二六年)、北宋的滅亡止，歷屆內閣，都是以"新黨"爲主要而構成的。但自崇寧以後重新執政的所謂新黨，從章惇、呂惠卿到蔡京、童貫等"八賊"，實際已是大地主化了的"新黨"。所謂"新政"也已完全變了質。如紹聖元年(一〇九四年)恢復所謂"免役法"、異年的"保甲法"，崇寧二年(一一〇三年)的"鹽鈔法"，翌年置京西北交子所等等措施，都是全從財政收入出發，反而成了人民的苛重負担。因而所謂"新黨"和"舊黨"的衝突，便不過是大地主階層內部爭權奪利的表現。

乙　司馬光的政治論

司馬光的認識論，基本上，係同於周、張二程等人。潛虛中的一段話說得明白：

"萬物皆祖於虛，生於氣，氣以成體，體以受性，性以辨名，名以立行，行以俟命。故虛者，物之府也；氣者，生之戶也；體者，質之具也；性者，神之賦也；名者，事之分也；行者，人之務也；命者，

時之遇也。"(潛虛)

這構成其唯心主義的認識論。從而便認爲一切都是"天",即上帝所創造所賦予的,因而一論到性命,便不只又複述性三品論,並進而構製一個性等差論的圖式。他說:

"告子云:性之無分於善不善,猶水之無分於東西。此告子之言失也。水之無分於東西,謂平地也,使其地東高而西下,西高而東下,豈決導所能致乎?性之無分於善不善,謂中人也,瞽瞍生舜,舜生商均,豈陶染所能變乎?孟子云:人無有不善,此孟子之言失也。丹朱、商均自幼及長,所日見者堯舜也,不能移其惡,豈人之性無不善乎?"(疑孟)

這完全係適應於地主、自由商人等中間階層、農民之現實的階級關係上所作出的欺騙說教;並以"豈陶染所能變"的論點反對了前此一些思想家的人本主義和環境決定論的論旨。從而適應於社會身分等級的基礎上,又從神學的魔術中而排演着一個性差等的圖式,潛虛性圖的說明說:"凡性之序,先列十純;十純既浹,其次降一,其次降二,其次降三,其次降四,最後五配而性備矣。始於純,終於配,天地之道也";同時又排演着一個體現貴賤等差的圖式,潛虛體圖的說明說:"一等象王,二等象公,三等象岳,四等象牧,五等象率,六等象侯,七等象卿,八等象大夫,九等象士,十等象庶人。一以治萬,少至制衆,其惟綱紀乎?綱紀立而治具成矣。心使身,身使臂,臂使指,指操萬物。或者不爲之使,則治道病矣。卿詘一,大夫詘二,士詘三,庶人詘四,位愈卑詘愈多,所以爲順也。詘雖多不及半,所以爲正也。正順蔑墜之大誼也。"從這裏歸結到其階級身分之命定論的說教,故說:"才不才,性也;遇不遇,命也。"(迂書)又說:"智、愚,勇、怯,貴、賤,貧、富,天之分也。君明,臣忠,父慈,子孝,人之分也。僭天之分,必有天災;失人之分，必有人殃。”（同上）“得失有命，守道在己，成功則天。夫復何爲！莫非自然。”（同上）這樣把一切自然現象社會現象，都藉上帝的魔影而把它凝固化，從而歷史也便成了一成不變的東西了。這作爲其保守主義的政治論的哲學基礎。

從而司馬光一轉入到政治論上，他從保護大地主的利益出發，自立於反對王安石“變法”的前綫。誠如支持“變法”的神宗答文彥博所說，“新法”“於士大夫誠多不便，然於百姓何所不便？”誠然，大地主是不利於社會制度之何種“更張”，而利於保守的；“新法”雖只是一種改良政策，然於大地主確是“誠多不便”。所以司馬光與王介甫書說：

“今介甫爲政，盡變更祖宗舊法，先者後之，上者下之，右者左之，成者毀之，棄者取之。矻矻焉窮日力繼之以夜而不得息，使上自朝廷，下及田野，內起京師，外周四海，士、吏、兵、農、工、商、僧、道，無一人得襲故而守常者，紛紛擾擾，莫安其居。”（與王介甫書）

依此，司馬光係公然從保守的立場上立論去反對變法的。但是保守又何以能成爲理由呢？宋史司馬光傳載其和神宗呂惠卿等的對話說：

“帝曰：‘漢常守蕭何之法不變，可乎？’

對曰：‘寧獨漢也。使三代之君常守禹湯文武之法，雖至今存可也。漢武取高帝約束紛更，盜賊半天下；元帝改孝宣之政，漢業遂衰。由此言之，祖宗之法不可變也。’

呂惠卿言：‘先王之法，有一年一變者，正月始和，布法象魏是也；有五年一變者，巡守考制度是也；有三十年一變者，刑罰世輕世重故也。’

光曰：‘布法象魏，布舊法也；諸侯變禮易樂者，王巡守則誅之，不自變也，刑新國用輕典，亂國用重典，是爲世輕世重，非變也。且治天下，譬如居室，敝則修之，非大壞不更造也。公卿侍從皆在此，願陛下問之。三司使掌天下財，不才而黜可也；不可使執政侵其事。今爲制置三司條例司，何也？宰相以道佐人主，安用例？苟用例，則胥吏矣。今爲看詳中書條例司，何也？'”

這樣主觀地肯定歷史爲永恆不變的東西，即確認人類社會自始便是沒有何種變化的一種社會形態貫穿着，甚至較顯著的部分的變革的社會改良，他也認爲是不合理的。這是古今中外頑固保守派的一般見解。他們之所以同陷於武斷與庸俗，正由於其眼光短淺，只看見其狹隘的利益所致。

從這種保守主義的立場上，乃進而拚命反對“新法”。因爲“新法”和大地主眼前的狹隘利益矛盾着。例如在財政政策上，新黨主張把大地主手中的特權，收回到國家的手中，而大地主階級却堅執不肯放棄。如司馬光傳載其與王安石爭論財政政策說：

“安石曰：‘……且國用不足，非當世急務；所以不足者，以未得善理財者故也。’光曰：‘善理財者，不過頭會箕斂爾。’安石曰：‘不然。善理財者，不加賦而國用足。’光曰：‘天下安有此理？天地所生財貨百物，不在民則在官。彼設法奪民，其害乃甚於加賦。……’”

他說收回大地主手中的特權交給國家，是“設法奪民”，這是從來統治者善於假借的美麗詞句，拿這種美麗的詞句，去掩蓋其階級剝削的本質。是些什麼特權呢？主要是大地主手中的高利貸、壟斷商業的“邸店”，以及其完全逃避徭役賦稅的負擔。新黨便實行青苗、均輸、免役、保甲、市易等政策，去排除大地主手中的特權。這些政策的實行，除了大地主喪失一些特權外，是符合當時國家財政政策和各階級階層利益的；司馬光却拚命反對，如他爲保持高利貸者的權益，便極力反對青苗法。他和呂惠卿辯論青苗法說：

"光曰：'平民舉錢出息，尙能蠶食下戶，況縣官督責之威乎？'惠卿曰：'青苗法，願取則與之，不願不强也。'光曰：'愚民知取債之利，不知還債之害，非獨縣官不强，富民亦不强也。昔太宗平河東，立糴法，時米斗十錢，民樂與官爲市；其後物貴而和糴不解，遂爲河東世世患。臣恐異日之青苗亦猶是也。'帝曰：'坐倉糴米，何如坐者皆起？'光曰：'不便。'惠卿曰：'糴米百萬斛，則省東南之漕。以其錢供京師。'光曰：'東南錢荒，而粒米狼戾。今不糴米而漕錢，棄其有餘取其所無，農末皆病矣'。"（司馬光傳）

在這裏，新黨並主張改現物租稅爲貨幣租稅。留後再說。

同時，司馬光爲首的舊黨，並實行要挾皇帝取消"新法"，保障他們的特權。例如宋史本傳載他疏辭樞密副使說：

"'……陛下誠能罷制置條例司，追還提舉官，不行青苗助役等法，雖不用臣，臣受賜多矣。今言青苗之害者，不過謂使者騷動州縣，爲今日之患耳。而臣之所憂，乃在十年之外，非今日也。夫民之貧富，由勤惰不同，惰者常乏，故必資於人。今出錢貸民而斂其息，富者不願取，使者以多散爲功，一切抑配，恐其逋負，必令貧富相保。貧者無可償，則散而之四方；富者不能去，必責使代償數家之負。春算秋計，展轉日滋，貧者旣盡，富者亦貧。十年之外，百姓無復存者也。又盡散常平錢穀，專行青苗，他日若思復之，將何所取？富室旣盡，常平已廢。加之以師旅，因之以饑饉，民之羸者必委死溝壑，壯者必聚而爲盜賊，此事之必至者也。'

抗章至七八。帝使謂曰：'樞密兵事也。官各有職，不當以他事爲辭'。"

在這裏，他以一些憂國憂民的美麗詞句，去支持其特權的要求；實質上，不過是要挾皇帝廢止"新法"，把一切特權奉還給"富者"，特別是高利貸和"免役"等特權。

同時在這段話中，也表現他們當時和皇帝間權力衝突的尖銳。所以在他們把神宗的母親高氏扶上台以後，"遂罷保甲團教，不復置保馬，廢市易法，……京東鐵錢及茶鹽之法，皆復其舊"（司馬光傳）。本傳又載其致呂公著書論"免役五害，乞直降敕罷之；諸將兵皆隸州縣軍，政委守令通決，廢提舉常平司，以其事歸之轉運提點刑獄"。一面把已收歸中央政府的軍事、財政、行政諸權力，仍分散給大地主直接掌握的地方政府手中。一面則完全排除"新法"。

最後他由命定論的立場上，而曲論貧富懸殊的由來。他說：

"夫民之所以有貧富者，由其材性愚智不同：富者知識差長，憂深思遠，甯勞筋苦骨，惡衣菲食，終不肯取債於人，故其家常有贏餘而不致狼狽也；貧者呰窳偷生，不爲遠慮，一醉日富，無復贏餘，急則取債於人，積不能償，至於鬻妻賣子，凍餒塡溝壑，而不知自悔也。是以富者常借貸貧民以自饒，而貧者常假貸富民以自存。"（乞罷條例司常平使疏）

這不但曲說貧富分裂的由來，是由於"材性愚智不同"，且曲說"民之貧富，由勤惰不同"。這不但把是非顚倒，而且把那横於貧富根源上的人榨取人的階級剝削關係完全隱蔽了。且從而大地主所行使的高利貸，却不在榨取他人，反而成了對貧人的一種恩惠。這是從來統治階級之一貫的狡猾而又下流的說教。

另一方面，他從保守主義的立場上，又堅持着董仲舒以來的儒家學的教條，以維護其在意識形態上的支配地位。但在當時，王安石一派，却把那自董仲舒、鄭康成以來的諸經注疏和其僞造部分，均給了相對的否定；同時均一一從符合其自身的立場上而與以新解釋。這構成兩者間在意識形態上的對立。所以司馬光反對王安石一派的儒家學說：

“竊見近歲，公卿大夫好爲高奇之論，……流及科場，亦相習尙。新進後生，未知臧否；口傳耳剽，翕然成風。至有讀易未識卦爻，已謂十翼非孔子之言；讀禮未知篇數，已謂周官爲戰國之書；讀詩未盡周南召南，已謂毛鄭爲章句之學；讀春秋未知十二公，已謂三傳可束之高閣。循守注疏者，謂之腐儒；穿鑿臆說者，謂之精義。”（論風俗劄子）

至於他對處理當時漢、契丹兩族矛盾的問題，又是怎樣的主張呢？他說：“軍旅之事，民之死生，國之存亡皆繫焉。苟動而不得其宜，則民賤而國危。仁者何忍坐視其終委乎？”（疑孟）本傳說：“邊計以和戎爲便”。依此，他對於契丹奴隸主集團所加於漢族等各族人民的燒殺掠奪與反動統治，是以所謂“和戎”爲原則的。雖然那對於大地主也並不是有利的。不過在司馬光等人看來，他們忌憚於宋朝內部諸階級階層間的矛盾，便認爲只有從對遼妥協去保持其大地主階層的利益。這種無聊的幻想，在歷史上層出未已，毫不足怪的。只是“皮之不存，毛將焉附”這一通俗的眞理，也不爲從來的腐朽統治階級所了解。契丹奴隸主集團的南下和其反動的軍事掠奪與統治，嚴重地危害了人民的生存，摧殘社會生產力，阻滯歷史的發展，所以漢族等各族人民的反遼，是正義的、進步的。而司馬光爲首一羣的所作所爲，則是與契丹奴隸主集團起了表裏相應的反動作用。

第二章　地主階級內部的分化和朱陸兩學派的對立

一　朱熹的折衷主義

甲　朱熹傳略

據宋史道學傳朱熹傳及四朝學案晦翁學案，朱熹字元晦，一字仲晦，徽州婺源人。學案又稱其實生於福建尤溪城外毓秀峯下。生於南宋高宗建炎四年（一一三〇年），卒於甯宗慶元六年（一二〇〇年）。

其父朱松，由名進士而歷顯官。朱熹十九歲登進士第，即分發同安主簿。孝宗淳熙五年（一一七八年），四十九歲，出知南康軍，歷任提舉浙江及江西常平茶鹽，知漳州、潭州、煥章閣待制侍講等顯官（謚文，贈中大夫，寶謨閣直學士，旋贈太師，追封信國公，改封徽國公，據學案及本傳）。本傳又云：“家故貧，少依父友劉子羽寓建之崇安，後徙建陽之考亭。簞瓢屢空晏如也；諸生之自遠而至者，豆飯藜羹率與之共。往往稱貸於人以給用。”此殆爲過甚之辭，未有其貧至衣食無着而能窮年以事學問者；且其父子相繼爲顯官，而未有無產業者。故原其出處，應爲一官僚地主之家庭，後來式微了的。又從經濟史上考察，其時徽州浙東等處，實爲商業資本較發展之區域。故他的政治主張，基本上是符合中小地主的要求，同時也反映了商人地主、中間階層乃至農民的一些要求。但他又受到貴族大地主排斥，並引發爲嚴重的“僞學”之禁。這說明他是代表中小地主而出現的，同時也說明其政治主張帶有統一戰綫的內容。

其學說宗派，據學案云：幼年受學於其父之友人籍溪胡憲、白水劉勉之、屏山劉子翬。此三人皆宗程學者。及長受學於李延平。延平係受學於明道之徒楊龜山門人羅豫章。故學案稱其爲涑水明道伊川三傳弟子，實則爲四傳矣。李延平之學，在宗派上雖爲程學，然因其自己立場、時代階級關係與社會環境的變遷，他已從主觀唯心主義的程學立場上，不否定客觀存在的實在性，而表現着二元論的傾向。因之李延平可謂爲朱熹之直接前驅者。

其著作，據朱熹傳云：所著書有易本義啓蒙、著卦考誤、詩集傳、大學中庸章句、或問、論語孟子集注、太極圖通書西銘解、楚辭集注辯證、韓文考異等。所編次有論孟集議、孟子指要、中庸輯略、孝經刊誤、小學、通書、通鑑綱目、宋名臣言行錄、家禮近思錄、河南程氏遺書、伊洛淵源錄，又有儀禮經傳通解未脫稿，平生爲文凡一百卷，生徒問答凡八十卷，別錄十卷。今考其著作：有文集百二十一卷，其門人黎靖德所編集之朱子語類百四十卷，他人就其語類文集拔萃而成者有朱子全書六十四卷、朱子書節要二十卷、朱子文集十八卷、朱子語錄類要十八卷；此外屬於解注性質者，有易學啓蒙四卷、儀禮經傳通解三十七卷、家禮五卷、詩集傳八卷、太極圖說解一卷、通書解二卷、西銘解一卷、陰符經注一卷、楚辭集注八卷、同後語六卷、韓文考異十卷等；經其編纂者，有上蔡語錄三卷、程氏遺書二十五卷、程氏外書十二卷、近思錄十四卷、伊洛淵源錄十六卷、延平問答一卷、宋名臣言行錄前後共二十四卷、小學書六卷、資治通鑑綱目六十卷等。

乙 作爲朱熹哲學之認識論的"理"、"氣"二元論

朱熹在認識論上，一方面不否定客觀存在之實在性，一方面又確認精神是獨自存在着的。他把前者叫作"氣"，後者叫作"理"。認爲這兩者都是獨自存在的東西，宇宙間的一切，都是由這兩種東西構成的。例如他說：

"天地之間，有理有氣。理者，形而上之道也，生物之本也；氣者，形而下之器也，生物之具也。是以人物之生也，必稟此理而後有性，必稟此氣而後有形。"（程氏理性大全）

因而在朱熹看來，一切人物之出生和其存在，便都是"理"與"氣"的統一。從而他又進一步的認爲，若先沒有此"理"，即有此"氣"的存在，亦不會生出"人、物、草、木、禽、獸"來；若無此"氣"的凝聚，此"理"亦無"掛搭處"，而失其作用。"理"與"氣"的統一，才能表現生成和存在之造化的功能。"氣"凝聚時，"理"便在其中；"理"依於"氣"才有"情意"，"氣"依於"理"才能"造作"。故他說：

"問先有'理'抑有'氣'？'理'未能離乎'氣'，然形而上者；"氣"，形而下者。自形而上下言，豈無先後？'理'無形，'氣'便粗，有渣滓。"

"或問必有是'理'然後有是'氣'如何？曰：此本無先後之可言，然必欲推其所從來，則須說先有'是理'。然'理'非別爲一物，即存乎'是氣'之中；無'是氣'，則'是理'亦無掛搭處。'氣'則爲金、木、水、火，'理'則爲仁、義、禮、智。"

"及'此氣'之聚，則'理'亦在焉。蓋'氣'能凝結造作，'理'却無情意、無計度、無造作，只是氣凝聚處，理便在其中。且如天地間人、物、草、木、禽、獸，其生也莫不有種，定不會無種子白地生

出個物事。這個都是性。若'理'則是個清淨空闊的世界，無形跡，他却不會造作；'氣'則能醞釀凝聚生物也。此有'此氣'，則理便在其中。"（語類卷一）

"問'理'在'氣'中，發見處如何？曰：如陰陽五行，錯綜不失條緒，便是'理'。若氣不結聚時，理亦無所附著。"

"或問'理'在先，'氣'在後？曰：'理'與'氣'本無先後之可言？但推上去時，卻如'理'在先'氣'在後相似。"（學案語要）

他不了解精神依存於物質，以及物自身之內在矛盾發展的諸關係，却反而把精神（理）和物質（氣）對立起來。在這裏，他和康德一樣構成其自己理論上的矛盾。

因而他一面承認宇宙是客觀存在着的，所以在他追究到宇宙起源時，認爲在最初，太虛中連什麼都不曾有的，却只有陰陽二氣。陰陽二氣，原來並且是由一氣的內在矛盾鬥爭的發展而演化爲二氣的，二氣是統一在一氣之內的。故說："陰陽只是一氣：陽之退，便是陰之生；不是陽退了，又別有個陰生。""陰陽只是一氣：陰氣流行即爲陽，陽氣凝聚即爲陰。非直有二物相對也。"（學案語要）由陰陽的對演，他以爲或者最初便生出"水""火"兩種物質原素，由"水""火"再演化出宇宙的體系來。故說：

"天地始初，混沌未分時，想只有水火二者。水之渣脚便成地，今登高而望羣山，皆爲波浪之狀，便是水泛如此；只不知因什麼事凝了，初間極軟，後來方凝得硬。問：想得如潮水湧起沙相似？曰：然。水之極濁便成地，火之極清便成風、霆、雷、電、日、星之屬。"（同上）

從而更肯定着地球的產生是由於陰陽二氣自身矛盾的運動。故說："天地初開，只是陰陽之氣。這一箇氣運行，磨來磨去，磨得急了，便撈許多渣滓，裏面無處出，便結成箇地在中央。氣之清者便爲天、爲日月、爲星辰，只在外常周環運轉。地便在中央不動，不是在下。”(學案語要)同時更認爲“月之黑暈……其光者，乃日加之光爾。他本無光也。”(同上)他肯定地球形成的過程，是由氣體凝聚，然後成爲流質體，後來便慢慢冷却成爲硬殼體。並肯定地球爲圓形體，又認爲月本身沒有光，其發出的光，是吸收日光的反射。這都是有其蓋然的正確性，也是朱熹對天文學的偉大貢獻。而此，正是從其時代生產力發展的諸條件上，才獲得這一聯進步的發現。

但是地球既是這樣形成的物質體，便應該有其自身之發生、發展和死滅的過程，因而他認爲地球有發生便有毀滅，但認爲毀滅又重生，是這樣循環不已，同時認爲宇宙總體的生命，却是絕對的。故說：

“問：自開闢以來，至今未萬年，不知以前如何？曰：以前亦須如此一番明白來。又問：天地會壞否？曰：不會壞；只是相將人無道極了，便一齊打合混沌一番，人物都盡，又重新起。”(同上)

“方渾淪未判，陰陽之氣，混合幽暗；及其既分，中間放得開闊光朗，而兩儀始立。邵康節以十二萬九千六百年爲一元，則是十二萬九千六百年之前，又是一箇大闔闢，更以上亦復如此。直是動靜無端，陰陽無始，小者大之影，只晝夜便可見。五峯所謂一氣太息，震蕩無垠，海宇變動，山勃川湮，人物消盡，舊跡大滅，是謂鴻荒之世。嘗見高山有螺蚌殼或生石中，此石即舊日之土，螺蚌即水中之物。下者卻變而爲高，柔者卻變而爲剛。此事思之至深，有可驗者。”(同上)

這在一方面，也獲得其蓋然的正確性；另一方面，由於其二元論以及其時歷史條件的限制，而陷於循環論的泥沼，認爲地球自身是生滅相循環的。

但是他雖然承認宇宙是客觀存在的實體，然當他進一步追究到“氣何自來”之一問題時，便只有求援於唯心主義，而回到唯心主義中去。二元論者之所以不能離開唯心主義而存在便在這裏。他說：“徐問天地未判時，下面許多都已有否？曰：只是都有此理。天地生物千萬年，古今只不離許多物。”（語錄）這在一方面認爲只有理是獨自存在而沒有變動的，一方面認爲“古今只不離許多物”，却把發展停止了。於是他又說：

“問：所謂未有天地之先，畢竟是先有理如何？曰：未有天地之先，畢竟也只有理。有此理便有此天地；若無此理，便亦無天地，無人無物，都無該載了。有理便有氣流行，發育萬物。曰：發育是理發育之否？曰：有此理便有此氣流行發育。問：有是理便有是氣，是不可分先後？曰：要之也有理；只不可說今日有是理，明日都有是氣，也須有先後；且如萬一山河大地都陷了，畢竟理却只在這裏。”（同上）

在這裏，他雖然還想支持其二元論的立場，然而已不免陷於窘狀，“畢竟”不能不把“理”神祕化，而確認其爲“先天地”的唯一存在着的東西。從這裏便達到其所謂“太極無極”說。既認爲在“先天地”的場合“理”便已存在，照他自己的想像說，則“理”又何所“掛搭”呢？從而又怎樣能“化物”呢？他認爲“理”的“掛搭”處便是“太極”。然而說“太極”是物質體嗎？則又和其自己的理論矛盾着。非物質的吧？“理”又何從去掛搭呢？所以他說“太極”不是“形器”的東西，而是“無極”的，易言之，即無象幽玄的。故說：“不言‘無極’，則‘太極’同於一物，而不足爲萬化根本；不言‘太極’，則‘無極’淪於空寂，而不能爲萬化根本。”（答陸子靜書）這在朱熹雖然仍想支持其二元論立場，然而已經和其他“理學”家一樣，達到其同一的玄學結論了。

在他轉入到人類的精神和意識的問題上，也同樣從其二元論的立場上把“心”和“性”作爲兩個獨自存在的東西去說明；從而他認爲人類之有精神和知覺作用，便是“心”與“性”的統一。故說：

“所覺者，‘心’之‘理’也；能覺者，‘氣’之‘靈’也。”（按所謂“氣之靈”便是“理”。）

“陰陽自是陰陽，惟‘性’與‘心’亦然，所謂一而二，二而一也。”

“‘性’便是‘心’之所有之‘理’；‘心’便是‘理’之所會之地。”

“‘性’是‘理’，‘心’是包含該載敷施發用的。”（語類）

易言之，“性”是離開物質體的“心”而能單獨存在的精神，“心”是“性”所“掛搭”的物質體。“心”和“性”的統一，便發生精神和知覺作用。在這裏他不肯承認精神是被派生的，反而認爲是獨自存在的。從而所謂“心”這個範疇，在他，也便有了兩種不同的訓義；即所謂“心”與“性”之統一的作爲“主宰”的“心”，和僅是一個物質體的“心”。故說：

“如肺肝五臟之‘心’，卻是實有一物；若今學者所論操舍存亡之心，則自是神明不測。故五臟之‘心’受病，則可用藥補之。這箇‘心’，則非菖蒲伏苓所可補也。”（語要）

從“這箇‘心’”而發生感覺作用，從而構成思維與意識，在意識未萌芽以前，則有動機。故說：

“問：意是心之運用處，是發處？曰：運用是發了。問：情亦是發處，何以別？曰：情是性之發，情是發出恁地，意是主張要恁地。如愛那物是情，所以去愛那物是意。情如舟車，意如人去使那舟車一般。”（同上）

“未動而能動者，理也，未動而欲動者，意也。”（同上）

"心之所之謂之志。"(同上)

"問:知與思,於人身最緊要?曰:然。二者也只是一事。知,如手相似;思,是交這手去作事也;思,所以用夫知也。性,只是理;情,是流去運用處。心之知覺,即所以具此理而行此情者也。具此理而覺其爲是非者,是心也。"(同上)

依此,在朱熹哲學範疇中的"心"是感覺的本體,"性"是精神,"情"是意識,"意"是思維,"思"是思想,"知"是知識,"志"是目的或主張,還有所謂"才"是思想知識的總和。

從這裏,他便進而達到如次一個進步的結論,他在其所補大學格物致知章裏說:

"所謂致知在格物者,言欲致吾之知,在即物而窮其理也。蓋人心之靈,莫不有知;而天下之物,莫不有理。惟於理有未窮,故其知有未盡也。是以大學始教,必使學者即凡天下之物,莫不因其已知之理而益窮之以求至乎其極。至於用力之久,而一旦豁然貫通焉,則衆物之表裏精粗無不到,而吾心之全體大用無不明矣。此謂格物,此謂知之至矣。"

這在一方面是說,知識是由人的感覺機能所攝取的客觀事物,而經過思維的過程然後達到理解,即由感性到理性,於以形成的。這是他思想體系中的唯物主義成分。不過在另一方面,他的所謂"理",却是獨自存在着的先驗的東西,這在下面的一句話更說的明白:"生之理謂性。惟是天生成許多道理。性是實理,仁、義、禮、智皆具。"(語類)這又達到了先驗主義的結論,從而更把是非絕對化了,所以他在這裏又和康德陷在同樣的矛盾中。

但是"人物皆禀天地之理以爲性,皆受天地之氣以爲形"(語類),人性中又皆有"四端",在他看來(見答陳器之問玉山講議)又何以會發生性質的歧異和人命的壽夭呢？他說："人品之不同，是氣有昏明厚薄之異故也。"（語類）"天命之謂性者，言所禀之理也。性也，有命焉，言所禀之分有多寡厚薄之不同也。生死有命之命，是帶氣言之，氣便禀得有多少厚薄不同。天命者，謂性之命也，專指理言之也。言天之所命，畢竟皆不離氣。但中庸此句，乃以理言之。孟子謂：'性者有命焉'之性，是兼禀食色而言之。"（同上）從這裏完全暴露他爲地主階級說教的面目。一面說各階級從而各階層的存在，是由於各自的禀氣之不同；一面又認爲人性中都具有"四端"的良知，在這個根源上，是能實現各階級間、階層間之妥協的。

因而朱熹和康德一樣，終究還只是一個唯心主義的哲學者。所以一轉入到政治論上，便成了一個改良主義的折衷論者。然而朱熹却可算是中國封建時代地主階級的大哲學家，他在哲學的造詣上，雖趕不上康德，所代表的時代和階級也不同，但在他們之間，却有許多基本論點的共同。同時朱熹在天文學上的造就，也是值得重視的。

丙　折衷主義的政治論

朱熹在其政治論方面，從其階級立場上，認爲階級的存在是天造地設的，大學"八目"的政治原則是絕對的。故說：

> "治國、平天下，與誠意、正心、修身、齊家，只是一理。所謂格物致知，亦曰知此而已矣。此大學一書之本旨也。今必以治國、平天下爲君相之事，而學者無與焉，則內外之道，異本殊歸，與經之本旨正相南北矣。禹稷顏回同道，豈必在位乃爲爲政哉？"（答江德功）

從而"三綱五常"或身分制度與父家長的宗法制度，在他，也同樣認爲是絕對的；他在白鹿洞書院所揭教條，便明白的表現了這個意

趣。教條是如次的:"父子有親,君臣有義,夫婦有別,長幼有序,朋友有信。"(學案)又本傳載其上甯宗奏章云:

"禮經勑令子爲父,嫡孫承重爲祖父,皆斬衰三年。嫡子當爲其父後,不能襲位執喪,則嫡孫繼統而代之執喪。自漢文短喪,歷代因之,天子遂無三年之喪。爲父且然,則嫡孫承重可知。人紀廢壞,三綱不明,千有餘年,莫能釐正。壽皇聖帝,至性自天,易月之外,猶執通喪,朝衣朝冠皆用大布。所宜著在方册,爲萬世法。……陛下以世嫡承大統,則承重之服,著在禮律,所宜遵壽皇已行之法。一時倉卒不及詳議,遂用漆紗淺黃之服,不惟上違禮律,且使壽皇已行之法,舉而復墜,臣竊痛之。"

另一方面,朱熹看到當時的情況,如土地兼併、賦役負担不公平、高利貸剝削、以至生產衰落、民不聊生等諸階級間矛盾的現象,認識到它的嚴重性;但他從地主階級的立場上,却不願推翻現狀,只主張與以部分的改良,亦即其所謂"公道"主張(見本傳)。從中小地主階層的立場上,他又主張勵精圖治,抵抗女眞奴隸主集團的南下,收復其反動落後統治下的漢族住區。例如本傳載他的奏章說:"修攘之計不時定者,講和之說誤之也。夫金人於我,有不共戴天之仇,則不可和也,明矣。願斷以義理之公,閉關絕約,任賢使能,立紀綱,厲風俗。數年之後,國富兵强。視吾力之强弱,觀彼釁之淺深,徐起而圖之。""君父之仇,不與共戴天。今日所當爲者,非戰無以復仇,非守無以制勝。"抵抗女眞奴隸主集團的戰爭是進步的、正義的。這種主張是符合於當時人民的利益和要求的。從這一主張出發,他又主張用社會改良的政策去改善人民生活、緩和階級矛盾,以獲取反金各階級階層間的合作。這雖然是改良主義的,却是有着進步作用的。

他從折衷的"公道"的改良主義出發,在其大學"八目"的政治原理下，而提出相應於當時社會問題的諸大政策，作爲實現各階級階層妥協的手段，作爲調協地主階級內部及其和中間階層間的利益，緩和地主與農民及自由商人間的矛盾，第一、他主張"以口數占田"防止兼并及清丈田地，實現賦稅的"公道"負担。故說：

"官家之惠，優於三代；豪强之暴，酷於亡秦。是上惠不通，威福分於豪强也。今不正其本，而務除租稅，適足以資富强。夫土地者，天下之大本也。春秋之義，諸侯不得專封，大夫不得專地。今豪民占田，或至數百千頃，富過王侯，是自專封也。買賣由己，是自專其地也。……宜以口數占田爲立科限，民得耕種，不得買賣，以贍貧弱，以防兼併，且爲制度張本，不亦宜乎？"（井田類說）

這種"以口數占田爲立科限""不得買賣"的主張，在當時自然只是一種空想。他在福建又主張清丈土地，行經界。

又朱熹傳云：

"常病經界不行之害，會朝論欲行泉、汀、漳三州經界，熹乃訪事宜、擇人物及方量之法上之。而土居豪右浸漁貧弱者以爲不便，沮之。宰相留正，泉人也。其里黨亦多以爲不可行。布衣吳禹圭上書訟其擾人。"

這却不是解決當時土地問題的根本辦法，然已引起一部分官僚、豪紳、地主的激烈反對。這足徵當時地主階級內部利害衝突的劇烈，也可見一部分官僚、豪紳、地主的"頑固不化"，"不達時務"。

第二、爲和緩高利貸的剝削，他主張實行社倉政策。其社倉的性質，所作建甯府崇安縣五夫社倉記云：

"山谷細民，無蓄藏之積，新陳未接，雖樂歲不免。出倍稱之息，貸食豪右；而官粟積於無用之地，後將紅腐不復可食。願自今以來，歲一斂散，既以舒民之急，又得易新以藏。俾願貸者出息什二，又可以抑僥倖，廣儲蓄，即不欲者，勿强。歲或不幸，小饑則弛半息，大侵則盡蠲之。於以惠活鰥寡，塞禍亂原，甚大惠也。”

他自謂這與王安石的青苗法，在原則上是同一的（見婺州金華縣社倉記）；所不同者，只有數點。他說：

“青苗者，其立法之本意，固未爲不善也；但其給之也，以金而不以穀；其處之也，以縣而不以鄉；其職之也，以官吏而不以鄉人士君子；其行之也，以聚斂亟疾之意，而不以惨怛忠利之心。”

但這一不同便引出性質的相異。意謂“以錢”，主要在符合於中間階層之要求；“以穀”，却能適合於農民。王安石的“處之以官吏”，意謂政權是新黨所支配，他們便能以此去排除豪紳地主的把持；這裏的“處之也”“以鄉人士君子”，則意在由鄉村中小地主去支配。

第三、便是“勸業”即獎進生產的政策。他的意見，在如次的一段話中說得明白：

“惟民生之本在食，足食之本在農，此自然之理也。若夫農之爲務，用力勤，趨事速者所得多，不用力，不及時者所得少，此亦自然之理也。……土風習俗，大率懶惰；耕犂種蒔，既不及時；耘耨培糞，又不盡力；陂塘灌溉之利，廢而不修；桑柘麻苧之功，忽而不務；此所以營生足食之計，大抵疏略，是以田疇愈見瘦瘠，收拾轉見稀少。……一有水旱，必至流移。下失祖考傳付之業，上虧國家經常之賦。”（勸農文）

這種獎進農業生產，是較根本的辦法。這在朱熹，主要目的在於提高農業的勞動生產性，一面以之保障農民的最低限度的物質生活，去緩和階級間的矛盾；一面以之去提高地主階級和其政府之剩餘勞動生產物的所得。

在朱熹，認爲這些改良政策的施行，則存在於當時各階級階層間的矛盾，便能獲得緩和；在這種內在的利益調協的基礎上，便能進而實現對金的統一戰綫，阻止金軍南下和進而解除其對北方漢族人民的落後的野蠻的統治。朱熹的這些主張，在當時是有進步意義的。可惜這種部分的改良，也遭到當時的頑固派、即貴族大地主的反對和牽制，都未能見諸實行——實行的只是點點滴滴的事情。因此，反金的統一戰綫，也始終沒有組織起來。以後蒙古奴隸主集團相繼南下，南宋也終於滅亡了。當時最進步的漢族的生產力和生產組織，相繼遭受女眞、蒙古奴隸主集團野蠻殘暴的摧殘、破壞，並使長江以北廣大地區以至全中國長期淪於反動、落後的統治下，形成了中國歷史前進過程的一大逆轉。

二　和朱熹派相對立之陸九淵的保守主義

甲　陸九淵傳略

四朝學案象山學案云：陸九淵，字子靜，自號存齋，人稱象山先生，金溪人（即今江西撫州金谿）。光宗紹熙三年卒於官，年五十四。是其卒年爲公元一一九二年，生年爲高宗紹興九年即公元一一三九年。

學案又云："陸九淵……梭山、復齋之弟也。三四歲時，問其父賀'天地何所窮際？'父奇之。"又梭山復齋學案馮雲濠按註云："象山年譜，兄弟六人，長九思、次九敍、次九皐號庸齋、次即先生（梭山），而復齋、象山又次之。"學案論梭山云，梭山"學問淵粹，隱居不仕，與學者講學梭山。""詔舉遺逸，諸司以先生應，不赴。臨終自撰喪禮，戒不得銘墓。"又附錄引宋史陸九齡傳云："其家累世義居，一人最長者爲家長，一家之事聽命焉。歲遷子弟分任家事。凡田疇租稅，出內庖爨賓客之事，各有主者。先生以訓戒之辭爲韻語，晨興，家長率衆子弟謁先祠畢，擊鼓誦其辭，使列聽之。子弟有過，家長會衆子弟責而訓之；不改，則撻之；終不改，度不可容，則言之官府，屏之遠方焉。”又學案論復齋云：“初，先生之父，采溫公冠昏喪祭儀行之家；先生又釋先志而修明之。晨昏伏臘，奉盥請衽，觴豆饎爨，闔門千指，男女以班，各共其職。友弟之風，被於鄉社而聞於天下。”又考宋史陸九齡傳云：八世祖希聲相唐昭宗，六世祖德遷五代末避亂居撫州，父賀以學行爲里人所宗。是其家世爲一最典型之封建地主的貴族家族。撫州在當時，亦爲封建貴族的故鄉之一。史又稱象山兄弟九思、九皋、九韶、九齡皆爲一時學人；又稱其家至九淵時，家中貧苦，其一兄九敍經營藥店以爲生。是則其典型之貴族家族，至九淵時已開始沒落。

其著作，今考有象山全集三十六卷，內遺書三十三卷，語錄二卷，年譜一卷。馮雲濠云：“先生著有象山集三十二卷，附語錄四卷。”合亦三十六卷，是所謂附語錄四卷，想係並語錄年譜等而言也。他不主張著作，嘗說：“六經註我，我註六經。”“六經皆我註脚。”故其著作較少。因之朱熹曾說：“伯恭（呂東萊）失之多，子靜失之少。”

乙　作爲認識論的主觀唯心主義

陸九淵在認識論上，自始便採取和朱熹一些不同的立場。朱熹在究極上雖仍是唯心主義者，然而他並不否認客觀存在的物事的實在性，易言之，他認爲宇宙間一切現象的背景後面，却有一個實在物存在，雖然離此而獨立的還有一個“理”。在陸九淵，却認爲一切現象都是觀念着的，即所謂存在於內心中的；現象的本身並不是客觀的存在着的，離開觀念，什麼現象也不是存在着的。從而朱、陸從這一分歧點上，便構成其認識論從而知識論以至政治論上見解之歧異——雖然，在其究極上是有其共同點的。所以在朱熹，還不絕對否認歷史的客觀變化，陸九淵却完全把歷史看作靜化的東西，而主張保守。在呂東萊所發起的"鵝湖之會"的辯論上，朱陸之間，雖有其究極上之共同點，然而始終却不曾獲得一致。其所爭論的最主要之點，不外在朱熹是從心物二元論的觀點上，所以說"無極而太極"，以及"陰陽二氣"之爲"形而下"的東西的見解。陸九淵則從主觀唯心主義的觀點上，便認爲說"太極"而益以"無極"，則"太極"便成了物的內容了；說"陰陽"是形而下的，那便無異一方面又承認客觀存在的實在性了。這個中心的爭論點，在他們往復的辯論中，愈爭論而愈遙遠。這都是由於其各自所代表的社會階層利益的不同，同時也正在表現地主階級內部諸階層利益衝突的劇烈。在陸九淵，從其沒落貴族地主的立場上，由於對現狀的失望，以致偏流於從形而上的方面去覓取其生活的出路，從而反映到意識形態上構成其玄學思想的偏畸發展。

陸九淵認爲一切現象都是觀念着的、被派生的，而不是客觀存在着的物自體的表徵，所以他說："萬物森然於方寸之間，滿心而發，充塞宇宙、無非此理。"（學案語錄）"他日讀古書至宇宙二字，解者曰：'四方上下曰宇，往古來今曰宙'。忽大省曰：'宇宙內事，乃己分內事；己分內事，乃宇宙內事'。"（學案本傳）"宇宙便是吾心，吾心即是宇宙。"（年譜）這構成其主觀唯心主義的基本論點。但是宇宙萬象既不是客觀地存在着的，而只是由"吾心"所觀念着的、被派生的東西，而"吾"與"吾心"又是否是存在着的呢？這不但構成其自己的矛盾，而且又陷入於庸俗的唯我論了。

但是觀念的自身，又是否是發展的呢？他說：

"東海有聖人出焉，此心同也，此理同也；西海有聖人出焉，此心同也，此理同也；南海北海有聖人出焉，此心同也，此理同

也；千百世之上有聖人出焉，此心同也，此理同也；千百世之下有聖人出焉，此心同也，此理同也。"（學案本傳）

"心，一心也，理，一理也，至當歸一，精義無二；此心此理，實不容有二。故夫子曰：'吾道一以貫之'。孟子曰：'夫道一而已矣。'又曰'道，仁與不仁而已矣。'……仁即此心也，此理也。求則得之，得此理也；先知者，知此理也，先覺者，覺此理也；愛其親者，此理也；敬其兄者，此理也；見孺子將入井而有怵惕惻隱之心者，此理也。"（與曾宅之書）

是在他，認爲"心"或"理"是超越一切時間和空間的絕對的東西，其自身並沒有什麼發展和變化的。在這一點上，他比黑格爾之主張"絕對精神"的唯心主義者更落後了很遠。

然而宇宙萬類的東西，是怎樣被派生的呢？其兄九韶說："蓋通書理性命章言中焉止矣。二氣五行化生萬物，五殊二實，二本則一。曰一曰中，即太極也。"（梭山復齋學案）實際上在陸九淵，一方面朱熹說他並不以周敦頤所說爲是，一方面他認爲"二氣"也是形而上的。所以在他，被派生的東西，也並不包含何種實在性。因此他說："人共生乎天地之間，無非同氣。"（語錄）"氣"是被派生的，則所謂"生"，也不過是觀念着的精神的發展。但是在另一方面，"同氣"而"生"的"人"，爲什麼又有善惡之分呢？他解釋"君子喻於義，小人喻於利"說：

"此章以義利判君子小人，辭旨曉白。然讀之者，苟不切己觀省，亦恐未能有益也。某平日讀此，不無所感。竊謂學者於此，當辨其'志'。人之所喻，由其所'習'，所'習'由其所'志'。'志'乎義，則所'習'者必在於義，所'習'在義，斯喻於義矣。'志'乎利，則所'習'者必在於利，所'習'在利，斯喻於利矣。"（學案白鹿洞講議）

依此，在他的解釋上，人的意識的不同，完全是由各人主觀的趣向(志)的歧異，又經過習慣的培養(習)而被形成的。在不同的主觀趨向上，而有"君子役物，小人役於物"的分歧。從而便主觀的肯定，"扶其善而沮其惡，義所當然"(語錄)。這同時把他的階級論也完全暴露出來了。

從而轉入到知識論上，他便完全否認客觀，而反覆於孟軻的如次幾句話："萬物皆備於我矣，反身而誠，樂莫大焉。""人之所不學而能者，其良能也；所不慮而知者，其良知也。""仁義禮智，非自外鑠我也，我固有之也。"把孟軻的"性善"說又凝固爲"良知良能"說，也便是把其所謂"心"或"理"進一步的玄學化。因而他便達到如次的一個結論："若能盡我之心，便與天同。爲學只是理會此。"(語錄)這由於他認爲"心"外實無所謂客觀的物事存在，所以認爲一切只求於內心便足，易言之，一切都是內在的，而不是外鑠的。故說："心之在人，是人之所以爲人，而與禽獸草木異焉者也，可放而不求哉?"(學問求放心)然而怎樣去作求放心的工夫呢?在這裏，他完全從"心即是佛"的一句話出發的，例如他說："學者須是打疊田地淨潔；……田地不淨潔，……若讀書，則是假寇兵，資盜糧。"(語錄)從而他對於"格物致知"的解釋，也由於其認爲"物"不是客觀存在的實在這一點上，和朱熹採取一種不同的見解，認爲不是所謂窮究物理以"致知"，而是"即心明理"的意味；"明理"不是由於口耳之學，或由於對外界的感覺而所得的認識，"萬物皆備於我"，故"明理"只在"即心"的工夫。

但是具有"良知良能"之本領的"心"，是自在的還是被派生的呢?他說：

> "天之所以與我者，即此心也。人皆有是心，心皆具是理，心即理也。故曰：'禮義之悅我心，猶芻豢之悅我口'。所貴乎學者，爲其欲窮此理，盡此心也。"(與李宰書)

在這裏，他所謂"心"，也是獨自存在的精神，是"天地"所賜予的。他這個論點，如不借助於有神論，便無法自圓其說。

不過以同一的"良知良能"的"心"，爲何又有"仁與不仁"之別呢？在這裏，他是用獨斷論的論點來解釋的，他說：

"此理在宇宙間，未嘗有所隱遁。天地之所以爲天地者，順此理而無私焉耳；人與天地並立爲三極，安得自私而不順此理哉？孟子曰：'先立乎其大者，則其小者不能奪也。'人惟不立乎大者，故爲小者所奪，以叛乎此理，而與天地不相似。"（與朱濟道書）

"道遍滿天下，無些小空闊。四端萬善，皆天之所予，不勞人妝點。但人自有病，與他相隔了。"（語錄）

這和上述所謂善惡之說，是同一理論的重複。不過他從而曲說了被統治階級之所以應該被統治的由來，而歸結出這個欺騙性的結論。

陸九淵在哲學上，不只把周張二程的觀念論又降低了一步，而又完全拋棄了他們哲學中的積極部分，即其不完成的辯證法觀點。依照陸九淵的主觀唯心主義出發，應歸結到連他自己也是不存在的，自己的老婆也只是觀念着的；而他却並不否認自己和其老婆的存在的實在性，從而一切人和物也該和他們一樣，都是實際存在的。這是陸九淵和一切主觀唯心主義者都無法解釋的。

丙　保守主義的政治論

陸九淵一轉入到政治論方面，便認爲人類社會以及社會諸階級的構成，也都是一成不變的凝固着的東西。他對於實際的政治問題，便只是些不着邊際的空論。在他看來，一切政治問題、社會問題的關鍵，也完全歸根在"此心"的問題上。這完全由於其對現實問題無法提出其具體的解決方策，因而流入一種不肯面對現實的空談，與虛渺的期待。所以他認爲，只要人們都能把“此心”修養得和“天地相似”，則一切社會矛盾便自歸消滅了，鬥爭便停止了。他的政治“五論”，也便是從這一根本的見解上出發的。所謂“五論”：

“一論讎恥未復，願博求天下之俊傑，相與舉論道經邦之職；二論願致尊德樂道之誠；三論知人之難；四論事當馴致而不可驟；五論人主不當親細事。”（宋史本傳）

這樣，一面把社會諸矛盾，放在所謂心性下面隱蔽起來，一面把漢族人民與女眞統治集團間生死鬥爭的當前任務，放到“論道經邦”的美麗詞句下面緩和起來，敎人們不要去鬥爭，聽任所謂“論道經邦”的“俊傑”去擺佈。骨子裏所謂“五論”，完全是軟化羣衆的一套把戲。這種把戲，在中國歷史上，曾經爲統治階級反覆玩弄着。

其次，他理想的家族制度，如前所述，其自己家族的組織規模，便是宗法式家族制的一副典型的圖畫。他並不了解這種家族制度之所以存在的社會經濟基礎，反而顚倒本末，認爲是由於所謂“此心”的“良知良能”。他說：“汝耳自聰，目自明，事父自能孝，事兄自能弟，本無欠闕，不必他求，在乎自立而已。”（宋史本傳）這樣倒果爲因的說明，便無異把“三綱五常”或倫理形態以及封建的家族制永恆化了。

再次，宋史本傳載其守荊門軍時，“嚴申保伍之法”，這是在家長制的基礎上，從初期農奴的勞動編制承襲而來的一種奴役農民的變態的勞動編制形式，也是加强其對農民統治的一種組織形式。在當時，貴族大地主曾應用這種方式，一面企圖藉以加緊對農民的約束，防止其流亡與反抗；一面藉以把所屬的農民編制成爲軍事的組織，充任大地主“聚衆保壘”的義務兵。

最後，陸九淵在政治論上，只固執着孔孟以至僞周禮的敎條，並沒有什麼新的東西加進去。甚至對孔孟也沒有系統的闡述。不過其兄九韶，在認識論上和九淵完全是一致的，在政治上却還有着一套主張，也可以作爲陸九淵的意見看。

陸九韶首先從大地主階層的一貫立場上，認爲貧富的分別、身分的貴賤，都是命定着的各人的"定分"。梭山日記說：

"况富貴貧賤，自有定分。富貴未必得，則將隕穫而無以自處矣。斯言或有信之者，其爲益不細；相信者稍衆，則賢才自此而盛，又非小補矣。"（居家正本）

因而他教貧而賤的人們要知道安分。設若想憑人力去强求，那反而要引起更壞的結果的。從這裏，他又達到如次一個欺騙性的論點，說人生的眞正意義，並不在追求富貴；比富貴更有價值的，在恭行孝悌仁義。他說：

"夫事有本末，知愚賢不肖者本，富貴貧賤者末。得其本則末隨；趨其末，則本末俱廢。今行孝悌本仁義，則爲賢爲知。賢知之人，衆所尊仰，簞瓢爲奉，陋巷爲居，己固有以自樂，人不敢以貧賤而輕之，豈非得其本而末自隨？夫慕爵位貪財利，則非賢非知。非賢非知之人，人所鄙賤，雖紆青紫，懷金玉，其胸襟未必通曉義理，己無以自樂，人亦莫不鄙賤之，豈非趨其末而本末俱廢乎？"（同上）

這是教人民不要爲現實的生活利益而鬥爭；從精神生活的修鍊上去追求，才是人生的眞義。

這樣，把階級制度存在的歷史根源，在命定論的下面，隱蔽起來，把階級的剝削關係，也同樣在顚倒"本末"的下面隱蔽起來，這是麻痺被統治者的一種愚民教育。

其次，大家族制是封建制度的一個支柱。這種大地主的家族，原來是盡其腸胃的容量去消費，並不去作收入和支出的計較。但到南宋，由於商業資本以及都市行會手工業的發展，尤其是女眞奴隸主集團不斷南下的侵掠和破壞，以及南宋朝廷和地主們對於農民之愈來愈兇惡的剝削，致封建的農業生產，表現衰落，大家族制的基礎也開始動搖。陸九韶認爲要挽回這種趨勢，便主張國家的財政和"家有田疇"的地主，都應"量入以爲出"，計算生活的必要開銷，同時注意儲蓄，以爲"不測之備"。他認爲這樣便可能防止地主階級家產的破落、地位的下降。梭山日記說：

"古之爲國者，冢宰制國用，必於歲之杪，五穀皆入，然後制國用。量地大小，視年之豐耗，三年耕，必有一年之食；九年耕，必有三年之食。以三十年之通制國用，雖有凶旱水溢，民無菜色。國既若是，家亦宜然。故凡家有田疇，足以贍給者，亦當量入以爲出。然後用度有準，豐儉得中，怨讟不生，子孫可守。"

"今以田疇所收，除租稅及種蓋糞治之外，所有若干，以十分均之；留三分爲水旱不測之備，一分爲祭祀之用，六分分十二月之用。取一月合用之數，約爲三十分，日用其一，可餘而不可盡，用至七分爲得中，不及五分爲嗇；其所餘者，別置簿收管，以爲伏臘、裘葛、修葺牆屋、醫藥、賓客、吊喪、問疾、時節饋送，又有餘則以周給鄰族之貧弱者，賢士之困窮者，佃人之饑寒者，過往之無聊者，無以妄施僧道。"

"其田疇不多，日用不能有餘，則一味節嗇，裘葛取諸蠶績，牆屋取諸蓄養，雜種蔬果，皆以助用。不可侵過次日之物，一日侵過，無時可補，便有破家之漸，當謹戒之。"

"其有田少而用廣者，但當淸心儉素，經營足食之路；於接待賓客、吊喪、問疾、時節饋送、聚會飲食之事，一切不講。免至干求親舊以滋過失，責望故素以生怨尤，負諱通借以招恥辱。"

"前所言存留十之三者，爲豐餘之多者制也。苟所餘不能三分，則有二分亦可；又不能二分，則存一分亦可；又不能一分，則宜撙節用度以存贏餘。然後家可長久。不然，一旦有意外之事，必遂破家矣。"

"前所謂一切不講者，非絕其事也，謂不能以貨財爲禮耳。如吊喪，則以先往後罷爲助，賓客，則樵蘇供爨清談而已。至如奉親最急也，啜菽飲水盡其歡，斯之謂孝。祭祀最嚴也，蔬食菜羹足以致其敬。凡事皆然，則人固不我責，而我亦何歉哉？如此則禮不廢而財不匱矣。"

"世所用度，有何窮盡？蓋是未嘗立法，所以豐儉皆無準則；好豐者妄用以破家，好儉者多藏以斂怨。無法可依，必至如此。愚今考古經國之制爲居家之法，隨貲產之多寡，制用度之豐儉，是取中可久之制也。"（以上居家制用）

這套辦法，並不是陸九韶憑空想出的，而是掌管家產的家長之管家和治產的經驗；不過由陸九韶把它體現爲家長經濟學的要旨。但是他只提到對家用的精密計算這一面，還有他們當時曾設法加緊對農民的剝削那一面，却是他不願提出的。

再次，他從貴族地主的立場上，極力反對"邸店"商人和自由商人的功利主義及其爭取政治地位（即求名）的要求。梭山日記說：

"若仁義之道，口未嘗言之；朝夕之所從事者名利，寢食之所思者名利，相聚而講究者，取名利之方。言及於名利，則洋洋然有喜色；言及於孝悌仁義，則淡然無味，惟思臥。幸其時數之遇，則躍躍以喜；小有阻意，則躁悶若無容。如其時數不偶，則朝夕憂煎，怨天尤人，至於父子相夷，兄弟叛散，良可憫也。"（居家正本）

"夫謀利而遂者，不百一；謀名而遂者，不千一。今處世不能

百年，而乃僥倖於不百一不千一之事，豈不癡甚矣哉？”（同上）

這對於其所代表的階級立場，便更顯明了。

最後，他對於社會一切矛盾的根源，都歸結於“此心”；解決矛盾的辦法，也便從“此心”着手。因此，教育便成了主要的工具。他說：

“古者，民生八歲入小學，至十五歲各因其材而歸之四民。秀異者入學，學而爲士，教之德行。愚謂人之愛子，但當教之以孝悌忠信；所讀須六經論孟，明父子君臣昆弟夫婦朋友之節，知正心修身齊家治國平天下之道，以事父母，以和兄弟，以睦族黨，以交朋友；次讀史，知歷代興衰治平措置之方。”（同上）

依此，所教的，一面是大學“八目”的治人術，一面仍不外“三綱五常”的教條。這較之其前驅者，並沒有半步的前進，而只是原版的翻印。

第三章　中小地主及中間諸階層的政治思想和主張

一　代表中小地主及中間諸階層之王安石的政治理論及其政策

甲　王安石傳略

宋史王安石傳，王安石，字介甫，撫州臨川人。又云：“元祐元年卒，年六十八。”是其生年應爲宋眞宗天禧三年，即公元一〇一九年；元祐元年適爲公元一〇八六年。但四朝學案荆公新學略云：“哲宗即位，拜司空，明年卒。”依此則其卒年又應爲公元一〇八七年。但元祐二年正月有禁王安石經義字說之事，其此時應已死矣。故應依本傳。

又通考本傳及荆公新學略，“父益都官員外郎”，其本人二十二歲舉進士第，歷知鄞縣、常州，四十一歲爲翰林兼侍讀，年四十九拜參知政事，後封舒國公，改封荆國公。依此，其家庭出身蓋爲地主階級。但王安石的政治主張，基本上是從中小地主的要求出發的。在當時的江西，大地主和中小地主及其他中間階層間的矛盾，甚是劇烈。王安石從這種環境中，便被教育而成爲中小地主階層的一個代表者而出現；同時，因爲其他中間諸階層，如農民階級的上層、自由商人及中小手工業者等和中小地主在當時有其利害上的一些共同點，所以王安石所推行的政策，又反映他們的部分要求。這至少在客觀上是有着爭取同盟者的戰略意義的。因此王安石的政策，並不反對封建地主的社會秩序，而只是在其基礎上去改良。所以王安石並不是革命運動家，而只是一個改良主義的政治家。——而在當時的歷史條件下，却是有相當的進步性的。

但是王安石不僅是一個政治家，改良主義的社會運動家，而且是一個思想家。

其著作，宋史本傳云：“初，安石訓釋詩書周禮……天下號曰新義。晚居金陵，又作字說。”荊公新學略云：“初，先生提舉修撰經義，訓釋詩書周官。既成頒之學官，天下號曰新義。晚歲爲字說二十四卷，學者爭傳習之。且以經試於有司，必宗其說；少異，輒不中程。”馮雲濠云：“按荊公著有臨川集一百卷、後集八十卷、易義二十卷、洪範傳一卷、詩經新義三十卷、左氏解一卷、禮記要義二卷、孝經義一卷、論語解十卷、孟子解十四卷、老子注二卷。”今按其哲學思想的代表作品，則主要爲原理及性情兩篇。

乙　王安石前驅者李覯思想的要旨

宋史儒林列傳李覯傳：“李覯，字泰伯，建昌軍南城人。”生於宋眞宗大中祥符二年（公元一〇〇九年），卒於仁宗嘉祐四年（公元一〇五九年）。“舉茂才異等不中，親老以教授自資。”（同上）很明白，他係出身於小所有者家庭。他又充任了十世紀前半世紀中間諸階層的政治代言人，爲王安石的直接前驅者。其著作，據本傳云：“嘗著周禮致太平論、平土書、禮論，門人鄧潤甫，熙寧中上其退居類藁、皇祐續藁、並後集。”今存者爲上吳舍人的策論五十首，上王內翰的明堂定制圖、平士書，上葉學士文二十四篇，上范執政等慶曆民言三十篇，上孫安撫周禮致太平論十卷。

他在仕途上只作到太學助教、太學說書、海門主簿等。

他曾以其改良主義的政見去干求執政者，企圖能獲取他們的同情，所以其著作多爲"獻策"。這正表現着沒有特權的中小地主的根性。例如其上王內翰書有云：

"今茲聞國家求賢良文學之士，蒙不知今，竊況於古。謂版築飯牛之微，或不爲時君所棄，因出草廬，從州郡之舉，乞錢爲食，陸走三千里，西向轂下。京塵冥冥，勢利相軋。旣貧且病，財不能以備簡墨，力不能以事趨走。敝衣徒行，僮僕楚語，誠難以候閽人之顏色，以附名卿之焰也。非夫烈丈夫抱義慷慨，不好苛禮者，安能爲覯之地哉？"（直講李先生文集）

但他始終都是碰壁，從而益激勵其思想的前進。

作爲李覯思想出發點的認識論，胡適按照自己的意願武斷地說是"實用主義"，是不對的，在胡適的說明上也是很牽强的。當時大地主階層的代言者們，在口頭上所表現的都是一些僞善的仁義道德，在學理上則爲"性、命、理"的玄學東西；他們不敢面對現實，叫人民不要爲現實生活的利益而鬥爭，餓着肚子去追求精神安慰。李覯從諸中間階層、主要從中小地主生活的實踐上，便在這一點上和他們採取不同的立場。首先他指出，所謂物質生活的現實利益，物質欲望的不斷提高，那完全是人類的一種生存本領。他說：

"利可言乎？曰：人非利不生，曷爲不可言？欲可言乎？曰：欲者，人之情，曷爲不可言？言而不以禮，是貪與淫，罪矣！不貪不淫，而曰不可言，無乃賊人之生，反人之情。世俗之不喜儒以此。孟子謂何必曰利，激也；焉有仁義而不利者乎？其書數稱湯武，將以七十里百里而王天下，利豈小哉！孔子七十所欲不踰矩，非無欲也。於詩則道男女之時，容貌之美，悲感念望，以見一國之風，其順人也至矣。”（原文）

這是說：“衣、食、男女”是一切人共同追求的生活條件，文、武、周公、孔子也不能例外的。這和實用主義有何共同點呢？自然，李覯仍不敢而且不願衝破“禮”的藩障、即不願否認封建秩序。同時，對從來儒家所提倡的“仁義道德”、“三綱五常”等等欺騙的教條，也不肯否定，也不知從人類生活的實際利益上，去徹底地反對“儒家學”的欺騙性。他只是在封建秩序的基礎上提出改良的要求。

他轉入到政治論方面，便確認政治是受着經濟所决定的東西。說制度（禮）和政治（政），都是以經濟（財）爲基礎而“成”“立”起來的。富國策說：

“愚竊觀儒者之論，鮮不貴義而賤利；其言非道德教化，則不出諸口矣。然洪範八政，一曰食，二曰貨。孔子曰：‘足食，足兵，民信之矣’。是則治國之實，必本於財用。蓋城郭宮室，非財不完；羞服車馬，非財不具；百官羣吏，非財不養；軍旅征戍，非財不給；郊社宗廟，非財不事；兄弟婚媾，非財不親；諸侯四夷，朝覲聘問，非財不接；矜寡孤獨，凶荒札瘥，非財不卹。禮以是舉，政以是成，愛以是立，威以是行；舍是而克爲治者，未之有也。是故賢聖之君，經濟之士，必先富其國焉。”

在這裏，他對政治和制度的認識，已很接近於唯物主義，在當時的歷史條件下，是一種了不起的進步見解。可是一轉入到實踐方面，便局限於其階級利害的立場上，只能提出如次的幾個改良主義的政治主張來，而不肯去反對封建制度。這在他，正是理論和實踐的脫節，在理性的認識和政治的實踐之間，表現着一個相當的距離。而此，也正是其小所有者知識分子的一個特性。

一、他提出"設泉府之制"的主張，去抵制大地主的高利貸。他說：

"賒謂祭祀喪紀二者事大，故賒與民不取利也。貸者即今之舉物生利也。與其有司別其所授之物，所出之利，各依其服事之稅；若其人受園纏之田而貸萬泉，則期出息五百，他倣此也。天之生物而不自用，用之者人；人之有財而不自治，治之者君。繫辭曰：'理財正辭，禁民爲非，曰義。'是也。君不理，則權在商賈。商賈操市井之權，斷民物之命。緩急，人之所時有也。雖賤不得不賣，裁其價大半可矣；雖貴不得不買，倍其本什百可矣。如此，蚩蚩之氓，何以能育？是故不售之貨則斂之，不時而買則與之。物揭而書，使知其價。而況賒物以備禮，貸本以治生，皆所以紓貧窶而鉗幷兼。養民之政，不亦善乎？"(國用)

這個主張，當時的小地主和自由商人都是贊成的；要求最迫切的却是自耕農、小商人、手工業者；反對最烈的，則爲大地主高利貸者。

二、他提出"觀其豐稔而後制稅斂"的主張。意在減輕小地主（自耕農民也有這種要求）過重的賦稅負担。他說：

"司稼巡野觀稼，以年之上下出斂法。斂法者，豐年從正，凶年則損也。……耕穫之事，豐儉亡常，不幸凶旱水溢，或螟蝗蟊賊，農雖盡力，穀有不登，而有司必求如法，於理安乎？孟子道龍子之言曰：'治地莫善於助，莫不善於貢。貢者，校歲之中以爲常，樂歲粒米狼戾，多取之而不爲虐，則寡取之；凶年糞其田而不足，則必取盈焉。爲民父母，使民盻盻然將終歲勤動，不得以養其父母，又稱貸而益之，使老稚轉乎溝壑，惡在其爲民父母也？'故聖人設官，必於穀之將熟，巡於田野，觀其豐凶而後制稅斂焉。豐年從正，亦不多取也；凶荒則損，何取盈之有哉？"(同上)

這不只在要求因"豐稔"、"制稅斂"；其積極的意義，則在要求大地主和中小地主以至自耕農對田賦平均負担。這個主張，是爲當時的中小地主和農民所一致贊成和迫切要求的，反對最烈的則爲享受免除賦稅特權的大地主。

三、他提出反對貪污的要求。他說：

"三歲則大計羣吏之治，以知民之財器械之數，以知田野夫家六畜之數，以知山林川澤之數，以逆羣吏之政令，逆謂鈎考也。恐其羣吏濫稅斂萬民。故知此本數，乃鈎考其政令也。夫奢則以爲榮，儉則以爲辱，不顧家之有亡，汲汲以從俗爲事者，民之常情也。是故爲之禁令，地孅收多，則用之豐。地惡收少，則用之省。如此，民皆知惜費矣。虧下以益上，貪功以求賞，不恤人之困乏，皇皇以言利爲先者，吏之常態也。是故爲之鈎考，雖器械、六畜、山林、川澤，必知其數。如此，吏不敢厚斂矣。民皆知惜費，吏不敢厚斂，而不免凍餒者，未嘗聞也。"(國用)

這種反對官吏對人民"濫稅"、"厚斂"、敲榨等貪污、壓榨行爲，在當時，除去貪官污吏和豪紳外，是大多數人所贊成所要求的。但李覯不知道這種要求是要通過人民自己的嚴重鬥爭才能實現的；而乃希望於大地主當權的政府對官吏實行監察和考核(鈎考)，眞可說是"與虎謀皮"。

四、他提出要大地主家族和中小地主、及其他中間諸階層平均負担徭役的要求，因而主張"均役"。他說：

"君子之於人，裁其勞逸而用之，可不謂義乎？世有仕學之鄉，或舍役者半，農其間者，不亦難乎！而上弗之恤，悖矣！貴者有爵命，服公事者有功勞，誠不可役，然復其身而已，世有一戶皆免之。若是，則老者、疾者，亦可以闔門不使耶？至於牛馬，皆辨其可任善。夫世有人未常觸耘，而責以牽傍其儻費敗家者衆矣。况乎水旱疾役之歲，饑餓之弗察，死亡之弗圖，而臨以定制，敺之給使可乎？故均人，凡均力政，以歲上下：豐年則公旬用三日焉，中年則公旬用二日焉，無年則公旬用一日焉，凶札則無力政無財賦也。"（同上）

當時的徭役負担，完全重壓在中間階層、農民，乃至中小地主的肩上（中小地主不給役者出役錢）；大地主和貴族官僚，不只都是"閤門"免役，而且連他們自己的佃戶也只直接給他們自己服役。但李覯却不反對那種苛重的徭役制度，只主張"均役"，同時也還承認貴族和官僚本身的"免役"特權。

五、他提出設置"平準"的主張，去對抗地主、官僚、商人三位一體之"邸店"的獨佔特權。他說：

"地所有而官不用，則物必賤；地所無而反求之，則價必貴。况天時所不生，則雖有如無矣。買賤賣貴，乘人之急，必刼倍蓰之利者，大賈蓄家之幸也。爲民父母，柰何不計本末，罔農夫以附商賈。"

"今遠方各以其物，如異時商賈所轉販者，爲賦置平準於京師，都受天下委輸，大農諸官盡籠天下之貨物。如此，富商大賈亡所牟大利，則反本而萬物不得騰躍。故抑天下之物，名曰'平準'。"（同上）

當時的"邸肆"不只壟斷對外貿易，且壟斷國內市場，自由商人買賣的貨品以及農產物和鹽、鐵等買賣都須經過它。這不但對自由商人是一種嚴重的束縛，對手工業者、自耕農和貧窮農民乃至中小地主，都是一種殘酷的剝削。但李覯却不是從貧窮農民的立場來說的。

他這些要求和主張，本質上都是一些社會改良政策，在原則上，後來都成了“王安石變法”的主要內容。而他這些主張，雖然部分的也符合着當時的中小商人、手工業者，乃至自耕農民的要求，但主要都是從中小地主階層立場提出的。後來王安石“新法”能取得中小地主和自耕農民及其他中間階層的贊助，原因也正在這裏。

丙　王安石“新法”的主要內容

王安石在認識論上，也是從當時流行的所謂性命論上立論的。首先他批評從來儒家關於性命論之一貫的唯心主義立場說：

“或曰：孟、荀、楊、韓四子者，皆古之有道仁人。而性者，有生之大本也。以古之有道仁人而言有生之大本，其爲言也，宜無惑。何其說之相戾也！吾願聞子之所安。曰：吾所安者，孔子之言而已。夫太極者，五行之所由生，而五行非太極也。性者，五常之太極也，而五常不可以謂之性。此吾所以異於韓子。……孟子言人之性善，荀子言人之性惡。夫太極生五行，然後利害生焉；而太極不可以利害言也。性生乎情，有情然後善惡形焉；而性不可以善惡言也，此吾所以異於二子。……且諸子之所言，皆吾所謂情也，習也，非性也。楊子之言爲似矣，猶未出乎以習而言性也。”（臨川文集原性）

依此，他所謂“太極”，意味着宇宙的原始，由太極派生着金、木、水、火、土五種物質原素，然後演化出萬物。對於人類，他認爲所謂“性”者，並不是什麼具有神祕意義的東西；而儒家所說的“性”，那不過是“情”，即人類的意識，而此意識的分歧，却是以“習”，即環境如何而決定的。然而意識從哪裏產生的呢？他說“性”是產生意識的本體。故說：

“性，情一也。……喜、怒、哀、樂、好、惡、欲未發於外而存於心，性也；喜、怒、哀、樂、好、惡、欲發於外而見於行，情也。性者，情之本；情者，性之用。故吾曰：性，情一也。……故此七者，人生而有之，接於物而後動焉。動而當於理，則聖也，賢也；不當於理，則小人也。……故君子之所以爲君子，莫非情也；小人之所以爲小人，莫非情也。"（同上性情）

這是說，"情之本"的"性"本身，是沒有什麼善惡之分的，是好像白紙一樣的東西。但這種白紙般的"性"是能動的，由於"性觸外物"而發生意識；同時，由於對"外物"感染的不同，而分化出"善惡"。所以他的認識論，可說是一種環境決定論。

從這種見解出發，便否定了所謂"性善"、"性惡"、"性三品"……的先驗主義的論點。這正在說明，人類的階級地位不是被所謂先天的"性"所規定的。

從環境決定論的觀點上，認爲各人所見的是非，由於環境的不同，只有一種相對性的內容。因而他說舜之所以被稱爲聖人，是相對於象而說的；文王之所以被稱爲聖人，是相對於紂而說的。同時，舜因感觸象的"不悌"，而發生友愛之情；文王因感觸紂的"無道"，而發生誅暴之情。

從這裏轉入到政治論，他認爲社會環境的變遷，人民的思想意識和要求也在跟着變遷的，風俗篇說："故風俗之變，遷染民志。"所以因應環境的變化而改變法度，是適應客觀情況的一種必然要求。不知順應客觀環境的變化，以及由此而生的人民思想意識和要求的變化，去改變法度，都是倒果爲因的措施，所謂"安利之要，不在於他"。從而所謂教化制度，都是"文"，而不是"本"，如不適合客觀情況和時代的要求，便不能發生作用；頑固的保守是徒勞無益的。臨川文集原教篇說：

"善教者，藏其用，民化上而不知所以教之之源；不善教者，反此，民知所以教之之源，而不誠化上之意。善教者，……天下之君君、臣臣、父父、子子、兄兄、弟弟、夫夫、婦婦，皆吾教也，民則曰：我何賴於彼哉？此謂化上而不知所以教之之源也。不善教者之爲教也，不此之務，而暴爲之制，煩爲之防，劬劬於法令誥誡之間，藏於府，憲於市，屬民於鄙野，必曰臣而臣、君而君、子而子、父而父、兄弟者無失其爲兄弟也，夫婦者無失其爲夫婦也，率是也有賞，不然則罪。鄉閭之師、族酇之長，疏者時讀，密者日告。若是其悉矣。顧不有服教而附於刑者。於是嘉石以慚之，圜土以苦之，甚者棄之於市朝，放之於裔末，卒不可以已也。此謂民知所以教之之源，而不誠化上之意也。善教者，浹於民心，而耳目無聞焉，以道擾民者也；不善教者，施於民之耳目，而求浹於心，以道强民者也。擾之爲言，猶山藪之擾羽毛，川澤之擾鱗介也，豈有制哉？自然然耳。强之爲言，其猶囿羽毛沼鱗介乎？一失其制，脫然逝矣。噫！古之所以爲古，無異焉，由前而已矣；今之所以不爲古，無異焉，由後而已矣。或曰：法令誥誡不足以爲教乎？曰：法令誥誡，文也；吾云爾者，本也。失其本而求之文，吾不知其可也”。

是他認爲所謂“三綱五常”以及法令制度等政治形態和意識形態的東西，都不是能依賴教化、刑罰和法令本身所能維護其存在的；只有一個更基礎的東西，即所謂“本”才能維護其存在。但是在這裏，他不是反對“三綱五常”和根本要改造法令制度的本質，而只是主張採取一些改良主義的步驟，這種步驟，並且是使民不知不覺之中便“誠化”於“三綱五常”之中。這正是其基本立場的表現。

從而他認爲不順應環境的變化以及人民現實的要求和思想意識的變化，採取必要的改良步驟，矛盾便不能緩和，統治便不能穩固。他在上仁宗皇帝言事書中說：

"陛下其能久以天幸爲常，而無一旦之憂乎？蓋漢之張角，三十六萬同日而起，所在郡國莫能發其謀。唐之黄巢，横行天下，而所至將吏無敢與之抗者。……而方今公卿大夫，莫肯爲陛下長慮後顧，爲宗廟萬世計，臣竊惑之。……臣願陛下鑒漢唐五代之所以亂亡，懲晉武苟且因循之禍。"

因此，他雖然肯定當時的社會，有順應環境去力圖"變法"的必要，但他不是在反對舊制度，而是從維護舊制度出發的。所以王安石的根本立場，並不要求改變社會秩序的本質，只要求部分的改良。

王安石爲首的"新黨"所主張的改良主義政策，是以中小地主階層的要求爲基礎的，那和大地主階層雖非根本性的矛盾，而在其現實利益上，却是有很大矛盾的。所以自始便展開了兩者間的衝突。

在北宋，大地主的特權，主要是：一、他們全生活於賦役的負担之外，享受所謂蠲稅和蠲役的特權；二、官僚、地主、商人三位一體的商業資本，即"邸店"或"邸肆"，享有壟斷對外貿易和國內市場的特權；三、大地主享有對人民實行高利貸榨取的特權；四、他們掌握政權，並拒絕其他階級階層來參政。而由於到北宋的社會階級關係的變化，即中間諸階層形成了龐大的社會層，特別是地主階級中下層——中小地主與農民階級上層——自耕農的數量較前擴大，並形成了自由商人集團。大地主的種種特權，妨害了連同中小地主與其他中間諸階層的利益（對於貧窮的農民階級，自然更是不利的）。因此，"新黨"爲着和勢力龐大的大地主作政爭，便不僅聯合大權旁落的皇帝，而且聯合中小地主以及其他中間諸階層。所以新黨的政策，又反映了自由商人、手工業者、自耕農等的一些要求。因此，"新黨"又得到皇帝、中小地主以及其他中間諸階層的贊助，便一時把大地主由中央政權機關中排出去，由他們組織內閣。以王安石爲首的第一屆新黨內閣，便實際施行了如次的幾項政策：

一、實行青苗法，其意義蓋類似於後世之農村信用貸款，這個政策，在對抗大地主階層的高利貸。其辦法內容，宋史食貨志云：

"熙寧二年（一〇六九年），制置三司條例司言：'諸路常平廣惠倉錢穀，略計貫石可及千五百萬以上。斂散未得其宜，故爲利未溥。今欲以現在斗斛，遇貴，量減市價糶；遇賤，量增市價糴，可通融轉運司苗稅及錢斛，就便轉易者，亦許兌換，仍以現錢。依陝西青苗錢例，願預借者給之，隨稅輸納斛斗，半爲夏料，半爲秋料。內有請本色或納物價貴願納錢者，皆從其便。如遇災傷，許展至次料豐熟日納。非惟足以待凶荒之患；民既受貸，則兼併之家，不得乘新陳不接以邀倍息。又常平廣惠之物，收藏積滯，必待年儉物貴然後出糶，所及者，不過城市游手之人。今通一路有無，貴發賤斂，以廣蓄積平物價，使農人有以赴時趨事，而兼併者不得乘其急。凡此皆以爲民，而公家無所利其入。是亦先王散惠興利，以爲耕斂補助之意也'。"

高利貸是大地主併吞自耕農民以至中小地主和剝削人民的一條毒蛇。他認爲，取消大地主高利貸的活動，是防止其土地兼併的重要步驟。王安石又說："周置泉府之官以抑制兼併，均濟貧乏，變通天下之財；後世惟桑弘羊劉晏粗合此意。學者不推明先王之法意，更以爲人主不當與民爭利。今欲理財，則當修泉府之法。"（上仁宗皇帝言事書）不過"青苗法"又附帶照顧到農民，"泉府之法"却主要是利於小地主及其他中間諸階層的。

二、實施"均輸法"，即官府於各地設買賣場，去抵制官吏藉賦貢轉輸的層疊敲榨，和"富商大賈"的壟斷和操縱，貿遷全國物產，調劑各地供求，減少中小地主及其他中間諸階層所受到的輸納展轉的苦痛(這在客觀上又是符合農民各階層的要求的)。因為在宋朝，人民輸納現物貢賦，展轉輸送，在"折耗"等等名義下，每每數倍於本賦；徵收官吏皂隸復從中作弊，訛索苛榨，人民不勝其苦；而所賦現物到達徵收地入倉後，官吏復有"支移折變"等辦法，公私兩受其蝕；而又形成各地貨物盈缺不均，國庫民用兩受其害；"富商大賈"則以"接載"、"散斂"、"買賤賣貴"的辦法，從中操縱漁利；千里轉運，人民更不勝其苦。新黨所推行的"均輸法"內容，王安石在乞制置三司條例上說：

"竊觀先王之法，自畿之內，賦入精粗，以百里為之差；而畿外邦國，各以所有為貢，又為經用通財之法以懋遷之。其治市之貨財，則無者使有，害者使除。市之不售，貨之滯於民用則吏為斂之，以待不時而買者。凡此，非專利也。蓋聚天下之人，不可以無財；理天下之財，不可以無義。夫以義理天下之財，則轉輸之勞逸，不可以不均；用度之多寡，不可以不通；貨賄之有無，不可以不制；而輕重聚散之權，不可以無術。今天下財用，窘急無餘；典領之官，拘於弊法。內外不相知，盈虛不相補。諸路上供，歲有定額；豐年便道，可以多致，而不敢不贏；年儉物貴，難於供備，而不敢不足。遠方有倍蓰之輸，中都有半價之鬻。……諸司財用事，往往為伏匿不敢實言，以備緩急。又憂年計之不足，則多為支移折變以取之；民納租稅數，至或倍其本數；而朝廷所用之物，多求於不產，責於非時。富商大賈因時乘公私之急，以擅輕重斂散之權。臣等以謂發運使總六路之賦入，而其職，以制置茶、鹽、礬、稅為事；軍儲國用，多所仰給，宜假以錢貨，繼其用之不給，使周知六路財賦之有無，而移用之。凡糴買稅斂上供之物，皆得徙貴就賤，用近易遠。令在京庫藏，年支現在之定數；所當供辦者，得以從便變賣以待上令。稍取輕重斂散之權歸之公上，而制其有無，以便轉輸、省勞費、去重斂、寬農民，庶幾國用可足，民財不匱矣。”

這從財政的觀點上，指出輾轉輸納租稅的不合理，以及因此而增重人民的負担，與“富商大賈”的從中操縱取利，官吏從中蝕吞、敲詐。

三、實施“市易”法，去排除大地主官僚壟斷商業的“邸店”特權。其辦法，據宋史王安石傳云：“市易之法，聽人賒貸縣官財貨，以田宅或金帛爲抵。當出息十分之二。過期不輸息，外每月更加罰錢百分之二。”這僅說明了“市易”作用的一面。其次，“市易”的另一廣泛的作用，在取消“邸店”的操縱，由政府去統制物價，設置管理平價與通貨的市政機關——“市易務”；同時，把自由商人從“邸店”的束縛下解放出來，給以經營商業之自由權利。

四、實施“募役”法，取消大地主和官僚不負担賦役的特權。這在一方面，使大地主、官僚和中小地主以至全國人民平等負担國家賦役。其辦法，王安石傳云：“免役之法，據家貲高下，各令出錢僱人充役，下至單丁女戶，本來無役者，亦一概輸錢，謂之助役錢。”這樣不但把担稅的範圍擴大，而且有一種壓制富人的財產累進稅的作用。其次平均賦稅負担的便是“方田”法。“方田”法的內容，據本傳云：“方田之法，以東西南北各千步，當四十一頃六十六畝，一百六十步爲一方。歲以九月令佐分地計量，驗地土肥瘠，定其色號，分爲五等；以地之等，均定稅數。”這是依耕地的肥沃程度，區分地稅的等級；凡耕地均須納稅。

五、實行“保甲”法。爲農村的一種自衞組織，寓有人民“義勇”武裝的國防意義。其辦法，據王安石傳云：“保甲之法，籍鄉村之民，二丁取一，十家爲保，保丁皆授以弓弩，敎之戰陣。”五十家爲一大保，五百家爲一都保。保長、大保長、正副都保正均由保民選任。這種“義勇”隊平時担任巡邏、放哨、防盜，戰時協助和補充軍隊作戰。其次，實行所謂"保馬"法。其內容，據本傳云："保馬之法，凡五路義保願養馬者，戶一匹，以監牧見馬給之。或官與其直，使自市。歲一閱其肥瘠，死病者補償。"此爲其國防上之軍事政策。王安石的"保甲法"、"保馬法"，及設軍器監，在當時有着現實的國防意義，和後來的所謂"保甲制度"，是不同性質的。

六、實行農田水利之法。這是一種改進農業的經營技術，提高農業生產性的一種措施。此外，又有"免行錢"、製定陝西鹽鈔法、創制置三司條例司，"又令民封狀增價以買坊場"（本傳）等措施。

依此，王安石的"新法"，雖部分的符合自由商人、自耕農等的要求，然而基本上却是從中小地主的利益出發的。"新法"的實行，對於佃農雖也有點利益，但他的主觀上，並沒有去照顧佃農。所以對當時土地所有諸關係，他和大地主階層一樣，認爲是神聖的。所以他半點也沒有懷疑地主階級的土地佔有權，同時，半點也沒有去考慮佃農對於土地的要求。他也毫沒懷疑"三綱五常"爲中心的封建秩序。因此，有人認爲王安石係下層農民或新興市民階級的代言者，只是一種"只見樹木，不見森林"的臆斷。

這就是以王安石爲首所進行的改良主義運動的大致輪廓。這在當時雖帶有一定程度的進步性，但其本身是不能有什麼遠大前途的；而且由於他們所代表的階層地位的特性，其自身也不能堅持其改良政策的。王安石以後，爬上政治舞台的新黨人物，如呂惠卿、章惇、蔡京等人，後來由於自己都成了大官僚大地主，他們便慢慢放棄或改變王安石新政的精神實質，而成爲大地主集團橫徵暴斂的工具，蔡京之流並成了人民眼中的"六賊"。

二　反映初期自由商人集團一些要求的葉適、陳亮學說

甲　葉適的批判主義

葉適字正則，又號水心，浙江永嘉人。生於南宋高宗紹興二十年（一一五〇年），卒於寧宗嘉定十六年（一二二三年），爲當時統治者所謂“反動”的“永嘉學派”之集大成者。淳熙五年（一一七八年）舉進士第二，“授平江節度推官，召爲太學正，由秘書郎出知蘄州，入爲尙書左選郎官，贊趙忠定定內禪，遷國子司業”，後爲兵部侍郎，知建康府兼沿江制置使（四朝學案水心學案）。後以反程朱等“理學”爲雷孝友所彈劾罷官。他雖累爲鉅官，但其出生地浙江，在當時，已成爲全國“都市經濟”最發展的區域，也是對外貿易的主要地區，自由商人和大地主間的矛盾，已比較尖銳；同時在東南區域，中間諸階層和農民對賦役的負担也比較最苛重。在這種情況下，便孕育出反“理學”的“永嘉學派”，葉適便是這一學派的巨擘。至葉適出身的家世，則宋史本傳和學案均無可考證。

其著作，有習學記言五十卷，水心文集二十八卷，拾遺一卷，別集十六卷，制科進卷九卷，外稿六卷，荀楊問答。

葉適在認識論上，首先他認爲要從客觀的認識出發，才能獲得正確的知識。他說：

> “孔子告顏子：一日克己復禮，天下歸仁焉。蓋己不必是，人不必非。克己以盡物可也。若動容貌而遠暴慢，正顏色而近信，出辭氣而遠鄙倍，則專以己爲是，以人爲非，而克與未克，歸與不歸，皆不可知，但以己形物而已。”（習學記言）

"百聖之歸，非心之同者不能會；衆言之長，非知之至者不能識。故孔子教人以多聞多見而識之；又著於大畜之象。"（同上）

"欲折衷天下之義理，必盡考詳天下之事物，而後不謬。"（水心文集題姚令威西溪集）

於是他進而又抨擊主觀主義說：

"古人多識前言往行謂之蓄德；近世以心通性達爲學，而見聞幾廢；……狹而不充，爲德之病。"（同上題周子實所錄）

這是說，那種不從客觀的實際情况出發，反而只從玄想的"心""性"方面去追求的理學，並不是眞正的學問和知識，而是有害的東西。

從而他認爲知識是解决客觀實際問題的工具，並不是爲知識而求知識的。而當時知識分子的情况則恰恰相反，他們讀書不是爲着致用，寫文章不是爲着說明事理和教育羣衆，而是"無的放矢"；行動和志趣，也都不從眞理（大義）和全社會（世）的利益出發，完全不合客觀實際的要求。故說：

"讀書不知接統緒，雖多無益也；爲文不能關教事，雖工無益也；篤行而不合於大義，雖高無益也；立志而不存於憂世，雖仁無益也。"（同上贈薛子長）

從這裏他又進而說明，一切知識、學問和運動，符合於人羣實際利益的，都是好的；否則，什麼知識和修養都是空的、無用的、騙人的東西。而所謂"仁義道德"，離開實際利益的要求，也都是無用的空話。故說：

"正誼不謀利，明道不計功，初看極好，細看全疏闊，古人以利與人，而不自居其功，故道義光明；旣無功利，則道義乃無用之虛語耳。"（習學記言）

從這裏，他轉入個人主義的立場，認爲歷史上人類的一切活動，都是由個人的私利發動，即"爲己"的；所謂爲人民、爲大衆的鬥爭，他認爲只是表面的。這不獨表現其爲私利觀點的個人主義所限制，也由於他只看到漢高祖唐太宗那些地主階級的英雄。然而，他這種個人主義，比封建主義却是比較進步的，他說："漢高祖唐太宗與羣盜爭攘競殺，勝者得之，皆爲己富貴，何嘗有志於民！以人命相乘除，而我收其利，猶可以爲功乎？"（習學記言）從這裏，他認爲人類都具有一種物質欲望的本領，這種本領是不可消滅的，只能順應這種本領的要求去加以調節。故說："凡人心實而腹虛，骨弱而志强，其有欲於物者，勢也；能使反之，則其無欲於物者，亦勢也。聖人知天下之所欲，而順道節反之，使至於治。而老氏以爲抑遏泯絕之，使不至於亂。"（同上）於是便又進而抨擊理學派的"天理人欲"說，及其所謂"道"和"性命"說的論點；他認爲所謂眞理，並不存在於人類日常生活的實際問題之外，故其論"道"說：

"周官言道則兼藝，貴自國子弟，賤及民庶，皆教之。其言儒以道得民，至德以爲道本，最爲要切；而未嘗言其所以爲道者。雖書堯舜時，亦以言道，及孔子言道尤著明。然終不的言明道是何物。豈古人所謂道者，上下皆通知之，但患所行不至邪？老聃本周史官，而其書盡遺萬事，而特言道。凡其形貌朕兆眇忽微妙，無不悉具。予疑非聃所著，或隱者之辭也。而易傳及子思孟子亦爭言道，皆定爲某物。故後世之于道，始有異說，而又益以莊、列、西方之學，愈乖離矣。今且當以周禮二言爲證，庶學者無畔援之患，而不失古人之統。"（同上）

依此，他認爲所謂"道"，實際就是人類的生活知識，此外便無所謂"道"。

另一方面，他對於所謂"性"的見解，認爲也不是什麼神秘難解的東西，而是人與物一同賦有的性命，這性命是隨同人與物的發生而發生的。故說："書稱惟皇上帝降衷於下民，即天命之謂性也。然可以言降衷，而不可以言天命。蓋物與人生於天地之間，同謂之命；若降衷，則人固獨得之矣。降命而人獨受，則遺物；若與物同受命，則物何以不能率，而人能率之哉？"（同上）在這一點上，他認爲所謂性，對於人完全是同一的，這否定了從來的性善論、性惡論、性三品論之封建統治階級的欺騙性的定命論，確認人類的本質原是平等的，這是一種人本主義的思想，也是有着民主精神的積極因素的。同時，他認爲人類意識的歧異係由於不同的生活環境所決定的，並不是本"性"的歧異。故說："予嘗疑湯若有恆性，伊尹習與性成，孔子性近習遠，乃言性之正，非僅善字所能宏通。"（同上）

於是，他又進而對封建地主哲學的儒、釋、道各派，都與以無情的批判。首先他批判"釋"、"道"的寺院哲學說：

"老子之徒矜大者，老氏可耳。將以示爲士者可乎？天地定位也，人物定形也，壽夭貴賤可約而推也，愛、惡、苦、樂可狎而齊也。人之爲天地，天地之爲人，統氣御形而謂之道者，非也。"（文集老子說）

"道家澹泊，主於治人。其說以要省滕支離。漢初常用之。雖化中國爲夷，未至於亡也。浮屠本以壞滅爲旨，行其道必亡；雖亡不悔，蓋本說然也。梁武不曉，用之當身而失；唐憲懿又出其下，直謂崇事可增福利。悲哉！"（習學記言）

"予嘗患浮屠氏之學至中國，而中國之人，皆以其意立言；非其學能與中國相亂，而中國之人實自亂之。"（同上）"老子之學，固昔人之常；至其能盡去謬悠不經之談，而精於事物之情僞，執其機要以御時變，則他人之書固莫能及。蓋老子雖爲虛無之宗，而皆有定理可驗。遠不過有無之變，近不過好惡之情，而其術備矣。其徒列禦寇莊周祖述之，上推天地之初，下極人物之化；其言下里夷貊，如太始、太素、靑寧、程馬於其指歸，終不能識，上則瀆天，下則欺人。"（習學記言）

依此，他對於道學，只反對其"虛無之宗"等唯心主義觀點，和莊周列禦寇的詭辯論；對於其究"有無之變"的方法論，即其所謂"術"，他却並不反對。但其對於佛學，是採取一種絕對的立場去批判的，他認爲不是因爲佛學是外貨，主要由於它是以"壞滅爲旨"的亡國滅種的邪說。葉適在這裏，不只表現其反對封建宗教的進步性，且表現其在反對女眞奴隸主集團的南侵。在其時，侵入北中國的女眞奴隸主集團正利用佛教作爲其奴役漢族等各族人民的一個武器。當時一部分不明大義的大地主，却反而去宣揚落後的佛教，反對較進步的朱熹學派以至永嘉學派。

其次，他對於儒家學，自子思、孟軻以至其時理學的批評說：

"而徒以新說奇論闢之，則子思、孟子之失遂彰。……嗚呼！道果止於孟子而遂絕耶？其果至是而復傳耶？"（學案總述講學大旨）

對儒家當作教條看的易十翼、詩、大學……他都從一種疑古的立場出發，予以否定；並進而批判儒家，特別對其時理學家的宇宙觀。他說：

"天一地二一節，此言陰陽奇耦可也；以爲五行生成，非也。其曰天生而地成，是又傳之所無，而學者以異說佐之。"（習學記言）

"孔子彖辭，無所謂太極者，不知傳何以稱之。自老聃爲虛無之祖，然猶不敢放言，曰‘無名，天地之始，有名，萬物之母’而已。莊列始妄爲名字，不勝其多，故有太始、太素、茫昧、廣遠之說。傳易者……而亦爲太極以駭異後學，後學鼓而從之，失其會歸，而道日以離矣。”（同上）

“子華子太初實生三氣：曰始、曰元、曰玄，其言如此，異哉！蓋古之言道，三墳八索，舊所聞記，往往皆然。故問者有風輪誰轉？三三六六誰究？誰使之語？明其爲常所傳習也。案浮屠在異域，而風水諸輪相與執持，上至有頂，其說尤怪。洪範九疇，箕子言天所錫，一爲五行，即是書所謂上炎下注者。然易言坎離，未嘗如是。書所謂獨幹中氣生生萬物，新新不窮者。經籍乖異，無所統一；轉相誑惑而不能正。後世學者，幸六經已明，五行八卦品列純備，道之會宗，可以日用而無疑矣。奈何反爲太極、無極、動靜、男女、淸虛、一、大，轉相夸授，自貽蔽蒙？”（同上）

在這裏他認爲五行哲學和八卦哲學所品列的五種物質原素或八種物質原素，就是客觀世界的起源，即所謂“道之會宗”；而易傳和理學等儒家著作對“道”的解釋，都是怪謬誇張、蒙蔽眞理的。從而他又認爲宇宙萬象，都是變動不居的，沒有一種靜止不變的東西。故說：

“予固謂老子之言，有定理可驗；至於私其道以自喜，而於言天地，則多失之。古人言天地之道，莫詳於易，即其運行交接之著明者，自晝而推逆順取之，其察至於能見天地之心，而其麤亦能通吉凶之變。後世共由，不可改也。今老子徒以孤意妄爲窺測，而其說槪累變不同，曰：‘天地不仁，以萬物爲芻狗。’夫天地以大用付陰陽，陰陽成四時，殺此生彼，豈天地有不仁哉？曰：‘玄牝之門，是爲天地根’，則是不以乾統天，而天之行非健也。曰：‘飄風不終朝，驟雨不終日。天地尙不能久，而況人乎。’夫飄風驟雨，非天地之意也；陵肆發達，起於二氣之爭；至於過甚，亦有天地所不能止者矣。然君子之象，爲振民育德，赦過宥罪，而區區血氣之鬥，何敢擬於其間。蓋老子以人事言天，而其不倫如此。夫有天地與人，而道行焉，未知其孰先後也。老子私其道以自喜，故曰‘先天地生’，又曰‘天法道’，又曰‘天得一以淸’。不稽於古聖賢，以道言天，而其慢侮如此。及其以天道言人事，則又忘之。曰‘天道其猶張弓’。則是天常以機示物，而未嘗法道之虛一無爲也。然則從古聖賢者，畏天敬天；而從老子者，疑天慢天。其不可也必矣。”（習學記言）

這也同樣在反對老子關於“道”的解釋，而贊成其辯證法觀點。他在這裏，雖然還帶着濃厚的唯心主義的色彩，然似已把“天”了解爲一種自然法則，即意味着“天”不是“常以機示物”的東西；同時，他贊成易卦和老子的辯證觀點，確認一切事物是變動的、發展的，這是一種進步的見解。他從這種觀點上，轉入到歷史觀方面，首先他認爲人類社會的歷史是一個變易的過程，即隨着時間的變易而變易的。從而社會制度隨着時代變化，人類的政治思想、主張和觀點，也便要跟着變化的。故說：

“孔子時，聖人之力，尙能合一以接唐虞夏商之統，故所述皆四代之舊；至孟子時，所欲行於當世，與孔子已稍異；不惟孟子，雖孔子復出，亦不得同矣。然則治後世之天下，而求無失於古人之意，蓋必有說，非區區陳迹能所干也。”（同上）

他也認爲歷史的變化，自亦有其條件的（他對根據和條件的了解，沒有明確的概念）。社會條件一變化，便會引起制度的變化；若沒有客觀條件存在，也不易輕言更張的。他說：

“鄭作丘賦，當由人多於地。若無故重斂，亦子產所不爲也。

然君子以變古爲難，須更有商量。”（同上）

從這裏，他提出一種帶有革命性的主張。同書說：

“子產相鄭，若止是施政於民，亦非難事。大要國體不立，如既壞之室，扶東補西，欲加修治，使之完美自立，固非舊之可因，亦非新之可革。裁量張弛，不用一法，其曲折甚難，故有思始成終，如農有畔之論。”

這是說“施政於民”的改良主義，是較易實行的；但在舊社會基礎已經崩壞的情勢下，改良主義是完全沒有效力的。因而就不是“因”“舊”便能使“國體完美”，而須“裁量張弛”。而革命却是“曲折甚難”，不是簡單的事業。

因而，他便對封建地主及其所依存的社會秩序進行批評：一面批評大地主的所謂“世祿”、即其不勞而食的剝削生活說：“世祿不在不朽之數，然古亦未有無功德而世其祿者。學者要當德義爲無挾而存耳。”（同上）一面批評大地主和封建貴族竊取政權，作威作福，驕奢淫佚。他並認爲這種腐化的現象，曾是商朝奴隸制末期的情況；在革命的周人那裏，是沒有這種現象的。他說：

“……古者，戒人君自作福威玉食，必也克己以惠下，敬身以敦俗；況於人臣，尙安有作福威玉食者？箕子之言，得非商之末世，權强陵上之俗已成；紂雖肆其暴，而威柄已失？故其言如此。然而武周亦未嘗用也，秦漢乃卒用之。”（同上）

於是他進而說明統治者的存在，不是要他來統治人民，擅作威福，而是要他來代表人民的利益；統治者和人民，在本質上，不應有什麼尊卑的差別。故說：“蓋春秋以前，據君位利勢者，與戰國秦漢以後不同，君臣之間，差不甚遠，無隆尊絕卑之異。”（同上）這表現其對封建等級身分制度的反抗，也表現一種素樸的民主思想傾向。他又說：

"七月之詩，以家計通國服，以民力爲君奉。自後世言之，不過日用之粗事，非人紀之大倫也。而周公直以爲王業，此論治道者所當深體也。洪範曰：'惟天陰隲下民，相協厥居'，無逸曰：'先知稼穡之艱難'。古人未有不先知稼穡而能君其民，以使協其居者。此詩乃無逸之義疏，'協居'之條目也。後世棄而不講，……乃以勢力威力爲君道，以刑政末作爲治體，漢之文、宣，唐之太宗，雖號賢君，其實去桀紂尚無幾。可不懼哉！"（習學記言）

依此，他認爲所謂"王業"，就是一種體現社會人羣實際生活的政治。掌握政權的人，必須懂得人民的經濟生活，領導生產的知識，必須是爲人民服務的；否則，他便不配掌握政權。這表現其對封建政治，特別對後期封建政治的無情攻擊。從而他又進一步說明，認爲國家的一切政令，固不必無條件的順從民意，而要保持施政的集權原則；但須根據人民的要求。他說："古人之於命令也，先甲三日，後甲三日，先庚三日，後庚三日。夫上之所欲未必是，逆而行之不可也；民之所欲未必是，順而行之不可也。理必有行而行之，先之以開其所知，後之以熟其所信，申重諄悉，終於無不知，斯行矣。命令之設，所以爲民，非爲君也。"（同上）另方面，他對父家長的宗法制和封建戰爭也均表示反對。

南宋的苛捐雜稅是很煩重的，因此，他對當時的稅制，也表示反對：

"儒者爭言古稅法必出於十一，又有貢、助、徹之異，而其實不過十一。夫以司徒教養其民，起居飲食，待官而具；吉凶生死，無不與偕。則取之雖或不止於十一，固非爲過也。後世芻狗百姓，不教不養，貧富憂樂，茫然不知；直因其自有而遂取之。則就能止於十一，而已不勝其過矣！亦豈得爲中正哉？況合天下以奉一君，地大稅廣，上無前代封建之煩，下無近世養兵之衆，則雖二十而

一可也，三十而一可也。"（同上）

"授田之制蕩盡，奈何猶用授田時法稅之。後世謂楊炎兩稅變古，全不究始末。"（同上）

於是他又進而反對封建政治，特別是其超經濟的强烈榨取。他說：

"許行言賢者與民並耕而食，饔飧而治。雖非中道，比於刻薄之政，不有間乎？孟子力陳堯舜禹稷所以經營天下，至謂其南蠻鴂舌之人，非先王之道，詞氣峻截，不可嬰拂。使見老子至治之俗，民各甘其食，美其服，鄰國相望，雞狗之音相聞，民至老死不相往來之語，又當如何？"（同上）

不過葉適在這裏，只是說"刻薄"之封建政治，還不如古代原始公社；可是他並不是贊成古代原始公社，相反的，而是謂爲非其所謂"中道"。然此在當時的歷史條件下，却反映了近代資產階級前身的自由商人的一種進步思想。

同時，在一方面，又提出工商參政的要求，說："四民未有不以世。至於烝進髦士，則古人蓋曰無類，雖工商不敢絕也。"（同上）易言之，他要求人民無身分限制的得參加政權。一方面，他要求國家應該保護商人，盡可能減輕其負担，扶助商品貿易的發展。同時，他又批評秦漢以來的重農抑商和國家對商品貿易的壟斷政策。他說：

"書懋遷有無化居，周譏而不征，春秋通商惠工，皆以國家之力扶持商賈，流通貨幣。故子產拒韓宣子一環不與，漢高帝始行困辱商人之策，至武帝始有算船告緡之令，極於平準，取天下百貨自居之。夫四民交致其用，而後治化興。抑末厚本，非正論也。"（同上）

其次，他又要求改變封建的土地佔有制和爵位世襲制，特別是對土地佔有之宗法家族制的約束。並表現其要求土地國有，即"賦祿制田，其權在上"，"田不必子，而貧者可共"的傾向。故說：

"古者賦祿制田，其權在上；貧賤富貴，無大踰越。而爲之宗以維之，故長者不傲，幼者不侮，而和親雍睦之教可行。後世崛起，自致貧賤富貴，各極其欲，榮悴異門，交相爲病；於是賢者謝宗以自遠，不肖者挾長以行私。蓋門閭之不暇，而安能善其俗哉！夫宗者，貴而賢者也，富而義者也；非是二者，而擁虛器以臨之，敎令之所不行也。故貴而賢，富而義，則上禮異之，命爲其宗。爵不必親，而疏者可畀也；田不必子，而貧者可共也。施舍賙惠，族人依倚，特爲宗主，無犯義，無干刑，相趨於實，而不惟其名之徇，此今日立宗之要也。"（習學記言）

有人錯解這是葉適對宗法制的宣揚，實際上，這不是在宣揚宗法制度，而是說宗法制度發展到當時的情況，已成了一種羈絆。不過他在這裏，却在藉古代的宗法制度，去說明其"制田"和"共田"的見解。

再次，他主張改變兵役制度，廢除募兵制，實行徵兵制。他認爲封建的農奴兵制、募兵制、屯兵制都不合時宜；但他的所謂徵兵制，則是參酌那三種兵役制的一種新辦法。他認爲這樣便可使國家獲得强大的兵力，又可減少軍費的開銷。故說：

"兵農已分，法久而壞。齊民雲布，孰可徵發？以畏動之意，求願從之名，雖至百萬，無不用募。且井田邱乘，所以人人爲兵者。……若以天下奉一君，而人人不免爲兵，不復任養兵之責，則聖人固所不爲；若以天下奉一君，而養兵至於百萬，獨任其責而不能供，則庸人知其不可。今自守其州縣者，兵須地著，給田力耕(是一說)；千里之內，番上宿衞，已有諸御前兵，不可輕改；因其地分募，樂耕者皆以漸歸本(是一說)；邊關捍禦，盡須耕作，人自

爲戰(是一說)。三說參用，由募還農，大費既省，守可以固，戰可以克。不必槪募府兵屯田，徇空談而忘實用矣。”(同上)

最後，在財總論篇中，提出改革當時稅制的要求，並批評“經總制錢”、“和買”、“折帛”政策，特別反對大地主壟斷茶、鹽利益的特權(財計上)。對當時女眞奴隸主集團對北方的統治和其不時南下侵掠，他堅決的主張收復“故疆”。例如上孝宗皇帝劄子說：“今日人臣之義所當爲陛下建明者一大事而已：二陵之仇未報，故疆之半未復。”同時，極力抨擊主和論。他說：“不以賊虜爲可怒，而反咎平燕之不當；不責主和之致寇，而反罪守京之非策。棄三鎭，則同議者皆是；割大河，則鑒書者不疑。”這不只揭發了當時妥協派、內奸的無恥言論和行爲，也說明了當時南宋的政權爲這班喪盡天良的妥協派和內奸所左右。

這便是葉適思想的一幅輪廓畫。葉適的理論和主張，有不少進步的東西；但他是依託於古代的經典去說明其自己的見解，同時還表現一些極不徹底的、妥協的論點。葉適在思想上雖反映了初期自由商人集團的要求，但他同法皇御醫揆內(Quesner)一樣，廁身於封建官僚羣中。——自然，葉適的思想在實質上，還不能與“經濟表”相比擬。

乙　陳亮的功利主義

據四朝學案龍川學案：“陳亮，字同甫，永康人，學者稱爲龍川先生。”生於宋高宗紹興十三年(一一四三年)，卒於光宗紹熙五年(一一九四年)。

學案云：“隆興初，……因上中興五論，奏入不報。”“孝宗即位，……亮更名同，詣闕上書。……書奏，孝宗赫然震動……召令上殿，將擢用；大臣交沮之，乃有都堂審察之命。待命十日，復上書言三事。欲官之。先生曰：‘吾欲爲社稷開數百年之基，寧用以博一官乎？’

敢渡江而歸。"又云："先生感孝宗之知，復上疏。時將內禪，不報。由是在廷交怒，以爲狂怪。"依此他自始就受到官僚地主的排擠和壓迫；而他和皇帝之間却有一種默契。學案又云：其"日落魄醉酒，醉時戲爲大言。一士欲中之，以其事首刑部侍郎何澹，澹即繳狀，事下大理，笞掠，誣服爲不軌。事聞，孝宗知之，陰遣左右廉知其事，遂得免。居無何，家僮殺人於境。適被殺者嘗辱先生父，其家疑之，聞於官，復下大理"。"先生自以豪俠，屢遭大獄……"依此，他却是一個富有打抱不平的"豪俠"情懷，即充滿一種鬥爭性的人物。但其家有"家僮"，其家世當然不是一個貧困的農民家庭，他雖屬有產者，但其父却嘗被人凌辱。

其著作，有龍川文集三十卷。

陳亮在認識論上，是一個素樸的唯物主義者。他主張的"格物致知之學"，是從"天下何物非道！千途萬轍，因事作則"的基本論點出發的，也就是爲學的目的，在研究客觀物事，從各個物事的研究上去達到對客觀世界的認識；客觀世界的一切物事，都有其必然法則的。在另一方面，他又認爲架空的唯心主義的探究，是始終都無法接近眞理的，自以爲"得之深"的"文理密察之道"，也完全算不得什麼知識和學問。他說：

"世之學者，玩心於無形之表，以爲卓然而有見。事物雖衆，此其得之淺者，不過如枯木死灰而止耳；得之深者，縱橫妙用肆而不約，安知所謂文理密察之道泛乎中流，無所底止，猶自謂其有得，豈不可哀也？故格物致知之學，聖人所以惓惓於天下，後世言之而無隱也。夫道之在天下，何物非道，千途萬轍，因事作則。苟能潛心玩省，於所已發處體認，則知'夫子之道，忠恕而已'非設辭也。"（與應仲實書）

他從這種觀點出發，又進而批評理學說："二十年之間，道德性命之說一興，迭相唱和，不知其所從來。後生小子，讀書未成句讀、執筆未免手顫者，已能拾其遺說，高自譽道，非議前輩以爲不足學矣。世之爲高者，得其機而乘之，以聖人之道爲盡在我，以天下之事爲無所不能；能麾其後生，以自爲高而本無有者，使惟己之向，而後欲盡天下之說一取而教之，頑然以人師自命。……吾深惑夫治世之安有此事乎，而終其流之未易禁也。"（送王仲德序）這是說，理學是流毒社會貽害青年的末流。但是理學的謬誤何在呢？他說由於其那種兩眼朝天的"道德性命之說"是完全和現實隔離的，他們沒有"一藝一能"的生產知識，甚至"百事不理"，只知裝腔作勢，自以爲"通於聖人之道"，其實是不只自充解人，而又"相蒙相欺"。所以說：

"道德性命之說一興，而尋常爛熟無所能解之人，自託於其間，以端慤靜深爲體，以徐行緩語爲用，務爲不可窮測，以蓋其所無。一藝一能，皆以爲不足自通於聖人之道也。於是天下之士，始喪其所有而不知適從矣……相蒙相欺，以盡廢天下之實；則亦終於百事不理而已。"（送吳允成序）

因此，他說所謂理學家，實際都是些最無知識最無學問的人。

同時，他對於僧侶地主的寺院哲學，也是反對的（見與應仲實書）。

其次，他認爲人類的本領從來就在於追求個人的利益；書本上說"三代以前，都無利欲，都無要富貴的人"，都是所謂聖人也者揑造的假話。與朱元晦秘書書說：

"（秘書）以爲立功建業，別是法門。這些好說話，且與留著妝景足矣；若知開眼只是箇中人，安得撰到此地位乎？秘書以爲三代以前，都無利欲，都無要富貴的人，今詩書載得如此淨潔，只此是正大本子。亮以爲才有人心，便有許多不淨潔；革道止於革面，亦有不盡概聖人之心者，聖賢建立於前，後嗣承庇於後，又經孔子一洗，故得如此淨潔。”

這對於儒家是罵得很痛快的，對於自由商人的個人主義的“利欲”特性，也是表現得頗確切的。但在殷周以前的原始公社制時代，眞有“都無利欲，都無要富貴的人”，這却是陳亮所不知道的。

因之便歸結出“曰利曰霸”的功利主義。他說：“諸儒自處者曰義曰王，漢唐作得成者，曰利曰霸。一頭自如此說，一頭自如彼做；說得雖甚好，做得亦不惡。……如亮之說，却是直上直下，只有一個頭顱做得成耳。”（甲辰答書）又說：“功到成處，便是有德；事到濟處，便是有理。”（四朝學案）這一面是說，只有功利是最現實的東西，其他都是空話；一面是說，能把事業作成、事情辦好的辦法，就是最現實的眞理。

再次，他認爲人類雖不能離開自然（天地）而生存，但人類也有獨立的作爲，即克服自然的作用，若沒有人類的活動，像佛家所說的一樣，社會是不能存在的。因此，他反對自然主義。他說：

“人之所以與天地並立而爲三者，非天地常獨運而人爲有息也。人不立，則天地不能以獨運；舍天地，則無以爲道矣。夫不爲堯存，不爲桀亡者，非謂其舍人而爲道也。若謂道之存亡非人所能與，則舍人可以爲道，而釋氏之言不誣矣。”（與朱元晦秘書書）

又次，依照他，社會各個人都本着私利私慾的本領絕對地發展下去，將不會引起人與人間之無限制、無條件的衝突，而妨害社會集體的生存和秩序麼？他說：“王霸可以雜用，則天理人欲可以並行。”與朱元晦秘書書說：

“有公則無私，私則不復有公。王霸可以雜用，則天理人欲可以並行矣。亮所以爲縷縷者，不欲更添一條路，所以開拓大中，張皇幽眇，而助秘書之正學也，豈好爲異說而求出於秘書之外乎？"

這亦即所謂"義利雙行，王霸並用"。但對於個人利益和集體利益的關係，陳亮的理解是欠明確的。十八世紀歐洲資產階級對這種關係的處理，是以前者爲主導去統一這一矛盾的；現代無產階級便恰恰把它反過來，確認以後者爲主導去統一這一矛盾，即以個人利益須服從集體利益爲原則。

再次，他在與朱元晦秘書書中提出其反對殷周"家天下"的意見。這表現其一種素樸的民主主義思想，而不是在復古的立場上，主張"堯舜傳賢"式的政治。

最後，他對於女眞奴隸主集團的不時南下侵掠及其在北方的反動統治，積極主戰，並主張聯合人民。在其上高宗中興五論及上孝宗皇帝書中（見龍川文集），都表現了這種要求。

女眞奴隸主貴族的肆行燒殺的軍事行動和其在北方的統治，都表現着極端的殘暴性和落後性，不只嚴重地直接危害漢、契丹等各族人民的利益，而且嚴重地摧毀中國社會生產力，阻滯中國社會前進的行程。所以從李綱到陳亮等主戰派的主張和行動，是符合當時各族人民利益的，客觀上也是符合歷史前進的要求的，因而是進步的、正義的。

第四章　在元朝統治下社會矛盾的擴大和各派政治思想

一　充任元朝統治者統治工具的寺院哲學

在蒙古奴隸主貴族南下建立全國性的統治前，蒙古族才開始進入奴隸制的歷史階段，還沒有產生何種系統的哲學思想。在其奴隸主貴族進入北中國以至全中國後，他們並不知道如何去統治這種封建後期的農業民族，還只知俘虜人口和實行軍事掠奪等，不懂得封建剝削的辦法。所以其行軍所至的地方，一面擄取大量漢族等各族人口充作奴隸並大量屠殺，一面則將漢、契丹人農地圈作牧場。後來才漸次明瞭對封建社會的農民和商業民剝削的利益，所以有阿合馬（阿拉伯人）的財政政策，耶律楚材諫止屠殺漢人與圈農地為牧地的建議，耶律楚材是懂得遼金統治的經驗的。但元朝的統治仍夾有奴隸制的殘暴性與落後性，及部族的集團壓迫的內容。當時漢、契丹等族人民對蒙古奴隸主貴族的反抗，也是很强烈的。

因此，蒙古的奴隸主貴族，在阿拉伯……商人和金宋投降分子的贊助和教導下，便開始來講求其統治中國的辦法：第一、便不能不減少屠殺，要求勞動人口的復員；第二、便要求軟化、壓服和防止漢族等各族人民的反抗。因而神道主義的寺院哲學——道家、佛家和阿拉伯的宗教教義——便完全適合其要求，而充任其統治的工具了。以故落後的紅教教宗八思巴和道教首領邱處機等便以"國師"或"眞君"的資格而現身於元朝，表演其宣化的作用。

神道主義的寺院哲學，一方面，對於蒙古族自身，由於其落後性，所以也容易在其生活意識上發生支配作用。一方面，在對其統治下的漢族和國內其他各族的統治上，是兇惡的欺騙與麻醉工具。另一方面，在社會生產力遭受巨大破壞，和社會矛盾最尖銳最複雜的當時情況下，一面是蒙古奴隸主貴族的殘暴、落後統治，一面是被統治的漢族等各族人民的生命財產完全失去保障。統治者便利用神道去麻醉人民，教其離開現實的苦悶去追求空冥世界的出路。例如佛家教人民從輪迴果報上去追求來生（小乘教）。道家教人民從神仙洞府方面去追求"長生"。這在邱處機的如次幾首詩中（邱處機言論思想，由其徒李志常記其言論，編成一書名長春眞人西游記，收在道藏書內）表現得很明白：

"昔年林木參天合，今日村坊徧地開。無限蒼生臨白刃，幾多華屋變青灰。"

"豪杰痛吟千萬首，古今能有幾多人。研究物外閑中趣，得脫輪迴泉下塵。"

"十年兵火萬民愁，千萬中無一二留。去歲幸逢慈詔下，今春須合冒寒游。不辭嶺北三千里，仍念山東二百州。窮急漏誅殘喘在，早教身命得消憂。"

"蓬萊未到神仙境，洞府先觀道士家。"

"我之帝所臨河上，欲罷干戈致太平。"（以上見西游記）

另一方面，爲對漢族人民施行軟化政策和保持勞動生產力，邱處機和耶律楚材一樣，勸元朝統治者戒止屠殺。新元史丘處機傳說：

"太祖時方西征，日事攻戰。處機每言，欲一天下者，必在乎不嗜殺人。及問爲治之方，則對以敬天愛民爲本；問長生久視之道，則告以淸心寡欲爲要。太祖深契其言。"

"時，大兵踐蹂中原，河南北尤甚，民罹俘戮，無所逃命。處機還燕，使其徒持牒招求於戰伐之餘。由是爲人奴者得復爲良，與瀕死而得更生者，毋慮二三萬人。"

依此，邱處機不獨向元朝統治者獻策，如何來奠定統治；而又現身幫助他們來軟化人民，麻醉人民的反抗意識。

同時，他又告知元朝統治者，利用中國父家長的宗法制組織和其意識形態，來建立統治秩序：

"一日雷震，太祖以問處機。對曰：'雷，天威也。人罪莫大於不孝；不孝，則不順乎天，故天威震動以警之。似聞境內不孝者多，陛下宜畏天威，明孝道以治天下'。"

不惜認賊作父，賣身求榮，邱處機也可算是無恥之尤的奴才。

而邱處機神道主義的道家學，並說不上什麼理論的體系；但在元朝統治者對漢人行使的反動統治上，却盡了相當大的幫兇作用。因爲他那套騙人的"法寶"對當時文化和政治水準情況下的人民，是一套殺人不見血的武器。所以在全國各族人民和億萬同胞血和淚的慘局中，邱處機却奉到元朝統治者讚揚其奴才功勞的"慈詔"：

"惟師道逾三子，德重多方……兩朝屢詔而弗行，單使一邀而肯起。謂朕天啓，所以身歸，不辭暴露於風霜，自願跋涉於沙磧。書章來上，喜慰何言！……達摩東邁，元印法以傳心；老氏西行，或化胡而成道。顧川途之雖闊，瞻幾杖以匪遙。爰達來章，可

明朕意。"(西游記附錄)

另一方面，阿拉伯、阿富汗和波斯的商人對元朝的統治，曾表演着重要的作用；他們不只自始就掌握了元朝政府的財政權，而且幾支配了全中國的高利貸和商業資本。

隨同阿拉伯商人和從軍人員傳入中國的伊斯蘭教，在元朝也獲得了流行和發展的地盤，特別在維吾爾等族中，逐漸成了各該族的宗教。內地信仰伊斯蘭教的漢族人民，也逐漸成爲回族的成員。

二　不絕如縷的漢族地主階級的理學

在元朝蒙古奴隸主貴族和中亞商人聯合統治的一百年間，可說是中國文化的黑暗時期。在哲學方面，地主階級的理學也是不絕如縷了。作爲這時期理學的代表，爲魯齋許衡(一二〇九——一二八一年)、靜修劉因(一二五〇——一二九四年)、草廬吳澄(一二四九——一三三三年)等(見四朝學案魯齋靜修草廬學案)。

他們在認識論上，完全承襲着兩宋的理學而爲其孑遺。不過，在元朝那樣野蠻殘暴的統治下，中國地主階級的生命財產也是完全沒有保障的；各階層所遭受的摧殘程度雖然不同，然都是不能避免的。在其共同的利害上，便反映爲折衷朱陸的理學思想。所以許衡說：

"凡事一一省察，不要逐物去了。雖在千萬人中，常知有己，此持敬大略也。"(魯齋遺書)

"或問窮理至於天下之物，必有所以然之故，與其所當然之則。所謂理也，曰：博學、審問、愼思、明辨，此解說箇窮字；其所以然與其所當然，此說箇理字。"(同上)

在這裏，他一面認爲一切事物，都有其因果性和必然的法則；所謂"窮理"，就在究明這種因果性和必然法則。這是和朱熹的基本論點相同的。但在另一方面，他又認爲考察事物，"不要逐物去了"，而"常知有己"，即是說要從自我的內在出發。這又同於陸九淵的主觀唯心主義的基本論點了。

吳澄說：

"自未有天地之前，至既有天地之後，只是陰陽二氣而已。本只是一氣，分而言之，則曰陰陽；又就陰陽中細分之，則爲五行。五行即二氣，二氣即一氣。氣之所以能如此者何也？以理爲之主宰也。理者，非別有一物在氣中，只是爲氣之主宰者即是。無理外之氣，亦無氣外之理。人得天地之氣而成形，有此氣即有此理……其在人而爲性，則仁、義、禮、智是也。性即天理，豈有不善。但人之生也，受氣有或淸或濁之不同，成質有或美或惡之不同。……"（草廬精語）

"知者，心之靈，而智之用也。未有出於德性之外者。曰德性之知，曰聞見之知。然則知有二乎哉？夫聞見者，所以致其知也……蓋聞見雖得於外，而所聞所見之理則具於心。"（同上）

"太極與此氣非有兩物，只是主宰此氣者便是；非別有一物在氣中而主宰之也。"（同上）

"朱陸二師之爲教一也。而二家庸劣之門人各立標榜，互相詆訾，至於今，學者猶惑。"（同上）

吳澄認爲在宇宙形成以前和其形成時，最初只是內包"陰陽"的"一氣"，氣即物質，陰陽即矛盾；"理"（即精神）也是存在於氣中的東西。"無理外之氣，亦無氣外之理"，這也是和朱熹的基本論點相同的。但他同時又認爲"理"是"氣"的"主宰"，"理"賦與人則爲"性"，即"心"的本體，"知"是由於"心之靈"。這又同於陸九淵。

所以他們在理學上，只是折衷朱陸，並沒有跳出朱陸的圈子。

在政治論上，首先，他們一致認爲封建制度是“天經地義”的。劉因說：

“凡吾人之所以得安居暇食，以遂其生聚之樂者，皆君上所賜也。是以凡吾有生之民，或給力役，或出智能，亦必各有以自效焉。此理勢之必然，自萬古而不可易。”（靜修文集）

這不獨是說，封建的剝削關係，是“萬古而不可易”的；而且認爲：倒不是“君上”在剝削“有生之民”的“力役”……反而是“君上”給予“有生之民”以“安居暇食”和“生聚之樂”。

吳澄說：

“三綱二紀，人之大倫也，五常之道也。君爲臣之綱，其有分者義也；父爲子之綱，其有親者仁也；夫爲妻之綱，其有別者智也。長幼之紀，其序爲禮；朋友之紀，其任爲信。之二紀者，亦不出乎三綱之外。何也？因有父子也，而有兄弟，以至於宗族。其先後以齒者，一家之長幼也。因有君臣也，而有上下，以至於儔侶。其尊卑以等者，一國之長幼也。因有兄弟也，而自同室以至於宗族。其互相助益者，同姓之朋友也。因有上下也，而自同僚以至於儔侶。其互相規正者，異姓之朋友也。舉三綱而二紀在其中，故總謂之綱常。”（草廬精語）

這是說，封建制基本大法的“三綱五常”，或“三綱二紀”，特別是“上下”“尊卑以等”的等級身分制，父家長的宗法制，是“人之大倫”，是萬古不易的“五常之道”。

許衡說：

“天下所以定者，民志定，則士安於士，農安於農，工商安於爲工商，而後在上之人始安如泰山。今民不安於白屋，必求祿仕；

仕不安於卑位，必求尊榮。四方萬里，輻輳並進，各懷無恥之心。在上之人，可不爲寒心哉？”（新元史許衡傳）

這是說，士、農、工、商的階級地位，應當固定，被統治的“民”，“不安於白屋”，而要求參預政權，是反常；身分也應當是固定的，“卑位”的“仕”而要“求尊榮”，是“無恥”。

在全國各族人民遭受落後的野蠻、殘暴的統治情況下，他們還只肯看見其狹隘的階級利益，眞算是知其小而不知其大的頑固之尤。

但是在元朝，一面是蒙古奴隸主貴族的帶有半奴隸制形式的反動的軍事統治，一面是阿拉伯、阿富汗、波斯商人的高利貸和商業資本的統治，加於發展到了高度的中國封建制度的基礎上，形成其時封建制度的一種逆轉的形勢，使中國社會不能遵循正常的發展軌道前進而受到阻滯。在那種野蠻殘暴的反動的統治方式下，不只漢族等各族人民都陷於水深火熱的被奴役狀態中，連漢人及契丹人中的地主階級也是喘不過氣來的。因此，他們便不惜向反動統治者獻策，教他“行漢法”或“悉考古制而行”。這固然也基於其狹隘的階級利益的要求；但重要的，則在教給他們如何才能鞏固其對各族人民、特別對漢族人民的統治，即所謂“居漢地、主漢民”，“必行漢法乃可長久”。許衡說：

“自古立國，有大規模，規模旣定，然後治功可期。昔子產相衰周之列國，孔明治西蜀之一隅，且有定論，終身由之。而堂堂天下可無一定之制哉？前代北方之有中夏者，必行‘漢法’乃可長久。故後魏十六帝，百七十年，遼九帝，二百有八年，金九帝，百二十年，皆歷年最多。其他不行‘漢法’，如劉、石、姚、苻、慕容、赫連等，專尙威力，刼持鹵莽，皆不過二三十年，而傾敗相繼。夫陸行宜車，水行宜舟；反之，則不能行。……以是論之，國家旣自朔漠入中原，居漢地，主漢民，其當用'漢法'無疑也。"（新元史許衡傳，按舊元史文字略有出入。）

吳澄說：

"世祖混一天下，悉考古制而行之，……豈宗廟敍次而不考古制乎？"（新元史吳澄傳）

因此，像許衡吳澄之流，可算是不知大義的無恥奴才，中國文化思想史上有這種人物，是當時思想界的奇恥大辱。

其次，他們又要求元朝統治者實施注重農業、減輕賦稅負担等改良政策。例如許衡說：

"文景克承天心，一以養民爲務，今年勸農桑，明年減田租。懇愛如此，是以民心洽而和氣應。……臣以爲曷若直法文景，恭儉愛民爲本原之治……此謂治本。本立則紀綱可布，法度可行，治功可必。"（新元史許衡傳）

吳澄傳說：

"初，延祐中，蠲虛增之稅；惟江西增稅三萬餘緡不獲免，後又行包銀法，民困益甚。泰定元年，澄白執政免包銀，獨增稅如故。至是澄與宣撫副使齊履謙言之，始奏請蠲免。"

另一方面，他們反對操縱商業和高利貸資本的中亞商人。這在客觀上，是當時漢族和國內其他各族人民共同的要求。由於阿拉伯、阿富汗、波斯商人手中的高利貸和商業資本，藉着其參加元朝統治的特權支配了元朝國家的財政，不只"助桀爲虐"，並直接束縛着其時中國國民經濟生活的各方面，連漢人地主階級在經濟和政治各方面，也都受到他們的壓迫和排擠。所以在元朝的朝廷，曾引起許衡等人和阿合馬等人的不斷衝突。新元史許衡傳有如次的一段記事：

"阿合馬爲中書平章政事，領尙書省六部事。勢傾朝野，一時大臣多附之。衡每與之議，必正言不少讓。已而其子又有僉樞密院之命。衡獨執議曰：'國家事權，兵、民、財三者而已。今其父典民與財，子又典兵，不可。彼雖不反，此反道也。'阿合馬面質衡曰：'汝何言吾反，汝實反耳。人所嗜好，權勢、爵祿、聲色，汝皆不好，惟欲得人心，非反而何？'衡曰：'王平章不好權勢爵祿耶！何以反？'"

最後，他們又反對佛教和佛學。當時的佛教，由於其充任了元朝統治上的重要工具，在政治上也享受許多特權，在經濟上也侵害着世俗地主的利益，如寺院不只也放高利貸，而且多直接擁有手工業製造廠。……在這種利害關係上，引發了他們的反佛要求。所以他們的反佛，不是從反對他族壓迫的漢族人民的要求出發，而是從其自身的狹隘利益出發的。因此，其反佛也表現得無力量。下面一段話，表現其反佛的要求。

"主上寫經爲民祈福，若用以追荐，臣所未知。蓋福田利益，雖人所樂聞；而輪迴之事，彼習其學者，猶或不言，……其徒遂爲荐拔之說以惑世人。今列聖之神，上同日月，何庸荐拔？且國初以來，凡寫經追荐，不知凡幾？若未效，是無佛法；若已效，是誣其祖也。"（新元史吳澄傳）

三　表現農民階級意識形態的"妖道"

漢族等各族人民、特別是漢族人民，在過去，雖不斷遭受過他族壓迫和橫暴統治，但以漢族爲主幹，優秀的中國各族人民，每次都在反他族壓迫的鬥爭形式下，把那種"倒行逆施"的野蠻殘暴的反動統治推翻，以至把它消滅。毛澤東同志教導說："……中國人民是不能忍受黑暗勢力的統治的，他們每次都用革命的手段達到推翻和改造這種統治的目的。……中華民族的各族人民都反對外來民族的壓迫，都要用反抗的手段解除這種壓迫。”（毛澤東選集第二卷，人民出版社一九五二年第二版，第六一七頁）在元朝，蒙古奴隸主貴族和中亞商人聯合統治的野蠻和殘暴程度，又是漢族等各族人民的空前經歷。蒙古奴隸主貴族的軍事統治，和其里社編製，及每個里社派置一個蒙人監視員的辦法，不只漢族和國內其他各族人民的生命財產完全沒有保障，全中國都無異成了一個可怕的刑場和牢獄。憑藉特權的中亞商人的高利貸和商業資本，不只表現着經濟上的殘酷榨取，並常表現爲對人民財產的公開掠奪和侵佔。……因此，善於解除自己的壓迫和痛苦的中國人民，從元朝政權成立的那天起，便已採取了各種方式，不斷地和它鬥爭，後來並形成領導這種鬥爭的農民階級的秘密結社，即統治者所謂“妖道”。到元末，“妖道”的本身雖沒有全國性的統一組織，但各起的農民軍集團，實質上却成了農民、手工工人、市民、小販、小本鹽販和愛國人士的反元聯合戰綫，同時也是漢回各族人民的反元聯合戰綫，它終於粉碎了元朝的野蠻統治。但“妖道”的組織內容和其行動綱領，今日都已無文獻可考。惟據新元史，元末的農民軍，在最初都自號“紅軍”，後來又漸次分化出“青軍”。依此可以推究出，當時農民的秘密結社，似乎有一個龐大的系統，與相互的聯系。新元史列傳第一百二十二云：“（劉福通）衆裹紅巾於首，故號紅軍。”“布王三起兵陷鄧州南陽以應福通，號北鎖紅軍”。“（李喜）與白不信皆入蜀，號爲青軍”。“（張士誠）驅鹽徒爲兵，旂幟皆赤”。“（徐壽輝）其衆以紅巾裹首，與汝潁妖賊同。十二年，竹山孟海馬起兵陷襄陽、荊門，以應壽輝，號南鎖紅軍”。“（至正）十二年，紅巾賊廖景知等攻陷臨武”（在今湖南南部，地鄰粵境）。依此，除李善和白不信的一部入四川後改稱青軍外，南北各地的農民軍，都稱爲"紅軍"，並不是偶然的。

"紅軍"構成的成分，據新元史明白指出者："蕭縣人李二，家儲芝麻一倉，發以賑饑人，呼爲芝麻李。""布王三起兵……以應福通。""張士誠……與弟士義、士德、士信並駕鹽綱船，業私販。""(士誠)以鍛工周仁爲隆平太守。""徐壽輝……以販繒爲業。""陳友諒……父普才，以漁爲業。""明玉珍……農家子也。""方國珍……初與兄國馨、國璋、弟國瑛，皆以販鹽海上爲業。國珍與州人蔡亂頭以爭鹽販相仇。"(新元史列傳一百二十二及一百二十四)依此，元末農民軍諸領袖，大抵爲農民、手工工人、小販、市民、鹽販等。新元史張士誠傳又云："泰州人王克柔，家富，喜游俠犯法，高郵知州李齊收之。其黨李華甫麵張四謀劫克柔，齊乃移置克柔於揚州獄，招華甫爲泰州判，張四爲千戶。於是亂民益無所憚。泰州富人多侮士誠，或負其鹽直，弓兵邱義尤窘辱之。士誠怒，與諸弟及壯士李伯昇等十八人殺義，縱火焚富人室；因與華甫謀起事，尋殺華甫，驅鹽徒爲兵，旗幟皆赤。至丁溪，土豪劉子仁拒之。……"依此，王克柔爲富有者，張四則爲業麵之小市民。是知在暴動的開始，有富有者參加的；但隨着農民軍反元戰爭的發展，爲企圖獨吞反元果實的大地主，便把朱元璋拉到自己方面，回頭來反對"紅軍"了。

〔增補：在抗日民族戰爭中，有些人也想重複歷史的公式，企圖竊奪抗日的果實。但是情況變化了，條件不同了，歷史是不能重演的。〕

在元末，以農民爲領導的"紅軍"，其所表現的政治要求，所可考知者，主要爲反對蒙古奴隸主貴族和中亞商人的野蠻統治。"殺韃子，滅元朝"，是他們當時行動的中心口號。"月光亮亮，齊齊排排，排到明早好世界"，成了當時流行的童謠。這童謠，暗示出他們鬥爭的目標；同時反對那班甘作奴才的元官吏和寺院僧侶。其次，他們也反對"爲富不仁"和不參加反元的"富人"。所以說：劉福通"所過焚城邑，殺長吏。"（同上韓林兒傳）張士誠"縱火焚富人室。"（張士誠傳）明玉珍"廢釋老，祇奉彌勒佛教。"（明玉珍傳）因此，他們在反元的總任務下面，也表現着反封建的要求。他們當時曾建立起政權，其實行的制度，新元史有如次一些零片記載：

"毛貴既據濟南，立賓興院……又於萊州立三百六十屯田，造大車百輛以運糧，公私田賦十取其二，民頗歸之。"（韓林兒傳）

"（明玉珍）仿周制設六官……廢釋老，祇奉彌勒佛教。定賦稅十取其一，免力役之征。"（明玉珍傳）

但此，只能說明他們當時有一套政治制度，並不能說明其制度的具體內容。

他們的政治結社，"妖道"是一種宗教形式的秘密結社。所以他們的宣傳鼓動和組織羣衆，也是藉宗教的神道去進行的。韓林兒傳說：

"韓林兒……世以白蓮社燒香惑衆，父山童嘗爲童子師，人稱爲韓學究。至正（一三四一——一三六七年）初，山童倡言：天下將大亂，彌勒佛出世。愚民私相附從。潁州人劉福通與其黨杜遵道、羅文素、盛文郁、王顯忠、韓咬住等謂山童爲宋徽宗八世孫，當爲中國主。時河決而南，丞相脫脫從賈魯議，挽之北流，興大役。福通乃預埋一石人鐫其背曰：'休道石人一隻眼，此物一出天下反'。開河者掘得之，轉相告語，人心益搖。"

很明白，這是藉神道迷信去宣傳漢族人民的反元要求，"謂山童爲宋徽宗八世孫，當爲中國主"，就是這種內容。同時也藉以組織羣衆，把羣衆團結到自己的周圍來。

又徐壽輝傳云：

"初，袁州有妖僧彭瑩玉用泉水治病，多愈。遠近神之。至正十年，其徒周子旺以妖術惑衆，從之者五十餘人。僭稱國王。”

是徐壽輝也是藉宗教式的神道迷信去進行宣傳和組織羣衆的；並運用了爲羣衆治病的形式去接近羣衆。

所以，“白蓮社”便是當時農民階級的政治組織，在這個組織的旗幟下，團結了當時廣大的農民和反元羣衆。其教義如何，則無從系統考知——雖然關於白蓮教此後的教義，是能找出其輪廓的。

第十編　封建主義衰落期的各派政治思想(二)

蒙古奴隸主貴族和中亞大商人聯合專政的元朝政權（一二七九——一三六七年），在中國農民、手工工人、自由商人、小販、鹽販、愛國人士及漢回各族人民聯合的反元鬥爭中，完全被粉碎了。在鬥爭的過程中，由於參加反元的地主階級對同盟者使用陰謀和欺騙手段，竊奪了反元的果實，而建立其大明王國（一三六八——一六六一年）。至此社會經濟又繼續了兩宋以來的道路，中國社會又回復到正常的前進軌道。但封建制生產的本身，却由兩宋的衰落趨勢，至此又表現崩潰的象徵了。

自北宋末年契丹奴隸主集團南下，到元朝滅亡，前後數百年間不斷的動蕩，特別是軍事的摧殘與野蠻落後的反動統治，社會生產力受着嚴重破壞，全國又呈現了大量無主的荒地。這種荒地，以及原來的"官田"，蒙古、色目人等的佔地……至此便都成了明朝政府的所有。朱元璋以這種大量的土地，一部分作爲皇室和各級政府所有，一部分分賜其左右親屬和軍官屬吏，一部分分給農民，並移民墾荒。因而一面便又出現了遍地的皇莊、官莊以及貴族佔有的各種莊地，一面又創造了大量小土地所有者。同時由於在明朝政權的創建過程中，東南方面的各反元集團，在推翻元朝政權後，對明朝曾保持相當時間之政治軍事的敵對關係而與爭雄長，所以明朝把這些集團平定後，在東南地區又沒收了農民和地主的大量土地，並以同一的方法去處理。因此，在明初，河北、山東、山西、河南及兩江等處土地的大部分，又落到官僚貴族的手中，形成一龐大的大地主階層，其中衆多的藩王的每人佔地數量更屬驚人。從而又激起地主階級內部的利害衝突。這直至土地測丈的完成，和"一條鞭法"施行以後，都沒有也不可能獲得其階級內部的妥協。這反映到意識形態上，便產生吳康齋、胡居仁等人的二元論，和薛敬軒的主觀唯心主義的分野。隨着都市經濟的發展，特別是自由商人勢力的成長，資本主義性質的工場手工業的出現，便促起封建生產的開始崩潰。因而由陳獻章到王陽明的時期，由於階級關係的變化和其矛盾的展開，地主階級諸階層，在階級的共同利害下，獲得其內部的統一，因而便產生了由陳獻章到王陽明的哲學。王陽明便總結了儒家學，獲得劃時期的歷史地位。中國地主階級的哲學，在此後便日趨式微了。到十七世紀以後的陸桴亭、李二曲等人的學說，就某種意義說，不過表現着地主階級哲學的迴光反照。

但是隨着封建農村崩潰的進程，和明朝特務化（錦衣衛）的政治的黑暗，統治階級的腐化，便引發農民羣衆反封建鬥爭的深刻化。於是反映到意識形態上，緊追蹤王陽明之後，而演化的所謂"王學"左右兩派，即農民和地主兩派的對立①，直繼續到明朝的滅亡。在後期，農民派並衝破了"王學"左派的範圍。

另一方面，基爾特商業、基尔特手工業以及自由商人的商業資本，從十世紀起，已形成日趨繁榮的都市經濟，開始在國民經濟中表現其作用。這種都市經濟，對於封建主義的生產方式，是能發揮其侵蝕或一定程度的破壞作用的，特別是自由商人的商業資本這種新因素，能發展成爲否定封建制的革命的東西，——當它和生產直接結合時。

---

① 按明儒學案區分"王學"爲浙中、江右、南中、楚中、北方、粵閩、泰州七派。其中以浙中（以徐愛、王畿等爲代表）、江右（以羅念菴、劉兩峯等爲代表）、泰州（以王心齋爲代表）。粵閩（以李卓吾爲代表）諸派最爲重要。浙中、江右派屬右派，泰州、粵閩派屬左派。

但這種都市經濟，是存在於封建主義內部的東西，雖能對於封建主義的生產方式，有着侵蝕的作用，即肢解封建主義的生產，但它同時又支持封建主義的生產，特別是基爾特商業和基夫特手工業。直至自由商人以其資本去直接投入生產，才能引起其性質的根本變化。

在中國史上，這種都市經濟，是早已存在的，在自由商人集團形成的宋朝，也有過數百年的發展，到元朝，由於受到中亞商業資本等打擊，又暫形遲滯（元朝都市的繁榮，主要不是漢人的商業資本在支配），到明朝，朱元璋曾實施一些有利於商業資本的措施，其後又有鄭和等"七下西洋"，曾獲得相當發展；但另方面，主要又由於其時中國和中亞交通的斷絕，以及中國沿海海盜，特別是倭寇的侵襲和擾亂，嚴重的時際，又一度復趨遲滯，並引起商業資本向高利貸資本的轉化。然從明朝的全過程說，商業資本，特別是自由商人的商業資本，是不斷發展的；至十七世紀初，葡萄牙等歐洲各國商人來到中國，國際貿易更形擴大，中國的都市經濟，乃加速的發展起來了。到明清之際，不只表現都市經濟的成長，已成爲國民經濟生活中的一個重要因素；而且自由商人等已開始以其資本直接投向生產，出現了資本主義工場手工業的原始形態的東西。因之，它更發揮了肢解封建農村的作用，並引起大量農民離開農村，愈擴大了農村的階級矛盾。因之，一方面，便引發明末農民的大暴動；一方面便引發了市民階級的反稅鬥爭；一方面又引起土地向地主、富商和高利貸者手中集中的情勢；另方面，便擴大了農村人口的相對過剩和食糧缺乏的問題。這反映到意識形態上，一面便產生王夫之、黃宗羲、戴震等人的反映其時市民階級一些要求的政治學說；一面由於封建農村的衰落和農村階級矛盾的擴大，便產生顏元、李塨等人的反映農民一些要求的政治學說；一面便產生陸桴亭、李二曲等人之地主階級的政治學說。

明清之際，由於滿清奴隸主貴族的嚴重摧殘，特別對於東南若干先進城市的徹底屠洗及其一系列的反動措施，已出現的資本主義性的工場手工業的幼芽乃遭到徹底毀滅。但由於存在於中國社會內部作爲這種新因素之出現的根據是不能消滅的，因而在清朝，尤其到嘉、道間（一七九六——一八四〇年），益以在產業革命後的歐洲資本主義勢力東來的影響，中國資本主義性工場手工業的幼芽又重新出現了。從而反映到意識形態上，便孕育出龔自珍和魏源的政治學說，反映着近代資產階級思想的一些原始要求。

然而中國民族資產階級正開始生成之際，便遭到外國資本主義的強力襲擊——鴉片戰爭。戰爭的結局，它便被絞殺於母胎之內，而決定了中國民族資產階級此後的命運和特性。因此說，如果沒有鴉片戰爭，中國有早已走上資本主義前途的可能。

第一章　地主階級政治思想的演變和其消沉

一　隨着地主經濟暫時安定而來的政治思想各流派

甲　吳與弼、胡居仁的中小地主階層的政治學說

據四朝學案崇仁學案，吳與弼字子傅，號康齋，撫州崇仁（今江西崇仁）人。生於明太祖洪武二十四年（一三九一年），卒於憲宗成化五年（一四六九年）。據明史儒林列傳吳與弼傳，"父溥，建文時爲國子司業，永樂中爲翰林修撰"；又云："（與弼）盡讀四子、五經、洛閩諸錄，不下樓者數年。中歲，家益貧，躬親耕稼。"又崇仁學案錄其語云："近晚往鄰倉借穀，因思舊債未還，新債又重，此生將何如也！"又云：其徒陳獻章自廣東新會來學，弼每晨起簸穀，獻章猶未起，因責之。是吳與弼係出身沒落官僚地主家庭。與弼無著作（或因無傳留）。本傳云："所著日錄悉自言生平所得，其門人最著者曰胡居仁、陳獻章、婁諒，次曰胡九韶、謝復、鄭伉。"胡居仁爲與弼門人，亦江西饒之餘干人，生於宣宗宣德九年（一四三四年），卒於憲宗成化二十年（一四八四年）。吳與弼傳稱其"家貧，課子力耕，僅給衣食"。又崇仁學案二云："家世爲農，至先生而窶甚。鶉衣脫粟，蕭然有自得之色。"是胡居仁亦係出

生於中小地主以下之家。

他們都是不曾完全離開生產勞動，過着地主階級知識分子的較貧困的生活。其時地主階級各階層間的矛盾依然存在，尤其是貴族、官僚、富商、大地主對土地之大量佔有和兼并，形成其各階層間的生活懸殊和利害衝突。因而他們在認識論上，一面確認精神是超物質而獨自存在的，但同時並不否認客觀世界的實在性，而構成其認識論上的二元論。雖然，在究極上，他們又確認客觀世界最後是由精神所決定的，生活環境的壓迫和物質要求，是可以由精神的修養上去解脫的，所以結果還是達到唯心主義。吳與弼說：

"而今而後，吾知聖賢之必可學，而學之必可至；人性之本善，而氣質之可化也的然矣。"（語錄）

"貧困中事務紛至，兼以病瘡，不免時有憤躁。徐整衣冠讀書，便覺意思通暢。"（同上）

"夜病臥思家務，不免有所計慮，心緒便亂，氣即不清。徐思可以力致者德而已，此外非所知也；吾何求哉！求厚吾德耳，心於是乎定。"（同上）

"靜時涵養，動時省察，不可須臾忽也。苟使本心爲事物所撓，無澄清之功，則心愈亂，氣愈濁。"（同上）

所以他認爲"心本太虛"，只因與事物相接，即由於環境的影響便發生"人欲"。以爲人只須從精神上修養和生活上刻苦，便能除去"人欲"，超脫環境的影響，便能復"心"於"太虛"的（見上書）。這是他一面不否認客觀事物的存在和環境對於人的生活的影響；但同時又把"虛明其心"的修養作用，提到首位。

胡居仁更明白地認爲"理"與"氣"是並存的。故說："太極者，理也；陰陽者，氣也；動靜者，理氣之妙運也。""立天之道，曰陰與陽。陰陽氣也，理在其中。立地之道，日柔與剛。剛柔質也，因氣以成。立人之道，日仁與義。仁義理也，具於氣質之內。三者分殊而理一。""天地間無處不是氣，硯水瓶須要兩孔，用一孔出氣，一孔入水。若止有一孔，則氣不能出，而塞乎內，水不能入矣。以此知虛器內皆有氣，故張子以爲虛無中即氣也。"（均見居業錄卷二）從這裏出發，又達到氣化不息的見解。他說："天地氣化，無一息之停；人物之生，無一時欠。"（同上卷三）從而歸結到萬物消長變化的理論。例如他說：

"陳公甫說物有盡而我無盡，分明異端釋氏語，即釋氏見性之說。他妄想出一個不生不滅底物事在天地間，是我之眞性，謂他人不能見不能覺，我能獨覺，故日我大物小，物有盡而我無盡。殊不知物我一理，但有偏正淸濁之異。以形氣論之，生必有死，始必有終，安得我獨無盡哉？以理論之，則生生不窮，人與物皆然。"（同上卷三）

他在這裏一面確認世界是一個物質世界，精神依存於物質，即所謂"理在氣中"；同時確認事物都有一個由生到死，由始到終的過程。同時，他又否認了絕對主觀主義的唯我論。這是一種進步的見解。但他在另方面，又認爲"太極"是精神世界，由"太極"生出的"陰陽"才是物質世界；同時，認爲有"生""死"和"始""終"過程的，只是物質，即"形氣"的東西，而從精神即"理"來說，却是"生生不窮"的。這又過分誇大精神和感覺的內在作用。所以他又說："朱子所謂靜中知覺。此知覺不是事來感我，而我覺之；只是心存則醒，有知覺在內，未接乎外也。"（同上卷二）前一面是唯物主義的，進步的；後一面是唯心主義的，保守的；最後並把"理"絕對化，完全墮落到唯心主義。

從而轉入到政治論上，他們反對寺院僧侶地主，和無惡不作的宦官（明朝的錦衣衛，後來完全成爲宦官手中的特務機關，左右朝政，任兇彊吏，殺人如麻，顛倒是非，蹂躪淸議，排除正人，凌虐小民……）。故吳與弼說："宦官釋氏不除，而欲天下之治，難矣！吾庸出爲？"（學案）胡居仁抨擊佛老說："……其虛所以能涵具萬理，人心亦然。老佛不知，以爲眞虛空無物。""禪家存心有兩三樣，一是要無心空其心，一是羈制其心，一是照觀其心。……然則禪家非是能存其心，乃是空其心，死其心，制其心，作弄其心也。"（居業錄卷四）"釋氏旣以至變爲體，自不得不隨流鼓盪，其猖狂妄行，亦自然之理也。"（學案）他們又反對官僚、貴族大地主，但不敢作正面攻擊，而寄其反感於管理莊地的"莊頭"身上，極力攻擊"莊頭"的"爲非作惡"。他們雖沒有正面反對商人和商業資本，但反對功利主義和所謂"利心"，號召"學者""不可萌""一毫利心"，去"栽培自己根本"（見吳與弼語錄）。

其次，他們主張：（一）用"井田"之法，去抵制貴族、官僚、富商、大地主的土地兼并和獨佔大量土地；（二）行"賓興""荐舉"去代替貴族、大地主的獨攬政權；（三）實行"屯田"以至恢復"寓兵"的辦法，減輕中小地主的兵役和軍費負担。故崇仁學案二記述胡居仁的主張說：

"先生言治法：寓兵未復，且先行屯田；賓興不行，且先荐舉；井田之法，當以田爲母區，畫有定數，以人爲子，增減以受之；設官之法，正官命於朝廷，僚屬大者荐聞，小者自辟。"

這都是當時中小地主的要求。但他們的主張，始終沒有得到大地主和明朝朝廷的採納。所以其性質是有着改良主義的內容，却沒有成爲實施的改良政策。

最後，他們雖然反對寺院僧侶地主、宦官、莊頭，也攻擊貴族、官僚、大地主，……但只主張改良，不反對封建制度，而且肯定中國封建制的根本大法，即所謂"三綱五常"，是天經地義的眞理，是社會、國家以至個人生存的根本精神。所以吳與弼說：

"三綱五常，天下元氣，一家亦然，一身亦然。"（語錄）

這種中小地主的改良要求，是不肯超出舊制度圈子以外的，只有在某種一定的情況下，而又有先進階級的正確主張和領導，它才能發生一點較積極的作用。

乙　薛瑄的大地主階層的政治學說

據四朝學案河東學案及明史儒林列傳薛瑄傳，薛瑄字德温，號敬軒，山西河津人。生於明洪武二十五年（一三九二年），卒於英宗天順八年（一四六四年）。父貞先後爲滎陽及鄢陵教諭；其本人曾登進士第，歷官監察御史、山東提學僉事、大理寺正卿、禮部右侍郎兼翰林學士。依此，薛瑄是一位歷任顯官的地主貴族。其著作有讀書錄（即讀書劄記）十一卷、讀書續錄十二卷。河東學案云此"大概爲太極圖說、西銘、正蒙之義疏"，道論三卷、讀詩錄一卷。

他在哲學上，可說是周、張、二程等以至許衡學的複述。他在哲學流派上被稱爲朱熹派，而其實朱熹的二元論却不是他哲學思想的基礎，他的根本立場只是一個"理"。他所以不同於吳與弼、胡居仁，因爲他是完全離開生產勞動，純靠剝削他人勞動爲生的地主貴族，與吳胡代表着地主階級的不同階層。首先他解釋宇宙說：

"太極一圈中虛無物，蓋有此理，而實無形也。"（讀書錄卷一）

"無形而有理，所謂無極而太極；有理而無形，所謂太極本無極。形雖無而理則有，理雖有而形則無。"（同上）

"統體一太極，即萬殊之一本；各具一太極，即一本之萬殊。統體者即大德之敦化，各具者即小德之川流。"（同上）

是他認"太極"是萬物的根源。"太極"的本體，只是"理"，即精神，一切所謂"萬殊"的事物，都是由"太極"，即精神世界所派生的。因此，只有精神，即"理"是最初的獨自存在的東西。於是他又進而强調地說："理如日月之光，小大之物，各得其光之一分；物在則光在物，物盡則光在光。"(讀書錄卷五)但此"理"何以化生出萬物呢？他說："陰陽五行流行發生萬物。"雖然如此，而"所以陰陽變易者，固理之所爲；而理則一定而不易，所謂恆也"(同上卷六)。因而"流行"的"陰陽"和五行，也全是依存於理而被决定的。因此，他雖然不像陸象山一樣，認爲客觀世界是假象，認爲"陰陽"雖是氣體、是"有形"的；而陰陽本身及其化生的"萬物"，却是"一定而不易"的"所謂恆"的"理"，也就是"虛無一物"的"太極一圈中"生出來的。這是他主觀唯心主義的基本論點。他又說："石壁上草木，最可見生物自虛中來；虛中則實氣是也。""一切有形之物，皆呈露出無形之理來。""理旣無形，安得有盡。""有形者，可以聚散言；無形者，不可以聚散言。"(同上卷四)是他雖承認在"無形"的"理"以外，還有一個"有形"的"實氣"存在，但仍不是最初的，而是被派生的。可是"虛無一物"的"理"，即精神，何以能派生出客觀的物質世界呢？這是他無法解决的一個矛盾。他自己也理會到這一矛盾，因而又說："理只在氣中，决不可分先後。如太極動而生陽，動前便是靜，靜便是氣，豈可說理先而氣後也。"(同上)在這裏，由於他無法解决自己理論上的矛盾，而只得借朱熹的二元論觀點來掩飾。這是表現他思想上的混亂成分。

從這裏轉入到人性論上，便認爲"性即理"。且從而達到性善論，他說："觀太極中無一物，則性善可知；有不善者，皆陰陽雜糅之粗滓也。"(同上卷二)這是說，先天的"理"是至善的，不善的東西，是由後天的氣而來的。於是便又降入到形而上學的"天理""人欲"的說教。另一方面，從這裏轉到政治論上，他便認爲"三綱五常"的倫理等東西，是從人類所秉賦的"性"亦即"理"而來的，是人類本然的天性，是絕對的東西。他說：

"天下無性外之物，而性無不在。君臣、父子、夫婦、長幼、朋友，皆物也；而其人倫之理即性也。"(同上卷一)

"如君之仁，臣之敬，父之慈，子之孝之類，皆在物之理也。於此處之各得其宜，乃處物之義也。"(同上)

"人只爲耳目口鼻四肢百骸做得不是，壞了仁義禮智信；若耳目口鼻四肢百骸做得是，便是仁義禮智信之性。"(同上卷七)

從而他把所謂"人倫"、"四端"、"五常"，也解說爲絕對化的東西。故說：

"大而人倫，小而言動，皆理之當然。"(同上卷八)

"下學，學人事；上達，達天理也。人事，如父子、君臣、夫婦、長幼之類是也。天理，在人如仁、義、禮、智之性，在天如元、亨、利、貞之命是也。"(同上卷四)

這樣把中國封建社會根本大法的"三綱五常"和其表現在意識形態上的教條，都一一絕對化。從而更給人們畫出一個日常活動的"十字架"，例如說："每日所行之事，必體認：某事爲仁、某事爲義、某事爲禮、某事爲智，庶幾久則見道分明。"(同上卷一)

其次，他又複述着定命論的教條，說："天道流行，命也；命賦於人，性也。"(讀書續錄卷四)這是在教被統治者去聽天安命。而此却是統治者愚弄人民的老一套。

再次，從他的"理"、"性"的觀點出發，而論究到階級意識問題時，便說："一夫之心，與億兆之心同。"(同上卷十一)這是他以"人同此心"的老生常談，去隱蔽地主和農民……之本質歧異的階級意識，企圖以之去痲痹階級間的矛盾。

最後，他說："絕謀利計功之念，其心超然無係。"(讀書錄卷八)這表現其反對功利主義的保守立場，也表現其對商業資本和自由商人的歧視。

因此，薛瑄在政治論上，沒有什麼積極的主張，而只是一些舊教條的複述。這表現了他的保守主義的本質。

丙　代表地主階級內部之統一傾向的陳獻章的政治學說

陳獻章字公甫，廣東新會白沙里人，故又稱白沙先生。生於宣宗宣德三年（一四二八年），卒於孝宗弘治十三年（一五〇〇年）。爲吳康齋之門人，家甚富有，鄉舉及會試中榜後，始從吳康齋學，歸築陽春台，靜坐其中不出閾外者數年。被時人尊爲一時"眞儒"。歷官翰林檢討。依此，他的身分，很明白的爲屬於大地主階層。其著作，有白沙要語及文集等（據四朝學案白沙學案及明史儒林列傳陳獻章傳）。

陳獻章的年事，小於吳康齋和薛瑄。

因爲到陳獻章的時候，由於都市經濟以及農村矛盾的發展，顯示着封建制本身的危機。地主階級各階層爲保持階級支配地位這一共同要求，便顯示其在政治上的統一傾向。從而反映在意識形態上，也便一同傾向於保守。所以作爲地主階級保守傾向之代表的陳獻章學，不只是吳康齋和薛瑄兩派的折衷和統一，而且更玄學些，政治上更保守些。以故從思想史的本身說，陳獻章學，可算是由陸九淵到王陽明（守仁）的過渡。

陳獻章在認識論上，他首先指出宇宙萬有，都由於"'一元'之所爲"。例如他說："天道至無心，比其著於兩間者，千怪萬狀，不復有可及，至巧矣。然皆一元之所爲。"（仁術論）這"一元"是什麼呢？他雖然沒有明白指出，但他曾說：

"此理干涉至大，無內外，無終始，無一處不到，無一息不運。

會此則天地我立，萬化我出，而宇宙在我矣。得此把柄入手，更有何事？往古來今，四方上下，都一齊穿紐，一齊收拾，隨時隨處，無不是這個充塞。……此理包羅上下，貫徹始終，滚作一片，都無分別，無盡藏故也。自茲已往，更有分殊處，合要理會。"(與林郡博)

很顯然，他之所謂"一元"的內容便是"理"，只有"此理"是獨自存在的"萬化"的本源。而且，只須"得此把柄"，便能"天地我立，萬化我出，而宇宙在我矣。"這是他與陸象山的主觀唯心主義的論點相一致的，而且已陷入到唯我論。同時，"此理"的本體，在他又叫作"道"。"道"是什麽呢？他說："曰：'道不可以言狀，亦可以物乎？'曰：'不可，物囿於形，道通於物，有目者不得見也'。"(論前輩言銖視軒冕塵視金玉)是他的所謂"道"，也是存在於客觀世界以外，而支配着客觀存在的東西(即所謂"通於物")。或者說，"道"是客觀存在的主宰。從這個論點出發，他便墮落到露骨的有神論。他說：

"神之在天下，其間以至顯稱者，非以其權與？夫聰敏正直之謂神，威福予奪之謂權。人亦神也。權之在人，猶其在神也。此二者，有相消長盛衰之理焉。人能致一郡之和，下無干紀之民，無所用權；如或水旱相仍，疫癘間作，民日洶洶，以干鬼神之譴怒，權之用始不窮矣。夫天下未有不須權以治者也。神有禍福，人有賞罰。失於此，得於彼，神其無以禍福代賞罰哉？鬼道顯，人道晦，古今有識所憂也。"(肇慶府城隍廟記)

這種露骨的庸俗的有神論，把宋元，特別是兩宋理學，又降低了一步。

但是在"理"以外，還有什麽東西存在着沒有呢？在他的哲學範疇中，還有所謂"氣"和"物"，他說：

"天地間一氣而已。詘信相感，其變無窮。人自少而壯，自壯而老，其歡悲得喪，出處語默之變，亦若是而已。孰能久而不變哉？變之未形也，以爲不變；既形也，而謂之變。非知變者也。夫氣也者日夜相代乎前，雖一息變也；況於冬夏乎？……夫氣上蒸爲雲，下注爲潭。氣，水之未變者也；一爲雲，一爲潭，變之不一而成形也。其必有將然而未形者乎？默而識之，可與論易矣。”（雲潭記）

這是認爲客觀世界是一個物質的總體，即所謂“天地間一氣而已”；而且認爲存在的一切事物，都是變化無窮的，並都有其發生、發展、死滅的辯證過程。這是他接觸到眞理的一面。但是，這在他的哲學中，不是最重要的、最初的東西，而是派生的，而且其變化和存在，也不是“氣”自己在變化和存在，而是依隨於“理”而變化而存在的。另一方面，他之承認這種變化，正由於當時社會劇烈變動的事實，他從階級關係變化、其階級地位動搖的現實情況上，而獲得的一種認識。從而，在他，人的由少而老、而死，那也不過是被派生的物的幻變；而眞正的作爲“理”而體現的“我”，却是萬古如一的，不變、不生、不死的。如他又說：“人爭一個覺。纔覺便我大而物小，物盡而我無盡。夫無盡者，微塵六合，瞬息千古，生不知愛，死不知惡，尙奚暇銖軒冕而塵金玉耶？”（與何時矩）從這裏，他又歸結到主觀唯心主義，並把其唯我論系統化。他又說：

“……即心觀妙，以探聖人之用。其觀於天地，日月晦明、山川流峙、四時所以運行、萬物所以化生、無非在我之極。”（送張進士廷實還京序）

“……則天地我立，萬化我出，而宇宙在我矣。”（與林郡博）

從這裏轉入到人生論上，他說：“聖道至無意，比其形於功業者，神妙莫測，不復有可加，亦至巧矣。然皆一心之所致。心乎？其此一元之所舍乎？"（仁術論）依此，"聖道"是從"心"所體現出來的，而"心"又是"一元"即理之"所舍"的。但"心"的本體究是什麼呢？他說："常令此心在無物處。"（遺言湛民澤）是"心"也是理所支配的受"令"的東西，但其自身也是能超離客觀世界而獨自存在着的。從這裏轉到知識論上，他便完全否認客觀，只承認有主觀的"心"的作用；只承認能從靜坐中去求悟解，認爲宇宙萬有及其變化，只須從靜坐中去體念此心，便都在其中了。故說："有學於僕者，輒教之靜坐。"（復趙提學僉憲）"伊川先生每見人靜坐，便歎其善學。此一靜字，自濂溪先生主靜發源，後來程門諸公遞相傳授；至於豫章、延平二先生尤專提此教人，學者亦以此得力。"（與羅應魁）從而他認爲客觀一切事物的動靜變化，……並不是基於客觀物事的自體，而是基於此心的認識。於是，他並認爲所謂"道"原是沒有什麼"動靜"的，而所謂"動""靜"是源於此"心"的作用。故說：

"夫道無動靜也，得之者，動亦定，靜亦定，無將迎，無內外；苟欲靜，即非靜矣。故當隨動靜以施其功也。"（語錄）

陳獻章在政治論方面，沒有提出什麼具體的主張，而只是安故守舊。在其次一段話中，表現其守舊的傾向。

"寓於此，樂於此，身於此，聚精會神於此，而不容或忽，是謂之曰君子安土敦乎仁也。比觀泰之序卦曰：'履而泰，然後安'，又曰：'履得其所，則舒泰，泰則安矣。'是泰而後可安也。夫泰，通也。泰然後安者，通於此然後安於此也。然九二曰：'包荒，用馮河。'是何方泰而憂念即興也？九三曰：'艱貞，无咎。'則君子於是時愈益恐恐然，如禍之至矣。是則君子之安於其所，豈直泰然而無所事哉？蓋將兢兢業業，惟恐其一息之或間，一念之或差，而不敢以自暇矣。"（安土敦乎仁論）

這不是表現他沒有政治主張，而是表現他對既有一切制度的無條件承認與保守。

其次，在“民日洶洶”的情況下，他主張積極去提倡神道迷信去麻痹羣衆，所以他公開宣揚有神論，但又主張同時要用猛烈殘酷的刑罰去鎮壓。而此，也是從來封建統治階級的老套。

因此，陳獻章對於兩宋理學，或其師吳與弼的學說，只接受了消極的反動的一面，而拋棄其積極的進步的一面。所以在思想體系上，他反而是陸九淵的直接繼承者。這當然是受着其階級地位和歷史條件所規定着的。

二　集大地主集團哲學之大成的王陽明學說

甲　王陽明傳略

據明儒學案姚江學案，王守仁，字伯安，餘姚（浙江餘姚）人，學者稱爲陽明先生。卒於明世宗嘉靖七年（一五二八年），年五十七。是其生年爲明憲宗成化七年（一四七一年）。

其父王華，爲成化辛丑進士第一人，仕至南京吏部尙書。其本人登弘治己未進士第，授刑部主事，改兵部，後謫貴州龍場驛丞，旋知廬陵縣，歷吏部主事、員外郎、郎中，陞南京太僕寺少卿、鴻臚寺卿，旋以左僉都御史巡撫南贛，兼江西巡撫，陞南京兵部尙書，後又以原官兼左都御史，起征思田。以平定南贛漳南、橫水、桶岡、大帽、浰頭等農民暴動及宸濠內亂等功，封“新建伯”，後又親自平服思田“苗亂”。依此，王守仁係出身官僚地主家庭，爲平定農民和苗族暴動的劊子手。

其著作，有王文成公全書三十八卷。其中卷一、卷二、卷三之傳習錄，可爲其哲學思想的代表作；卷九至卷十五之奏疏及卷十六至卷十八之公移，可爲其政治思想之代表作。

乙　認識論上的主觀唯心主義

由於其時地主階級地位的動搖、沒落，以及無力解决現實問題等關係上，致地主階級，特別是貴族大地主，離開現實，不敢面對現實，因之在意識形態上，歸結爲玄學的發展，王陽明便成爲其思想代表者。所以他在認識論上，依他自己說，最初曾根據朱熹的"格物"說爲研究的出發點，即一面從承認客觀的存在作爲出發點，但結果"鑽求至於得病"，還不曾得到了解；於是便超離現實，兩眼朝天，閉門靜思，"動心忍性"，才大徹大悟，只是所徹悟的，却是主觀唯心主義的東西。黃宗羲在明儒學案卷十中說：

"先生之學，始泛濫於詞章；繼而徧讀考亭之書，循序'格物'。顧物理吾心，終判爲二，無所得入。於是出入於佛老者久之。及至居夷處困，動心忍性，因念聖人處此，更有何道？忽悟'格物致知'之旨，聖人之道，吾性自足，不假外求。"

他自己說：

"朱子所謂'格物'云者，在即物而窮其理也。即物窮理，是就事事物物上求其所謂定理者也；是以吾心而求理於事事物物之中，析心與理而爲二矣。夫求理於事事物物者，如求孝之理於其親之謂也。求孝之理於其親，則孝之理其果在於吾之心耶？抑果在於親之身耶？假而果在於親之身，則親沒之後，吾心遂無孝之理歟？……以是例之，萬事萬物之理莫不皆然。是可以知析心與理爲二之非矣。"（傳習錄中）

他在這裏，便不獨提出對朱熹"格物"論的反駁，並正面提出不能"求理於事事物物之中"，而只能"求理"於此心，"心與理"不是兩件事。但就他自己所提的論證，也完全和他所要證明的道理相反。封建時代的"孝"，並不是如他所解釋的那種東西，而是基於封建的財產關係、基於封建的父子關係的具體性上發生出來的。王陽明在這裏，不僅只從抽象的方面出發，只從父子關係所表現的一個角度的結果出發，而且完全抹殺了封建的父子關係之另一角度的非孝的結果。所以王陽明一開始就鑽入了牛角尖。

他的這種思想方法的變化過程，全不是偶然的。由於在當時的情況下，地主階級企圖從現實上去追求社會矛盾的解決，當然"鑽求至於得病"而不能得到結論的。因此，便只有把因果倒置地從觀念中去追求出路，去麻痺現實的矛盾。這決定他不能不深入到玄學的領域中去。從而他又達到如次之一唯心主義的見解：

"若鄙人所謂'致知格物'者，致吾心之良知於事事物物也。吾心之良知，即所謂天理也。致吾心良知之天理於事事物物，則事事物物皆得其理矣。致吾心之良知者，致知也；事事物物皆得其理者，格物也。是合心與理而為一者也。"（傳習錄中）

因而所謂事事物物的"理"，不是從研究事事物物的本身得出的結論，而是憑"吾心良知之天理"所加於事事物物的。然"良知"是什麼呢？他說："未發之中，即良知也，無前後內外而渾然一體者也。"（語錄）依此，他所謂"良知"，即所謂"心"，即精神的本體。所以又說："良知""即天理"。說："心之本體，即天理也，天理之昭明靈覺，所謂良知也。"（同上）這不獨是孟軻的先驗主義的複述，而且把它降低到主觀唯心主義。因此又說：

"夫物理不外吾心，外吾心而求物理，無物理矣。遺物理而求吾心，吾心又何物耶？心之體性也，性即理也。……心雖主乎一身，而實管乎天下之理，理雖散乎萬事，而實不外乎一人之心。"

(語錄)

這不但確認精神支配着存在，且以爲對一切客觀存在的認識，都不應從客觀存在的自身去追求，而只容求之於人類自己的頭腦中。從這裏，他便更進一步去否定客觀存在的實在性，而把它排列爲觀念着的幻像，故又說：

"'……嘗聞人是天地的心。'曰：'人又甚麼叫作心？'對曰：'只是一個靈明。可知充天塞地中間，只有這個靈明，人只爲形體自間隔了。我的靈明便是天地鬼神的主宰。天沒有我的靈明，誰去仰他高？地沒有我的靈明，誰去俯他深？鬼神沒有我的靈明，誰去辨他吉凶災祥？天地、鬼神、萬物，離却我的靈明，便沒有天地、鬼神、萬物了。我的靈明，離却天地、鬼神、萬物，亦沒有我的靈明'。"(傳習錄下)

因而只有"靈明"是存在的，其他宇宙萬物便都是由"靈明"所派生的東西。所以他的門人問他："天地、鬼神、萬物，千古見在；何沒了我的靈明，便俱無了？"他肯定地答說："今看死的人，他這些精靈遊散了，他的天地、萬物，尙在何處？"(同上)亦即所謂："人者，天地萬物之心也；心者，天地萬物之主也。心即天，言心，則天地萬物皆舉之矣。"(語錄)這樣不只又達到露骨的"唯我論"的結論，並公然宣揚有神論。但那種"靈明"何自來呢？他在這裏，便也只有求助於上帝和歸結到庸俗的獨斷論。

因此，在他看來，一切實在的存在，都不是存在的，而是虛無的，是由觀念派生着的幻影。故他又說：

"仙家說到虛，聖人豈能虛上加得一毫實？佛氏說到無，聖人豈能無上加得一毫有？但仙家說虛，從養生上來；佛氏說無，從出離生死苦海上來。却於本體上加却這些子意思在，便不是他虛無的本色了，便於本體有障礙。聖人只是還他良知的本色，更不著些子意在。良知之虛，便是天之太虛，良知之無，便是太虛之無形。日、月、風、雷、山、川、民、物，凡有貌象形色，皆在太虛無形中發用流行，未嘗作得天的障礙。聖人只是順其良知之發用，天地萬物俱在我良知的發用流行中，何嘗又有一物超於良知之外，能作得障礙？"（傳習錄下）

到這裏，除"聖人"的"良知"以外，便只有王陽明自己是存在着的了。但是"物即理也"，結果他自己也是無法存在的呵！

不過依照他的理論邏輯，人應是同等的具有這種先驗的"良知"，亦即"天理"，那末，爲什麼人羣中又有各種各樣的思想意識之歧異呢？易言之，有所謂"善""惡"之分呢？他說：

"良知即是未發之中，即是廓然大公、寂然不動之本體，人人之所同具者也。但不能不昏蔽於物欲，故須學以去其昏蔽。然於良知之本體，初不能有加損於毫末也。"（傳習錄中）

"爾那一點良知，是爾自家底準則；爾意念着處，他是便知是，非便知非，更瞞他一些不得；爾只不要欺他，實實落落，依着他做去，善便存，惡便去，他這裏何等穩當快樂。此便是格物的眞訣，致知的實功。"（傳習錄下）

然而一方面，"良知"既是唯一存在的東西，"爾"還能拿什麼去"欺他"呢？依照他自己的論點去推論，這不啻又構成其自己理論上的矛盾，且成了空無所指的"遁辭"。另一方面，便認爲不符合於"良知"的"廓然大公"的思想意識，是由於"良知"爲後天的"物欲"所昏蔽。從而又達到其所謂"天理""人欲"之分的論點。他說："必欲此心純乎天理，而無一毫人欲之私，此作聖之功也。"（語錄）同時他又歸結說："無善無惡，是心之體，有善有惡，是意之動，知善知惡是良知，爲善去惡是格物。"（傳習錄下）他這樣去解說人類意識的懸殊，即階級意識的懸殊。這就是說，本質，即"心"是無善無惡的，只有意識才有善惡。亦即所謂"無善無惡者，理之靜；有善有惡者，氣之動；不動於氣，即無善無惡，是謂至善"（傳習錄上）。善惡的來源，是由於對外界的感覺；區別善惡的標準，則在於先天的"良知"。他的門人王汝中也對他這一結論提出疑問："若說心體是無善無惡，意亦是無善無惡的意，知亦是無善無惡的知，物是無善無惡的物矣。若說意有善惡，畢竟心體還有善惡在。"其另一門生錢德洪駁論說："心體……原是無善無惡的，但人有習心，意念上見有善惡在。格致誠正修，此正是復那性體工夫。若原無善惡，工夫亦不消說矣。"陽明乃總合兩說曰："正要你們來講破此意。二君之見正好相資爲用，不可各執一邊。我這裏接人原有此二種。利根之人，直從本源上悟入，人心本體原是明瑩無滯的，原是個未發之中；利根之人一悟本體，即是功夫，人已內外一齊俱透了。其次不免有習心在；本體受蔽，故且敎在意念上實落爲善去惡，功夫熟後，渣滓去得盡時，本體亦明盡了。汝中之見，是我這裏接利根人的；德洪之見，是我這裏爲其次立法的。二君相取爲用，則中人上下皆可引入於道。若各執一邊，眼前便有失人，便於道體各有未盡。"（傳習錄下）

從這裏轉入到知識論，便教人們忘情現實，只從觀念上去追求玄學的理解。其工夫即在去人欲，亦即除善惡。但善惡是從動中派生的。所以他說着意動自然是動，但着意靜也是動；靜是理的本然，動則是本然之自發的，所謂靜中自動，動亦是靜。這樣只要把"良知"的心本體上的塵垢滌除，便自然歸於瑩明而萬理自明了。

然而治者依照這種玄學公式就可以把不同的階級意識統一了嗎？他說這工夫是要從"知"與"行"的統一上去追求的。凡人不能"作聖"，由於其"知"與"行"的分離；"知"離開"行"便不是眞"知"，"行"離開"知"便是亂"行"。故他說：

"行之明覺精察處便是知，知之眞切篤實處便是行。若行而不能明覺精察，便是冥行，便是學而不思則罔，所以必須說個知；知而不能眞切篤實，便是妄想，便是思而不學則殆，所以必須說個行。原本只是一個工夫。"(語錄)

爲什麼呢？因爲"某嘗說：知是行的主意，行是知的工夫；知是行之始，行是知之成。若會得時，只說一個知，已自有行在；只說一個行，已自有知在"(傳習錄上)。"今人學問，只因知行分作兩件，故有一念發動，雖是不善，然却未曾行，便不去禁止。我今說個知行合一，正要人曉得一念發動處便即是行了；發動處有不善，就將這不善的念克倒了，須要徹根徹底，不使那一念不善，潛伏在胸中。此是我立言宗旨。"(傳習錄下)

依此，王陽明的所謂"知"，就是理論，所謂"行"，就是實踐；他並提出由理論到實踐的統一。這是有着積極性的，是當時歷史條件下的一種偉大觀念。不過他的所謂實踐，不是對客觀世界的實踐，而是內心修養的實踐。所以在他，理論和實踐的統一，不是主觀和客觀之矛盾的統一，而只是主觀方面的內在矛盾的統一。同時，他又只能提出"知是行之始"，即實踐根據於理論；而不知理論是從客觀實踐而來的。因此，他的"知行合一"論的積極性是有限的。

王陽明"知行合一"論的階級意義，在企圖從背對現實的基礎上，去改造人們的觀念，把不同的階級意識軟化於所謂"良知"的下面，即致人們超離現實去追求所謂"良知"的幽靈。

丙　保守主義的政治論

他從認識論轉入到政治論上，便把大學"八目"拿出來，並依照其自己時代的階級要求去解釋(請參看全書卷二十六大學問)。

他首先設定一個前提說:"陽明子曰:大人者,以天地萬物爲一體者也。其視天下猶一家,中國猶一人焉。若夫間形骸而分爾我者,小人矣。"(大學問)這在客觀上,有着天下爲一家和人類平等的意義;但在他的主觀上,則在企圖借這種美麗的詞句,去隱蔽地位懸殊的階級關係,麻痹諸階級相互間的矛盾。這在他對"明明德"、"親民"、"止於至善"三目的解釋上,表現得明白:"'明明德'者:立其天地萬物一體之體也。"(同上)然何以去立其天地萬物一體之體呢?易言之,何以能消除階級間的敵對矛盾呢?他說用"親民"的手段去實現。故說:"'親民'者,達其天地萬物一體之用也。"(同上)"親民"又何從能"達其天地萬物一體之用"呢?他說"親民"即在使社會全體在思想意識上都達到以"天下猶一家,中國猶一人"的自覺程度。故說:"親民,乃所以明其'明德'也。是故親吾之父以及人之父,以及天下人之父;而後吾之仁,實與吾之父、人之父,與天下人之父而爲一體矣。實與之爲一體,而後孝之'明德'始明矣。親吾之兄以及人之兄,以及天下人之兄;而後吾之仁,實與吾之兄、人之兄,與天下之人之兄而爲一體矣。實與之爲一體,而後弟之'明德'始明矣。君臣也、夫婦也、朋友也,以至於山川鬼神鳥獸草木也,莫不實有以親之,以達吾一體之仁;然後吾之'明德'始無不明,而眞能以天地萬物爲一體矣。夫是之謂'明明德於天下',是之謂'家齊國治而天下平',是之謂'盡性'。"(同上)

因此,他之所謂"明明德"的主要內容,便在修明"三綱五常";所謂"親民"的主要內容,便在統治者對"三綱五常"拿"知行合一"的精神,以身作則去領率人民;所謂"天下猶一家,中國猶一人",便是說,要在最理想的"三綱五常"的秩序下面,把"天下"和"中國"統一起來,以達到"天地萬物一體之體",也就是絕對精神的統一。

然而達到絕對精神之統一，即“達其天地萬物一體之用”的“親民”根據在哪裏呢？他說在於人心體的“良知”。在這個“良知”的基礎上，由統治者以身作則，倡導誘發的教育作用，便能“明其明德”，然後使“天下”和“中國”之人，對源於“天命之性”的“三綱五常”的“身體力行”，達到“極則”，即“至善”。所以他又說：

“至善者，明德，親民之極則也。天命之性，粹然至善，其靈昭不昧者，此其至善之發見，是乃明德之本體，而即所謂良知者也。至善之發見，是而是焉，非而非焉。輕重厚薄，隨感隨應，變動不居，而亦莫不自有天然之中，是乃民彝物則之極，而不容少有擬議增損於其間也。少有擬議增損於其間，則是私意小智，而非至善之謂矣。”（大學問）

在這裏，他在所謂“至善”的節目下，不但把相對性的“是非”無時空條件的絕對化，並以其一個階級的“是非”標準，作爲沒有商量餘地的“民彝物則之極”，去否認“是而是”、“非而非”的不同的階級意識。到這裏，“天下猶一家，中國猶一人”的積極意義，便在這種封建專制主義的論點下面歪曲了。無怪他許多論點能符合封建專制主義信徒的脾胃。

他這樣把一切對立物的矛盾，都在“天然之中”的範疇下面被解消了。從而又根本否認一切事物的對立矛盾性，而達到如次的結論：

“是以謂之本末。若曰兩物，則既爲兩物矣，又何可以言本末乎？”（同上）

話再說回來，依照王陽明“良知”是“天理”在人性方面的體現，因而他便把“三綱五常”、特別是父家長的宗法制和身分從屬的等級制，提高到“天理”的地位。因此又說：

“……以此純乎天理之心，發之事父，便是孝；發之事君，便

是忠；發之交友治民，便是信與仁。只在此心去人欲存天理上用功便是。”（傳習錄上）

於是，他便根據自己製造的圖式，去反對農民理論家的墨子。他說：“父子兄弟之愛，便是人心生意發端處，如木之抽芽。自此而仁民而愛物，便是發幹生枝生葉。墨氏兼愛無差等，將自家父子兄弟與途人一般看，便自沒了發端處，……便不是生生不息，安得謂之仁？”（同上）同時，並以同一的理由去非難佛家。其實佛家並不反對“三綱五常”，只是其維護“三綱五常”的表現方式和儒家不同。

但在王陽明的時代，不僅這種理想的封建主義圖式，已經在行着急劇的解體而且又發生着反封建的農民暴動。王陽明便從其階級的保守立場上，一面企圖採用教育的方式，去麻醉被統治者階級反抗意識的發展，把它束縛於這種倫理的觀念下面。為實施這種教育原則，王陽明並親自採取了一些實施步驟，如：頒行社會教條、批立社學師耆老名呈、牌行靈山縣延師設教、牌行南寧府延師設教、旌獎節婦牌等（公移）便都是這一原則的實施。一面，則創立“鄉約”的機構，作為行將潰決的封建防障。所謂“鄉約”的本質，在加强豪紳統治農村的機構，防止農民反抗運動的發展，尤在反對正在發展中的農民軍。其內容，在南贛鄉約中說的明白（全書卷十七）照錄如次：

> “咨爾民：昔人有言：‘蓬生蔴中，不扶而直；白沙在泥，不染而黑’。民俗之善惡，豈不由於積習使然哉？往者新民蓋常棄其宗族，畔其鄉里，四出而為暴，豈獨其性之異，其人之罪哉！亦由我有司治之無道，敎之無方；爾父老子弟，所以訓誨戒飭於家庭者不早，薰陶漸染於里閈者無素，誘掖獎勸之不行，連屬叶和之無具，又或憤怨相激，狡偽相殘，故遂使之靡然日流於惡。則我有司與爾父老子弟，皆宜分受其責。嗚呼！往者不可及，來者猶可追！故今特為鄉約，以協和爾民，自今凡爾同約之民，皆宜孝爾父母，敬

爾兄長，教訓爾子孫，和順爾鄉里；死喪相助，患難相恤，善相勸勉，惡相告戒；息訟罷爭，講信修睦，務爲良善之民，共成仁厚之俗。嗚呼！人雖至愚，責人則明；雖有聰明，責已則昏。爾等父老子弟，毋念新民之舊惡，而不與其善；彼一念而善，即善人矣。毋自恃爲良民，而不修其身；爾一念而惡，即惡人矣。人之善惡，由於一念之間，爾等愼思吾言，毋忽。

“一、同約中推年高有德爲衆所敬服者一人爲約長，二人爲約副，又推公直果斷者四人爲約正，通達明察者四人爲約史，精健廉幹者四人爲知約，禮儀習熟者二人爲約贊。置文簿三扇：其一扇備寫同約姓名，及日逐出入所爲，知約司之；其二扇一書彰善，一書糾過，約長司之。

“一、同約之人，每一會，人出銀三分，送知約具飲食，毋大奢，取免饑渴而已。

“一、會期以月之望，若有疾病事故不及赴者，許先期遣人告知約；無故不赴者，以過惡書，仍罰銀一兩公用。

“一、立約所於道里均平之處，擇寺觀寬大者爲之。

“一、彰善者，其辭顯而决；糾過者，其辭隱而婉，亦忠厚之道也。如有人不弟，毋直曰不弟，但云聞某事兄敬長之禮頗有未盡，某未敢以爲信，姑書之以俟；凡糾過惡皆例此。若有難改之惡，且勿糾使無所容，或激而遂肆其惡矣。約長副等，須先期陰與之言，便當自首。衆共誘掖獎勸之，以興其善念，姑使書之，使其可改；若不能改，然後糾而書之；又不能改，然後白之官；又不能改，同約之人，執送之官，明正其罪；勢不能執，戮力協謀官府請兵滅之。

“一、通約之人，凡有危疑難處之事，皆須約長會同約之人與之裁處區畫，必當於理，濟於事而後已；不得坐視推託。陷人於惡，罪坐約長約正諸人。

“一、寄莊人戶，多於納糧當差之時躱回原籍，往往負累同甲；今後約長等勸令及期完納應承，如蹈前弊，告官懲治，削去寄莊。

“一、本地大戶，異境客商，放債收息，合依常例，毋得磊算；或有貧難不能償者，亦宜以理量寬。有等不仁之徒，輒便捉鎖磊取，挾寫田地，致令窮民無告，去而爲之盜。今後有此，告諸約長等與之明白；償不及數者，勸令寬捨；取已過數者，力與追還；如或恃强不聽，率同約之人鳴之官司。

“一、親族鄉隣，往往有因小忿，投賊復讎，殘害良善，釀成大患。今後一應鬥毆不平之事，鳴之約長等，公論是非；或約長聞之，即與曉諭解釋；敢有仍前妄爲者，率諸同約，呈官誅殄。

“一、軍民人等，若有陽爲良善，陰通賊情，販賣牛馬，走傳消息，歸利一己，殃及萬民者，約長等率同約諸人指實勸戒；不悛，呈官究治。

“一、吏書、義民、總甲、里老、百長、弓兵、機快人等，若攪差下鄉索求賫發者，約長率同呈官追究。

“一、各寨居民，昔被新民之害，誠不忍言；但今既許其自新，所占田產，已令退還，毋得再懷前讎，致擾地方。約長等常宜曉諭，令各守本分；有不聽者，呈官治罪。

“一、投招新民，因爾一念之善，貸爾之罪，當痛自克責，改過自新，勤耕勤織，平買平賣，思同良民；無以前日名目，甘心下流，自取滅絕。約長等各宜時時提撕曉諭，如踵前非者，呈官懲治。

“一、男女長成，各宜及時嫁娶，往往女家責聘禮不充，男家責嫁裝不豐，遂致愆期。約長等其各省諭諸人，自今其稱家之有無，隨時婚嫁。

“一、父母喪葬，衣衾棺槨，但盡誠孝，稱家有無而行；此外或大作佛事，或盛設宴樂，傾家費財，俱於死者無益。約長等其各省諭約內之人一遵禮制，有仍蹈前非者，即於糾惡簿內書以不孝。

“一、當會前一日，知約預於約所灑掃張具於堂，設告諭牌及香案，南向。當會日，同約畢至，約贊鳴鼓三，衆皆詣香案前序立，北面跪聽約正讀告諭畢。約長合衆揚言曰：‘自今以後，凡我同約之人，祗奉戒諭，齊心合德，同歸於善；若有二三其心，陽善陰惡者，神明誅殛。’衆皆曰：‘若有二三其心，陽善陰惡者，神明誅殛。’皆再拜，興，以次出會所，分東西立。約正讀鄉約畢，大聲曰：‘凡我同盟，務遵鄉約。’衆皆曰：‘是。’乃東西交拜，興，各以次就位，少者各酌酒於長者。三行，知約起，設彰善位於堂上，南向，置筆硯，陳彰善簿。約贊鳴鼓三，衆皆起；約贊唱請舉善。衆曰‘是在約史’。約史出就彰善位。揚言曰：‘某有某善，某能改某過，請書之以爲同約勸。’約正遍質於衆曰：‘如何？’衆曰：‘約史舉甚當。’約正乃揖善者進彰善位，東西立。約史復謂衆曰：‘某所舉止是，請各舉所知。’衆有所知，即舉；無，則曰：‘約史所舉是矣。’約長副正皆出就彰善位。約史書簿畢，約長舉杯揚言曰：‘某能爲某善，某能改某過，是能修其身也。某能使某族人爲某善，改某過，是能齊其家也。使人人若此，風俗焉有不厚？凡我同約，當取以爲法。’遂屬於其善者，善者亦酌酒酬約長曰：‘此豈足爲善，乃勞長者過獎，某誠惶怍，敢不益加砥礪，期無負長者之教。’皆飲畢，再拜謝約長；約長答拜，興，各就位。知約撤彰善之席，酒復三行；知約起，設糾過位於堦下，北向，置筆硯，陳糾過簿，約贊鳴鼓三，衆皆起。約贊唱請糾過。衆曰：‘是在約史。’約史就糾過位，揚言曰：‘聞某有某過，未敢以爲然，姑書之以俟後圖，如何？’約正遍質於衆曰：‘如何？’衆皆曰：‘約史必有見。’約正乃揖過者出，就糾過位，北向立，約史復遍謂衆曰：‘某所聞止是，請各言所聞。’衆有所聞即言；無，則曰：‘約史所聞是矣。’於是約長副正皆出糾過位東西立，約史書簿畢，約長謂過者曰：‘雖然，姑無行罰，惟速改。’過者跪請曰：‘某敢不服罪。’自起酌酒，跪而飮曰：‘敢不速改，重爲長者憂。’約正副史皆曰：‘某等不能早勸諭，使子陷於此，亦安得無罪？皆酌自罰。’過者復跪而請曰：‘某旣知罪，長者又自以爲罰，某敢不即就戮；若許其得以自改，則請長者無飮，某之幸也。’趨後酌酒自罰。約正副咸曰：‘子能勇於受責如此，是能遷於善也，某等亦可免於罪矣。’乃釋爵，過者再拜，約長揖之，興，各就位。知約撤糾過席。酒復二行，遂飯；飯畢，約贊起鳴鼓三，唱申戒；衆起，約正中堂立，揚言曰：‘嗚呼！凡我同約之人，明聽申戒，人孰無善，亦孰無惡，爲善雖人不知，積之旣久，自然善積而不可掩；爲惡若不知改，積之旣久，必至惡極而不可赦。今有善而爲人所彰，固可喜；苟遂以爲善而自恃，將日入於惡矣。有惡而爲人所糾，固可愧，苟能悔其惡而自改，將日進於善矣。然則今日之善者，未可自恃以爲善，而今日之惡者，亦豈遂終於惡哉？凡我同約之人，盍共勉之。'衆皆曰：'敢不勉。'乃出席，以次東西序立，交拜，興，遂退。"

在"鄉約"以外，又創立所謂"十家牌法"（見全書卷十六）和"保長法"（見同上卷十七）。"十家牌法"是使村民互相監視、牽制的一種連坐法，"保長法"是給予鄉村豪紳以統馭和指揮農民的一種軍事權力，强制農民自己去反對、鎮壓"叛亂"的農民，使農民自相殘殺。

王陽明的這種"鄉約"、"十家牌法"、"保長法"，……是在地主階級反對農民暴動的基礎上產生的。他們用這種辦法去擴大農村豪紳地主的權力，把所謂"良民"放在豪紳地主的嚴密統制和監視下，控制羣衆的活動；達到其孤立農民軍的目的。最毒辣的，還實行了瓦解農民軍的一種自首政策，即所謂保護"新民"的辦法。他這種辦法，在以後，不只成了豪紳地主統治農民的成規，並爲曾國藩襲取其原則，去反對太平天国和捻黨的農民軍；爲封建專制主義的信徒所襲取來反對人民、反對革命（後來又爲日寇所利用來奴役中國人民、反對中國民族。——增補），這對於中國民權的發展上，也是起了很大的反動作用的。但若改變其內容，特別改爲權在人民，又不以家長爲基礎，而以公民爲基礎，成爲由下而上的組織，却可能成爲一種有進步內容的形式。

另一方面，他又主張調協地主階級內部諸階層的利益。所以他在一方面，雖主張限制寺院地主的佛老，從屬於世俗大地主的權利之下，但不主張排除他們。這在全書卷九諫迎佛疏一文中說得明白。一方面，在農民暴動與宸濠之亂的當中，許多中小地主喪失的土地，暴動和亂子過去後，又爲豪紳、官吏所侵佔。他主張歸還他們這種被侵佔的土地。這在全書卷十三計處地方疏等文中表示得明白。同時爲和緩階級間和地主階級內部的矛盾，他又主張減免中小地主以至小所有者及農民的負担（請參閱全書卷十三乞寬免稅糧急救民困以弭災變疏等文)。最後他主張用商稅來彌補軍費和財政(參閱全書卷九疏通鹽法疏及卷十議南贛商稅疏、卷十一再議疏通鹽法疏等文)。這在把地主階級對軍費和財政的負担,轉嫁於市民階級的身上,拿租稅去壓制他們(參閱上引議南贛商稅疏等文)。而此,也正是其時地主階級和市民階級矛盾的表現。

王陽明的政治思想和主張,較之其哲學思想更要保守、更要反動;在其哲學思想上,却還把中國哲學的思維能力又提高了一步,特別提出"知"和"行",即理論和實踐這一對立矛盾的範疇及其關聯。而在政治思想上,他從反對人民的方面看到了人民力量的偉大,這是他較其前驅者高明點的地方。但其後王陽明主義的信徒,却始終還不肯承認羣衆力量的偉大。

丁　作爲陽明哲學之正統派的王學右派——王汝中、錢德洪的一派

王畿,字汝中,別號龍溪,浙江山陰人。歷官南京職方主事、武選郎中(明儒學案浙中王門學案二)。他與錢德洪(緒山)同爲"王學"右派鉅子,而爲其代表者。著有王龍溪全集二十卷。

在王陽明死後,他和錢德洪等人曾倡導了地主階級的自救運動。在思想戰綫上,屹然和反映農民階級的一些思想情況和要求的"王學"左派相對峙。明儒學案本傳云:

"先生林下四十餘年,無日不講學,自兩都及吳楚閩越江浙皆有講舍,莫不以先生爲宗盟,年八十,猶周流不倦。"

他的哲學思想,基本上宗守陽明的"衣缽",而作了進一步的玄學化的解釋。他甚至把精神的本體和思想意識分離,認爲精神的本體是"至善無惡"的,思想意識是有善有惡的;所以精神的本體具有能判別

善惡的"良知"。但"良知"何自來呢？其作用又是怎樣呢？他說：

"良知原是無中生有，即是未發之中；此知之前，更無未發，即是中節之和；此知之後，更無已發，自能收斂，不須更主於收斂，自能發散，不須更期於發散，當下現成，不假工夫修證而後得。致良知，原爲未悟者設。信得良知過時，獨往獨來，如珠之走盤，不待拘管而自不過其則也。"（明儒學案本傳）

"良知是造化之精靈，吾人當以造化爲學。'造'者，自'無'而顯於'有'，'化'者，自'有'而歸於'無'。吾之精靈，生天生地生萬物，而天地萬物復歸於'無'。無時不'造'，無時不'化'，未嘗有一息之停。自元會運世以至於食息微渺，莫不皆然。如此，則造化在吾手，而吾致知之功自不容已矣。"（語錄）

王畿把王陽明的"良知"釋爲所謂"造化之精靈"，天、地、萬物都由這種"精靈"所派生，而那在實際上又都是不存在的。這在基本上，雖還根據王陽明，但比較更庸俗更神學化了。

然而"良知"，亦即精神的本體是至善的，爲什麼思想意識又有善有惡呢？他說：

"吾人一切世情嗜欲，皆從意生。心本至善，動於意始有不善。若能在先天心體上立根，則意所動自無不善，世情嗜欲自無所容，致知工夫自然易簡省力。若在後天動意上立根，未免有世情嗜欲之雜，致知工夫轉覺繁難。顏子，先天之學也；原憲，後天之學也。"（同上）

這是說，先天的精神的本體是至善的，從外界的"世情嗜欲"感覺而來的思想意識，是惡的，即"立根""在先天心體上"的便是善的；"立根""在後天動意上"，即依於對外界的感覺而來的，便是惡的。這不但死硬地反對唯物主義，而又反對客觀主義。但他把自己的思維活動限制在所謂"先天心體"的狹隘圈子裏，便完全硬化了。而他這種思想方法，却有着階級內容的，"立根"於所謂"先天心體"的思想意識，正是不敢面對現實的沒落期地主階級的東西，"立根"於所謂"後天動意上"而表現"世情嗜欲"，即現實要求的思想意識，正是勞動人民的唯物主義本質。這不獨表現其反對農民階級，而且是企圖拿地主階級的思想方法去教育他們。

因此，王畿比王陽明更蹈空、更保守、更反動了。

三　表現臨於沒落期的地主階級政治思想的陸桴亭、李中孚學說

封建地主階級的階級地位，到明末清初之際，愈陷於動搖，表現其無力挽救的危機。但是歷史上斷沒有一個掌握統治權的階級，肯靜待其命運來判決的；他們無論在何種絕望的境地，都不能不表現其"迴光返照"的掙扎。而況這時的地主階級，實未到山窮水盡的境地。在這種情況下，便產生孫奇逢（一五七五——一六六七年）、李中孚、陸隴其、陸桴亭等人的學說，爲這時期地主階級政治思想的代表。

他們對於政治原理，除李中孚有着一些進步的東西外，基本上只固守從來地主階級一貫的成規和敎條，並無多少新的東西加進去，一般也都沒有什麼發展。例如李中孚的門人王心敬，在其豐川集中的選舉、餉兵、馬政、區田法、圃田法、井利說、井利補說等篇，便是一些對前人成規的複述和一些復古的要求。因而他們爲其階級地位掙扎，便要求把舊秩序原封不動。例如孫奇逢說：

"爲天地立心、爲生民立命者，聖賢之事也。明王不作，聖人已遠，而堯舜孔子之心至今在。"（歲寒集）

陸隴其序陸桴亭思辨錄云:

"士生斯世而欲言學,豈不難哉?功利之習浸淫於人心,根深蒂固而不可拔,……舍三代以來聖賢相傳之道,而欲求所謂虛無寂滅者,求之愈力,去之愈遠。……"(陸桴亭思辨錄序)

這一面,表現其反對人民對現實物質生活的要求、特別是市民階級的功利主義;一面表現其保守和復古的傾向。他們從保守的立場出發,由於對現實的社會矛盾沒有勇氣去處理,所以在政治論上只重複舊說,而不敢提出任何新主張。因而便偏從所謂"世道人心"上作工夫,企圖從觀念形態方面去和緩現實的矛盾。

在他們的思想體系中,有一個特別重要的共同特點,即他們均從調和朱、陸出發。這緣在地主階級地位危岌的時際,從其共同的利害上,要求其階級內部各階層關係的調和,較之王陽明的時代更爲迫切。所以他們和王陽明不同,而成爲折衷論者。所以李中孚說:

"陸之教人,一洗支離錮蔽之陋,在儒中最爲儆切,使人於言下爽暢醒豁,有以自得。朱之教人,循循有序,恪守洙泗家法,中正平實,極便初學。要之,二先生均大有功於世教人心,不可以輕低昂者也。"(二曲集卷四靖江語要)

在上列諸人的著作,尤其李中孚的全集中,關於調和儒家各派的論點甚多。總結的說,他們讚揚朱熹的"居敬窮理",陸九淵的直覺的本源的認識。同時他們對於王陽明哲學的某些論點,則提出批判。這表現了中小地主階層的思想傾向。例如陸隴其說:"……則高顧之學,雖箴砭陽明,多切中其病;至於本源之地,仍不能出其範圍。豈非陽明之說,浸淫於人心,雖有大賢,不免猶蹈其弊乎?"(學術辨中)又說:"聞太倉陸桴亭先生之學,而未獲親炙……得所謂思辨錄者,其辨同異,晰疑似,一準於程朱;其於金谿、新會、姚江,雖未嘗力排深拒,而

深知其流弊之禍世。"(思辨錄序)

但他們在認識論上，雖不否認存在於知覺之外的客觀事物的存在，然在究極上，二陸是繼承了陸象山的主觀唯心主義的基本論點，而不是朱熹的二元論，只兼採朱熹"居敬窮理"的修養工夫。在朱熹學的"理""氣"二元論的體系中，"居敬窮理"只是其糟粕。所以他們拋棄了朱熹哲學的重要部分，有進步內容的部分，只接受其不重要的、落後的部分。"寒饑清苦"中出身，並主張根據所有各派理學家著作來研究本體論(明體)的李中孚，一方面，他肯定："言性而舍氣質，則所謂性者何附？所謂性善者何從而見？如眼之視，此氣也；而視必明，乃性之善。"(靖江語要)這正表現了他二元論的基本論旨。但另方面却又說：

"學問之要全在定心，……靜而安，寂而不動，感而遂通，廓然大公，物來順應，猶鏡之照，不迎不隨，此之謂能慮，此之謂得其所止。"(反身錄)

"今且不必求易於易，而且求易於己。人當未與物接，一念不起，即此便是無極而太極。及事至念起，惺惺處，即此便是太極之動而陽；一念知斂處，即此便是太極之靜而陰。無時無刻而不以去欲存理爲務，即此便是天行健，君子以自强不息。人欲淨盡而天理流行，即此便是乾之剛健中正、純粹精。"(二曲集卷五錫山語要)

這和二陸的基本論點是一致的。陸桴亭說：

"中正仁義而主靜，周子立言甚周匝。然主靜之下，又自註曰：'無欲故靜'。無欲者，無人欲也；無人欲，則純乎天理矣。是周子以天理爲靜，以人欲爲動。主靜者，主乎天理也。主夫天理，則靜固靜，動亦靜矣。豈有偏靜之弊乎？"(淸學案小識太倉陸先

生傳)

這是說學問的道理，只當求之於內心，不當求之於外在的客觀世界；從內心得來的，才是"純乎天理"或"得其正"的道理；從外在的客觀世界感覺得來的，是要不得的"人欲"。因此，他們在爲學和修養上，把自己和現實的客觀存在隔絕開，而限制於內在的狹小的腔子裏。結果，外在的客觀存在的事物不是成了多餘的東西，便不是眞實存在的東西。

這在政治意義上，便在教人忘情泯識，不要去注視現實生活的利害，不要從現實方面去追求；而要忘情現實，從精神方面找出路。他們企圖藉這種階級的騙局，去和緩當前社會的矛盾關係、階級間的利害衝突和鬥爭的形勢。

這就是說，他們企圖把當前社會一切對立的矛盾，放在所謂"去欲存理"的內心方面隱蔽起來，而使之痲痹化。在他們，認爲如果人人能至於"人欲淨盡"，那現實的階級矛盾不是完全可以緩和了嗎！不過他們這種大知識分子或"大儒"的理論把戲，對於勞動人民是不能有影響的，勞動人民只曉得"實事求是"的去追求其現實的生活。在長期的封建社會過程中，農民不僅學會了許多方法去組織自己的力量，和多種鬥爭的形式，而且學會了不受統治階級的欺騙，不管統治階級說得怎樣好聽，在沒有成爲現實以前的空話，是不能取得他們信任的。

但在時代的影響下，李中孚又主張研究文獻通考、呂氏實政錄、歷代名臣奏議、律令、農政全書、水利全書、泰西水法、地理險要等適用科目。這是有進步意義的。同時，他拒絕爲實行民族壓迫的滿清朝廷服務，至於拿絕食和自殺去抵抗。這又表現他是一個有民族氣節的哲學家。

此外，由於在當時資本主義生產方式的萌芽，以及和所謂"泰西"

學的交流的影響，一部分進步人士便開始對封建地主所堆砌粉飾的歷史，發生懷疑，而產生了否認舊史的考證學。顧炎武的音學、音論、詩本音、易音、古音表、求古錄、石經考及其他關於金石文字等著作，以及戴震等人的考證學，不只把地主階級的歷史陳案推翻，而且是有着科學和唯物主義的豐富因素的。因此展開了明清之際的樸學運動。地主階級的學者便從舊的道統史觀的立場上去反對樸學，而形成了樸學和反樸學的兩條戰綫鬥爭。

第二章　農民派的政治思想的發展

一　反映農民階級一些思想情況和要求的王學左派——王艮的政治學說

王艮，字汝止，號心齋，泰州安豐場人。生於明憲宗成化十九年（一四八三年），卒於世宗嘉靖十九年寅曆十二月八日（一五四一年）（明儒學案本傳），著有王心齋全集。

本傳又稱："七歲受書鄉塾，貧不能竟學。從父商於山東，常啣孝經、論語、大學袖中，逢人質難。""其父受役，天寒起，盥冷水。先生見之，痛哭曰：'爲人子而令親如此，尙得爲人乎？'於是有事則身代之。先生雖不得專功於學，然默默參究，以經證悟。"他終身沒有什麼科第功名，也不曾作過什麼官。同時他又係出身於貧困之家庭，又作過灶丁（即鹽民）。在他的時代，封建農村正在衰落的過程中，且從而地主階級對農民的剝削日益加劇。農民的階級意識亦因而發展。在這種時代的急流下，王艮便在一定程度上以農民階級的代言者而出現了。這證之其徒朱恕爲樵夫，夏廷美爲田夫，韓貞爲陶匠（見明儒學案泰州學案各本傳）的事實，其階級性便更爲明顯。

王艮本傳又稱"陽明巡撫江西，講良知之學，大江之南，學者翕然從信。顧先生僻處，未之聞也。有黃文剛者，吉安人，而寓泰州。聞先生論，詫曰：'此絕類王巡撫之談學也。'先生喜曰：'有是哉？雖然，王公論良知，艮談格物，如其同也，是天以王公與天下後世也；如其異也，是天以艮與王公也。'即日啓行，以古服進見；至中門，舉笏而立。陽明出迎於門外，始入。先生據上坐辯難久之，稍心折。移其坐於側……下拜自稱弟子。退而繹所聞，間有不合，悔曰：'吾輕易矣'。""陽明以先生意氣太高，行事太奇，痛加裁抑。及門三日，不得見。陽明送客出門，先生長跪道旁曰：'艮知過矣'。陽明不顧而入。先生隨至庭下，厲聲曰：'仲尼不為已甚'。陽明方揖之起。"依此，他和陽明，從"格物"與"良知"之不同的思想出發點上，便顯示着唯物主義和唯心主義的對立。他之所以拜見陽明，意在轉變陽明，即所謂"以艮與王公"。然這種根本立場的矛盾是無法調協的，所以便引起兩人間之不斷的齟齬。

王艮的思想方法，是從日常現實生活的具體問題出發的；他從當時"玄之又玄"的"良知"說中衝出，認為"眞理"即道，並不在天上，而在於現實生活中。屹然樹立其唯物主義的體系。例如本傳說：

> "陽明而下，以辯才推龍溪，然有信有不信。唯先生於眉睫之間，省覺人最多；謂'百姓日用即道'，雖僮僕往來動作處，指其不假安排者以示之，聞者爽然。"

他這樣進入"格物"論，確認"物"不過為"吾身上下前後左右"的一切實在的東西，並不是什麼"心"裏的東西；"格"則便是"絜矩"，即找出其規律之謂。人類不過能找出這個"絜矩"，而達到對客觀實在的認識而已。因此，他的"格物"論，不僅根本否定了"心性"論，而且和朱熹的所謂"格物"，也是內容不同的。

然而怎樣去"格物"呢？本傳說："先生以'格物'即'物'有本末之物，身與天下國家一物也；格知身之為本，而家國天下之為末。行有不得者，皆反求諸己。反己是格物底功夫。故欲齊治平，在於安身。易曰：'身安而天下國家可保也'；身未安，本不立也。知安身者，則必愛身敬身；愛身敬身者，必不敢不愛人，不敬人。能愛人敬人，則人必愛我敬我，而我身安矣。一家愛我敬我，則家齊；一國愛我敬我，則國治；天下愛我敬我，則天下平。故人不愛我，非特人之不仁；己之不仁可知矣。人不敬我，非特人之不敬；己之不敬可知矣。此所謂淮南格物也。"這把從來由"安心"方面去追求"安身"的唯心主義的教條顚倒過來，確認"身安"和"格致身之爲本"。而所謂"本"，便是現實的物質生活的保障。故說："即事是學，即事是道。人有困於貧而凍餒其身者，則亦失其本而非學也。"（語錄）這一面是說所謂"學"在認識客觀的具體事物，所謂眞理，都在於客觀的事物之中。一面說農民爲饑寒所迫，便是身不能安和"失其本"，便無暇去學習那些道理。更重要的是他肯定"天下國家"和"人"都是客觀存在着的東西。在這一前提下，一方面，對自己的行爲是否適當，都要以"格物"的方法來檢查自己；一方面，在人我關係上，首先必須自己"愛人""敬人"，人自然"愛我""敬我"，如人不"愛我""敬我"，必是自己有"不仁""不敬"的地方。這正是他的"格知身之爲本"的基本內容，也是其唯物主義的根本態度。在這裏，他却沒有把階級界限劃清楚，他沒有把個人與集體的關係交代明白。他又說："知保身而不知愛人，必至於適己自便，利己害人，人將報我，則吾身不能保矣；吾身不能保，又何以保天下國家哉？"（同上）在這裏，他雖然批判了"適己自便，利己害人"的個人主義，却仍有着強調個人的傾向。而此却正是個體小生產者的一個特徵。

在政治上，他表白自己的意趣說："伊傅之事我不能，伊傅之學我不由；伊傅得君，可謂奇遇，如其不遇，終身獨善而已。孔子則不然也。"（本傳）這是說，他不能爲伊尹傅說那種事業，也不贊成他們那種所謂王佐之才的學問；他們是依人成事的，如果沒有那樣的皇帝來重用他們，便只能“獨善其身”的；依靠有力量的人來賞識、重用，那是沒有保證的，是偶然的事情。從來的儒家，都把伊尹傅說一流人物，描畫爲最高的典型。他對伊傅一流人物的批評，也表現其和儒家學的對抗（自然，他所批評的，是儒家所歪曲了的伊尹，大概他也並不知道伊尹曾是革命領袖）。他自己的意趣，則在依靠羣衆，爲羣衆而鬥爭。大概在當時，他們可能有着政治團體的組織和活動。故本傳云：“歸家，遂自創蒲輪，招搖道路。”在王艮死後，其門徒仍繼續着行動。泰州學案說得明白：

“山農（顏鈞）游俠，好急人之難。趙大洲赴貶所，山農偕之行；……徐波石戰沒沅江府，山農尋其骸骨歸葬。頗欲有爲於世，以寄民胞物與之志。……然世人見其張皇，無賢不肖皆赴之。以他事下南京獄，必欲殺之，……山農以戍出，年八十餘。”（按：徐波石、趙大洲均爲王學左派人物。——羽）

“梁汝元，字夫山，其後改姓名爲何心隱。吉州永豐人。……時吉州三四大老方以學顯，心隱恃其知見，輒狎侮之。謂大學先齊家，乃構萃和堂以合族，身理一族之政，冠婚喪祭賦役，一切通共有無。行之有成。會邑令，有賦外之征，心隱貽書以誚之。令怒，誣之當道，下獄中。……心隱在京師，闢谷門會館，招來四方之士，方技雜流，無不從之。”後爲張居正捕殺於獄中。

依此，何心隱終生在領導農民對地主階級進行着不斷的鬥爭，並試行了一種空想的社會主義理想，——在這一點上，他頗同於傅立葉和歐文。他這種空想社會主義，在行動上雖是改良主義的；但他那種堅定的立場，和在地主階級面前至死不屈的精神，却正是中國人民的優秀品質的具體表現。

顏山農以八十老翁，也不免爲地主階級的政府逮捕、監禁，以至充軍；何心隱更爲大地主的嚴嵩賊黨所逮捕、殘殺。可見當時階級鬥爭形勢的尖銳，也可見地主階級政府的何等殘暴！他們企圖用逮捕、監禁、流徙、殘殺羣衆領袖的恐怖政策，去壓服羣衆，挽救統治。然而事實上，這却只促速了明朝政權的死亡。

二 "異端之尤"的王學左派另一代表者李贄的政治學說

"王學左派"最後出現了一個"異端之尤"的李贄。

李贄字卓吾，又號篤吾，福建泉州晉江人。生於嘉靖六年（一五二七年），萬曆三十年（一六〇二年）被明政府殘殺於京師獄中（按吳虞：明李卓吾別傳稱其自刎，可知他是被迫害而自裁的）。

李贄的著作，明朝地主階級看作"洪水猛獸"般的邪說，曾幾次被焚燬：一爲萬曆三十年，禮科給事中張問達所奏請，一爲天啓五年（一六二五年）御史王雅量所奏請。

李贄的學說，在明末社會矛盾鬥爭劇烈的情況下，得到人民和進步知識分子的歡迎，對當時思想界形成一種支配力。故陳明卿云："卓吾書盛行，咳唾間非卓吾不歡，几案間非卓吾不適。朝廷雖焚燬之，而士大夫則相與重鋟，且流傳於日本。"（轉引自別傳）有近人馬君曾搜集李卓吾遺著。現北京圖書館藏李氏遺著頗富。

李卓吾從農民階級的立場上，給予相承數千年的地主階級學說的儒學以嚴厲抨擊。前此許多農民派的理論家，大多仍假借儒學的幌子，去說明自己的思想和主張，沒有把儒學的面目根本拋去。在李卓吾，他大胆的指斥儒學不但無益於天下國家，是致亂的東西，並認爲自以爲有知識的儒學者，實際是毫無知識的。故藏書遺史紀傳總目後論略曰：

"自儒者出，而求志達道之學興矣，故傳儒臣。儒臣雖名爲學，而實不知學；往往學步失故，踐跡而不能造其域，卒爲名臣所嗤笑。然其實不可以治天下國家，亦無怪其嗤笑也。自儒者以文學名爲'儒'，故用武者遂以不文名爲'武'。而文武從此分矣，故傳武臣。夫聖王之王也，居爲後先疏附，出爲奔走禦侮，曷有二也？……嗚呼！……託名爲儒，求治而反以亂；而使後世之眞才實學，大賢上聖，皆終身空室蓬戶已也。則儒者之不可以治天下國家信矣。"

他從而認爲所謂是非，都不是絕對的，而是相對的；那不只因歷史條件的變化而改變是非的標準，而且由於各種人生活條件的不同，而不能有是非的"定論"和"定質"。以孔子學說的原則作爲是非的標準，其實是抹殺是非的；即使孔子的原則當時曾符合是非的標準，那末，時代和情況不同了，若孔子生到現在，也會改變其是非原則的。故藏書衡鑑紀傳總目論略云：

"人之是非，初無定質；人之是非人也，亦無定論。無定質，則此是彼非，並育而不相害；無定論，則是此非彼，亦並行而不相悖矣。……前三代吾無論矣，後三代——漢、唐、宋是也，中間千百餘年而獨無是非者，豈其人無是非哉？咸以孔子之是非爲是非，故未嘗有是非耳。……夫是非之爭也，如歲時然，晝夜更迭不相一也；昨日是而今日非矣，今日非而後日又是矣。雖使孔子復生於今，又不知作如何是非也！而可遽以定本末行罰賞哉？"

這在理論上，不但顯示其邏輯的嚴密，而且顯示其蓋然的正確性。

從而又更進一步，揭穿當時地主階級拿孔子教條來欺人的不對，以及其言行不一致的外仁義而內卑鄙、自私、貪婪的假面具；並讚揚“力田者”和“作生意者”“言行”一致，其所說的反能符合具體的事實和眞理。故其答耿天台書略云：

“昨承教言，深中狂愚之病。……然此乃孔子之言也，非我也。夫天生一人，自有一人之用，不待取給於孔子而後足也；若必待取足於孔子，則千古以前無孔子，終不得爲人乎？故爲‘願學孔子’之說者，乃孟子之所以止於孟子；僕方痛憾其‘非夫’，而公謂我願之歟？且孔子未嘗教人之學孔子也，使孔子而教人以學孔子，何以顏淵問仁，而曰：‘爲仁由己’而不‘由人’也歟哉？何以曰：‘古之學者爲己’，又曰：‘君子求諸己’也歟哉？惟其‘由己’，故諸子不必問仁於孔子；惟其爲己，故孔子自無學術以授門人。是無人無己之學也。無己，故學莫先於克己；無人，故教惟在於因人。”

“恐公於此尙有執己自是之病在，恐未可遽以人皆說之，而遂自以爲是，而遽非人之不是也；恐未可遽以‘在邦必聞’，而遂‘居之不疑’，而遂以人盡異學通非孔孟之正脈笑之也。試觀公之行事，殊無甚異於人者；人盡如此，我亦如此，公亦如此。自朝至暮，自有知識以至今日，均之耕田而求食，買地而求種，架屋而求安，讀書而求科第，居官而求尊顯，博采風水以求福蔭子孫，種種日用，皆爲自己身家計慮，無一釐爲人謀者。及乎開口談學，便說：‘爾爲自己，我爲他人’。‘爾爲自私，我欲利他’。‘我憐東家之饑矣，又思西家之寒，難可忍也’。‘某等肯上門敎人矣，是孔孟之志也’。‘某等不肯會人，是自私自利之徒也’。‘某行雖不謹，而肯與人爲善’。‘某等行雖端謹，而好以佛法害人’。以此觀之，所講者未必公之所行，所行者又公之所不講。其與‘言顧行，行顧言’何異乎？以是謂非孔孟之訓乎？翻思此等，反不如市井小夫，身履是事，口便說是事；作生意者但說生意，力田作者但說力田，鑿鑿有味，眞有德之言，令人聽之忘倦矣。……東廓先生專發揮陽明先生良知之旨，……近時唯龍溪先生足以繼之，近溪先生稍能繼之；公繼東廓先生，終不得也。何也？名心太重也，回護太多也。實多惡也，而專談‘志仁無惡’；實偏私所好也，而專談‘汎愛博愛’；實執定己見也，而專談‘不可自是’。公看近溪有此乎？龍溪有此乎？”

這裏他無情的暴露儒者講的冠冕堂皇的一套，作的是“自私自利”的一套，以及知識分子理論的蹈空，和其言行的相反；而“作生意者”和“力田者”說的是作生意和耕田的一套，作的也是這一套，不只言行一致，而其所說的，便也是眞道理。

另一方面，他於否定儒學、解剖當時所謂儒學之後，便把其所謂“王學左派”自別於前者，極力推許“左派”各人物。例如他的黃安上人大孝文中有云：

“當時陽明先生門徒遍天下，獨有心齋(王艮字)爲最英靈。心齋本一灶丁也，目不識一丁，聞人讀書，便自悟性。徑往江西見王都堂，欲與之辯質所悟，此尙以朋友往也。後自知其不如，乃從而卒業焉。故心齋亦得聞聖人之道。此其氣骨爲何如者！心齋之後爲徐波石，爲顏山農。山農以布衣講學，雄視一世，而遭誣陷；波石以布政使請兵督戰，而死廣南。雲龍風虎，各從其類，然哉！蓋心齋眞英雄，故其徒亦英雄也。波石之後爲趙大洲，大洲之後爲鄧豁渠。山農之後爲羅近溪，爲何心隱。心隱之後爲錢懷蘇，爲程後台。一代高似一代。……心隱以布衣出頭倡道，而遭橫死；近溪雖免於難，然亦幸耳。卒以一官不見容於張太岳，蓋英雄之士，不可免於世，而可以進於道。”

這段話，表現他在理論戰綫上之堅强而鮮明的階級性、黨派性。從而他抨擊地主階級對“王學左派”分子的殘殺，而揭破其代言者之殘酷的僞善的面目。他說：

“吾又因是而益信談道者之假也。由今觀之，彼其含怒稱寃者，皆其未嘗識面之夫；其坐視公(心隱)之死，反從而下石者，則盡聚徒講學之人。然則匹夫無假，故不能掩其本心；談道無眞，故必欲劉其出類，又可知矣。”(何心隱論)

這不只暴露統治階級殘害進步學者和羣衆領袖的罪惡，並指出統治階級和其代言人，都是些最虛僞、最毒辣無恥的壞蛋，而所謂匹夫匹婦的羣衆，却是最老實、最善良的人們。

他在這裏，立論的立場相當嚴謹，階級界限也相當分明的。但是李卓吾只盡了對地主階級批判的任務，却未能從根本上去解剖其社會，也未能給農民階級指出正確的鬥爭方針和領導鬥爭。這當然是由於歷史條件和其階級本性所限制着的。

三　隨着封建農村的崩潰而來作爲農民派政治學說的顏元的唯實主義

“顏先生元，字易直，又字渾然，直隸(河北)保定府博野縣北楊村人”(戴望：顏氏學記顏元傳)，又號習齋。生於明崇禎八年(一六三五年)，卒於淸康熙四十三年(一七〇四年)。其著作收入顏李遺書(在畿輔叢書中)及顏李叢書。

據李塨所撰年譜云：顏元幼時，其父已往遼東，在當地又另娶；

顏元五十歲時赴遼東尋訪父跡，一銀工金某妻示其墓。是顏父係從農村被排擠出去的一個失業農民，或已轉成手工業者謀生他方。又據梁吞若訪顏習齋先生墓（見天津益世報一九三五年五月二十一日教育與社會副刊）云："顏先生三歲失了父親，母親不久又改嫁，養育在吳姓。"又云："顏先生墓……在博野北楊村西……低低一坯荒丘，錯雜在顏氏族人的許多坟墓之間。"言行錄又載其語云："吾用力農事，不遑食寢。"日人渡邊秀方中國倫理學史云："他自己二十二歲學醫，其後學成，率子弟躬耕以爲生。"他自己又說："生存一日，當爲生民辦事一日。"是他在那一時代的環境下，始終都不曾脫離生產勞動和農民的生活。

在他的思想體系中，自始就貫穿着和儒學、特別是兩宋以來的理學作鬥爭的精神。例如他抨擊宋學說："爲愛靜空談之學，久必至厭事，厭事必至廢事。……誤人才、敗天下事者，宋人之學。"（年譜）同時，並認爲宋明以來談性命的理學，不但是無益有害的東西，而且完全是空談。故他說：

> "僕妄謂性命之理，不可講也；雖講，人亦不能聽也；雖聽，人亦不能醒也；雖醒，人亦不能行也。所可得而共講之、共醒之、共行之者，性命之所用，如詩書六藝而已。即詩書六藝，亦非徒列坐講聽，要惟一講即教習；習至難處來問，方再與講。講之功有限，習之功無已。"（存學編）

在這裏，他認爲只有和現實生活有關的知識，特別是生產等實際知識，如技藝之類，才是可講的可理解的。但那也不是僅從理論的學習上可以得到的知識，而是要理論和實踐相結合，即不但要從實踐上去印證理論，而且要從實踐上去獲得認識。因此，在教育上，他主張教、學、作的統一。

但是他的理論中也有所謂“性”，這“性”的內容又是什麼呢？存人編說：

“堯、舜、周、孔之言性也，合身言之。故曰有物有則。堯、舜性之，湯、武身之；堯舜率性而出，身之所行皆性也，湯、武修身以復性，據性之形以治性也。孔門後惟孟子見及此。故曰：形，色天性，惟聖人然後可以踐形。形，性之形也；性，形之性也；舍形則無性矣，舍性亦無形矣。”

依此，他認爲：所謂“性”，不是言之無物的玄虛的東西，而是客觀事物的規律，“故日有物有則”；其次，萬物都有“形”和“性”的兩面，物便是“形”和“性”的統一。而他之所謂“性”和“形”，便是事物的本質和現象。

這由於其從階級的現實生活，特別是從生產勞動的實踐性上，所以認爲只有那有益於現實生活的勞作才是有用的；非此，則不過是有閒階級的娛樂與欺騙的勾當。因而又說：“人之歲月精神有限，誦說中度一日，便習行中錯一日；紙墨上多一分，便身世上少一分。”（存學編）從而又認爲“書本上見，心頭上思，可無所不及，而最易自欺欺世，究之莫道一無能，其實一無知也”（言行錄乃過）。這不只是說學者式的著作，是無益的東西，並認爲脫離實際生活的知識分子，其實是最無能力、最無知識的，他們憑書本和主觀想出的道理，除去能騙己騙人以外，是沒有多大用處的。

其次，當時統治階級教人民從內心上去克制“邪念”，他便認爲只有那班不勞而食的人才有“邪念”；終日勞作不已的勞動人民，根本便沒有什麼“邪念”存在他們的腦中，因爲他們所追求的，只是現實的生活。言行錄理欲載其語云：

“吾用力農事，不遑食寢，邪妄之念，亦自不起。若用十分心力，時時往天理上做，則人欲何自生哉？信乎！力行近乎仁也。”

他轉入到政治論上，由不勞者不應得食之一根本觀念出發，便確認生產者之所以貧窮痛苦，由於社會上有一部分不勞而食者的存在；他們之所以能够實現其不勞而食的生活，最主要的由於其“佔有”農業上最主要生產資料的土地。而土地的本身本係天惠物，一部分人用强力去“佔有”，根本便是不合理的。所以他從農民階級的立場上，提出打破土地私有制度、平均分配於農民的一個要求。故存治編說：

“天地間田，宜天地間人共享之。若順彼富民之心，即盡萬人之產而給一人，所不厭也。王道之順人情，固如是乎？況一人而數十百頃，或數十百人而不一頃，爲父母者，使一子富而諸子貧，可乎？……況今荒廢至十之二三，墾而井之，移流離無告之民，給牛種而耕焉，田自更餘耳。”

他其次的一個主張，便是“寓兵於農”的軍事制度。但他的這一主張，根本不同於初期封建制時期的農奴兵制，而是一面在於使農民有自衛的武裝力量，一面在於抵抗滿洲奴隸主貴族的軍事掠奪與民族壓迫。

最後，他在如次的一段話中，能表現其堅持眞理的氣魄和毅力：

“立言但論是非，不論異同，是則一二人之見不可易也，非則雖千萬人所同不隨聲也。豈惟千萬人，雖千百年同迷之局，我輩亦當以先覺覺後覺，不必附和雷同也。”（言行錄學問）

這在客觀上是適應於敵對階級之階級意識的歧異上來說的。在敵對階級的意識中，自然存在着敵對的是非，是無由達到同一的。但革命的階級，只應問是否眞理，不當以人廢言；也不應作羣衆的尾巴，和受歷史傳統的束縛。在這裏，他把原則性提到了相當的高度。

第三章　萌芽狀態中的市民政治思想

代表這種萌芽狀態中的市民政治思想的主要人物，在明清之際有王船山（夫之）、黃宗羲（梨洲）、朱瑜（舜水）、唐甄（鑄萬）、戴震（東原）等，在鴉片戰爭以前有龔自珍（定菴）、魏源（默深）等。

一　黃宗羲、唐甄的非君論——市民民主思想的萌芽

黃宗羲，字太冲，浙江餘姚人，又號梨洲，亦號南雷。生於明神宗萬曆三十七年（一六〇九年），卒於清康熙三十四年（一六九五年）。

其著作有明儒學案六十二卷、宋儒學案、元儒學案、易學象數論六卷、春秋日食曆一卷、律呂新義二卷、孟子師說四卷、明史案二四四卷、宏光紀年一卷、龍武紀年一卷、永曆紀年、魯紀年、贛州失事記、紹武事記、四明山寨記、海外痛哭記、日本乞師記、舟山興廢、沙定洲紀亂、賜姓本末、汰存錄、授時曆故、大統曆推、授時曆假如、西曆假如、回曆假如各一卷；氣運算法、勾股圖說、開方命算測圓要及今水經、四明山志、台嚴紀遊、匡廬遊錄、病榻隨筆、明文海四八二卷、續宋文鑑、元文鈔、思舊錄、姚江瑣事、姚江文略、姚江逸詩、自著年譜、明夷待訪錄二卷、南雷文案十卷、外集一卷、吾悔集四卷、撰杖集四卷、蜀山集四卷、詩曆四卷、明夷留書一卷等（據四朝學案漢學師承記）。

他精究地理、數學、幾何和中西回曆等科學，從時代上相對來說，均有其相當的成就。

在這裏，我們不欲廣泛的涉及黃宗羲思想知識的全貌，只略述其政治思想。他認為以私利為依歸的個人主義是人類的本性，無論所謂聖人或帝王都是如此。所以他說：

> "有生之初，人各自私也，人各自利也。天下有公利而莫或興之，有公害而莫或除之。有人者出，不以一己之利為利，而使天下受其利，不以一己之害為害，而使天下釋其害，此其人之勤勞，必千萬於天下之人；夫以千萬倍之勤勞，而己又不享其利，此非天下之人情所欲居也。故古之人君，量而不欲入者，許由務光是也；入而又去之者，堯舜是也；初不欲入而又不得去者，禹是也。"（原君）

黃宗羲在這裏，認為所謂人類"自私""自利"的根性，自人類社會發生那一天起便是這樣的。適應這種"自私""自利"為依歸的人人的利益，便產生"不以一己之利為利……害為害"的帝王。但這是違反"天下之人情"即人類本性的，因而後世所謂帝王和聖人也者，便把天下國家看作私產，作為子孫萬世家系承襲的產業。但這種自私自利的根性，是人人相同的，所以誰都想把天下國家作為其私產，以此，便構成社會爭亂的根源。故他說：

> "後之為君者，果能保此產業傳之無窮，亦無怪乎其私之也。既以產業視之，人之欲得產業，誰不如我？攝緘縢，固扃鐍，一人之智力不能勝天下欲得之者之衆，遠者數世，近者及身，其血肉之崩潰在其子孫矣。"（同上）

這是說，在維護各個人"私利"的基礎上，便產生總體的利益，即"公利"，在統一"私利"和"公利"的基礎上，便形成國家、出現君主；這種君主，在其本來的意義上，不過以維護各個人的"私利"之總體的"公利"爲根據而存在，只是一種公僕的性質，人民是主體，君主是客體。故他說："古者，以天下爲主，君爲客；凡君之所以畢世而經營者，爲天下也。"（原君）但是"君"亦係同樣具有人類之一般"私利"根性的"人"，要他犧牲個人的"私利"來謀大家的"公利"，那完全是違反人類本性，而無法實現的，所以設君的結果，後來便漸次喪失人民之所以設君的本來意義，君位成了人們作爲"私利"爭取的目標，反給予社會造成種種惡果。故他又說：

"今也，以君爲主，天下爲客，凡天下之無地而得安寧者，爲君也。是以其未得之也，屠毒天下之肝腦，離散天下之子女，以博我一人之產業，曾不慘然！曰：'我固爲子孫創業也'。"（同上）

所以爭奪君位的人們，在其爭到手以後，便發揮其"私利"的根性，來剝削、壓制天下的人民，以滿足其一人一家的"淫樂"，故說"其既得之也，敲剝天下之骨髓，離散天下之子女，以奉我一人之淫樂，視爲當然，曰：'此我產業之花息也'。"（同上）從而他認爲君位的設立，是社會最大的禍害，從全體的福利來說，便只有取消君位，任各人在私利的個人主義的基礎上去自由發展。所以原君篇說：

"然則爲天下之大害者，君而已矣！向使無君，人各得自私也，人各得自利也。"

在當時的歷史條件下，提出取消君位的革命主張，是一種偉大思想的表現。

從這裏，他進而反對封建統治階級的代言者，儒家所謂"君臣之義"的理論，他說："豈天地之大，於兆人萬姓之中，獨私其一人一姓乎？"（同上）他指摘他們這種政治理論的完全不合理，呵斥他們爲"小儒"。

然而又叫誰來掌握政權呢？易言之，取消君主制度，又拿一種什麼政治制度來代替、來體現“公利”和“私利”之統一的秩序呢？從這裏，他提出“民本主義”（見梁啓超：清代學術概論）的主張來。但是他的“民本主義”政權的機構又是怎樣的呢？他從政治上有治法無治人的見解出發，而提出立法的主張來。例如他說：

“三代以上有法，三代以下無法。何以言之？二帝三王知天下之不可無養也，爲之授田以耕之；知天下之不可無衣也，爲之授地以桑麻之；知天下之不可無教也，爲之學校以興之，爲之婚姻之禮以防其淫，爲之卒乘之賦以防其亂。此三代以上之法也，固未嘗爲一己而立也。後之人主，既得天下，唯恐其祚命之不長也，子孫之不能保有也，思患於未然以爲之法。然則其所謂法者，一家之法，而非天下之法也。……夫非法之法，前王不勝其利欲之私以創之；後王或不勝其利欲之私以壞之，壞之者固足以害天下，其創之者，亦未始非害天下者也。乃必欲周旋於此膠彼漆之中，以博憲章之餘名，此俗儒之勦說也。即論者謂天下之治亂，不繫於法之存亡。夫古今之變至秦而一盡，至元而又一盡。經此二盡之後，古聖王之所惻隱愛人而經營者，蕩然無具；苟非爲之遠思深覽，一一通變，以復井田、封建、學校、卒乘之舊，雖小小更革，生民之戚戚終無已時也，即論者謂有治人無治法，吾以謂有治法而後有治人。”（原法）

他認爲後來的“法”，是“非法之法”的“一家之法”，是不合時宜的；他所主張的“法”，是“藏天下於天下”的“天下之法”。因此，他所主張的“法”，是市民階級民主主義的“法”，是進步的、革命的，和從前商鞅等人所主張的“法”，有着本質的不同；商鞅等人所主張的“法”，是改良主義的，其進步性是有限的。

然而又該由誰來立法、誰去執行呢？在黄宗羲，對於執法的行政機關，他認於只要在法治的原則下，可以不一定要廢除君主，但却要行使內閣制，即所謂"置相"。例如他說："古者不傳子而傳賢，其視天子之位去留，猶夫宰相也。其後天子傳子，宰相不傳子；天子之子不皆賢，尙賴宰相傳賢，足相補救，則天子亦不失傳賢之意。"（置相）但是以宰相爲中心的內閣是怎樣組織的呢？他說："宰相設政事堂，使新進士主之，或用待詔者，……列五房於政事堂之後：一曰吏房，二曰樞機房，三曰兵房，四曰戶房，五曰刑禮房，分曹以主衆務。"（同上）依此，所謂"政事堂"就是行使政權的最高權力機關；"政事堂"的組織內容，基本上同於近代資產階級國家的內閣，所謂"五房"的性質，基本上也同於近代的內務、不管部、軍政、財政及司法。

然而又怎樣能保證內閣不致違法，能充分代表"公利"呢？在這一點上，他主張在國家的行政權以外，還有表現立法和監察權的各級權力機關。所以他又說：

> "東漢太學生三萬人，危言深論，不隱豪强，公卿避其貶議；宋諸生伏闕搥皷，請起李綱。三代遺風，惟此猶爲相近。使當日之在朝廷者，以其所非是爲非是，將見盜賊奸邪懾心於正氣霜雪之下，君安而國可保也。乃論者目之爲衰世之事！不知其所以亡者，收捕黨人，編管陳歐，正坐破壞學校所致。"（學校）

是他所主張的立法和監察權力機關，形式"相近"於過問國家政治的"東漢太學"和"宋諸生"。但是這種"學校"的組織形式，怎樣能表現其立法和監察權的作用呢？他說："每朔望日，天子臨幸太學，宰相六卿諫議皆從之。祭酒南面講學，天子亦就弟子之列。政有缺失，祭酒直言無諱。"（同上）這近似於近代資產階級政府負責當局向議會（學校）作報告，與議會（學校）向政府負責人提出質問和議決大計方針的一種方式。其次，關於地方的立法和監察機關，他是這樣說的：

"郡縣朔望大會一邑之縉紳士子，學官講學，郡縣官就弟子列，北面再拜。……郡縣官政事缺失，小則糾繩，大則伐鼓號於衆。"（學校）

其方式與中央立法監督機關無異。依此，他之所謂"學校"的性質，基本上同於近代的代議機關。雖然，黃宗羲對這種代議機關的說明，還是欠明確的；而此正是和其時市民階級的幼稚程度相照應。

其次，黃宗羲還提出了解決土地問題的進步主張。他說：

"世儒於屯田則言可行，於井田則言不可行，是不知二五之爲十矣。……天下屯田，見額六十四萬四千二百四十三頃，以萬曆六年實在田土七百一萬三千九百七十六頃二十八畝律之，屯田居其十分之一也。授田之法未行者，特九分耳。由一以推之九，似亦未爲難行。況田有官、民，官田者，非民所得而自有者也。州縣之內，官田又居其十分之三，以實在田土均之，人戶一千六十二萬一千四百三十六，每戶授田五十畝，尙餘田一萬七千三十二萬五千八百二十八畝，以聽富民之所佔，則天下之田，自無不足。"（田制）

這是主張取消封建的土地佔有，給農民以土地，把農民從封建的束縛下解放出來，使之成爲自由人。這種由國家授與農民土地的辦法，實質上即所謂國有農用。分授全國農民以外的餘田，則聽任"富民"去佔用，這都是符合於市民階級要求的。他同時主張廢除封建土地佔有的疆界制度，說："夫誠授民以田，有道路可通，有水利可修，亦何必拘泥其制度疆界之末乎？"（同上）和這一問題相關的，他又主張在按照土質分別田土等級而規定授田面積的基礎上，重訂賦稅制度，田制篇又說："吾意有王者起，必當重定天下之賦；重定天下之賦，必當以下下爲則。""田土之等第", 上者二百四十步、中者四百八十步、下者七百二十步爲一畝, 再酌之於三百六十步、六百步爲畝, 分之五等。"夫三十而税一, 下下之税也。"(田制)這種減輕賦税的主張, 主要在對抗苛重的封建賦税, 和要求廉價的糧食。他這種解决土地問題的主張, 正表現其時市民階級的革命性。土地國有, 本來是資產階級民主革命所應完成的任務。今日有些市民學者, 認爲土地國有是社會主義革命的任務之一, 是完全錯誤的; 實際上, 由於以前各國資產階級革命沒有完成這一它應完成的任務, 才由無產階級革命或無產階級所領導的革命來完成。

同時, 他主張講求"民富", "以工商爲本"; 統一貨幣, 使其"流轉無窮", 開設銀行(寶鈔庫), 發行有"本錢"隨時可以兌現的鈔票, 以便利"仕宦商賈"。

最後, 他主張改革封建性的募兵制和儲積軍事力量, 實行徵兵制度。兵制篇說:

"余以爲天下之兵, 當取之於口; 而天下爲兵之養, 當取之於戶。其取之於口也, 教練之時, 五十而出二, 調發之時, 五十而出一; 其取之戶也, 調發之兵, 十戶而養一; 教練之兵, 則無資於養。"

"夫五十口而出一人, 則其役不爲重; 十戶而養一人, 則其費不爲難。而天下之兵滿一百二十餘萬, 亦不爲少矣。"

此外, 黃宗羲對於貨幣制度, 邊防政策, 人才銓敍制度等, 也都提出其主張。茲不贅述。

黃宗羲的政治思想和主張, 雖然還表現其相當模糊和幼稚, 然有着不少積極的、進步的、革命的因素, 尤其在當時有着其不小的進步意義。

唐甄的潛書與黃宗羲的精神基本上是一致的，但比較更激烈。他認爲國家政權的主要任務，在於"以富民爲功"（考功），在使"農安於田、賈安於市，財用足，禮義興"；人民富了，國家社會就蒙其利益，"千金之富可惠戚友，五倍之富可惠鄰里，十倍之富可惠鄉黨，百倍之富可惠國邑，天下之富可惠天下。"（善施）"天子之尊，非天帝大神也，皆人也"，應和人民生活一樣，作人民公僕，爲人民服務（抑尊篇說得明白）。但"自秦以來，凡爲帝王者皆賊也。……殺天下之人而盡有其布粟之富……過里而墟其里，過市而竄其市，入城而屠其城……，大將殺人，非大將殺之，天子實殺之……官吏殺人，非官吏殺之，天子實殺之……"。"若上帝使我治殺人之獄，我則有以處之矣……有天下者無故而殺人，雖百其身，不足以抵其殺一人之罪"（室語）。可是"自秦以來，屠殺二千餘年"（全學），因此他說：這種局面該終止了（"或將復乎"〔尙治〕）。往何處去呢？他說：國家應該以民爲主，"國無民，豈有四政？封疆，民固之；府庫，民充之；朝廷，民尊之；官職，民養之。奈何見政不見民也？"（明鑒）又說："天地之道故平，……人之生也無不同也。今若此，不平甚矣！舜禹之有天下也，惡衣菲食，……懼其不平以傾天下也。"（大命）

二　王夫之的經濟欲望論

王夫之，字船山，湖南衡陽人，與黃宗羲同時。著作等身。其讀通鑑論、詩廣傳、易外傳、尙書引義等書，可爲其思想的代表作。王夫之在哲學上，較黃宗羲有一大步前進。

他在哲學上，是一個唯物主義者。他認爲一切事物都是客觀存在的實體。物質即存在，是精神所依存的（"氣者，理之依也"）。而且，

“精神都存在於物質之中，物質無不具有精神；物質存在於宇宙中，宇宙無非物質。”（若其實則理在氣中，氣無非理，氣在空中，空無非氣。）他又認爲事物之呈獻到我們眼中的都是物的現象，而不是物的本質。故他說：

“物生而形形焉，形者質也；形生而象象焉，象者文也，形則必成象矣，象者象其形矣。在天成象而或未有形，在地成形而無有無象。視之則形也，察之則象也。所以質以視彰，而文由察著；未之察者，弗見焉耳。”（尚書引義卷六畢命）

從而他認爲本質和現象是有其因果關係的。認識本質，便要從現象的分析着手。但從現象之部分上着眼，却不能達到本質之認識的，故他說：

“請觀之物，白馬之異於人也，非但馬之異於人也，亦白馬之異於白人也，即白雪之異於白玉也。疏而視之，雪玉異而白同；密而察之，白雪之白，白玉之白，其亦異矣。人之與馬，雪之與玉，異以質也；其白則異以文也。故統於一白，而馬之白必馬，而人之白必人，玉之白必玉，雪之白必雪，從白類而馬之，從馬類而白之。既已爲馬，又且爲馬之白，而後成乎其爲白馬。故文質不可分而弗俟合也，則亦無可偏爲損益矣。”（同上）

在邏輯上，他主張兼用分析和歸納的方法，由現象以達到本質的認識。因爲並不能從部分的現象去達到本質的認識，而是要從全體上由分析以達到歸納。然而所認識的物的同一性，也只是相對，而不是絕對的。例如他說：“耳目手足之爲體，人相若也，而不相爲貸；非若刻木以爲傀儡，易衣而可別號爲一人也。故疏而視之相若；密而察之，一紋一理，未有果相似者。因而人各爲質焉，則質以文別，而體非有定，審矣。”（同上）他在這裏，並指出了同類物的一般性及其各別的特殊性。

另一方面，他不只認爲物的本質的變化，便會引起現象的變化；並認爲部分的變化，又會影響全部的變化；本質是變動的，所以現象也是變動的。他說："一人之身，居要者心也；而心之神明，散寄於五臟，待感於五官；肝脾肺腎，魂魄志思之藏也。一藏失理，而心之靈已損矣。無目而心不辨色，無耳而心不識聲，無手足而心無能指使。一官失用，而心之靈已廢矣。"（同上）

從而他認爲"心之神明，散爲五官"；即人能認識現象，由於人身具有這種感官去攝取現象。他從這裏達到其環境決定論的理解，確認環境決定人類的意志，意志支配人類的行爲。例如他說："思慕篤而祭行焉，情生文者也。思慕易忘而因昭格之頃，感其洞洞屬屬之心，以思成而不忍斁，文生情者也。"（宋論卷十三）因此他認爲要養成善良的國民，則只有去改善其環境：

"督子以孝，不如其安子；督弟以友，不如其裕弟；督婦以順，不如其綏婦。魄定魂通而神順於性，則莫之或言而若或言之。君子所爲以天道養人也。……榮之以名以暢其魂，惠之以實以厚其魄，而後夫人自愛之心起。德教者，行乎自愛者也。親之而人不容疏，尊之而人不容慢。"（詩廣傳卷一）

"道生於餘心，心生於餘力，力生於餘情。故於道而求有餘，不如其有餘情也。……無餘者惉滯之情也。惉滯之情，生夫愁苦，愁苦之情，生夫劬倦。劬倦者，不自理者也。生夫愒佚，乍愒佚而甘之；生夫傲侈，力趨以供傲侈之爲；心注之，力營之，弗恤道矣。故安而行焉之，謂聖非必聖也。天下未有不安而能行者也。安於所事之中，則餘於所事之外；餘於所事之外，則益安於所事之中。見其有餘，知其能安。人不必有聖人之才，而有聖人之情，惉滯以

無餘者，莫之能得焉耳。"（詩廣傳卷一）

這是說，人類的思想意識和行爲是由其現實生活的環境所決定的；生活於愁苦貧乏環境的人，是貧乏者的思想意識，生活於有閒環境的人，便形成一種驕縱邪侈的思想意識……只要生活的環境適當，沒有聖人那種天資的人，也會形成和聖人一樣的思想意識。因此，他認爲要改造人們的思想意識，首先在改造其生活環境。

他從這裏又進一步確認人類生存的鬥爭目的，在爭取其現實生活的利益，和適合其要求的優良環境，即所謂"求適其情"。同時由於人們思想意識的歧異，其這種要求也不一樣。違反其這種現實要求，父便不能管其子，師不能教其徒，政府不能治其人民。例如讀通鑑論卷十說：

"人之有情不一矣。旣與物交，則樂與物而相取；名所不至，雖爲之而不樂於終。此慈父不能得之於子，嚴師不能得之於徒，明君不能得之於臣民者也。故因名以勸實，因文以全質，而天下懽欣鼓舞於敦實崇質之中，以不蕩其心，……情者，性之依也；拂其情，拂其性矣。性者，天之安也；拂其性，拂其天矣。"

但不論人的思想意識怎樣不同，爲豐衣足食的物質欲望的鬥爭，却是共同的。故他說："易曰：黃帝、堯、舜垂衣裳而天下治。食之氣靜，衣之用，乃可以文。蒸民之聽治，后稷立之也。……故帝貽來牟，豐飽貽矣，性情貽矣，天下可垂裳而治。"（詩廣傳卷五）誰若沒有物質欲望，那他便完全沒有"生理"；但若違反其物質欲望，去加以歪曲的制約，那便是違反自然的發展，喪失人生的意義。故他又說：

"人之生理，在生氣之中，原自盎然充滿，條達榮茂。伐而絕之，使不得以暢茂，而又不施以琢磨之功，任其頑質，則天然之美旣喪，人事又廢，君子而野，人人而禽，胥此爲之。若以樸言，則唯飢可得而食，寒可得而衣者爲切實有用。養不死之軀以待盡，天下豈少若而人耶？自鬻爲奴，穿窬爲盜，皆以全其樸，奚不可哉？養其生理自然之文，而修飾之，以成乎用者，禮也；詩曰：'人而無禮，胡不遄死？'遄死者，木之伐而爲樸者也。"（俟解）

當時封建統治階級的代言人，盡力敎人民從精神生活方面找出路，不要追求現實生活的物質利益。王夫之在這裏是從反對這種欺騙宣傳立論的，是有着戰鬥的內容的。

他於是又達到可貴的社會進化論的見解。首先，他認爲人類的物質生活和社會文明是不斷進步的。所以從來進步的人，都不因故守舊，而善於因時勢推進文明。故曰："日用飲食，民之質也。君子之所善成，不因焉者也。……是以君子愼言質，而重言文也。"（詩廣傳卷三）

其次，他便具體的從人類歷史來說明，認爲歷史是不斷變遷、不斷進化的。他說："若謂古人淳樸，漸至澆譌，則至於今日，當悉化爲鬼魅矣。"（讀通鑑論卷二十）"燧農以前，我不敢知也；君無適主，婦無適匹，父子、兄弟、朋友，不必相信而親。意者其僅熲光之察乎？昏墊以前，我不敢知也；鮮食艱食相雜矣。九州之野，有不粒不火者矣——毛血之氣燥，而性爲之不平。軒轅之治，其猶未宣乎？"（詩廣傳卷五）他在這裏，一面根據傳說，對原始社會的進化程序，給予正面的說明；一面反詰頑固的保守派，說明社會如沒有進化，便不僅沒有當前的文明，人類自身也不知成了什麼東西了。因此他認爲"泥古過高，菲薄方今"的儒者，是"蔑生人之性"（讀通鑑論卷二十）。這是有着積極內容的見解。

再次，他認爲政治形態也不是今不如古，而是步步進化的；認爲"堯、舜、禹、湯"以前的政治是最落後的，"武王革命"成功後的周朝封建制，比過去進了一步；秦以後的郡縣制和集權於"一王"的政治，比周朝又進了一步，但那只是使"生命之困""少衰"，仍不是合理的政治制度。例如讀通鑑論卷二十說：

"古之天下，人自爲君，君自爲國；百里而外若異域焉。治異政，教異尚，刑異法，賦斂唯其輕重，人民唯其刑殺，好則相昵，惡則相攻。萬其國者萬其心，而生民之困極矣。堯舜禹湯弗能易也。至殷之末，殆窮則必變之時，而猶未可驟革於一朝。故周大封同姓而益展其疆域，割天下之半而歸之姬氏之子孫，則漸有合一之勢。而後世郡縣一王，亦緣此以漸統一於大同；然後風教日趨於畫一，而生民之困，亦以少衰。"

因此他說："就事論法，因其時而酌其宜，即一代而各有弛張，均一事而互有伸詘。"（讀通鑑論叙論）而中國社會從商周以來已變了三次。每當未變之前，固不知變成什麼樣的，但變却是必然的。如周秦之際的那"一變"，是由於"封建不可復行於後世，民力之所不堪，而勢在必革也"（同上卷二）。那末，他所要求的是怎樣一種社會呢？他雖然承認秦漢以後的社會，由於"漸統一於大同"和"畫一"，對人民比較好一點；但他並不是贊成秦漢以來那種表面統一的國家和專制主義的政體。因此他又批評秦政以後的政治形態說：

"戰國之末，諸侯狂逞，辯士邪誣，民不知有天性之安而趨於澆，非民之固然也。秦政不知，而疾之如寇，乃益以增民之離叛，五胡之後，元、高、宇文，驕戾相踵，以導民於澆。非民之固然也。隋文不知，而防之若仇，乃益以增民之陷溺；逆廣嗣之，宣淫長佞，而後民爭爲盜；唐初略定，夙習未除，又豈民之固然哉？倫已明，禮已定，法已正之餘，民且願得一日之平康，以復其性情之便；固非唐虞以前，茹毛飲血，茫然於人道者比也。"（讀通鑑論卷二十）

他肯定，到了他的時代，"懲其差舛而改法"，亦"不容不改者也"（同上卷十九）。"改"就是"革命改制"（宋論卷七），"建一代之規模"（讀通鑑論卷二十一）。改成怎樣的社會呢？他說："天下共同的意見，必將是公天下之前途；天下將不是一姓所私有。"（以天下論者，必循天下之公，天下非一姓之私也。）（同上叙論）

王夫之的理論，在今日，雖然只留下一些積極的進步的因素；然在當時却是進步的、革命的。

因而有人把自己的觀點去估量王夫之，把他的理論釋之爲庸俗的進化論，那是不對的。王夫之雖有其"習久而變者必以其漸"（同上卷二）等進化論觀點，但他的理論較之庸俗的進化論，還多了一點革命的內容。

三　作爲市民思想來考察的龔自珍和魏源學說

中國社會，到清朝中葉，尤其到嘉、道間（一七九六——一八五〇年），一方面，由於作爲社會新因素的資本主義性工場手工業幼芽的重新出現；一方面，由於封建農村的崩潰，和農民的離開農村；一方面，由於歐洲資本主義勢力的東來，給予中國封建統治階級以多方的威迫，以及海外華僑的影響，於是一部分開明官僚在這內在外在之社會的、政治的、經濟的條件下，也以其政治上剝削所得的財產，部分的轉向市場投放，並不以"邸店"式的特權壟斷的形式出現，而提倡通商。在嘉、道間，在意識形態上，代表這一轉化過程之始點的，便是龔自珍和魏源。他們不啻是後來代表國家官僚資本主義的康有爲、譚嗣同、梁啓超的直接前驅者。不過在龔魏的時候，那部分進步的官僚，雖已受到外國資本主義生產方式的影響，但還在準備接受的步驟，其資本活動的範圍，基本上還在商業部門。

龔自珍，號定菴，浙江仁和人，生於清乾隆五十七年（一七九二年），卒於道光二十一年（一八四一年）。著有文集三卷、續集四卷等。魏源，字默深，湖南邵陽（今湖南隆迴）人。生於乾隆五十九年（一七九四年），卒於咸豐六年（一八五六年）。著有詩古微、書古微、海國圖志等。嘉、道間，龔、魏在政治主張上自成一派，故章太炎謂龔自珍"與魏源相稱譽"（清儒）。其原因便在這裏。

龔自珍、魏源均係進步的官僚，其思想均反映了其時市民的一些要求。他們一方面不正面的積極的反對舊的社會秩序，尤其不反對君主制度的政體，而主張從舊秩序的基礎上去尋求新的出路。在這一點上，表現了庸俗的進化論傾向；自然，這是由於歷史條件限制的。在另一方面，他們也痛恨封建政治的腐敗和封建的專制主義政體，暴露與反對封建統治的黑暗和束縛以及滿清統治的"民族牢獄"的反動作用，而提出市民在經濟、政治、軍事、文化等方面的素樸要求，特別是龔自珍，不只提出"更法"的要求和主張，並預言暴風雨即將到來，期待人民起來革命。這均表現在龔自珍文集中的古史鈎沉論、乙丙之際著議、京師樂籍說、尊任、尊隱、撰四等十儀、壬癸之際胎觀等，魏源的聖武記序、海國圖志、書古微、詩古微、元史新論序等著作中。

他們以愛國志士的憂憤心情，充任了時代的號角，以警世駭俗的言論，提出"富强"即富國强兵、"興""國恥"即預防西方資本主義，也就是後來所謂"列强"的侵略（見魏源：聖武記序）、"改""革"政制"移易""風氣"即後來所謂"變法""維新"的主張（見龔自珍：定盦文集補編卷三上大學士書）。

因此，他們一面都精心研究了本國的歷史與當前情況，即國情，一面又研究了世界的形勢和西學。這在龔自珍，即如魏源所說："於經通公羊春秋，於史長西北輿地，以六書小學爲入門，以周秦諸子吉金樂石爲崖郭，以朝章國故世情民隱爲質幹，晚尤好西方之書，自云造深微云。”（定菴文錄序）也就是他自己所謂“撢簡經術，通古近，定民生”（定盦文集卷上農宗）與“天地東西南北之學”（續集卷二古史鈎沉論三）。在魏源，不只對國情，如他自己所說，進行了：“溯洄於民力物力之盛衰，人材風俗進退消息之本末”（聖武記序）的研究，特別是他的海國圖志，可說是當時中國人研究世界形勢與國策的唯一巨著。在這種研究的基礎上，基於其時市民的要求，他們提出了關於內政、外交方針及一系列的政策方面的進步主張。

在對外方面，魏源提出“戰”和“款”的方針，即關於國防和外交兩個方面的方針和政策。他說：

> “自夷變以來，帷幄所擘畫、疆埸所經營，非戰即款，非款即戰。……不能守，何以款？以守爲戰，而後外夷服我調度，是謂以夷攻夷。以守爲款，而後外夷範我馳驅，是謂以夷款夷。自守之策二：一曰守外洋不如守海口，守海口不如守內河；二曰調客兵不如練土兵，調水師不如練水勇。攻夷之策二：一曰調夷之仇國以攻夷，師夷之長技以制夷。款夷之策二：一曰聽互市各國以款夷，持鴉片初約以通市。”（海國圖志籌海篇一）

其基本精神，在國防方面，一面在講究國防，掌握主動，即所謂“知己知彼，可款可戰”與“師夷之長技”，一面在利用各國相互間的矛盾；在外交方面，一面實行中外通商貿易，訂立通商條約、禁止鴉片輸入，一面利用各國相互間的矛盾，採取“近交遠攻”“遠交近攻”的政策與“奇正正奇，力少謀多”的策略。但此都必須從實際情況出發，特別是“敵形”“敵情”，故他說：“……同一禦敵，而知其形與不知其形利害相百焉；同一款敵，而知其情與不知其情利害相百焉。……諏以敵形，形成几席；諏以敵情，情同寢饋。"（海國圖志叙）他對於自己的主張，並具有愛國主義的自信心，說："縱三千年，圜九萬里"，"萬里一朔，莫如中華，不聯之聯，大食歐巴"。但"雖有地利，不如人和"，因而問題只在於"人和"，即國內問題的解決與團結一致，"經之緯之"地發奮圖强。

但他們認爲問題的主要方面不在對外，根本之圖乃在於內政。魏源說："國非貧"，"國非羸"，只要"官無不材，則國楨富，境無廢令，則國柄强。楨富柄强，則以之詰奸奸不處，以之治財財不蠹，以之蒐器器不窳，以之練士士無虛伍。如是何患於四夷！何憂乎禦侮！"（聖武記序）龔自珍說："今日之中國，以九重天子之尊三令五申，公卿以下舌敝脣焦，於今數年，欲使民不吸鴉片烟，而民弗許。此奴僕踞家長，子孫箠祖父之世宙也。即使英吉利不侵不叛，望風納款，中國尙且可恥而可憂。願執事且毋圖英吉利。"（定盦文集補編卷三與人箋五）因而在內政方針上，他們提出如次一系列的主張。龔自珍大聲疾呼，主張"更法"、"改圖"、"改革"、"變功令"，魏源要求"革虛"、"祛虛患"、"去寐患"、"以實事程實功，以實功程實事"。這就是後來所謂"變法""維新"的初級版。龔自珍的"實""物力"、"定民生"、修軍備、"愛……國家"，講究富國富民之道（即"言富"）等等主張，魏源的講究"富强"或致"國楨富……國柄强"、研究西洋"器藝貨幣"、加以"神奇利用"以及"師夷長技"即吸收西洋軍事科學技術等主張，也就是後來所謂"富國强兵""通商裕民"的初級版。在這個方針下面，他們又提出關於政策方面的一系列的主張，其中最主要的，則爲重商主義的商業政策和重農主義的農業政策等。在商業政策上，魏源在海國圖志中，極力反對閉門自守、禁用洋貨的閉關政策，主張與各國通商互市，鼓吹對外貿易，並認爲政府應採取辦法去加以獎勵和保護。龔自珍在送欽差大臣侯官林公序中，主張採取平定銀價、禁止奢侈品輸入、限制外商只許居住澳門等步驟來保護商業資本與防止利權外溢；在乙丙之際著議中，主張防止硬貨外流，取締囤積白銀，來整頓貨幣，以調劑市場的需要；在論私中，他肯定"私"即私利的個人主義是人類的天性，因而在農宗篇便提出："天穀沒，地穀茁，始貴智貴力，有能以尺土出穀者以爲尺土主，有能以倍尺若什尺伯尺出穀者以爲倍尺什尺伯尺主。"這是他主張自由競爭的思想的萌芽。關於農業政策的主張，主要表現在龔自珍的農宗篇。他在"天下之大德在土"的重農主義思想的基礎上，主張把農分爲所謂"貴政之農"、"釋政之農"、"亢宗之農"、"復宗之農"四等，按四等農宗分別"受田"等級；各以其自己的"智"和"力"去經營其所"受田"。這一面由於大量農民失去土地而引起農民的不斷逃亡、反抗以至武裝暴動，一面則爲着照顧封建地主的利益，所以他關於農業政策的主張，在重農主義方面是進步的，在這一方面則是改良主義的。其次，龔自珍又認爲應以遠離各國海軍威脅的西北，作爲國防的大後方，因而又提出開發西北的主張。其次，他主張採取"挹彼注茲"的辦法，預於十年左右的時間，逐漸解決封建財產的"貧富""大不相齊"的問題。其辦法就是所謂"平"，但不是要求把財產"平均"，而只在緩和貧富的矛盾與削弱封建財產。所以他說：

> "至極不祥之氣，鬱於天地之間；鬱之久，乃必發爲兵燹，爲疫癘。……其始不過貧富不相齊之爲之爾。小不相齊，漸至大不相齊；大不相齊，即至喪天下。"(定盦文集卷上平均篇)

很明白，這並不是主張貧富"相齊"，而只是主張在封建財產的土地佔有等方面不要"貧富""大不相齊"，予"治於人者"以"有生可求"之路；否則就要"喪天下"。所以他們這個主張，在要求處置封建財產方面，雖帶有點革命性，而在挽救滿清統治方面，則是改良主義的，含有保守傾向的。此外他們還提出開言路、廢科舉等主張。

他們這種思想和主張的基本精神反映了當時市民層對資本主義前途的素樸要求。這在當時不只是進步的，而且是有着革命內容的。但企圖在舊秩序和滿清統治權的基礎上實行改良主義的政策，把中國推進到"商業國"的地步的思想，却是保守的，而且是不能實現的。

他們明知要實行這種綱領式的主張，那種腐朽的封建政制、黑暗污濁的封建政治、從滿清朝廷到地方官吏所組成的腐敗統治集團，不只不能適合要求，而且它正是主要的障礙。魏源說它是"外强中乾"、"人心愈渙"、"財用不足"、"人材不競"、"令不行於境內"，是"僞"、"飾"、"畏難"、"養癰"、"營窟"……。龔自珍更說得透徹而激烈。他說：封建秩序不只已成了時代的"疥癬之疾"，而又成了"臥之以獨木，縛之以長繩，俾四肢不可以屈伸"去"抑搔""撫摩"的束縛時代前進的殭屍（見明良論四），又"士不知恥"，百官無能（同上），各級官吏相沿爲奸，蠅營狗偸，貪污成風，敲搾剝削無所不至（見乙丙之際塾議三）。他把他們喻之爲"性善忌人"的"蜮"（見捕蜮第一）、"性善愎，必噬有恩者及仁柔者"的"熊、羆、鴟鴞、豺狼"（見捕熊羆鴟鴞豺狼第二），"皆無性，……而朋嚼人，使人憒耗"的"狗蠅、螞蟻、蚤蝨、蚊虻"（見捕狗蠅螞蟻蚤蝨蚊虻第三）。主張把這些東西捕盡殺盡，並斬草除根。但他們不是依靠革命來解決問題，而是乞援於滿清朝廷來"更法""改圖"，並警告滿清朝廷："亂亦竟不遠矣！""與其贈來者以勍改革，孰若自改革？"（乙丙之際著議九及七）"人心愈渙，天命靡常。……若天意若人事焉。鳴呼！孰使然哉？……其始終得失，故萬代之殷鑒也哉！"（擬進呈元史新編序）因此，他們並不要求推翻滿清的統治，而是要求從維護滿清統治的基礎上去實行改良主義式的"改革"，魏源甚至說："戰勝於廟堂者如之何？日聖清尙矣！"（聖武記序）但當他們這種期望落了空，才憧憬於山野之民起來革命："夜之漫漫，鶡旦不鳴；則山中之民有大音聲起，天地爲之鐘鼓，神人爲之波濤矣！”（定盦文集，尊隱）然此也僅是他們給予時代的預言，也是他們給予其稍後時代的一種號召和鼓舞。

龔魏的思想和主張，不僅直接充任了百日維新派的前驅，並曾給了日本的官僚資產階級和明治維新以深刻的影響。梁啓超說：

> “然日本的平象山、吉田松陰、西鄉隆盛輩，皆爲其書所刺激，間接以演尊王攘夷之活劇，不龜手之藥一也。”（論中國學術思想變遷之大勢）

因此，龔魏不只對中國，而且對日本起了近代思想的啓蒙作用，也正如梁啓超所說，中國近代“歟新思想之萌蘖，其因緣固不得不遠溯龔魏。”但其後的中國，由於英美等資本主義國家的帝國主義侵略，自鴉片戰爭以後，便淪於半殖民地半封建的命運，而沒能轉入資本主義的前途；完成民族民主革命的任務，也便落到無產階級的肩上。

一九三六年七月完稿

一九四三年三月增訂

一九五三年十一月增訂再版